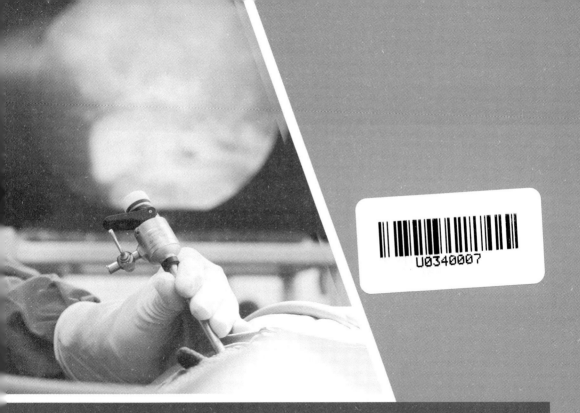

U0340007

精编微创外科学

主编 张双卫　王丽军　侯　勇
　　　　王　武　张龙星　吴　铮

天津出版传媒集团
天津科学技术出版社

图书在版编目(CIP)数据

精编微创外科学 / 张双卫等主编 . ——天津：天
津科学技术出版社，2023.11

ISBN 978-7-5742-1466-8

Ⅰ.①精… Ⅱ.①张… Ⅲ.①显微外科学 Ⅳ.
①R616.2

中国国家版本馆CIP数据核字(2023)第140287号

精编微创外科学

JINGBIAN WEICHUANG WAIKEXUE

责任编辑：孟祥刚
责任印制：兰　毅

出　　版：	天津出版传媒集团	
	天津科学技术出版社	
地　　址：	天津市西康路 35 号	
邮　　编：	300051	
电　　话：	(022) 23332377	
网　　址：	www.tjkjcbs.com.cn	
发　　行：	新华书店经销	
印　　刷：	北京厚诚则铭印刷科技有限公司	

开本 787×1092　1/16　印张 20.75　字数　500 000
2023 年 11 月第 1 版第 1 次印刷
定价：125.00 元

《精编微创外科学》编委会

主 编

张双卫　　晋城市人民医院
王丽军　　昆明市第一人民医院
侯　勇　　曲靖市第一人民医院
王　武　　长治医学院附属和平医院
张龙星　　常熟市第二人民医院
吴　铮　　北京市石景山医院

副主编

邱洋波　　茂名市人民医院
李永胜　　长治医学院附属和平医院
赵晓泽　　大同市第三人民医院
王　峰　　山西省儿童医院（山西省妇幼保健院）
张　逸　　苏州大学附属第一医院
陆巍峰　　南京市儿童医院
吴辉杰　　汕头潮南民生医院
赵　霞　　首都医科大学附属北京世纪坛医院

前　言

外科微创学是近年来随着现代科学技术发展形成的新兴学科,也是现代医学的重要组成部分。微创外科技术较传统手术具有手术创伤小、术后恢复快、综合费用低等优势,代表了现代外科的发展方向。自云南曲靖开展第一例外科微创手术,至今已有20多年的历史。临床医生拥有了比较丰富的经验和宝贵的治疗心得,同时对本学科有了更加理性的深刻认识。我们撰写此书,目的是让广大医务工作者对外科微创学有一个全面的认识,同时系统地展示了我国在这一领域的发展状况和国际上的最新进展。

全书主要包括心脏外科微创治疗、腹腔镜胃肠外科、胃癌的腹腔镜手术、肝胆微创外科、腹腔镜在腹部外科应用进展、甲状腺外科、乳腺癌外科、血管外科、腹股沟疝、妇科微创治疗、前列腺外科、脊柱外科等内容。本书的撰写力求新颖、实用,将近几年来外科微创的研究成果、手术方式及进展均编写在内。本书内容翔实,观点前沿、科学,适合从事普外科、心脏外科、泌尿外科等临床医师及医学院校师生阅读参考。

由于编者水平有限,编写时间仓促,难免有错误与不当之处,敬请各位专家与读者批评指正。

编　者

目 录

第一章 心脏外科微创

第一节 经皮球囊肺动脉瓣成形术

一、肺动脉瓣狭窄

(一)病理生理

肺动脉瓣狭窄(PS)是一种由于肺动脉瓣病变导致的右心室到肺动脉血流受阻的先天性疾病,占先天性心脏病的8%~10%,可以单独存在,也可以合并其他心脏畸形。复旦大学附属中山医院对1085例先天性心脏病进行的统计显示,肺动脉口狭窄占13.5%,其中肺动脉瓣狭窄占90%以上。PS患者常表现肺动脉瓣瓣叶增厚、交界融合,瓣叶增厚使瓣叶的柔韧性变差,瓣叶开放受到限制,从而产生梗阻(经典型)。有时,肺动脉瓣叶发育不良或畸形(发育不良型),其瓣叶边缘不规则,出现明显的增厚、伸长、硬化和挛缩,活动度降低,从而造成瓣口狭窄。有些PS患者还可合并瓣环缩小、右心室流出道(RVOT)梗阻或其他心脏畸形。主肺动脉由于血流通过狭窄的瓣口造成涡流而形成狭窄后扩张,且多延及左肺动脉。

PS可导致右心室收缩压升高,肺动脉压力正常或减低,因此右心室-主肺动脉收缩压差升高,当此压差≥20mmHg时可诊断为PS。其中,压差为20~40mmHg者为轻度PS,压差为40~100mmHg者为中度PS,压差≥100mmHg者为重度PS。肺动脉瓣发生狭窄时,右心室后负荷增加,可以继发右心室肥厚、右心室扩大及三尖瓣关闭不全,最终导致右心衰竭,产生相应的临床症状。

(二)临床表现

1. 症状 轻度PS患者临床上无症状,可正常生长发育并有正常的生活能力。中度PS患者一般在20岁左右出现活动后心悸、气急,如不采取手术治疗,随着年龄的增长右心室负担会进一步加重而出现右心衰竭症状,从而丧失生活、工作和劳动能力。重度PS患者常在幼儿期出现明显症状,如不及时治疗,常在幼儿期死亡。此类患儿出生后早期即可出现明显发绀、严重缺氧、喂养困难、心力衰竭等,15%的患儿在出生后1个月内死亡。新生儿严重PS者可在出生后数天内即出现发绀,原因主要是PS使得到肺内进行氧合的血流量减少,同时心内合并右向左分流,使得非氧合血混入氧合血。这种患者需要紧急处理。

2. 体征 PS患者主要体征是在胸骨左缘第2肋间处可听到Ⅲ~Ⅳ级响亮粗糙的喷射性吹风样收缩期杂音,向左颈部或左锁骨下区传导,杂音最响亮处可触及收缩期震颤,出现右心衰竭者可有其他相应体征。

(三)诊断方法

1. 超声 超声心动图是检测和评价PS最重要的无创性手段。超声心动图可以准确地描述瓣膜水平的狭窄及瓣膜的形态(包括瓣叶形态、瓣叶交界的情况及瓣环情况等);彩色多普勒可以较准确地估计瓣膜狭窄的程度(根据血流流过肺动脉瓣时的流速);另外,超声心动

1

图也可以探明 PS 合并的其他心脏畸形。

2. 心导管 心导管造影能够准确而直观地获得有关心内结构及肺动脉发育情况的资料;导管可以测量瓣膜远近端的压力,从而衡量狭窄的严重程度。作为检测 PS 的工具,超声心动图已基本上取代了心导管,因此心导管一般很少单独用于诊断 PS,而是在球囊扩张术中运用。

(四)治疗手段

儿童轻度 PS 一般不需要治疗。轻度 PS,经超声检查测量跨瓣压差在 30mmHg 以下、没有明显右心室肥大者,不会对患儿造成明显影响,不需要治疗;跨瓣压差为 30~40mmHg 的,可以在门诊通过超声心动图、心电图进行随访,如果继续加重,有明显右心室肥大,且有胸闷、胸痛、劳力性呼吸困难等症状,则需要治疗。

中到重度 PS 者需要治疗,一般没有严格的时间限制。治疗的方式依瓣膜异常的具体类型、有无合并其他心脏畸形而定。对大部分单纯性 PS 患者,经皮球囊肺动脉瓣成形术(PB-PV)术为首选治疗方法,尤其是对典型的 PS 患者效果很好。轻、中度发育不良型 PS 介入治疗效果也不错,但重度发育不良型 PS 则介入治疗效果不佳。外科手术适合于任何类型需要治疗的 PS,但由于其创伤大,目前一般只对瓣膜病变更复杂、球囊扩张术不适用者(如合并肺动脉狭窄、RVOT 梗阻或者肺动脉环小、瓣叶组织明显增厚者)行外科手术。

二、经皮球囊肺动脉瓣成形术

1982 年,Kan 首先报道采用球囊扩张技术治疗 PS,这种技术被称为经皮球囊肺动脉瓣成形术(PBPV),其因简便、有效、安全而得到广泛应用。PBPV 的原理是通过球囊扩张撕开粘连的肺动脉瓣叶交界组织而不损坏瓣叶,从而改善瓣膜的开放而不导致瓣膜反流。近 30 年来,随着现代工业和导管技术的发展,大量关于 PBPV 适应证、方法学、手术前后血流动力学及随访等问题的临床应用研究被进行,这些研究结果证实 PBPV 可为大部分 PS 患者的首选治疗手段,对单纯 PS 患者来说 PBPV 可替代外科开胸手术。

(一)适应证与禁忌证

1. 绝对适应证 PS 跨肺动脉瓣压收缩差≥40mmHg。

2. 相对适应证

(1)跨肺动脉瓣压收缩差≥30mmHg 伴有症状者。

(2)重症 PS 伴心房水平右向左分流。

(3)轻、中度发育不良型 PS。

(4)婴幼儿复杂先天性心脏病伴 PS,暂不能进行根治术,应用 PBPV 进行姑息治疗以缓解发绀。

(5)PS 经球囊扩张及外科手术后残余压差。

(6)室间隔完整的肺动脉瓣膜性闭锁、右心室发育正常或轻度发育不良者,可先行射频打孔,再进行 PBPV。

(7)重症 PS 伴左心室腔小及左心室功能低下,可逐步分次行 PBPV。

3. 禁忌证

(1)肺动脉瓣下漏斗部肌性狭窄;PS 伴先天性肌性瓣下狭窄。

（2）重度发育不良型 PS。

（3）极重度 PS 或室间隔完整的肺动脉瓣闭锁合并右心室依赖性冠状动脉循环。

（4）PS 伴需外科处理的三尖瓣重度反流。

（二）球囊导管的选择

1. 球囊大小　通常选择的球囊/瓣环值为 1.2~1.4，对瓣膜狭窄严重者该值可偏小，而对瓣膜发育不良者该值应偏大。

2. 球囊长度　新生儿及小婴儿宜选择长度为 20mm 球囊；儿童和成人可分别选择长度为 30mm 和 40mm 的球囊；对于年龄>10 岁或体重>30kg 者，也可用 Inoue 球囊导管。

3. 单、双球囊瓣膜成形术的选择　对肺动脉瓣瓣环较小的患者（<20mm），选用中球囊扩张；对瓣环直径较大（≥20mm）者，应用单球囊难以达到足够的扩张效果，可以选用双球囊进行扩张，或者用 Inoue 球囊；重症 PS 时，为了安全有效，插入一根较小球囊先行扩张，然后进行双球囊扩张；年龄较小的患者单一球囊难以插入血管时，可选用两根较小的球囊导管，以利于插入。由于两根球囊间有空隙，球囊扩张时 RVOT 血流未被完全阻断，可减轻经 PB-PV 对血流动力学的影响。双球囊的有效扩张直径为：

$$D = \frac{D_1 + D_2 + \pi(D_1/2 + D_2/2)}{\pi}$$

式中：D＝球囊有效扩张直径；D_1＝第一个扩张球囊直径；D_2＝第二个扩张球囊直径；π＝圆周率。

由于双球囊法操作相对复杂，已经逐步为 Inoue 球囊法代替。

（三）操作方法

1. 右心导管检查及右心室造影　常规进行右心导管检查，测定跨肺动脉瓣压差。然后行左侧位右心室造影，观察 PS 的类型及严重程度，并测量肺动脉瓣环直径作为选择球囊大小的依据。重度 PS 往往伴有继发性瓣下狭窄，右心导管难以进入肺动脉，可使用心冠状动脉造影导管，用有亲水涂层的超滑导丝先行进入肺动脉，然后将导管送至肺动脉，再交换加硬导丝。

2. 球囊成形术方法　全麻或局麻下行股静脉插管，并监测心电图、血氧饱和度及动脉血压。根据病情选用单球囊或双球囊成形术。

（1）单球囊肺动脉瓣成形术：先以端孔导管或球囊端孔漂浮导管经股静脉途径插入肺动脉，然后经导管插入直头或弯头加硬导引导丝，并将之固定于肺下叶动脉。撤去端孔导管，循导丝插入球囊导管。先以少试 1∶3 或 1∶4 的稀释造影剂扩张球囊以观察球囊是否恰好跨在瓣环中央，如果球囊位置良好，则用稀释造影剂快速扩张球囊。随着球囊腔内压力的增加，腰凹征逐渐消失。一旦球囊令部扩张、腰凹征消失，则应立即回抽造影剂。通常从开始扩张至吸瘪球囊的总时间为 5~10s，这样可减少由于 RVOT 血流中断时间过长而引起的并发症。通常反复扩张 2~3 次，有时 1 次有效扩张即可达到治疗目的。球囊扩张后应重复右心导管检查，记录肺动脉至右心室的连续压力曲线，测量跨瓣压差。一般不需要再次进行造影，因为扩张后右心室流出道易激惹，造影可能诱发流出道痉挛。

（2）双球囊肺动脉瓣成形术：为产生足够的扩张效果，有些病例需作双球囊扩张术。双球囊的有效扩张直径可按上述公式计算，也可简化为一个球囊直径与另一个球囊直径的 1/2

的和,即 $D = D_1 + D_2 \times 1/2$。

由左、右股静脉进行穿刺,插入球囊导管,方法同单球囊扩张术。先推送一侧球囊导管直至肺动脉瓣处,以少量稀释造影剂扩张球囊,使瓣口位于球囊中央,然后吸瘪球囊。再推送对侧球囊导管至肺动脉瓣处,使两根球囊导管处于同一水平。两根球囊导管同时以稀释造影剂进行同步扩张,通常扩张 2~4 次。观察球囊扩张时腰凹征的程度,以判断所采用的球囊直径是否足够。为了获得满意的扩张效果,选用的两根球囊直径和长度应大致相同,以避免由于球囊大小相差悬殊,在球囊扩张时产生上下滑动。同时,应尽量使肺动脉瓣口骑跨于球囊导管中央。

(3) Inoue 导管球囊肺动脉瓣成形术:对于年龄>10 岁或体重>30kg 者还可用 Inoue 导管行球囊扩张术。方法同单球囊肺动脉瓣成形术,但要使用左心房盘状导丝作为导引导丝。

(四)术后处理及随访

术后于局部穿刺处压迫 1h。术后 1 个月、3 个月、6 个月及 12 个月随访,复查心电图及超声心动图。术后跨肺动脉瓣压差≤25mmHg 表明效果良好。跨瓣压差≥50mmHg 者,如果扩张球囊的扩张直径未达到肺动脉瓣瓣环良径的 1.2~1.4 倍,可考虑更换更大的球囊。如果已经达到瓣环直径的 1.2~1.4 倍,多为继发性瓣下肌性狭窄所致,不必更换过大的球囊,可以随访,瓣膜狭窄解除后继发性肌性狭窄会逐渐消退;若 3 个月后跨瓣压差仍然>40mmHg,可再行 PBPV。

PBPV 并不能使肺动脉瓣完全恢复正常,但对大多数患者而言,这种技术一般都能将严重 PS 降为轻度 PS。对于儿童或青少年典型 PS 患者来说,球囊扩张术可能是唯一合适的治疗方式,成功球囊扩张后再狭窄的概率很低(<1%)。在一些球囊扩张不能有效改善其病变的患儿中,通常都有更复杂的问题,比如瓣膜钙化或瓣环偏小。对于此部分患儿,心脏直视手术的远期效果也相当令人满意。如果没有其他合并的其他心脏疾患,这些患儿都能过上正常人的生活。

(五)并发症防治

大量临床实践已表明 PBPV 安全、有效,其并发症发生率约为 5%,总病死率<0.5%,而且多见于新生儿、小婴儿及重症患者。PBPV 的并发症如下。

1. 下腔静脉、髂静脉损伤 多见于新生儿,可致腹腔积血、低血压及心搏骤停。多系操作不当、技术不熟练所致。

2. 肺动脉瓣环撕裂及出血 多由于球囊选择过大,或由于对高估瓣环直径而致。

3. 心脏压塞 少见,是心房、右心室穿孔所致。怀疑心脏压塞时应及时行超声心动图检查以早期诊断,早期诊断是治疗的关键。

4. 三尖瓣反流 可能是由球囊导管穿过三尖瓣腱索、扩张时球囊放置太低、回撤球囊时操作不当等原因导致三尖瓣损伤而致,严重者需外科手术治疗。

5. 流出道痉挛、猝死 重度 PS 患者 RVOT 心肌易被激惹而发生痉挛,严重者可致流出道闭塞而致猝死。因此,对于重度患者建议分次手术,第一次使用单球囊扩张,扩张的次数不宜频繁,避免过分刺激 RVOT,1~3 个月后再次进行介入治疗,这样相对安全。

6. 高度房室传导阻滞或加速性交界性心律 术中、术后均可发生,一般经过激素治疗后可逐渐恢复。

第二节 经皮球囊二尖瓣成形术

一、二尖瓣狭窄

(一)病因及发病机制

1. 病因　虽然抗生素被用于预防链球菌感染后,风湿热和风湿性心脏瓣膜病的发病率有所下降,何风湿性二尖瓣狭窄(MS)仍是我国主要的瓣膜病。MS 的最常见病因为风湿热。2/3 的患者为女性,约半数患者无急性风湿热史,但多有反复链球菌扁桃体炎或咽峡炎史。急性风湿热后,至少需经 2 年始形成明显的 MS,多次发作急性风湿热者较一次发作者 MS 出现早。单纯 MS 占风湿性心脏病的 25%,MS 伴有二尖瓣关闭不全占 40%,主动脉瓣常同时受累。其他病因包括先天性畸形、结缔组织病(如系统性红斑狼疮心内膜炎),但甚为罕见。

2. 发病机制　风湿热导致二尖瓣装置不同部位粘连、融合而引起 MS,这些部位包括:
(1)瓣膜交界处。
(2)瓣叶游离缘。
(3)腱索。
(4)以上部位的结合。

单独的交界处增厚粘连占 30%,单独瓣叶游离缘增厚粘连占 15%,单独腱索增厚粘连占10%,其余的为一个以上的上述结构受累。上述病变导致二尖瓣开放受限,瓣膜面积减少。狭窄的二尖瓣呈漏斗状,瓣口常呈鱼口状。瓣叶钙化沉积有时可延展而累及瓣环,使瓣环显著增厚。如果风湿热主要导致腱索挛缩和粘连,而瓣膜交界处的粘连很轻,则主要出现二尖瓣关闭不全。

(二)病理生理及临床表现

1. 病理生理　正常人二尖瓣口面积为 $4\sim6cm^2$,当瓣口减小一半时($<2cm^2$)即出现 MS的临床表现。瓣口面积 $1.5cm^2$ 以上者为轻度狭窄,$1\sim1.5cm^2$ 者为中度狭窄,$<1cm^2$ 者为重度狭窄。重度 MS 时左心房压可升高,继而致肺静脉压升高、肺顺应性减低及肺瘀血,从而发生劳力性呼吸困难。心率增快时心室舒张期缩短,左心房压升高更明显,故任何增加心率的诱因,如心房颤动、妊娠、感染或贫血等均可促使急性肺水肿的发生。左心房压和肺静脉压升高引起肺小动脉反应性收缩,最终导致肺小动脉硬化、肺血管阻力增高、肺动脉压力升高。重度肺动脉高压可引起右心室肥厚、三尖瓣和肺动脉瓣关闭不全及右心衰竭。此外,左心房扩大可导致心房颤动及左心血栓形成。

2. 临床表现　一般在二尖瓣中度狭窄(瓣口面积 $<1.5cm^2$)时方有明显症状。呼吸困难为最常见的早期症状。患者首次呼吸困难发作时,多先为劳力性呼吸困难,随着狭窄的加重而出现静息时呼吸困难、端坐呼吸和阵发性夜间呼吸困难,甚至发生急性肺水肿。还可以出现咯血、咳嗽甚至声嘶等症状。典型体征为"二尖瓣面容",表现为双颧绀红,为继发肺动脉高压、缺氧的体现。

心脏体征包括:
(1)望诊心尖冲动正常或不明显。

（2）若心尖区可闻及第一心音亢进和开瓣音,则提示前叶柔顺、活动度好;如瓣叶钙化僵硬,则第一心音减弱、开瓣音消失。

（3）心尖区有低调的"隆隆"样舒张中晚期杂音,局限,不传导。常可触及舒张期震颤。合并肺动脉高压和右心室扩大者,可出现相应的体征,如心前区心尖冲动弥散、肺动脉瓣区第二心音亢进或伴分裂、三尖瓣区闻及全收缩期吹风样杂音等。在未开展手术治疗的年代,MS 的 10 年存活率在无症状被确诊后的患者为 84%,症状轻者为 42%,中、重度者为 15%。从发生症状到完全致残的平均时间为 7.3 年。

（三）诊断

虽然心电图中的二尖瓣型 P 波、电轴右偏和右心室肥厚等表现及 X 线片显示左心房增大、双心房影、右心室增大、肺瘀血、肺动脉段突出等征象能提示有 MS 的可能,但诊断 MS 主要依靠超声心动图,它是确诊和量化诊断 MS 的可靠方法。M 型超声示二尖瓣城墙样改变（EF 斜率降低、A 峰消失）、后叶向前移动及瓣叶增厚。二维超声心动图可显示狭窄瓣膜的形态和活动度、测量瓣口面积。典型 MS 表现为舒张期前叶呈圆拱状、后叶活动度减少、交界处粘连融合、瓣叶增厚和瓣口面积缩小。用连续多普勒测得的二尖瓣血流速度计算跨瓣压差和瓣口面积与心导管法结果相关良好。彩色多普勒血流显像可实时观察 MS 的射流,有助于连续多普勒测定的正确定向。经食管超声有利于左心耳及左心房附壁血栓的检出。超声心动图还可提供房室大小、室壁厚度和运动、心室功能、肺动脉压、其他瓣膜异常和先天畸形等方面的信息。

（四）治疗

对有风湿活动者应给予抗风湿治疗。特别重要的是预防风湿热复发,一般应坚持应用苄星青霉素至 40 岁,甚至终身应用,用法为每次 120 万 U,每 4 周肌内注射 1 次。其次应预防发生感染性心内膜炎。利尿药及长效硝酸酯类药物可用于减轻肺水肿。β 受体阻滞药及钙拮抗剂可用于减慢心率从而提高患者的耐受性。有心房颤动者应予华法林抗凝治疗并尽量维持窦性心律,但有左心房血栓史或者目前有血栓者也应抗凝（Ⅰ类推荐,C 级证据）,食管超声显示左心房血流瘀滞或 M 型超声示左心房扩大（前后内径>50mm）者也应抗凝（ⅡA 类推荐,C 级证据）。应用阿司匹林及其他抗血小板药物的证据不足。

既往采用的外科瓣膜分离手术效果较好,在有经验的中心,患者 10 年无事件生存率为 81%～90%。随着经皮球囊二尖瓣成形术（PBMV）的开展,对单纯的 MS 已很少采用外科分离术。目前,只有少部分不适合行 PBMV 者或者合并二尖瓣反流或主动脉瓣病变者才行外科手术。目前为治疗 MS 而行的外科手术 95% 为二尖瓣置换术。PBMV 在 80% 患者中可以取得满意的效果（"效果满意"的定义为二尖瓣瓣口面积>1.5cm²,二尖瓣反流≤2 级）。主要并发症包括手术相关死亡（病死率 0.5%～4%）、心包积液（0.5%～1.0%）、栓塞（0.5%～5%）、严重二尖瓣反流（2%～10%）、急诊外科手术（<1%）。长期随访显示 10～20 年无事件生存率为 30%～70%。近 20 年来,PBMV 也在我国获得广泛应用。目前我国共完成 PBMV 近 2 万例,且大多数采用 Inoue 球囊技术,技术成功率稳定在 95.2%～99.3%,严重并发症发生率控制在 1% 以下,3～5 年再狭窄率为 5%～15%。

二、经皮二尖瓣球囊扩张术概述

(一)发展概况

1923 年 Cutter 和 Levine 用二尖瓣分离术治疗风湿性 MS。随着闭式及直视下二尖瓣分离术、人工心脏瓣膜置换术相继用于临床,MS 患者的病死率大大降低,患者的生活质量得到改善。1976 年日本医生 Inoue(井上宽治)等设计出由两层乳胶夹一层尼龙网而成的、具有自身定位能力的二尖瓣球囊导管,称为 Inoue 球囊导管。1982 年 6 月 Inoue 首次用切开大隐静脉的方法,将 Inoue 球囊导管沿股静脉、右心房并经房间隔穿刺送至狭窄的二尖瓣口,然后充盈球囊使狭窄的二尖瓣口扩张成形,取得了良好的效果,并于 1984 年首次进行临床报道。此后,逐渐改为经皮穿刺股静脉送入球囊完成上述操作,这种治疗方法被称为经皮球囊二尖瓣成形术(PBMV),并已被广泛应用于临床。在我国,从 1985 年开始,陈传荣、李华泰和戴汝平等学者相继开展了 PBMV,目前国内已广泛开展这一技术,不论在数量上还是质量上均处于国际较先进水平。目前,PBMV 技术包括 Inoue 球囊导管技术、聚乙烯球囊技术、经股动脉逆行插管二尖瓣扩张术、经皮金属扩张器二尖瓣扩张术。其中,Inoue 球囊导管技术容易掌握,运用最为广泛,本章仅介绍该技术。

(二)适应证及禁忌证

1.适应证　一般来说,所有有症状的 MS 患者均为 PBMV 的适应证。但由于合并其他情况不同、个体自身条件不同及瓣膜条件不同,不同患者 PBMV 术后近、远期效果也可能不同。因此,PBMV 的适应证可分为理想适应证和相对适应证。

(1)理想适应证:理想适应证如下。

1)二尖瓣瓣口面积(MVA)≤1.5cm^2,瓣膜柔软,无钙化和瓣下结构异常(Wilkins 超声积分<8 分)。

2)窦性心律,无体循环栓塞史。

3)不合并二尖瓣关闭不全及其他瓣膜病变。

4)无风湿活动。

5)年龄在 50 岁以下。

6)有明确临床症状,心功能为 NYHA 心功能分级 Ⅱ~Ⅲ级。

(2)相对适应证:相对适应证包括二尖瓣口面积≤1.5cm^2,合并下列情况者。

1)二尖瓣瓣叶弹性较差及钙化,Wilkins 超声积分>8 分,或透视下二尖瓣有钙化。

2)外科闭式分离术后或 PBMV 术后再狭窄。

3)合并轻度二尖瓣关闭不全或主动脉瓣关闭不全。

4)心房颤动患者食管超声心动图证实无左心房血栓(需抗凝治疗 4~6 周)。

5)合并仅限于左心房耳部的机化血栓,或无左心房血栓的证据,但有体循环栓塞史(需抗凝治疗 4~6 周)。

6)高龄患者(需行冠状动脉造影)。

7)中期妊娠。

8)急性肺水肿。

9)已治愈的感染性心内膜炎且经超声心动图证实无瓣膜赘生物。

2012 年 ESC 瓣膜管理指南关于 PBMV 的指征建议见表 1-1。

表 1-1 MS 患者（瓣口面积<1.5cm² 的 MS）行 PBMV 的指征

指征	推荐类别	证据水平
症状性的 MS，患者特点适合进行 PBMV*	I	B
症状性的 MS，外科手术禁忌或高危	I	C
症状性的 MS，解剖特点不适合进行 PBMV，但临床特点适合进行 PBMV*	II A	C
无症状的 MS，患者特点适合进行 PBMV，并有以下情况:血栓栓塞高危者（有血栓栓塞史、左心房血液瘀滞、心房颤动）、血流动力学失代偿风险（肺动脉收缩压>50mmHg、需要做大的非心脏外科手术、计划怀孕）	II A	C

注:*患者特点包括临床特点和解剖特点。不适合进行 PBMV 的患者的临床特点包括:老年、接受二尖瓣分离术史、NYHA 心功能 4 级、永久性心房颤动、严重肺动脉高压,不适合进行 PBMV 的患者的解剖特点包括:Wilkins 心脏超声评分>8 分、Cormier 评分>3 分（X 线显示二尖瓣钙化）、二尖瓣瓣口非常小、严重三尖瓣反流。

2. 禁忌证 PBMV 禁忌证包括:

(1)合并左心房新鲜血栓。

(2)有活动性风湿病。

(3)未控制的感染性心内膜炎或有其他部位感染性疾病。

(4)合并中度以上的二尖瓣关闭不全、主动脉瓣关闭不全及狭窄。

(5)瓣膜条件极差,合并瓣下狭窄,Wilkins 超声积分>12 分。

(三)手术疗效及并发症

1. 疗效 通常 PBMV 手术成功的标准是术后即刻 MVA>1.5cm² 和左心房压下降至 18mmHg 以下。但美国学者 Rediker 提出只要 MVA 比术前增加 25% 即为成功。目前 PBMV 成功率为 95.2%~99.3%。操作失败的主要原因为经房间隔穿刺及球囊通过二尖瓣口不成功。PBMV 疗效包括近期疗效及远期疗效。

(1)近期疗效:大量研究结果显示,PBMV 即刻可产生血流动力学改善,MVA 增加,跨瓣压、左心房压及肺动脉压下降,心排血量增加,运动耐量增加,生活质量提高。由于减轻了左心房血液瘀滞,血栓栓塞的危险性降低。影响近期疗效最主要因素是瓣膜条件（Wilkins 评分>8 分者效果差）、术前 MVA（术前越小,扩张后也越小）及使用球囊的最大内径（若内径偏小,则效果会偏差）。

(2)远期疗效:PBMV 可持续性地改善心功能并提高远期生存率。据大组病例报道.PBMV 术后远期生存率为 80%~90%,90%的患者心功能维持在 NYHA 心功能 1~2 级水平。据广东省心血管病研究所报道,该所对 79 例接受 PBMV 的患者随访 10 年,发现 10 年生存率为 97.5%,其中 77.2%的患者术后 10 年心功能仍维持在 NYHA 心功能 1~2 级水平。随访中有 60.8%的患者使用了长效青霉素,术后 MVA 下降幅度明显减少,心功能长期维持良好,提示长效青霉素可预防风湿热的复发,避免心肌和瓣膜发生进一步损害。PBMV 长效疗效的主要缺陷是再狭窄,PBMV 术后 1~2 年再狭窄发生率为 2%~12%,随着时间推移再狭窄率会不断增高,3~5 年时可达 20%,5~10 年之后可高达 30%~50%。研究显示,发生再狭窄的危险因素包括术前瓣膜条件(Wilkins 评分>8 分)及术后 MVA(≤1.8cm²)。对于瓣膜条件好的年轻患者,PBMV 术可以进行多次,使换瓣时间大大推迟,甚至终身不需换瓣;对于瓣膜条件较差、年龄较大的患者,PBMV 术一般可以使其换瓣时间推迟 2~5 年,甚至更长,从这点来说,其中远期疗效还是令人满意的。

2. 并发症　目前 PMBV 技术已经相当成熟,并被广泛运用于临床,临床研究和实践都证明 PMBV 具有较高的安全性及有效性。中国一项多中心研究纳入 120 个中心共 4832 例接受 PBMV 的病例,其中男性 1440 例、女性 3392 例,平均年龄为 36.8±12.3 岁;手术成功率 99.30%;所有病例随访 32.2±14.2 个月,再狭窄发生率为 5.2%。主要并发症包括死亡(0.12%)、中度以上二尖瓣反流(1.41%)、心脏压塞(0.81%)和血栓栓塞(0.48%)。PMBV 常见并发症的预防及处理措施如下。

(1)心律失常:心律失常为术中器械刺激心脏或者迷走神经所致。因此术中操作应轻柔,避免刺激心脏。出现心律失常时可以给予抗心律失常药物治疗。

(2)栓塞:栓塞包括血栓栓塞和气体栓塞。为避免栓塞,术中应将导管系统充分排气并完全肝素化。对于高危患者如心房颤动患者,术前应予华法林抗凝 4~6 周,并应行食管超声检查以排除血栓。另外,进行 PBMV 过程中,应尽量使导管远离左心耳。

(3)心脏压塞:心脏压塞多出现于房间隔穿刺时,或者因球囊导管刺破心房、心室而致。为避免其发生,穿刺房间隔时应注射造影剂,确认穿刺针在左心房内后,方可推进穿刺鞘。另外,进行 PIMV 过程中应尽量使导管远离左心耳,且注意操作轻柔。一旦出现心包积液,应予鱼精蛋白中和肝素,并予以补液、升压、心包引流等措施;若这些方法仍不能奏效,应及早行外科心包切开、穿孔缝合术。

(4)房间隔损伤及分流:由于 PBMV 鞘管需通过房间隔,可造成房间隔损伤及分流,但分流量多较小,且多在 1 年后消失。

(5)二尖瓣反流:二尖瓣反流是 PBMV 常见并发症,发生率可达 25%~40%,但绝大多数为轻至中度反流,严重反流者仅占 2%~7%。二尖瓣反流的发生机制可能为瓣叶撕裂、腱索撕裂、瓣叶穿孔、乳头肌损伤和瓣叶后交界裂开而导致瓣叶对合不良。为避免这些损伤,操作时应注意几点。

1)尽量避免瓣下扩张,扩张前应该确认球囊导管没有嵌顿在腱索内。

2)对瓣膜条件差的患者,应严格遵循逐步增大球囊直径的扩张方法。

3)避免过分追求效果而选择过大球囊扩张直径。一旦出现二尖瓣反流,应注意保护心功能,给予减轻心脏后负荷的药物,并随访观察,根据病情发展情况再决定是否换瓣。大多数严重反流的患者不需紧急外科手术,但最终多需择期行换瓣术。

(6)急性左心衰竭:有些患者左心室较小,球囊扩张后大量血流进入左心室可至左心衰竭、急性肺水肿。对这类患者,术前可预防性地给予利尿药。一旦出现急性左心衰竭,可予利尿、扩血管等处理。

三、PBMV 术前评估及操作要点

(一)术前评估

MS 患者行 PBMV 的适应证及禁忌证前面已阐述,其术前评估指标包括临床症状、狭窄程度、瓣膜条件、手术风险等几方面。其中,狭窄程度、瓣膜条件评估主要依靠超声心动图。瓣膜狭窄程度评估有四种方法:二维超声面积圈画法、多普勒超声心动图法(计算压差减半时间及跨瓣压差)、连续方程法及彩色多普勒血流汇聚法,其中前两种较为常用。一般来说,第一种方法较为准确,而第二种方法因影响因素较多,仅在第一种方法无法准确测量时运用。瓣膜条件评估主要依靠超声心动图,关于超声心动图对二尖瓣球囊扩张即刻成功的预测价值长期存在争论,但关于其对远期疗效及再狭窄率的预测价值则争议不大,大多数研究显示二尖瓣超声积分是远期存活率、无事件存活率及再狭窄发生率的主要预测因素。最常用的超声积分评估方法为 Wilkins 积分,内容包括瓣叶厚度、活动度、钙化和瓣下病变(表 1-2),得分<8 分的患者病情轻,得分>12 分的患者预后差。关于 PBMV 手术风险的评估,目前尚无系统研究,主要依靠术者经验,对于特殊病例参见下文。

表 1-2　Willkins 二尖瓣超声心动图计分系统

指标	1 分	2 分	3 分	4 分
瓣膜活动度	瓣膜活动度良好,仅瓣尖受限	瓣膜前中部运动受累	瓣膜运动主要局限于瓣膜基底部	瓣膜运动程度很小或无运动
瓣叶厚度	瓣叶厚度接近正常(厚度 4~5mm)	瓣叶增厚主要局限于瓣叶边缘	整个瓣叶均增厚(厚度 5~8mm)	整个瓣叶组织明显增厚(厚度>8~10mm)
瓣膜钙化度	瓣叶单一区域回声增强	瓣叶边缘败在多个回声增强区	回声增强延至瓣叶中部	整个瓣叶广泛回声增强
瓣下结构增厚度	较度腱索增粗,且局限于瓣膜下	增粗的腱索累及近瓣膜的 1/3 段	增粗的腱索累及远瓣膜的 1/3 段	腱索增粗、缩短并累及乳头肌

(二)手术器械

进行 PBMV 的主要手术器械为 Inoue 球囊系统、房间隔穿刺鞘及穿刺针。包括左心房导丝、Inoue 球囊导管及注射器、量尺、探条、延长器、扩张器。左心房导丝在房间隔穿刺后放入左心房,用来引导球囊导管进入左心房;扩张器用来在左心房导丝的导引下扩张房间隔;Inoue 球囊导管是最主要的组件,将其连接注射器后打入造影剂至导管内可以扩张球囊,用于扩张二尖瓣;量尺用于在体外测量球囊扩张程度;探条的功能是操纵球囊导管头端,使之跨过二尖瓣而进入左心室;延长器被套入球囊的内导管,两者再一起被推进球囊导管尾端的孔槽内,延长器可以使球囊伸直、变细,以利于球囊在路入途径内滑行。应注意,延长器与球囊的内导管应该同进同出,否则可能损伤球囊。也就是说,推入孔槽内时,应该先将延长器套入内导管,之后再将它们一起推入孔槽;退出孔槽时,延长器应该与内导管一起退出,之后再将延长器从内导管内退出。

(三)操作要点

1.基本准备 术前应进行相关的术前检查,包括血常规、凝血功能、血型、肝肾功能、电解质状况及感染指标等常规检查。另外,还有与本手术相关的特殊检查,包括红细胞沉降率、抗O等风湿活动指标以及超声心动图、胸部X线摄片、心电图等。对于有心房颤动或有栓塞史的患者,术前还要做经食管超声心动图检查以排除左心房血栓。对于有心房颤动但食管超声没有发现血栓的患者,应采用华法林抗凝4~6周后再行手术(这样做的目的是使那些超声看不到的小血栓融化,以减少术中发生栓塞的危险),在手术前2~3天应停用华法林。

2.股静脉穿刺 常规消毒、铺巾后穿刺右侧股静脉。PBMV手术时静脉穿刺点与常规穿刺时有所不同,要求穿刺点稍高,使穿刺点与静脉入口距离尽量短,这样可以使得球囊导管在皮下以较短距离走行,更易进入静脉内。应适当分离穿刺口以使球囊系统易于进入。球囊系统外面可以涂造影剂润滑,以利于其进入穿刺口。球囊进入前可以用扩张鞘扩张入口。

3.穿刺房间隔 风湿性心脏病MS患者左心房一般较大,房间隔及卵圆窝凸向右心房,故把穿刺针前端适度塑直更易成功。在这种情况下进行房间隔穿刺就像在一个球面上穿刺,进针导管易于向前滑向主动脉−房间隔间隙,向后滑向右心房后壁−房间隔间或者滑向房间隔上方。后前位上从上腔静脉回撤导管的过程中,多数无明显的特征性的、突然性的点头样导管跳动征。在低于常规刺点的位置穿刺,即在左心房影的下缘上方穿刺,易于成功。此时穿刺点有时甚至位于脊柱右缘,成功穿刺时穿刺针多指向5~7时方向。因在心房低位穿刺,故应警惕误伤冠状静脉。另外,穿刺点部位不能过于偏后,否则可能刺破左房后壁,从而导致心脏压塞。总之,MS患者房间隔穿刺与一般房间隔穿刺有所差异,穿刺针一般前端不需弯度太大、可以适当塑直;穿刺针的指向角度较大,在5~7时位置;穿刺点的位置较低。具体穿刺方法如下。

首先,DSA取前后位,将导引钢丝经股静脉送入上腔静脉,沿钢丝送入房间隔穿刺鞘至右心房上端,沿此穿刺鞘送入房间隔穿刺针(注意进入时尖端指向5~6时位置),针尖留于管口内1~2cm处,避免损伤心脏组织。将鞘管尖端指向左后方,并将其从右心房上端,延脊柱心1/3处下滑至右心房下1/3处(卵圆窝),此时鞘管头会突然出现点头样动作。

接下来是房间隔穿刺术最关键的环节——穿刺点及穿刺方向的判断。可采用国内学者普遍使用的"后前位下定高低前斜位定方向"的方法。后前位下将穿刺导管和穿刺针指向左后方向,无论左心房大小,穿刺点高度一般在左心房下缘上方约一个椎体高度的位置,最大范围为0.5~1.5个椎体高度。右前斜位透视常规取45°,此时视向为左后45°,穿刺点一般在心房影下缘或脊柱前方2~3mm(约一个椎体高度)处,如果穿刺针顶端弯曲消失(与视线平行),呈伸直状,则是理想的穿刺方向,穿刺针尖一般取指向5~7时的方向。我们使用的方法是穿刺前在上腔静脉注射造影剂行全心造影以显现左心房的形态及主动脉的位置;在左前斜45°观察确认穿刺点的位置,并注意穿刺点要避开主动脉;在右前斜位确定穿刺针的方向。

确定穿刺点和穿刺方向后,将房间隔穿刺针推出壳管口外1cm试穿,穿刺成功时常会有一种破膜样的通过感。可以从穿刺针注射造影剂,如果造影剂呈冒烟状飘向左心室则证明穿刺成功。然后,将针及鞘管一并送入左心房,但必须掌握好深度,只要管尖过房间隔即可,不可过深。穿刺困难时,或者穿刺针位置难以确定时,使用超声引导有很大帮助。

4.球囊导管跨瓣 房间隔穿刺成功后,确认无心包积液后注射肝素。抽出鞘管中的房间隔穿刺针,延房间隔穿刺针鞘管送入左心房钢丝,延左心房钢丝送入扩张器,沿途扩张股静脉的入口和房间隔,之后抽出扩张器,保留左心房钢丝。将球囊导管进行排气后连接于含有造影剂的注射器,将延长器送入球囊导管内。然后沿左心房钢丝送入带有延长器的二尖瓣球囊导管至左心房。当球囊通过房间隔时,解开内套管,使得内套管与球囊导管分开。握住内套管不动,继续向前送球囊导管。接着解开延长器使之与内套管分离。握着延长器不动,向前推送球囊导管系统,使得球囊导管进入左心房而延长器在右心房,这样可避免质地坚硬的延长器刺破左心房。把左心房钢丝连同延长器一起撤出,留二尖瓣球囊于左心房中。球囊导管确切回血后将探条送入二尖瓣球囊导管。此时将 DSA 取右前斜 30°,逆时针转动探条,当球囊导管出现与心搏一致的"点头"动作时表明已近二尖瓣口,快速小幅度向前推送即可使二尖瓣球囊导管通过狭窄的二尖瓣口。探条弯度恰当是球囊导管通过二尖瓣的关键,要根据每位患者具体情况来塑形二尖瓣探条,使之弯度合适,一般只需使球囊指向左、稍向前下即可。若反复调整二尖瓣探条的弯度和方向仍不能成功跨二尖瓣口,而分析失败原因时考虑为房间隔穿刺点的位置不合适,则可以考虑重新穿刺房间隔。当二尖瓣瓣口极重度狭窄时,球囊导管即使位于瓣口心房面,仍可能没有典型的"点头"影像;或者即使存在典型的"点头"影像,球囊导管头端因瓣口面积太小也无法被轻推入左心室,而术者由于担心导管头端顶住的是心房壁而不敢将导管强行推进。此时,超声有助于判断球囊导管是否跨过二尖瓣。

5.球囊扩张 DSA 取右前斜 30°,将球囊导管跨过二尖瓣瓣口后送至左心室心尖部,迅速向球囊内推注事先定量准备好的稀释造影剂。按球囊的设计,首先将前囊充盈到适量,然后稍退球囊导管,使充盈的前囊卡在狭窄的二尖瓣口处;继续注入造影剂以充盈后囊,使球囊呈亚玲形,其中间凹陷处称为"凹征",正是狭窄的二尖瓣瓣口所在之处;继续推入造影剂使球囊全部扩张,"凹征"消失示扩张成功。

Inoue 球囊的优点是可以逐步扩张,其球囊大小可以随着造影剂注射量增加而逐步扩大,这是其术后二尖瓣反流发生率低的主要原因。首次扩张的直径一般比球囊最大扩张直径小 4~6mm,如采用 26mm 球囊时,首次扩张直径可以为 20mm 或 22mm,然后每次直径增加 2mm,直到直径为 26mm。球囊扩张预计直径可以用 Hung 提出的经验公式计算,即:球囊型号(mm)= 10+[身高(cm)/10]。例如,若患者身高为 170cm,则球囊型号为:10+(170/10)= 27(mm),可选用 28mm 球囊。扩张的终点取决于两方面:一是 MVA 是否够大(最好能>1.8cm^2),二是是否存在明显的二尖瓣反流。每次扩张后都要行超声心动图检查以确认瓣膜的情况,并决定是否需要增大直径再次扩张。

6.撤出球囊导管 撤出球囊导管的顺序与送入导管的顺序相反。退出二尖瓣探条,插入延长器至内套管,送入左心房导丝。将延长器送至右心房,一边向前推送内套管及延长器延伸球囊,一边向后回撤球囊套管,注意不要使球囊导管末端冲撞心房顶部,以免损伤心房。然后将内套管套入孔槽,退出球囊导管。

四、特殊情况下的 PBMV

(一)心房颤动患者

风湿性 MS 伴有心房颤动的患者血栓发生率较高,故行 PBMV 前应先采用华法林抗凝治疗 4~6 周,术前还要做经食管超声心动图检查以排除左心房血栓,在手术前 2~3 天停用华法林。术中操作时应注意尽量避开左心耳部。对于术后拟行复律者,应继续抗凝。

(二)二尖瓣极度狭窄者

二尖瓣瓣口面积<0.5cm² 时称为二尖瓣极重度狭窄。此时,由于瓣口面积太小,进行 PBMV 时二尖瓣球囊导管弹入左心室有困难,甚至无法完成扩张。因此,曾将这种情况列为 PBMV 的禁忌证。但目前有以下方法帮助球囊导管通过二尖瓣口。

1. 探条引导法　首选办法还是反复调整二尖瓣探条,使球囊导管的方向尽量与二尖瓣瓣口方向保持一致,仔细观察球囊导管的"点头"征象。

2. 超声引导法　当二尖瓣瓣口过度狭窄时,球囊导管即使位于瓣口的心房面,也可能缺乏典型的"点头"征象,此时术者往往担心导管顶住的是心房壁等而非位于二尖瓣瓣口,不敢强行推进导管,此时可通过超声检查来判断球囊导管是否位于瓣口。只要超声检查证实球囊导管位于瓣口心房面,就可以轻轻用力将球囊导管推入左心室并进行快速扩张。注意,球囊起始扩张直径尽量偏小。一旦成功扩张了二尖瓣,进行第二次球囊扩张时可通过二尖瓣探条引导法顺利地将球囊送入左心室。

3. 轨道法　如果实在无法将球囊导管成功送入左心室,则可以采用轨道法。经二尖瓣球囊内腔送入一根 0.032"×260cm 的超滑导丝(室间隔封堵用导丝)至左心房,使导丝经左心房漂入左心室,再经左心室流出道过主动脉瓣漂入主动脉弓,然后穿刺股动脉送入圈套器将导丝套住并拉出体外,从而建立一条经静脉过心脏到动脉的轨道,使球囊导管顺导丝进入左心室。但要注意,导丝张力不能过紧,以免导丝穿过二尖瓣腱索。

(三)合并左心房血栓者

风湿性心脏病 MS 患者往往左心房扩大、血流瘀滞,特别是伴有心房颤动时,左心房血栓发生率较高。既往曾将左心房血栓视为 PBMV 的禁忌证,但近年来有许多学者报道对这些患者行 PBMV 是安全的。这些患者虽然 PBMV 手术风险较大,但只要术前使用足够剂量、足够疗程的华法林进行充分抗凝,就可使大部分血栓自行溶解,而未溶解的残余血栓则因机化而不易脱落,而且手术后即刻产生的血流动力学变化能产生良好的治疗效果。一般建议患者术前每天口服华法林,密切监测国际标准化比值(INR),使其为 2.0~3.0,同时严密观察有无出血等不适。3~6 个月后复查经食管超声,观察血栓情况。如血栓变小或消失,则行 PBMV 术;如果血栓不变,但血栓已机化,也可行 PBMV 术。对这类患者,房间隔穿刺点宜偏低,这样术中可较少触及左心耳;另外,术中操作导管时应尽量使导管远离左心耳。

(四)合并中重度二尖瓣关闭不全者

对 MS 合并中重度二尖瓣关闭不全的患者,大多数医生会建议进行外科换瓣术,但有部分患者+能耐受外科手术或者对外科手术非常抵触,这种情况下可考虑行 PBMV,以改善患者的症状。对这种患者应特别注意做好充分准备。其中,术前准备首要的是评估二尖瓣病变是以狭窄为主还是以关闭不全为主,心脏超声提供的左心室大小对临床判断有重要帮助。如果左心室无增大(舒张末内径≤55mm),可以考虑PBMV术;如果左心室扩大,则应列为禁忌证。术中采取的策略包括:用小球囊预扩张,球囊起始直径可为20mm;术中通过超声检查监控二尖瓣面积和反流情况,结合左心房压力变化等综合判断扩张终点,扩张终点主要根据反流情况增加与否而确定。

(五)妊娠合并MS者

在PBMV问世之前,妊娠合并二尖瓣明显狭窄的患者怀孕后,常在怀孕早期进行人工流产。近年来的研究资料显示对这些患者可以行PBMV,PBMV在缓解患者症状、保证顺利分娩方面有良好的近期效果,且对胎儿无明显不良影响。但在技术上应该注意如下几点。

(1)术前3天开始使用黄体酮以预防流产或早产。

(2)手术过程中以铅裙遮盖腹部、盆部,以减少胎儿接受的辐射量。

(3)尽量减少透视时间,不行心房造影,尽量用超声引导操作。

(4)尽可能在孕20周后手术,以减少X线致畸的概率。

(六)老年患者

老年患者中MS少见,部分为老年退行性病变,但仅风湿性病变者可行PBMV。老年患者瓣膜条件往往较差,常合并冠心病等,故手术风险较高。术前需常规行冠状动脉造影,预先处理狭窄的冠状动脉。但是,老年本身不是PBMV的禁忌证,对于瓣膜条件较好者,PBMV仍可取得满意效果。

第三节　经导管肺动脉瓣及三尖瓣置换术

一、经导管心脏瓣膜治疗术

(一)肺动脉瓣病变发病机制

获得性肺动脉瓣疾病很少见(每1万例感染性心内膜炎患者中只有0.94例发生先天性异常主要是肺动脉瓣狭窄)。某些婴幼儿肺动脉瓣、肺动脉主干和两支肺动脉都发育得非常细小,此类患者肺动脉存在显著发育不良。与婴幼儿患者不同,成年肺动脉瓣狭窄患者肺动脉瓣可能出现硬化和软骨样变,导致一定程度的反流和右心室肥厚、室腔扩大。此外,人工肺动脉生物瓣膜退化,也是肺动脉狭窄的一个原因。

肺动脉瓣反流的原因如下。

(1)先天性肺动脉瓣完全畸形:可为完全缺如、单叶肺动脉瓣、双叶肺动脉瓣及其他畸形,常见于法洛四联征患者。

(2)马方综合征:病变主要累及主动脉瓣和二尖瓣,但是有报道约26.9%的患者病变累及肺动脉瓣并有肺动脉瓣反流。

(3)心脏肿瘤:乳头状纤维弹性组织瘤与肺动脉瓣病变关系密切,可见肿瘤呈多个分叶并通过叶蒂附着于心内膜。一般常见于主动脉瓣或肺动脉瓣心室面。随着肿瘤体积增大,可能导致中重度肺动脉瓣反流,伴或不伴肺动脉瓣狭窄。

(4)肺动脉瓣瓣环扩张:如长期肺动脉高压可导致肺动脉及瓣环扩张,从而导致肺动脉瓣反流。右心室流出道(KVOT)狭窄、梗阻患者,可出现狭窄后扩张而使瓣环扩大,从而引起肺动脉反流。

(5)医源性:是目前临床上最具临床意义、最常见的因素,也是目前经皮肺动脉瓣置入术(PPVI)最主要适合的人群。在国内,法洛四联征等有肺动脉瓣狭窄的患者行手术矫正过程中普遍行 RVOT 跨瓣补片术(RVOT、肺动脉纵向切开后再加补片以扩大管腔内径)以解除肺动脉瓣狭窄,但会使得肺动脉瓣瓣环扩大,瓣叶对合不良,导致明显的肺动脉反流;而国外许多心脏中心则会在 KVOT 置入带瓣膜人工血管,虽然短期内不会有肺动脉反流,何民期应用后,人工血管会出现钙化而导致流出道梗阻,且其生物瓣膜会出现功能退化而导致瓣膜关闭不全或狭窄,这类人群是目前国外报道的 PPVI 主要应用人群。另外,单纯性肺动脉瓣狭窄实施切开术,也可导致瓣膜结构不同程度地被破坏,可呈现不规则增厚和出现瓣膜窗、严重破裂和结合缘的连续性破坏,引起肺动脉瓣反流,而实施经皮球囊扩张的患者同样也可以导致肺动脉瓣反流,但这两种手术患者肺动脉瓣反流程度一般较轻,临床意义较小。

(二)PPVI 发展历史及研究进展

PPVI 是最先应用于临床的经导管瓣膜置换技术。它不仅能纠正狭窄,也可处理瓣膜反流。该技术经外周静脉途径,通过导管将人工带瓣膜支架置入。体肺动脉瓣处,代替已失去功能的肺动脉瓣,以达到治疗目的。

2000 年 Bonhoeffer 等首次报道了 PPVI 的动物实验。他们将一段含有完整静脉瓣的牛颈静脉缝合在一个球囊膨胀的铂铱合金支架上,制成一种可经导管置入的生物瓣膜支架,以颈静脉为手术入路,用导管将其置入羊的自体肺动脉瓣处。研究结果发现,在 11 只羊模型中,有 5 只羊中生物瓣膜支架被成功置入肺动脉瓣处,术后即刻、2 个月的肺动脉造影及血流动力检测显示瓣膜有良好的功能。2000 年 10 月,Bonhoeffer 的团队报道了首例应用于临床的 PPVI,它们对一名 12 岁接受法洛四联征修复术后出现肺动脉瓣狭窄合并反流的患者成功实施了 PPVI 术。随后,该技术被用于更多的患者。2005 年,Konhoeflcr 在 TCT 会议期间报道了对 100 例 16~35 岁的肺动脉瓣关闭不全或 RVOT 梗阻等先天性疾病患者行 PPVI 的情况,随访 0.5~5 年无死亡,术后右心室压力明显下降,运动耐量显著提高。主要并发症包括移植物破裂 1 例、瓣膜装置移位 2 例,均通过及时的外科手术治疗而纠正,未遗留任何严重后遗症。

2008 年 Lurz 等 4 对 2000—2007 年连续 155 名 PPVI 的患者进行了汇总分析,这些患者术后的随访时间为 0~83.7 个月(中位数是 28.4 个月)。所有入选患者均符合临床及解剖标准.92% 的患者在之前的外科手术中放置了右心室-肺动脉管道。除 7 例经颈静脉途径之外,所有患者均经股静脉途径。经过成功的 PPVI 术后,患者右心室收缩期压力由(63±18)mmHg 降至(45±13)mmHg(P<0.01),RVOT 压差由(37±20)mmHg 降至(17±10)mmHg(P<0.01),没有发现患者残存中度以上的肺动脉瓣反流,所有患者术后的临床症状都得到改善,运动耐量明显提高。手术即时并发症包括 2 例瓣膜装置移位、3 例装置破裂、1 例支架置入后冠状动脉左主干受压、1 例堵塞右肺动脉起始部、2 例因导丝损伤远端肺动脉而导致支气管少量出血、1 例因移植物部分破裂而导致少量造影剂外渗、2 例因球囊输送装置损伤三尖瓣而导致三尖瓣中量反流。155 名接受 PPVI 术的患者中有 4 人死亡,83 个月的生存率为96.6%。随访显示大部分患者的症状得到明显改善。155 名患者中有 23 例因各种并发症而

在术后行瓣膜装置摘除术。

Eicken 等新近报道一组接受 PPVI 患者的临床研究。研究纳入 120 例 RVOT 功能不全者(RVOT 梗阻合并重度肺动脉反流),85%患者在行 PPVI 前预先在 RVOT 置入支架。术后 RVOT 收缩期压差从 37mmHg(29~46mmHg)降至 14mmHg(9~17mmHg,$P<0.001$),右心室压/主动脉压从 62%(53%~76%)降至 36%(30%~42%,$P<0.0001$)。右心室舒张期容量指数(通过 MRI 测得)从 106mL/m²(93~133mL/m²)降至 90mL/m²(71~108mL/m²,$P=0.001$)。所有患者肺动脉反流明显减少。1 例患者因为压迫左冠状动脉而死亡,5%的患者发生支架断裂。随访期间[中位数 352 天(99~390 天)],8 例患者发生人工瓣膜狭窄而接受球囊扩张手术,其中 4 例再次行 PPVI(瓣中瓣技术)。AsohK 等对 14 例外科瓣膜置换术后出现人工瓣膜衰竭的患者行 PPVI(瓣中瓣技术),短期随访疗效显著。LurzP 等报道,对于 KVOT 梗阻者,行 PPVI 比单纯支架置入术效果更好。单纯支架置入术患者常存在肺动脉反流,而 PPVI 患者则几乎无反流,故能取得更好的血流动力学效果。

(三)PPVI 适应证和局限性

1. 适应证　PPVI 术目前适应证主要包括解剖条件和临床条件符合外科手术标准,但进行外科手术风险较大或不愿进行外科手术的患者。PPVI 适应证包括临床和解剖学两个方面。

(1)临床标准:目前 PPVI 适应证的临床标准尚未完全明确,一般认为应包括:

1)有明显右心功能不全临床表现。

2)有重度肺动脉瓣反流或狭窄,包括 RVOT 手术后肺动脉瓣重度狭窄及重度关闭不全、肺动脉瓣缺如、右心室-肺动脉带瓣管道的瓣膜关闭不全、PPVI 术后再次出现严重瓣膜反流(瓣中瓣技术)、RVOT 梗阻并发重度肺动脉瓣反流。

(2)解剖学标准:解剖学标准主要包括:

1)右心室流出道直径 16~22mm。

2)适用于年龄在 5 岁以上、体重在 20~25kg 以上的病例。

2. 局限性　目前应用于临床的支架瓣膜来源于牛颈静脉,只适合应用于直径为 16~22mm 的管道,这就限制了其应用范围。许多肺动脉瓣 T 畸形的患者合并其他问题,如 RVOT>22mm、RVOT 动脉瘤、肺动脉扩张及严重肺动脉瓣反流所致的高血流动力学状态。最近 Boiidjiemline 及其同事在部分试验病例中在较大的 RVOT 中置入"漏斗减压"支架,然后在漏斗减压支架内置入瓣膜支架。另外进行的研究是采用直径两端大、中间小的支架瓣膜,目前尚处于动物实验阶段。

支架瓣膜需要直径 18F 以上的输送系统,故对低龄患儿应用受限。有研究发现,可以通过外科置入带支架管腔,使 KVOT 变宽。随着年龄增长,可以进行经皮扩张,直到体重为 25kg 时置入瓣膜支架,从而使 PPVI 能应用于儿童。

(四)术前血流动力学评估

可以使用无创或有创技术对肺动脉瓣疾病患者进行术前血流动力学评估,无创检查包括超声心动图、磁共振(MRI)等;有创技术包括心导管技术。

1. 超声心动图　对使用超声心动图检查评估肺动脉瓣反流量现在仍存在争议,尚无一种能被广泛接受的检测方法。二维超声心动图被用于测量右心室容积和射血分数。通过完整的矩阵排列取样技术能够在四个心动周期中获取整个右心室容积参数。Rahman 等发现法洛四联征术后患者采用三维超声心动图所测得的右心室容积与 MRI 所测得的结果相关性非常好。Tei 心肌作功指数(MPI)能够较好地反映心肌功能。MPI 计算方法为等容收缩期时间加上等容舒张期时间,然后除以射血时间。其在很大程度不受前负荷、后负荷及心率的影响,是能较好地反映收缩功能和舒张功能的指数。右心室 dP/dt 是另一个反映右心室收缩功能的指数,并且该指数与右心室几何形状无关,其通过测量三尖瓣反流时喷射血流的上升支斜度而得到。

2. 心脏 MRI 心脏 MRI 已成为法洛四联征患者心室容积和射血分数检测的金标准,不仅可进行血流动力学压力示踪和精确的冠状动脉疾病显像,还能精确描述右侧心脏和血管的三维解剖结构,对右心室和肺动脉瓣进行评估。

3. 心导管 肺动脉瓣狭窄时经心导管测得的重要血流动力学参数包括右心室压力和体循环动脉压、右心室舒张末压、心排血量。肺动脉瓣反流患者可以通过 Fick 技术测心排血量。使用末端带孔导管可以测量经肺动脉瓣血流的压力峰值差,同时能测量右心室和降主动脉内压力。

(五)PPVI 操作过程及并发症

目前在美国有两种经皮肺动脉瓣置换术装置:Medtronic 公司的 Melody 瓣膜和 Edwards lifesciences 公司的 SAPIEN 瓣膜。前者已经通过 FDA 批准应用于 PPVI 手术,后者正在积极进行 FDA 批准的 II 期名为 COMPASSION 的临床研究。

1. 操作过程 所有手术在全麻下进行,并置入右心导管和有创动脉压力监测装置以监测血流动力学变化。首先进行前位、侧位、斜位的血管造影以了解右心室流出道、支架置入部位及肺动脉分支的解剖情况,以确定手术的可行性,并使用导管测量右心室和肺动脉压力。术前还需行冠状动脉造影以评估冠状动脉情况及其与肺动脉流出道之间的解剖位置关系。

使用亲水超滑导丝跨过肺动脉瓣,使导管达到较好的稳定位置(肺动脉分支的远端),将其交换为加硬导丝,以便为输送鞘提供足够支持力。瓣膜在置入前需用盐水冲洗 3 次,每次 5 分钟,以去除瓣膜上的组织固定剂戊二醛。然后进行系统冲洗、排气。将支架压缩成更小的管状送入输送系统内。应注意支架方向与血流方向相同。在送入输送系统前,可先使用 18~22F 的扩张器扩张静脉以便输送系统通过。在 X 线引导下,将装载瓣膜的输送系统精确定位到瓣环处。可以通过输送鞘的侧孔进行血管造影,造影时可将支架调整到最佳位置。后给球囊充气以释放带瓣膜支架,然后小心地回撤传送系统。最后进行血流动力学检查和血管造影以评价手术效果。许多患者需要在 RVOT 先置入支架(特别是对 RVOT 狭窄或扩张者),后在肺动脉瓣环处置入带瓣膜支架,以加强肺动脉支架牢固性,减少瓣膜支架的冲击力。有研究显示,预先置入流出道支架可以减少瓣膜支架断裂的发生率。

2. 并发症及处理

(1)冠状动脉狭窄:复杂先天性心脏病或者 RVOT 异常的患者通常合并冠状动脉发育异常或者肺动脉流出道与冠状动脉位置异常。在进行肺动脉瓣球囊成形术或经皮肺动脉瓣置换术过程中可能导致冠状动脉狭窄。为了避免此类并发症,术前应行冠状动脉造影,以评估冠状动脉情况及其与肺动脉流出道之间的解剖位置关系。在 Melody 肺动脉置换系统临床研究应用中,最重要的排除标准是冠状动脉狭窄。

(2)肺动脉夹层:肺动脉管壁夹层通常发生在管壁有钙化病变及周围有瘢痕组织的情况下。肺动脉夹层或者剥离是一种潜在的重大不良事件,因此手术前必须做好应急准备,包括外科手术、急性血胸需紧急放置胸腔引流管、必要时进行带膜支架置入以隔离破裂的肺动脉等。

Melody 肺动脉置换系统早期在欧洲研究中发生肺动脉夹层的比例为 1.9%(3/155),其中 1 例患者由于长时间复苏而导致神经系统后遗症。该置换系统在美国的研究中,发生肺动脉夹层破裂的比例为 1.5%(2/136),其中 1 例患者进行了紧急外科手术,另 1 例患者则行带膜支架置入术。

(3)肺动脉穿孔:肺动脉瓣置换手术过程中需要在一根坚硬的导引钢丝引导下将 22~26F 输送鞘送至肺动脉瓣位置,该过程可能导致肺动脉穿孔损伤,出现无症状性肺出血或者血胸。Melody 肺动脉置换系统早期研究中发生肺动脉穿孔的比例为 1.3%(2/155),该置换系统在美国的临床研究中肺动脉穿孔的发生比例与之相近,为 1.5%(2/136)。另外,在 COMPASSION 临床研究中,置入 Edwards SAPIEN 瓣膜的 33 例患者中有 2 例发生肺动脉穿孔。肺动脉穿孔一旦发生,紧急情况下可用一个扩张球囊压边肺动脉穿孔处,以争取足够时间来进行带膜支架置入手术或者修补穿孔的肺动脉外科手术。

(4)吊床效应:吊床效应是指支架的静脉壁(膜片)从支架上分离而导致支架内再狭窄。这种效应在早期 Melody 肺动脉置换系统的研究中曾有报道,一旦发生则需要通过外科手术取出置换的瓣膜。

在最初设计中,静脉壁只在末端缝合在支架上,血液能进入静脉壁和固定在流出道内的支架之间的空隙,从而发生明显阻塞并出现症状和体征的复发。在发现吊床效应后从第二代装置起(2003 年起),将静脉壁沿支架全长缝合,此后未见"吊床效应"的报道。

已有报道的其他并发症包括支架断裂或者移位、感染性心内膜炎、支架过度增生等。通过术前 MRI、血管造影等检查及术中球囊测量等方法来选择合适的病例和带膜支架,可减少以上并发症的发生。

二、经导管三尖瓣置换术

(一)三尖瓣功能异常的病因

三尖瓣反流根据病因分为原发性的及继发性的。前者是由三尖瓣本身结构受损导致的,而后者是由右心室收缩压和舒张压升高、右心室扩大、三尖瓣瓣环扩大导致三尖瓣相对关闭不全导致的。原发性三尖瓣反流的病因有风湿性心脏瓣膜病、感染性心内膜炎、类风湿关节炎、放疗、创伤(如反复的心肌活检)、马方综合征、三尖瓣脱垂、先天性疾病如 Ebstein 畸形等,抑制食欲的药物也可导致三尖瓣反流。继发性三尖瓣反流的病因最常见的为右心室收缩压升高,多见于二尖瓣狭窄、肺动脉瓣狭窄和各种原因引起的肺动脉高压;其次为右心室舒张压升高,多见于扩张性心肌病、右心室心肌梗死和各种原因引起的右心衰竭。起搏器相关的严重三尖瓣反流比较少见。三尖瓣狭窄最常见于风湿病中,偶也可见于感染性心内膜炎(如大块的赘生物)、先天性疾病、类癌等。

(二)三尖瓣功能异常的治疗

三尖瓣狭窄很少见,可以通过经导管球囊扩张或外科瓣膜置换进行治疗,经导管三尖瓣置换术(TTVR)是未来发展方向。而关于严重三尖瓣反流的治疗,目前尚存在一定的争议。就外科手术而言,目前更倾向于选择三尖瓣修补术(Ⅰ类推荐,B级证据),其次选择三尖瓣没换术或瓣环成形术(ⅡA类推荐,C级证据)。就短期疗效而言,由于机械瓣手术的失败率更高,且抗凝和血栓形成的并发症发生率高等原因,目前更多治疗中心的心外科手术医生倾向选择生物瓣,但生物瓣易磨损和退化,存在着再次更换的问题。很少有患者考虑进行单独的三尖瓣外科修补术,多数是在进行其他心脏手术的同时,顺便对三尖瓣进行修补或置换。严重的三尖瓣反流往往是心肌疾病恶化的标志,并且很多是心脏手术后再发的三尖瓣反流患者,因此,很多情况下,外科三尖瓣手术风险很高,院内病死率最高可达37%。TTVR给这类问题提供了一个新的解决方案。尽管近10年来临床对TTVR的经验仍然有限,但仍取得了一些令人鼓舞的成果。

(三)经导管三尖瓣置换术

1. TTVR发展史　Boudjemline等人研发了用于房室瓣置换的瓣膜,并于2005年在母羊身上进行了试验,结果是在7只羊中瓣膜被成功地置放到预定的位置,1只羊中瓣膜因卡在三尖瓣的腱索上而不能正常开放;随后病理解剖发现成功置入的羊三尖瓣位置很好。该实验研究证实了通过导管在三尖瓣的位置置入以盘面为骨架的瓣膜支架是可行的,这项研究的成功为经导管置换三尖瓣及二尖瓣开创了美好的前景。但这种瓣膜是否能承受较大的左心压力、其在左心牢固性如何,目前还不清楚。

目前比较成熟的TTVR术是在退化的人工三尖瓣中经导管再次置入瓣膜。2009年JohnG. Webb等人通过右心房穿刺的途径完成了一例人体TTVR,使用的是Edwards SAPIEN球囊扩张式瓣膜。2011年Van Garsse等人对一个74岁的老年人经颈静脉途径,在退化的直径为25mm的Carpentier-Edward的人工瓣膜中置入了一枚23mm的Edwards SAPIEN瓣膜。另外一个可替换的瓣膜为Medtronic Melody瓣膜,是从Bonhoeffer最初用于肺动脉瓣的设计发展而来的。退化的人工三尖瓣的瓣环可以为置入的TTVR瓣膜提供良好的固定作用,所以这类患者TTVR可行性高。但这只是三尖瓣反流患者中一小类特殊人群,不具代表性。目前,仍需加强研究首次置入三尖瓣的TTVR技术。

2. TTVR手术路径及操作方法　虽然最初进行TTVR的方法是直接穿刺心房,但目前静脉途径已经相当完善了。因为从头位的角度来看,颈静脉入路和三尖瓣的流入道更相似,所以经颈静脉途径似乎更合逻辑。而股静脉途径更适合Melody瓣膜。TTVR具体操作步骤类似于PPVI。

第四节　主动脉瓣球囊成形

一、概述

老年性主动脉瓣退行性狭窄很常见,且发病率在逐渐增加。因此近些年来主动脉瓣球囊成形术进展迅速。它可以应用于经皮主动脉瓣置换术前的预扩张,也可作为严重主动脉瓣狭窄且外科手术高风险患者的一种对症治疗方法。在我们中心,通过与外科的协作,已经很好地完善了该方法。近期研究均显示此种治疗手段较以往研究取得了更好的结果。

1986年,Cribier等首次对一名获得性主动脉瓣钙化狭窄的成人患者实施了主动脉瓣球囊成形术。之后,在一些先天性主动脉瓣狭窄儿童及青少年患者中,该疗法也取得了一定疗效。在行主动脉瓣球囊成形术时,瓣膜钙化连结处撕裂不一定完全可见。其结果总体来说增加了瓣叶的活动性,通常也不会导致重度主动脉瓣反流。

二、适应证和禁忌证

球囊成形术的选择一定要慎重,且应与外科医生进行充分的讨论。一方面取决于患者的症状及超声心动图的检查结果,另一方面取决于患者的一般特征,包括并发症及围手术期风险。

(一)以下为典型适应证

(1)重度主动脉瓣狭窄导致并发症(重度肺功能不全,恶性肿瘤,无法手术的冠心病,严重但未到终末期的肾功能不全,高龄)而无法接受手术。

(2)脑卒中患者和/或需外科血运重建以降低手术风险的严重心肌受损患者。

(3)重度主动脉瓣狭窄患者伴有其他紧急情况无法实施心外科手术治疗。

(4)在经皮主动脉瓣置换术之前进行预扩张。

(二)禁忌证

(1)瓣口面积>0.8cm^2。

(2)主动脉瓣反流>Ⅲ度。

(3)无症状患者。

(4)感染性心内膜炎。

经皮主动脉瓣球囊成形术用于青少年先天性主动脉瓣狭窄的治疗很少引起争议,特别是对于那些尚未达到适合换瓣年龄的患者。

三、术前检查

需要的术前检查包括:

(1)超声心动图(如需要可行 TEE)评估

1)瓣膜自身情况(瓣口面积、钙化程度、运动幅度、反流、主动脉瓣环直径)。

2)左室流出道(直径)。

3)瓣上主动脉(主动脉根部及升主动脉直径、钙化程度、粥样硬化程度)。

(2)冠状动脉造影。

(3)瓣上主动脉造影。

如需行经股动脉主动脉瓣置入术(TAVI),需 CT 评价胸主动脉及盆腔血管的影像学检查。

四、器材

除了穿过主动脉狭窄的材料以外,还需以下器材。

(1)球囊成形导管

1)明确直径 18mm、20mm、23mm 或 25mm 的单球囊。

2)NuCLEUS-X 球囊成形导管。当扩张时,该球囊导管类似于"狗骨头"形状(球囊中部周长略小于两端周长)。主要是为了降低球囊扩张时移位的风险。

（2）60mm 长球囊。

（3）100~130cm 长导管。

（4）9F、10F 或 14F 鞘,大小取决于球囊导管大小。

（5）导丝:300cm 长,0.889 形头导丝。

（6）5F 到 6F 的静脉穿刺鞘。

（7）右室临时起搏电极。

（8）用来造影及测压的猪尾导管,如果需要,也可以使用 6F 的双腔猪尾导管用来精确测压。

（9）5FAL2(Amplatz 左冠 2)诊断导管。

（10）用来通过主动脉狭窄的 Terumo 导丝。

五、操作步骤

（1）置入 10F 动脉鞘和 6F 静脉鞘。

（2）5000IU 肝素静脉抗凝。

（3）右室心尖部置入临时起搏器并调整起搏阈值。

（4）在 AL2 导管的引导下,逆行将 Terumo 导丝送至穿过狭窄的主动脉瓣。

（5）跟进 AL2 导管。当穿过瓣膜抵达流出道时,将 Terumo 导丝回撤,从而使 AL2 导管依据自身的弧度进入左室腔。这样可使 AL2 导管在左室中呈弧形,避免导管穿过二尖瓣腱索。

（6）通过 AL2 导管及鞘管获得压力测量数据。

（7）软头的 AmplatzUltra-Stiff 导丝在经过将头端塑形呈弧形后经 AL2 导管送至左室。

（8）回撤 AL2 导管。

（9）充分排气和冲洗球囊(球囊直径与主动脉瓣环直径之比约为 1.1∶1)。

（10）连接一个 50mL 注射器,其内含 3∶1 的普通盐水/造影剂混合物。

（11）沿 Amplatz 导丝送入球囊。

（12）球囊定位,使钙化瓣膜位于球囊中部。

（13）快速右室起搏 180~230 次/分,同时快速扩张球囊(第二术者辅助完成)。

（14）扩张 5s,直至球囊完全扩张。

（15）回抽球囊,停止起搏,同时回撤球囊至胸主动脉(起搏、扩张、回抽及回撤,必须以相互协调的方式完成)。

（16）通过 10F 鞘管记录主动脉压力曲线(舒张压降低提示可能出现主动脉瓣反流,收缩压上升提示效果良好)。

（17）如果需要,可重复扩张。

（18）回撤导管,交换猪尾导管(最好是双腔)进行血流动力学结果评估。

（19）如果结果不满意,可以选用更大直径球囊重复扩张。

（20）如果达到预期扩张效果,则需重复主动脉瓣上造影,评价主动脉瓣反流。

（21）撤出鞘管,手动压迫止血或血管闭合器缝合。

（22）介入术后当天行超声心动图检查以排除心包积液。

在主动脉瓣球囊完全扩张后,20mm 球囊相应的横截面积可以达到 $3.14cm^2$,23mm 球囊则可以达到 4.15cm²。如果在扩张过程中球囊破裂，只要术前做到充分排气，一般不会发生并发症。

在完成球囊扩张后，需要重新测量瓣口面积及跨瓣压差，以明确其血流动力学效果：球囊成形术的主要目的是降低左室收缩压力，提高主动脉压力及改善左室射血分数。当跨瓣压差<30mmHg，同时瓣口面积增加>30%或是瓣口面积>0.8cm²，我们即认为球囊成形术是成功的。

六、并发症

总体来说短期并发症发生率大约在 20%。最常见的为穿刺处的血管并发症，而重度的主动脉瓣反流及血栓形成等相对少见。

应当注意，接受主动脉瓣球囊成形术的大多为高龄或是存在严重并发症的患者。近期高龄组患者(>85 岁)数据显示，术后 30 天病死率<10%，且短期内并发症发生率较低。因此当前研究结果要明显好于 20 世纪 80 年代报道的结果。

第二章　腹腔镜胃肠手术

第一节　腹腔镜手术基本操作技术

腹腔镜手术的原理是利用气腹在腹腔中创造一定的操作空间,然后利用监视器获取病变部位的视野,然后将特制的器具插入到腹腔中,完成分离、结扎等各种操作。在这一过程中,术者无法通过手去获取触感,只能够凭借器具的间接感觉进行判断。为此,术者要不断提高个人操作的规范性水平,在不断的实践中记住感受,培养良好的方向感,同时记住手术安全事项。

一、患者体位

在腹腔镜胃肠外科手术中,采用适当的患者体位对术野暴露非常重要,且术中常需调整体位,故手术准备时需将患者完备固定。

Trendelenburg 体位非常常用,别名屈氏体位,患者脸部朝上,头部向下倾斜10%~20%,头部比脚步稍微高,这样肠管就会朝着上腹部靠近,从而更好地获取肠系膜根部、下腹部及盆腔的视野,主要在阑尾、直肠癌症部位切除手术中使用。整体而言,如果手术部位处在上腹部,就需应用 ReverseTrendelenburg 体位,又称反屈氏位,即患者仰卧,足端向下倾斜10°~20°,呈头高足低,可使肠管移向下腹部,有利于上腹术野暴露,通常用于腹腔镜胃大部切除术、胃癌根治术以及贲门食管下段、十二指肠、横结肠和空肠的手术。在一些手术中为利于术者或扶镜手站位,需在反屈氏位基础上,将两下肢分开呈"人"字形。如果选择这种体位,基于手术的需求,可以让手术台朝两侧倾斜,从而获取更大的视野。

改良截石位也是常用的体位,即患者仰卧,将双下肢分开,膝部稍屈曲,以便于将吻合器置于到肛门中去,一般在腹腔镜下摘除直肠、乙状结肠部位时采用该体位。主要的注意事项有:右下肢应适当放低,以避免影响右下腹主操作孔的操作。当同时取头高足低位时,也适用于上腹部手术,术者可站在患者两腿之间。

二、建立气腹

腹腔镜手术有赖于气腹造成的操作空间,气体可通过 veress 针或套管充入腹腔。目前普遍使用的气体为二氧化碳,它的主要优势在于不易参与反应,不会燃烧,来源广泛,成本低廉,即便被患者吸收也能够排放出去。

(一)Veress 针充气法(闭合法)

Veress 针由外鞘和中空的内芯组成,外鞘末端为锋利的切割刃,中空内芯比外鞘稍长,并带有弹簧使末端钝头可伸缩,钝头处开有一侧孔,气体由此通过。Veress 针穿刺时,所遇阻力使内芯钝头末端回缩,露出外鞘末端的切割刃切割组织。一旦进入腹腔,阻力消失,内芯钝头弹出,超出外鞘,可保护腹腔内脏器不受损伤。

操作方法:在腹壁拟穿刺处做 10mm 皮肤切口,用两把巾钳将切口两侧皮肤钳夹提起,使腹壁与脏器间有足够的空间,用拇指和示指轻捏 Veress 针中部,自切口进入,针尖与腹壁垂直逐层进入,穿破腹膜后有一落空感。可通过下列方法验证气腹针头是否已进入腹腔。"挂滴"试验,先放松腹壁,将一滴生理盐水滴在 Veress 针尾,再提起腹壁,若水滴被吸入,说明针头已进入腹腔;或将装有 10mL 生理盐水的注射器接在 Veress 针尾部,推注 3mL 后回抽,若针头在腹腔内,推注时无阻力感,回抽时注意观察是否有血液、尿液或肠内容物抽出。完成上述试验后将气腹管与 Veress 针尾端的进气孔连接,低流量充气,此时气压监测显示应小于 5mmHg,如大于 5mmHg 提示针头位置可能滑动至腹壁、腹膜前间隙、靠近或穿入腹腔内脏器,或埋在大网膜中,应再次调整。正常气腹时腹部逐渐均匀膨胀,气压逐渐升高至设定值(成人 10~13mmHg,儿童 9~12mmHg)并保持稳定。充气完毕后拔出 Veress 针,自切口处垂直腹壁置入穿刺套管。闭合法建立气腹在不明确腹腔粘连情况时存在一定风险。

(二)套管充气法(开放法)

目前腹腔镜手术最常用的置入第一套管、建立气腹的部位是脐部。根据手术需要,在脐环上缘或下缘,做 10mm 纵向或横行皮肤切口,皮肤镊提起切口两侧皮肤,向下切开皮下脂肪组织,直至腹直肌前鞘,两把 Kocher 钳提起腹白线两侧前鞘,组织剪剪开腹白线及腹膜,用钝头器械轻探证实进入腹腔,并检查切口处有无粘连、出血,然后自此处置入 10mm 套管,将气腹管与套管进气孔连接后开始充气。若套管孔较大致套管松动,可在套管孔皮肤缝线固定,并防止漏气。切开套管孔时应掌握大小,使套管置入时与套管孔腹壁紧贴,并有一定张力,现在的一次性套管前部都有螺纹设计,套管孔大小合适时,都可稳定地固定在腹壁。观察套管因有腹腔镜在其中反复进出,容易上下滑动,在时间较长的手术,可以缝线固定。在腹壁其他部位置入第一套管时方法相同,即逐层进入腹腔后直视下置入套管。开放法建立气腹避免了穿刺部位存在粘连时可能引起的损伤,更加安全。

腹腔镜胃肠外科手术多选择脐部入路制造气腹并放置观察套管,可根据术者经验和患者情况选择以上方法,患者有既往腹部手术史时需谨慎选择第一套管位置,并用开放法操作。

三、套管放置

腹腔镜手术通过放置套管在腹壁建立通道,包括操作套管及观察套管,前者的作用是放置手术器具的,根据插入器具的不同包括了两种,即主操作孔、辅助操作孔,后者则用于置入腹腔镜。各套管的作用可据术中需要互相转换,故术前就应对套管位置及直径详细设计。

(一)套管放置

常用套管主要分为反复使用的金属套管和一次性使用的塑料套管,有 3mm、5mm、10mm 和 12mm 直径可选,中心穿刺锥有钝头或尖头,部分产品还带有可推出的刀片。放置第一套管时不建议使用尖头套管,在其他部位放置时应在腹腔镜监视下进行,以避免损伤腹内器官。放置套管时应避免使用暴力,防止其突然深入腹腔造成损伤,应注意避开重要脏器的方向,而向空腔方向穿刺。操作时应用一手在腹壁处控制套管体部,另一手握持套管后端,适当用力垂直腹壁稳定推进,同时可左右旋转。闭合法放置套管时穿透腹膜会有明显的落空感。放置第一观察套管后,其他套管均应在腹腔镜监视下置入。

（二）套管位置

在腹腔镜胃肠外科手术中，套管位置非常重要，首先应以便于操作为原则，有时可兼顾考虑美容效果。第一套管一般被当作观察孔使用，通常选择脐部，别的套管位置根据手术需求选择，不同套管彼此间相隔尽量大于 10cm。具体套管定位见本书各章节。

（三）套管固定

将套管安装好之后，手术器具持续的出入，可能使之脱出，或进入腹腔过深，在腹壁松弛、瘦弱和儿童患者尤易发生。现在普遍使用的一次性塑料套管前部均有螺纹设计，套管孔大小合适时，多可固定良好。金属套管表面光滑，做观察套管时常需固定。常用缝线法固定套管，用 4 号丝线在套管旁做贯穿皮肤的缝合，打结后环绕套管数次后再次打结固定。

（四）可视穿刺套管的使用

专用的可视穿刺套管有可插入腹腔镜镜头的透明杆芯，尖端呈锥形，套管芯带有侧向手柄，便于操作。将连接好光源和摄像头的镜头插入杆芯，即可在显示器上看到杆芯尖端突破不同组织层面的图像。使用时做皮肤小切口后将穿刺套管插入，将镜头插入杆芯，在腹腔镜监视下用持续左右旋转的力量推进穿刺套管，在推进中是撑开组织层面而不是切开。当观察到穿刺套管进入腹腔后，通过套管注气建立气腹。具有可插入腹腔镜透明管芯的一次性套管，也可以进行可视化穿刺。可视套管穿刺时应使用 0°镜，可以有完整视野观察套管逐层进入腹腔的过程，若使用 30°镜，由于镜头前端的斜面角度，只能看见一半视野。套管的可视化放置，可以降低套管孔出血概率，降低误伤腹内脏器概率，进一步提高了操作安全性，尤其适合腹壁特别肥厚的患者，也适用于腹腔镜疝修补术中建立腹膜外充气空间。

四、腹腔镜的扶持

扶镜手在腹腔镜手术中非常重要，好的扶镜技能可为术者展现最佳视野，使手术顺利进行，并且尽可能避免视觉疲劳，减少擦镜次数，节省手术时间。考虑到腹腔温度较高，镜头伸入到腹腔中后，就会凝雾，导致镜头变得更加模糊，因此应该通过 60℃的水对其进行预热处理，然后在镜面外涂抹防雾液体。腹腔镜经套管进入腹腔时应小心放入，影响视野的腹内脏器应通过调整体位或用器械移开。镜头移动时应平稳匀速，避免视野过度晃动引起视觉疲劳。应将术者的操作区域置于视野中央区，在手术进行的过程中，持续的移动。基于操作精细程度改变视野，因此手术参与人员彼此间的协调十分重要。手术过程中电刀、超声刀等产生的烟雾经常污染镜头，有经验的扶镜手应在此时将镜头适当避开。在术者进行电凝或电切操作时，视野应包括器械全部金属部分，避免金属部分误伤其他组织。尽管采用"冷光源"，光线通过导光纤维时仍会发热，并引起镜头发热，不应将腹腔镜随意搁置于腹腔内，导致镜头接触脏器表面引起烫伤。

五、结扎技术

腹腔镜结扎技术主要用于血管或其他管道的处理，包括夹闭法和线扎法。

（一）夹闭法

这种结扎方法在实践中的应用十分常见，主要被用来结扎细小的血管和其他管道，一般是用金属（钛夹）和合成材料制作的，现在可吸收血管夹也已普遍使用。金属夹可能在拨动时滑脱,对于重要管道,进行双重夹闭更加稳妥。结扎锁前端有一倒钩,夹闭后不易脱落。某些可吸收血管夹的优势是不要求将管道完全游离,可简化部分操作。夹好后检查夹闭结构是不是处在夹闭区间内,血管夹长轴和拟夹闭的管道之间应该为90°,闭合之前必须查看是否误夹了其他组织。

(二)打结法

腹腔内打结方式与开放手术相同,只是改用腹腔镜器械(如分离钳,持针器)抓线完成。另有腹腔外打结法也应掌握。

腹腔内打结法,结扎线需在预结扎处的两侧合理摆放,一侧留线尾较长,另侧较短。一手器械夹长线尾,另手器械将长线尾在自身前端绕一周(方结)或两周(外科结)后夹持短线尾,两器械向两端拉紧线尾,线结点和线两端应三点一条直线,完成打结。打结时两手动作需协调配合,即可顺利完成,注意避免过度拉扯结扎内容。

腹腔外打结法有两种。

(1)路德结:由 Roeder 首先应用于扁桃体摘除术,后在 20 世纪 70 年代中期被引入妇科腹腔镜手术,现在腹腔镜手术的一次性圈套器均采用此结,可用推结器推至结扎部位收紧。

(2)滑正结:需用光滑的合成缝线,以使线结可以顺利推动,用较长的结扎线在体内摆放好后,线尾拉出套管,先在体外打滑结,稍收紧后拉紧长线尾,用推结器推结,或用器械夹持短线尾将线结推进体内收紧。若线结滑动顺利,在某些情况下也可直接拉动长线尾至线结滑至体内收紧。例如,腹腔镜全腹膜外腹股沟疝修补术中结扎疝囊时,但要注意这种直接拉长线尾的方法牵拉幅度较大,可能对所结扎组织造成损伤,不建议用于血管等结构的结扎。

六、缝合技术

腹腔镜下缝合是较难掌握的技术,初学者在进行腹腔镜下缝合操作之前,应先做大量的模拟练习。一些缝合器械的发明使镜下缝合难度有所改观。

(一)间断缝合

带线缝针可经 10mm 或 12mm 套管送入腹腔。腹腔镜直视下将缝针小心送达缝合部位,注意避免刮伤其他组织。用持针器夹持针体中段,针尖朝上。针尖以适当的角度刺入进针点,按顺时针方向旋转,将针穿过组织,在适当的出针点穿出,可用左手抓钳抓住针尖协助出针。将针上的缝线渐次拉出至合适长度后打结,余线剪断后连同缝针一起自 10mm 或 12mm 套管取出。取针时持针器也需夹住紧挨针体的缝线以便取出。缝合过程中缝针应一直在视野内,避免误伤及丢失。

(二)连续缝合

连续缝合的第一针与间断缝合方法相同,第一针打结后,后续缝合可由助手用分离钳帮助逐次拉紧缝线,再进行下一针缝合,缝合结束后打结固定。在经肛门内镜手术中,由于直径仅 4cm 的操作空间非常狭小,且无助手配合,连续缝合可以用专用的银夹固定缝线。带倒刺免打结缝线的出现,对简化腔镜手术缝合具有重要意义,在经肛门内镜手术中直肠的狭小空间内,尤其有优势。倒刺线缝合后拉紧即可,线可自动固定在组织内,不会回缩滑动,缝合结束可在线尾夹一枚结扎锁固定。

(三) 自动缝合器缝合

自动缝合器通过两臂交替接针实现连续缝合,简化了镜下缝合操作,是腹腔镜缝合器械的重要进步,但在平面上缝合时,尚不能完全代替传统缝针。

七、切割、吻合与钉合技术

完成腹腔镜胃肠手术后,吻合切除、疝补片的固定,都是通过特别的器械进行的,常用的主要有圆形吻合器、疝钉枪等。

(一)直线切割闭合器的使用

这种装置能够射出彼此交错的一排排金属钉,排钉中间存在一把刀刃,在钉合过程中完成组织的切割。完成操作后,钉成型的局度是 2.5mm、3.5mm 和 4.8mm 等,钉仓长度分为不同的规格,常见的有 30mm,45mm 和 60mm 等,需根据组织的厚度和宽度选用,主要用于胃肠道的切除和闭合。使用时需注意切割闭合器的钉仓长度应超过预切断的组织宽度,确保彻底的切割和闭合,如果切割区域较大,可分为若干次进行。若需要切割肠管,最好让切割闭合线和肠管长轴保持 90°,方便后期的吻合。现有的这种设备,头部通常都是弯曲的,从而实现更理想的切割角度。闭合器闭合压紧组织后击发前,应静待 20 秒以上,以压出组织中的水分,使组织变薄,再击发钉合,可确保钉合完全而牢固,对避免钉合线出血也非常重要。现已有电动直线切割闭合器,切割闭合过程以电动完成,可减轻手疲劳并保持击发过程中器械稳定。

(二)圆形吻合器的使用

这种器械的作用是吻合不同的空脏脏器,比如肠管之间、肠管和空肠等。其头部为钉砧,能够卸除,将其插入到吻合部位中,用荷包结固定,吻合器主体插到另一侧,和钉砧中心杆对合,收紧击发后,出现三排彼此交错的钉合钉,在这一过程中将钉合线内侧的组织完全摘除,同时吻合在一起。钉合直径主要包括了 25mm、28mm、29mm、31mm 和 33mm。

(三)疝修补钉合器(疝钉枪)的使用

疝修补钉合器是腹腔镜疝修补术的主要器械,用于放置固定补片的疝钉,疝钉需放置在骨骼(如耻骨结节)、韧带(如 Cooper 韧带)和腹壁肌肉上。放置成钉时应注意避开重要的血管和神经,以避免难以控制的出血或疝修补术后神经痛。目前常用的疝钉有金属螺旋钉和可吸收钉(图 2-1)。

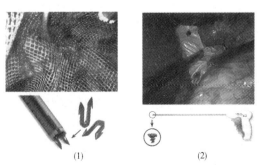

(1)　　　　　　(2)

图 2-1　可吸收疝钉固定补片

八、术野暴露技术

良好的术野暴露是腹腔镜手术成功的关键,需要以下几方面因素相互配合才能完成。复杂手术中的良好暴露,需要手术组医生的长期配合训练。

(一)充分的气腹

充分的气腹来自良好麻醉下的腹肌松弛及持续稳定的 CO_2 气体注入;成人患者气腹压力维持在 $10 \sim 13mmHg$、儿童患者在 $9 \sim 12mmHg$ 时,可提供良好的腹腔内空间。套管孔周围封闭不严及术中吸引等操作均可造成气体漏出,气源不稳定或供气道故障可造成供气不足,都可致腹腔空间缩小。故在整个手术过程中,需排除各种漏气因素,吸引操作采用间断点吸,并保证 CO_2 供气管道通畅,气源稳定,保持良好的腹部肌松,持续监测腹腔压力。

(二)合适的体位

体位对术野暴露非常重要。各种腹腔镜胃肠外科手术有不同的体位选择,且在术中需随时调整。例如胃手术时选择头高足低位,而胃大弯或胃底部操作还需调整为右倾位;右半结肠手术时选择左倾位,而手术进行到回盲部或结肠肝曲时应分别调整为头低足高和头高足低位;直肠或乙状结肠手术应选择略右倾的头低足高位,可较好地显露肠系膜下动脉根部。

(三)牵拉和推移

腹腔镜胃肠外科手术中常需牵开或推开阻碍视线的脏器来暴露术野,如在腹腔镜结直肠手术中,可使用无损伤抓钳轻柔地牵开小肠和大网膜等结构;使用扇形推开器或肝叶拉钩拨开肝脏;或在分离结直肠系膜时用器械撑起系膜协助暴露。使用器械暴露术野时需注意把握力度、方向等,避免过度牵拉推移造成损伤,尤其是辅助暴露器械不在视野内时。

另一个简单技术是使用腹腔镜手术专用纱条,可增加器械的推移效果,同时对肠管和柔软组织起隔离保护作用,在出血较多时还可及时用于吸血和压迫止血。现有可经过 5mm 套管或 10mm 套管的成品腹腔镜手术专用纱条。

九、三角形操作技术

三角形操作技术是腹腔胃肠外科手术的基本技术。术者与助手密切配合,使组织在三把抓持器械间形成三角形,其中两把器械由助手控制,另一把由术者掌握,这样可使组织形成良好的张力,使切割操作准确而有效。例如,胃手术中处理胃大弯和胃小弯的网膜时,结肠或小肠手术处理肠系膜、大网膜时。三角形牵拉后可用电剪、超声刀或 Ligasure 血管闭合系统分离组织。

十、手术标本取出

腹腔镜胃肠道手术涉及一系列的操作,标本的摘除即为其中之一,基于标本的状况,可以选择多种解决方法。如果标本比较小,比如阑尾、小肿瘤等,一般放置在标本袋里面,多经脐部套管孔取出。标本袋置入腹腔前在袋口线绳上绑全长 7 号丝线一根,置入后丝线尾留在套管外,在腹腔内装好标本收紧袋口后,拔除套管同时拉紧丝线,即可将标本袋口拉至套管孔取出。取出较大的胃肠道切除标本时需扩大套管口为小切口,如扩大麦氏点或左下腹套管孔为小切口,或在较隐蔽处做顺皮纹的切口,以达到更好的美容效果,如取出乙状结肠、直肠切除标本时做耻骨上横切口。这些切口也可用于体外肠管吻合。切口一般4~5cm即可,若肿瘤较大或患者肥胖,需适度延长,取出标本前需放置切口保护器。腹腔镜全胃切除术中,若需经上腹正中纵向切口做食管空肠吻合,可稍扩大至6~8cm。乙状结肠和直肠切除手术的标本还可以通过直肠肛门或阴道切口取出,这样腹壁仅有套管孔,微创和美容效果更好。

十一、腹腔镜手术的冲洗与引流

(一)腹腔镜下冲洗及吸引

腹腔镜吸引器同时具有吸引和冲洗的功能,吸引器可用于排出烟雾、吸除积血积液。腹腔镜胃肠外科手术后常需冲洗腹腔,它的优势在于能够呈现出冲洗部位的视野,液体不对切口造成感染,并且能够吸出大部分的腹腔积液。因吸引操作会将腹腔内的气体吸出,使气腹空间消失,故需采取短时断点吸引动作,吸引时将吸引孔置于液面下也可避免此问题。在脂肪等软组织表面吸引时较易吸入组织而堵塞,可将纱布置于局部,在纱布表面吸引。

术中冲洗应使用37℃生理盐水或蒸馏水。手术结束前应尽量吸除积血和液体,适当调整体位有助于在腹腔最低部位抽吸积液。在出血点不明的情况下,适当的冲洗和抽吸对精确定位出血点是必不可少的。用超声刀或电凝止血后,应避免吸引器直接抽吸止血点处,在止血点周边吸引清理即可。

(二)腹腔镜手术引流管的放置

引流管的放置,完全可以参照传统开刀手术,具体方法如下。

(1)从套管中插入引流管,在腹腔镜提供的视野中,纠正其位置,卸掉套管,通过腹壁缝线将引流管固定起来。

(2)放置两个套管,分别供抓钳穿入和穿出,撤掉穿出的套管,通过钳将置于体内的引流管一端夹起来,把引流管拉到腹腔里面,放置在正确的位置后固定。在进行这一操作的过程中,通过止血钳将引流管另一端夹住,从而将腹腔中的气体封闭起来。

十二、关闭套管口

腹腔镜手术结束时,应在腹腔镜直视下逐一拔出套管,同时观察套管孔有无出血。当拔出每个套管时,助手应用手指压住切口,以维持气腹压力。当所有操作套管拔出后,再将腹腔镜退入套管内4~5cm,将套管缓慢拔出,同时观察套管口是否有出血。

5mm、3mm套管孔和未经腹白线的10mm套管孔无须缝合。但在少数老年和腹壁薄弱的患者,应缝合10mm及10mm以上套管孔,以避免术后套管孔疝。经腹白线的10mm及10mm以上套管孔,不经腹白线的12mm套管孔,均需在拔出套管后,在良好肌松下妥善缝合。可直接在腹壁外拉开小切口逐层缝合,也可在腹腔镜监视下用腹壁缝合针(Endocbse针)缝合,方法是用针钩住缝线经套管孔切口内刺入套管孔旁5~7mm处腹壁,将线带入腹腔,在腹腔镜观察下将缝线放开,将针退出,再由套管孔另侧进针穿入腹腔,带住缝线拉出,打结后线结埋于皮下。也可在手术开始所有套管放置完成后,即进行套管孔带线缝合而暂不打结,手术结束拔除所有套管,直接打结关闭切口。皮肤切口缝合可用皮肤钉、粘合带、皮肤粘合剂等,皮下脂肪较厚时也可用可吸收缝线行皮下缝合。

第二节 腹腔镜手术相关胃解剖

胃由胚胎期前肠的一段膨大,从内胚层和脏壁中胚层衍化而来。胃介于食管腹段与十二指肠之间,是消化道最膨大的部分。胃容量随年龄增长而增加,婴儿约 30mL,3 岁时约 600mL,青春期约 1000mL,成年达 1500~3000mL。胃的形态、位置可因充盈程度和体位而变化,也可受年龄、性别、体质及周围器官的影响。

一、胃的形态和分区

胃呈前后略扁平的曲颈瓶状,其长轴从左上方斜向右下方,可分为占胃大部分的垂直部(包括贲门部、胃底和胃体部)和占小部分的水平部(包括胃窦部和幽门)。

目前能在腹腔镜下完成的胃手术有多种,比如腹腔镜胃穿孔修补术、胃肿瘤根治手术、迷走神经切断术、胃大部切除术、胃底捆扎带减肥手术、食管裂孔疝修补术等。根据上述腹腔镜胃手术操作的重点和难点部位,我们将胃的大体解剖特点分为如下几个区域进行阐述。

(一)食管贲门区

贲门在前腹壁深面约 10cm,离门齿约 40cm,食管裂孔下方 2cm 处。食管腹段与贲门的右侧面包于小网膜内,前面及左侧为腹膜所覆盖,后面为膈食管韧带。因此,尽管胃体的移动度大,但贲门位置却较固定。以上胃周各部分的位置关系对胃相关手术至关重要。比如各类迷走神经切断术中迷走神经的前、后干及其变异迷走神经的寻找切断,近端胃切除及全胃切除等手术操作的重要部分均在此处进行。通常贲门与腹前壁的距离接近 10cm,对于肥胖及肋弓夹角过小、桶状胸的患者,其食管腹段、贲门和前腹壁的距离明显增高。传统开腹手术时该处的手术野窄小、高而深,贲门的显露及手术操作困难,有时不得不采用经胸手术,或者被迫咬除剑突来帮助显露,但在腹腔镜下此处显露较为容易。

食管和尾大弯的交界位置是喷门切迹或希氏角,切迹内侧的黏膜皱襞是贲门皱襞。贲门切迹为迷走神经切断术时寻找迷走神经前干的重要标志。

正确地识别和利用解剖标志是安全实施该区腹腔镜手术的关键。胃部膨胀后,其和食管的交界位置能够通过腹腔镜观察到,值得一提的是,食管腹段外部包裹着一层腹膜,将膈肌和食管中间切开,发现胸段食管并未被浆膜包裹,只能看到肌纤维,在游离食管的过程中,避免对其造成不必要的物理伤害,防止出现穿孔的问题。

贲门食管位置最常用的解剖标志为两侧的膈肌脚,左侧膈肌脚纤维是从两侧发出的,而右边的则是从右边发出的。食管和膈肌中间的弹性纤维组织,会一直延伸到胸腹部,甚至穿透该层膜,它是膈食管韧带。切开膈肌脚外部的腹膜,能够看到存在大量缝隙的疏松结缔组织,该组织能够方便的钝性分离,这一操作对食管游离而言是不可避免的。在行腹腔镜下食管裂孔疝修补时,通过这一间隙呈现左边膈肌脚的视野,完成食管的游离,为创建食管后窗奠定基础。如果疝囊尺寸较大,疝里面的物质不断地摩擦,或许会使疝囊和胸膜粘在一起,在游离的过程中稍有不慎就会导致胸膜受损(图 2-2)。

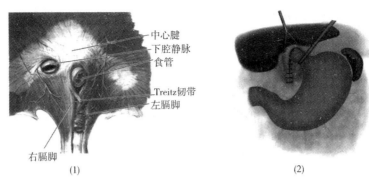

图 2-2　膈肌食管裂孔和食管裂孔疝修补

腹腔镜下高选择性迷走神经切断术一般应用的是迷走神经后干切断加胃前壁小弯侧肌层切开缝合术。利用食管后方和左侧膈肌脚的间隙获取后干的视野并完成切断操作，通过分离后就能够看到后干。至于前干的"鸦爪支"，通过是以其附近的血管为依据识别的，不过若该部位存在大量的脂肪，就会影响到识别。

考虑到胃脾韧带上方的脂肪垫，通常情况下能够快速地定位，所以在行腹腔镜下食管裂孔疝修补术、腹腔镜胃底折叠术或者全胃切除术中，为避免术中损伤脾脏和胃壁，常将该处当作游离胃底的解剖标志。笔者的观点是，以胃网膜两侧血管相交的位置为标志是比较合理的，这是基于两方面的考虑。

（1）基于血管走行，能够降低定位的难度。

（2）以往的分别施夹被如今的超声刀离断血管所取代，降低了操作了难度。不过值得一提的是，游离胃底后壁胃膈韧带后结扎胃后动脉，这一动脉的起点通常都在脾动脉，经胃膈韧带到尾后下方，同时应该供应食管腹段或胃底后壁，切割胃膈韧带操作的过程中，避免造成不必要的损伤。

（二）胃底

胃底指贲门切迹的最低处起一水平线与胃大弯边缘相交，水平线以上部分为胃底。胃内的气体充盈于胃底，因此在站立位腹部 X 线片上或腹部透视时，胃底轮廓清晰可见。

1. 胃体　是指胃底与胃窦部之间的部分。

2. 胃小弯　延伸于贲门与幽门之间，构成胃的右上缘，由于胃小弯从贲门开始垂直向下，至肝网膜结节的下方转弯向右呈水平位，在垂直走向改为水平走向之间，构成角切迹。在仰卧位时，角切迹常不明显，对手术意义不大。

3. 胃大弯　胃大弯构成胃的上缘、左缘和下缘。胃大弯从贲门切迹开始，弧形向上构成胃底上缘（胃大弯最高点与第 5 肋间隙相当，约在左乳头的下方），这一点对腹腔镜手术定位有意义。

（三）胃窦幽门区

胃窦幽门区指自胃角切迹向相对应的胃大弯边缘所做的连线，该连线与幽门之间的部分称胃窦部。胃窦部的大弯侧，常有一浅沟，称为中间沟，此沟的左侧为幽门窦，临床称胃窦，微膨大，是胃的最低部分，右侧部分称幽门管，较狭窄，长 2~3cm。幽门部是胃溃疡的好发部位。

幽门：幽门为胃的出口，位置个体差异较大，而且随体位和胃的盈虚情况而有所不同。幽门的浆膜面有一环行浅沟，幽门前静脉经此沟的前面下行。幽门前静脉在手术中被作为确定幽门的标志，在上消化道穿孔行腹腔镜下修补术中，对于术中明确是十二指肠球部穿孔还是胃穿孔有重要临床意义。若穿孔位于十二指肠，多为良性病变，术中可暂不行溃疡组织活检，穿孔若位于胃窦部，患者年龄偏大，在条件允许的情况下(不影响修补操作)，可行局部组织活检，排除恶性溃疡可能。穿孔修补术两周后，患者腹痛消失，恢复饮食无碍后，都需行胃镜检查明确胃十二指肠病变情况。

二、胃的韧带

了解胃的韧带分布，对腹腔镜下行远端胃、近端胃、全胃切除术及胰腺、十二指肠、结肠手术均有重要意义。基于目前国内外科专家提出的"膜解剖"理论，胃周韧带均为胃背系膜前层在胃周围融合形成的解剖结构。

(一)胃膈韧带

贲门部及近贲门的胃体、胃底后壁有胃膈韧带与膈肌相连，为连接于胃贲门右侧与膈之间的单层腹膜结构，向左移行为胃脾韧带，向右转折覆盖食管裂孔为膈食管韧带，膈食管韧带的右侧移行于肝胃韧带。胃膈韧带为较固定的腹膜皱襞，其内常有胃后动、静脉通过，在全胃切除术时，需切断此韧带才能游离出贲门部及食管腹段，并要注意结扎胃后动、静脉。腹腔镜下行胃手术，超声刀可以直接离断该韧带及其内血管。

(二)小网膜

小网膜包括肝门和胃小弯之间的肝胃韧带，其右侧的肝幽门韧带以及后者右侧的肝十二指肠韧带，三者无明显界限。若小网膜较大，左边为肝胃韧带，上方沿着肝门横沟和静脉韧带折回到肝，下方顺着胃小弯一直到胃前上臂和后下壁的浆膜层。肝胃韧带及肝十二指肠韧带都成的小网膜，在胃癌根治性治疗时，必须摘除。但是，考虑到该部位存在关键的血管和胆管，因此不能摘除前叶之外的地方。

肝胃韧带与第1、第3组淋巴结：在食管胃移行位置，肝胃韧带移行到膈食管韧带，在幽门右边移行到肝十二指肠韧带。肝胃韧带头侧源距离贲门右边较近的地方存在一组淋巴结，在胃小弯中间位置，胃两侧的血管吻合部存在另一组淋巴结。

(三)大网膜

大网膜包括胃底胃大弯上部与脾之间的胃脾韧带、胃大弯下部与横结肠之间的胃结肠韧带。大网膜的前身是胃背侧系膜层，它前两层的上部和胃大弯与横结肠交界位置相连，内部存在胃网膜两侧的血管及淋巴结，横结肠附着缘直通横结肠系膜两叶中间的解剖间隙。

横结肠系膜两叶中间的间隙和胰周间隙：从理论层面来看，前者指的是胃背部系膜前叶外部腹膜和横结肠系膜外部腹膜粘连、结合在一起后产生的潜在间隙，其和胰腺下部的距离越近，间隙越大。它和后者都是消化管系膜和腹膜彼此愈合后产生的融合筋膜间隙，其内部存在大量的疏松结缔组织以及和消化管有关的血管、神经及淋巴管，其中就包括了结肠血管及腹腔血管。准确来说，该间隙处在网膜囊后壁中，对腹腔镜胃手术而言，是胃手术胃后方解剖的外科平面。对这一间隙进行解剖，从而把胃背侧系膜衍生物形成的腹腔镜胃癌根治手术中的网膜囊彻底摘除掉。在胰周间隙里面，胰前间隙在胃系膜剥离过程中起着重要的作用;处在胰腺上下缘的胰后间隙,在解剖血管时起着重要的作用,其中就包括了肠系膜上静脉和它的分支、胰脏上部的腹腔动脉和它的分支。腹腔镜的放大视野,有利于术者精准把握该区域系膜间隙解剖层次,减少横结肠系膜内血管损伤的机会。

(四)胃胰韧带

胃胰韧带为胰腺上缘到胃体、贲门和胃底后面移行的腹膜皱襞。韧带右侧缘有胃左静脉通过而构成的胃胰皱襞,胃胰韧带左 2/3 是由单层腹膜构成,右 1/3 是由两层腹膜构成。

(五)幽门胰韧带

幽门胰韧带位于胃出口部和胰体开始部的角内,是胃窦部的后壁与胰体、颈部包括右横结肠系膜根部相连的腹膜皱襞,由两层腹膜构成。在胃切除时,将此韧带切开后,方能游离出幽门部及足够长度的十二指肠。

在胃胰韧带和幽门胰韧带之间为胃胰孔。

(六)脾胃韧带

脾胃韧带是胃背侧系膜前层的衍生物,和胃体大弯上方和脾门的交界位置相连,上部和膈胃韧带相连,下部和大网膜暨胃结肠韧带相连,和其他部分共同构成了网膜囊左侧壁。脾胃韧带上部中存在胃短动静脉及部分第 10 组淋巴结,下部有胃网膜左动静脉、淋巴结和脾动脉的终末支。腹腔镜下行保脾的胃癌根治术第 10 组淋巴结清扫在此区域进行。由于脾动脉、胃网膜左血管及其分支均在胃背系膜前后叶的间隙内行走,无论是否变异,此间隙与胰腺前后间隙相通,所以清扫第 10、第 11 组淋巴结时可以沿胰腺前筋膜剥离后的间隙顺势进行。

三、胃的血液供应和静脉回流

(一)胃的动脉

胃的血液供应十分丰富,由腹腔动脉发出分支,在胃周形成吻合供血。所以,在进行胃大部切除术的过程中,结扎胃的关键动脉仅保留胃短动脉和左膈下动脉的胃支,剩余部分胃脏不会出现缺血坏死的情况

1. 胃左动脉　胃左动脉也称胃冠状动脉,恰在胰颈上方起于腹腔干,在腹腔镜下表现为胰腺上缘的自然隆起,可作为寻找胃左动脉的标志。在网膜囊后壁腹膜后,紧挨左膈下动脉及左肾上腺内侧或前方,向左上方行于左胃胰襞内,与迷走神经后干的腹腔支并行,达胃贲门处即折向前向下进入小网膜两层之间,沿胃小弯向幽门下行,最终约在胃小弯中部与胃右动脉吻合形成动脉弓。依胃左动脉行程可将其分为三段,即升段、弓形段和降段。胃左动脉在未转折向下之前,于近贲门处发出 2~3 支食管支至食管,向上经膈食管裂孔至食管胸段,并与来自腹主动脉的食管支有吻合。胃左动脉降段发出 5~6 支胃支,分别至胃前、后壁,血管与胃长轴呈直角进入浆膜层。这些胃壁支可作为胃切除的血管标志。胃部分切除需结扎胃左动脉;胃癌根治性切除需在胃左动脉起于腹腔干处结扎切断;而对良性疾病的胃切除术则在胃左动脉的食管支与第一支胃壁支之间结扎切断。溃疡病的胃大部切除,要求将 3/4 的胃酸分泌区切除,即胃远端约 75% 切除,其切除线是从小弯侧胃左动脉第一胃壁支至胃大弯侧胃短动脉与胃网膜左动脉间的"无血管区"之间的连线。

胃胰襞的生理作用为:它和胃体小弯侧和胰体上缘相连,属于原始未系膜后层前叶的衍生物,里面存在胃左血管,这一空间关系是不变的,能够当作腹腔镜胃癌根治术解剖胃左血管及脾血管的依据。将胃体向上方挑起并充分牵拉时,胃胰襞暴露更为明显,在体质纤瘦者可以透过表面腹膜观察到行走其内呈蓝色的冠状静脉和搏动的胃左动脉。

2. **胃右动脉** 该血管的起点并不是唯一的,对于大部分患者而言,它位于肝固有动脉(31%~40%)或肝总动脉(24.3%)上,或者是肝左动脉、胃十二指肠动脉、肝右动脉等上。胃右动脉沿胃小弯边缘后面向左上方走行,与胃左动脉吻合,需打开小网膜才能发现。行腹腔镜下胃癌根治手术时需将胃体朝着头侧转动,胃右动脉往往处在肝十二指肠韧带中,顺着肝固有动脉右上方抵达幽门上方的细小分支。在胃右动脉起点位置切断,同时朝着淋巴结结缔组织朝上剥离,就可以摘除第五组淋巴结。

3. **胃网膜左动脉** 起点处在脾动脉脾下极支或脾动脉本干位置,和脾门距离较近,一般从胰尾左后上方发出,穿过脾胃韧带下方,抵达大网膜前两层的中间,顺着胃大弯右行,终支和胃网膜右动脉吻合,产生胃大弯血管弓,寻找胃网膜左血管根部,需要结合胰尾来判断。所以,在腹腔镜胃手术解剖寻找胃网膜左血管根部时,需在脾下方向胰尾解剖,抵达胰后间隙,定位胰尾后方的脾血管末端,最后追踪到胃网膜左血管根部。对该血管的结扎应该在根部操作,防止胃网膜左动脉和脾下极动脉构成的脾胃网膜干受损,避免脾下极缺血坏死情况的发生。胃网膜左动脉沿途发出多支胃支和网膜支,胃支向上分布于胃大弯的胃前、后壁。各胃支之间的距离为1~2cm,胃网膜左、右两动脉的最后一支胃支均细小,二者之间的距离也加大,两动脉的末端支(吻合或不吻合)也很细小。这一解剖特点,在行胃部分切除时,可作为胃网膜左、右动脉的分界标志,也是胃切除范围的一个标志点,从此点至胃小弯侧胃左动脉第一个胃壁支处的连线是切除胃远端50%的切除线。

4. **胃网膜右动脉** 来源于肝总动脉分支-胃十二指肠动脉,偶有来源于肠系膜上动脉。胃十二指肠动脉在十二指肠上部后方(距幽门1.25cm处)分出,沿网膜囊的右缘下行,接着顺着胃大弯下方一横指位置大网膜前两层中间,最后和胃网膜左动脉吻合在一起。该动脉在行程中向上、下各发出多支胃支和网膜支,胃支至胃大弯的胃前、后壁。

5. **胃短动脉** 起自脾动脉,有4~10条,分上、中、下三组,分别起自脾动脉的本干和脾上动脉、脾下动脉。胃短动脉离开膈脾韧带进入胃脾韧带分布到胃底、贲门,在胃底前后面,上部与胃左动脉、左膈下动脉的分支吻合,下部与胃网膜左动脉吻合。脾切除时应尽量靠近脾门切断脾动脉,以便有可能保留少数发自脾动脉本干的胃短动脉支,对脾切除术后避免胃底、贲门的血液供应减少有利。

6. **胃后动脉** 或称胃上极动脉,其出现率可达60%~80%,主要起自脾动脉干中1/3段的上缘或脾动脉的上极支。该动脉自起始部分出后在网膜囊后壁的腹膜皱襞下向左上方斜行,经膈胃韧带进入胃壁,主要供应胃底后壁贲门侧区域。腹腔镜下行远侧胃大部切除尤其同时行脾切除时,术中应高度重视本血管的存在,并应尽可能予以保留,否则可能导致残胃缺血、坏死或吻合口漏。

(二)胃的静脉

胃的静脉大体与同名动脉伴行,没有静脉瓣,彼此之间交通支丰富,分别抵达脾静脉、肠系膜上静脉或直接注入门静脉。

胃左静脉和肝总动脉的空间解剖关系并不是恒定的,大部分患者胃左静脉在肝总动脉头侧进入脾静脉,少部分患者是在肝总动脉尾侧进入脾静脉,在对肝总动脉进行解剖的过程中,经常会对其造成物理性损害。统计数据表明,有1%患者的胃左静脉并不是和同名动脉一并处在胃胰襞里面,而处在肝胃韧带中,在肝门位置和门静脉相连。胃左静脉是门静脉系的重要属支,在门脉高压症中,因为转流门静脉血而增粗,并导致食管静脉曲张,后者若破裂,会造成上消化道大出血。因此,阻断包括胃左静脉在内的胃周静脉对门静脉血的转流,是治疗食管静脉曲张破裂出血的方法之一,即门奇。静脉断流术中的应用十分常见。

胃结肠干:别名Henle干,从胃网膜右静脉和右结肠静脉汇合而成,有50%的患者体内存在,通常处在胰颈下部1~2cm位置,从右侧和肠系膜上静脉相连,要找到Helen干,首先必须确定肠系膜上静脉胰下段的位置,顺着Helen干的右上方,就能够找到胃网膜右静脉。Henle干和肠系膜上静脉交汇点至回结肠静脉汇入处的一段肠系膜上静脉称为"外科干"。由于外科干是门脉高压症中肠-腔分流术的理想部位,因此,对其长度、直径、属支研究较多,Henle干的解剖变异情况有多种。

胃网膜右静脉:从幽门下方发支后,沿着胰头外部下行,然后和幽门下静脉、胰十二指肠上前静脉相连,最终在胰颈下方和Helen干结合在一起。所以,当在胰头外部朝着头侧分离胃网膜右静脉时,不能忽视从右后方发出的胰十二指肠上前静脉,防止出现出血症状。胃网膜右静脉的同名动脉,通常沿着静脉左后方的胰头外部分布。

(三)胃的淋巴

胃器官中有着大量的淋巴,胃壁每一层中都能观察到大量的毛细淋巴管,胃黏膜的固有层里面存在毛细淋巴管网,然后汇集到淋巴集合管里面,抵达黏膜下层,然后构成淋巴网,穿透肌层抵达浆膜下层,最后抵达胃附近淋巴结,其走行方向大体与胃的主要动脉方向一致。日本胃癌学会2013年最新版的胃癌分类中,对胃周淋巴结进行了全面的介绍。

考虑到胃壁淋巴管的吻合非常多,产生了非常密集的丛。因此,胃癌容易在胃壁内延伸到胃的各个部分。以往学界指出,胃和十二指肠的浆膜淋巴管是不相关的,不过最新的研究成果表明,二者是存在一定的关联的。有些患者体内二者的分界不太明显,并且临床资料表明,在少数情况下,胃窦癌有可能会侵害十二指肠。所以,实施腹腔镜下胃窦部胃癌手术时,必须要将十二指肠切除2~3cm。除此之外,考虑到胃和食管的黏膜下层的淋巴管彼此间吻合,交通不受限,贲门癌的肿瘤细胞会顺着黏膜下层的淋巴管移动到食管中,最后转移到纵隔,部分患者甚至向食管方向呈跳跃性转移,所以,行贲门癌手术时,确定食管残端是否有癌残留必须相当慎重,有时需要行连续冷冻切片来明确食管端是否存在跳跃性转移病灶。

四、胃的神经

胃部的神经有两种,分别为传出神经、传入神经。前者主要是来自内脏的传出纤维,取道交感神经分支及副交感神经分支抵达胃,后者由内脏传入纤维构成,伴随交感神经和副交感神经纤维走行,最后进入中枢神经系统。

(一)迷走神经(副交感神经)

胃的副交感神经纤维为两边迷走神经的分支。迷走神经在胸腔内于食管前面和后面构成食管前丛和食管后丛。前丛在食管下端延续为迷走神经左干,后丛向下成为迷走神经右干,分别沿食管下端纵轴两侧随食管穿过膈肌食管裂孔进入腹腔,分布于胃的前、后壁＝迷走神经左右干在贲门及胃小弯以下转为前(左)、后(右)干。

1. 迷走神经的前(左)干 迷走神经前干一般为1~2支,在食管腹段左前壁肌层和腹膜之间自左上向右下走行。约在贲门水平胃左动脉接近胃小弯的上方分2~4条肝支,经过小网膜上部,一部分纤维向上到肝门参加肝丛组成,另一部分纤维沿肝动脉左侧下降,分布到幽门及幽门括约肌,并且还有分支到胆囊、胰及十二指肠第一部,肝支有纤维伴随肝动脉到腹腔丛。迷走神经前干发出肝支后即称为胃前支,即前拉氏神经,伴胃左静脉沿胃小弯并距其约1cm处右行,发出4~6个分支分布到胃底、体的前壁,它继续向右走行至胃角切迹附近以鸦爪形分支分布于胃窦前壁。

迷走神经前干下行中,常在贲门以上处分出一小支,进入食管肌层,称 Harkins 支,腹腔镜胃手术时应予保留,如误伤术后可引起贲门痉挛,产生咽下困难。

2. 迷走神经的后(右)干 后干有1~2支,通常比前干粗,走行于食管后壁的疏松组织中,常偏离食管而靠近主动脉。除没有发出肝支,其余分支与迷走神经前干类似。迷走神经后干下行至贲门稍下方发出腹腔支后,沿胃小弯后壁右行称胃后支或后拉氏神经,后拉氏神经向胃底胃体后壁分出2~3支后,于胃角切迹处延续为后鸦爪支至胃窦后壁,迷走神经后干在胃左动脉到达胃小弯这个点上发出腹腔支并沿胃左动脉近段到达腹腔丛。

(二)胃的交感神经

该神经的起点位于脊髓第6~第9胸节,经过内脏大神经抵达腹腔神经节,来自节细胞的节后纤维从腹腔丛随血管分支分布在胃壁中,它的生理功能在于减缓胃蠕动速度,降低胃液分泌量,使用幽门括约肌和胃血管收缩。交感神经和副交感神经在肌层间和黏膜下层会产生肌间神经丛及黏膜下神经丛。副交感神经从二者的神经节中转换神经元后,发出的节后纤维拟和交感神经节后纤维一并支配平滑肌、腺体等器官。从临床角度来看,胃、十二指肠溃疡,主要应用迷走神经切断术,也就是切断迷走神经的胃前、后支,保留肝支及腹腔支,从而降低胃液分泌量,避免胃部过度的蠕动,但在术后有可能发生胃排空障碍。于是,有学者推荐高选择性迷走神经切断术,这种术式仅需切断胃前、后支发出到胃体的小支,只需保留存在幽门位置的鸦爪支,这样在手术后胃部也能够排空,但容易因神经离断不彻底而致溃疡复发。

(三)内脏传入神经

胃的内脏感觉神经纤维是通过两个途径传入的,一是经过腹腔丛、交感神经干的内脏神经、胸交感神经节、白交通支、胸神经后根(细胞位于脊神经节内),最后进入脊髓(胸7、8、9脊髓节段),传导痛觉和膨胀感。另一途径是通过迷走神经(细胞体在迷走神经的结状神经节内)进入脊髓,传导牵拉感和饥饿感。

五、与胃肠外科手术相关的胃生理

胃的生理功能主要体现在蠕动和分泌两个方面。食物抵达胃部后,该器官会不断地的蠕动,从而将食物磨碎,使其能够充分的和胃液混合在一起,完成首个阶段的消化,产生食糜,然后逐渐送到十二指肠中。除此之外,胃黏膜还实现了部分吸收功能。

（一）胃的运动

胃蠕动和排空都是遵循一定的规律的,这两项生理活动需要胃壁肌肉的参与。胃部产生的蠕动波从胃体移动到幽门,后者起到括约肌的作用,对抵达十二指肠的食糜的速度和量进行控制。胃蠕动的起搏点在胃底接近大弯侧的肌层,能够释放出频率为3次/分钟的脉冲信号,胃蠕动的频率上限值和这一信号的频率有关。蠕动使食糜抵达十二指肠,输送到后者的食物的量、速度,是由蠕动强度、幽门开度所决定的。在幽门开放的情况下,胃蠕动一次,会有5~15mL食物因此被送到十二指肠。容受性舒张是在迷走神经纤维的参与下完成的,胃的迷走反射可以加速胃蠕动,食物的质与量对于胃排空也能够起到调节作用。

（二）胃液分泌

健康成年人的胃每天会形成并释放1500~2500mL的胃液,它由胃酸、消化酶、电解质等构成。壁细胞会合成和释放盐酸,其他胃液的成分都来自其他的细胞。胃液分泌有两个阶段,即基础分泌、餐后分泌,二者分别在消化间期、消化期进行。餐后分泌包括了:

1. 头相（迷走相）　食物的色、香、味经过了人体的视觉、味觉等刺激兴奋神经中枢,兴奋顺着迷走神经传递到壁细胞、主细胞等,这一过程在短时间内完成,该环节分泌的胃液,在胃液总量中的占比是20%~30%。

2. 胃相　指食物抵达胃器官后导致的胃酸分泌。该相中促胃液素介导的由食物成分刺激引起的胃酸分泌占主要成分。这一过程是负反馈过程,若胃窦部的pH不超过2.5,促胃液素释放就会被阻碍,若pH超过1.2,促胃液素不在合成和释放。

3. 肠相　食物抵达小肠中后出现的胃酸分泌,占消化期胃液分泌的5%~10%。食糜抵达小肠后导致后者膨胀,食物里面的部分成分对十二指肠和近端空肠形成刺激作用,从而合成并释放促胃液素的释放,这样胃器官就会分泌更多的胃液。

六、腹腔镜手术对胃与十二指肠生理的影响

术后早期（4~24小时）胃肠道移动性运动复合波（MMC）被抑制,正常的胃肠运动完全消失,称为生理性肠麻痹。此后肠蠕动活跃度降低,不过不存在正常的节律,无法把肠道中的食糜传递到肠远端,2~3d后肠道就会进行有节律的蠕动。手术后胃肠道动力恢复时间推后的主要原因在于:手术导致的肠麻痹延长,术后出现肠粘连、肠梗阻症状以及急性胃扩张等大。不管是以往的开刀手术,还是现在的腹腔镜手术,都无法降低上述症状的发生率,而且腹腔镜腹部手术同开腹手术一样,术后早期正常的胃肠运动完全消失,不过学者们通过研究发现,在肠粘连、肠梗阻发病率上,腹腔镜手术相对更低,并且这种术式能够缩短胃肠道功能恢复时间。和同类术式相比,腹腔镜手术后,胃肠动力变化更小,术后肠道能够在更短的时间内恢复,这或许是因为:

（1）这种术式的创口较小,大量减少术后麻醉或镇痛药的应用,将肠麻痹并发症发病率控制在更低范围内。

（2）腹腔镜手术过程中手术器械为光滑面,相对开腹手术对胃肠道牵拉少,直接刺激小,较少影响术后胃肠动力。

（3）腹腔镜手术应激反应比较轻微,对儿茶酚胺合成量的影响较小,这种物质会阻碍促胃液素的合成,进而致胃肠功能紊乱,动力降低。

腹腔镜手术由于其技术设备的特殊,使其对胃肠道功能存在另外的影响,如气腹和体位。腹腔镜术中弥散和术后残留的二氧化碳具有酸性,抑制平滑肌细胞肌浆网中 Ca^{2+} 的释放,使 MMC 第三相波推迟,不过不会导致肠道功能恢复时间明显变长。在手术过程中,二氧化碳会渗透到腹膜或其他组织里面,进而抵达全身各个部位,导致腹膜间脾细胞低氧症,从而为粘连的产生创造更好的条件。迷走神经能够响应气腹压力,抑制静脉回流,导致血压改变,使多个器官功能水平降低,另外,机械压力也会导致功能恢复时间推迟。针对上述负面因素,我们应该对手术时间进行控制,或者利用适当的气腹压力来减少对胃肠功能的负面影响。

第三节 腹腔镜手术相关小肠解剖

一、小肠的分布与结构

小肠包括了三个部分,即十二指肠、空肠及回肠。其中,十二指肠的起点在胃幽门,回肠末端通过回盲瓣连接盲肠。正常成人小肠全长 3~5.5m,但个体差异甚大。十二指肠长 25~30cm³ 空肠与回肠间并无明确的解剖标志,一般按上段 2/5 为空肠,下段 3/5 为回肠。十二指肠和空肠交界处为十二指肠悬韧带(Treitz 韧带)所固定,为胃肠手术中常用的确定空肠起始的定位标志(图 2-3)。空肠和回肠全部在腹腔内,活动性甚大,仅通过小肠系膜从左上向右下附着于腹后壁。空肠黏膜存在大量凸起的环状皱襞,从近端到远端,皱襞逐渐变少变低,到回肠远端不可见,所以肠壁从上到下厚度持续减小,肠管慢慢变细。

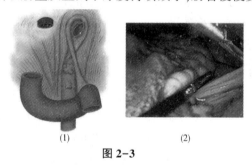

（1）　　　　　　　　　（2）

图 2-3

（1）Treitz 韧带示意图；（2）腹腔镜术中所见 Trcitz 韧带

二、小肠的血液、淋巴循环

空肠和回肠所需的血液由肠系膜动脉输送,它是腹主动脉的分支,沿着胰腺颈部下方穿出,跨过十二指肠系膜根部,抵达小肠系膜根部,最终分为胰十二指肠下动脉、中结肠动脉及回结肠动脉和 12~16 支空肠、回肠动脉,各支彼此吻合产生动脉弓,最后分支抵达肠壁。近端小肠动脉只存在初级动脉弓,直支比较长,所以系膜中存在大量的血管,肠系膜脂肪含量低,越到远端则逐渐出现 3~4 级动脉弓,因而其直支并不长,并且肠系膜堆积大量的脂肪,据此就能够区分空肠及回肠。小肠的静脉分布情况和动脉有很多共同点,最后汇聚为肠系膜上静脉,和脾静脉结合在一起,变成门静脉干。

空肠黏膜下有散在的孤立淋巴小结,至回肠则有许多淋巴集结(Peyer 集结)。小肠淋巴管的起点在黏膜绒毛中央的乳糜管,淋巴液集中在肠系膜根部的淋巴结中,然后经过肠系膜上动脉附近淋巴结、腹主动脉前的腹腔淋巴结,抵达乳糜池。

三、小肠的神经支配

小肠的生理活动是在交感、副交感的支配下进行各种生理活动的。从腹腔神经丛、肠系膜上神经的交感神经节后纤维和迷走神经的节前纤维,顺着肠系膜血管分布到肠壁。交感神经兴奋后,小肠的蠕动变得不太活跃,血管收缩,迷走神经兴奋,导致肠腺分泌物变多。

四、小肠生理

小肠的主要作用,是食物消化、吸收。小肠部位不但有肝脏、胰脏分泌的消化液,同时它自身还会合成并释放碱性肠液。小肠对食糜进行深度消化,得到的产物为葡萄糖、果糖、二肽、三肽等,这些都会被小肠黏膜吸收。水、电解质,还有胃肠道分泌液及脱落的胃肠道上皮细胞释放的内源性物质,同样是在该部位吸收的。成年男性每天会产生将近8000mL的内源性液体,同时24h摄入的水分为2000mL,最后只有将近500mL抵达结肠,所以如果小肠发生病变,就无法正常的吸收上述物质,最终导致营养障碍,水、电解质失衡等。另外,小肠会合成释放不同的胃肠激素,其中就包括了生长抑素、胃动素、促胃液素、脑啡肽等。小肠具有丰富的肠淋巴组织,有重要免疫功能,包括抗体介导和细胞介导的免疫反应。小肠固有层浆细胞分泌 IgA、IgM、IgE 和 IgG 等一系列的免疫球蛋白,其中 IgA 分泌量最大,呈分泌型 IgA(sI-gA),基本不会被肠道的水解酶破坏。

第四节　腹腔镜手术相关盲肠和阑尾解剖

在急腹症中,以急性阑尾炎最为常见。在临床实践中,急性阑尾炎的术前临床诊断并不简单,容易与其他急腹症相混淆,造成阴性阑尾切除率(包括急性肠系膜淋巴结炎、妇科疾病、盲肠炎、梅克尔憩室炎、胆囊炎、胰腺炎等切除阑尾)较高,有报道占 20%~42%。究其原因,除忽视必要的检查和客观分析外,对盲肠和阑尾的形态学特点没有引起足够重视,也是原因之一。

一、盲肠的形态与位置

盲肠是大肠的起始部,下端以膨大的盲端起始,左侧与回肠末端相连,上接升结肠,内侧以回盲瓣与回肠和升结肠为界。盲肠正常位于右侧髂窝,文献报道位于肝下者尚占 15%~20%。由于盲肠位置有较大的活动性,当盲肠位置过低或者长度较长而伸入盆腔,则可能成为滑动性疝的疝内容物之一。加上覆盖盲肠的腹膜较多,腹膜返折形成盲肠或者升结肠的系膜,产生"移动性盲肠",这一解剖特点不仅是发生盲肠扭转的主要原因,也是盲肠成为腹股沟疝疝内容物的原因之一。

二、阑尾的形态与位置

文献报道,90%以上的阑尾起自于盲肠后内侧壁、三条结肠带的汇集处。由于阑尾系膜的游离缘短于阑尾,故阑尾多有不同程度的卷曲。阑尾也并非全部游离,完全游离的占51%,其余部分阑尾在不同部位,比如中段、末端等均有不同程度的固定。所以,在腹腔镜下行单孔阑尾拖出切除手术中,仅有一半左右的阑尾可以行该术式,其余病例需另外建立套管孔,或者在腹腔外用线悬吊阑尾,游离系膜后才能将阑尾拖出切除。

阑尾根部的位置虽然决定于盲肠的位置,但由于其活动性较大,阑尾尖端所指的方向很不一致,临床描述阑尾位置主要有回肠后位、回肠前位、盲肠后位、盆位、盲肠下位及较少见的腹膜外位、高位和左下腹。实践中阑尾位置的临床意义在于术前阑尾炎的诊断和开腹阑尾切除术中手术切口的选择。在腹腔镜下寻找阑尾位置更加直观,对于异位阑尾及不能明确诊断的腹膜炎,在腹腔镜下完成腹腔探查,同时完成阑尾切除,与开腹探查手术相比,具有明显的微创优势。

三、回盲部的结构与临床意义

回肠的末端与盲肠连接处,是盲肠和升结肠的分界处,因此,回盲部和盲肠结肠部有着共同的结构,如回盲角、回盲瓣和回盲口等。

(一)回盲角

回盲角为回肠下缘与盲肠内侧缘的交角,成人平均 103.1°(32°~145°),但个体差异较大。婴儿回盲角小于 90°者占 80%,加上回盲瓣括约肌和回盲瓣系带等结构发育均不完善,若肠蠕动紊乱时,回肠容易向上套入升结肠,造成回盲套叠。

(二)回盲瓣

回盲瓣分为上下两唇,上下唇的表面均分为回肠面和结肠面,两者黏膜结构有明显不同。从婴儿到成人,回盲瓣向盲肠的突出长度逐渐缩短。回盲瓣的生理意义在于防止结肠内容物向回肠逆流。有学者曾研究发现人体回盲瓣抗逆流阻力平均为 3.59kPa,超过此压,回盲瓣才开放。在对患者进行钡灌肠的过程中,在 11.76kPa 的压力下,见钡剂充盈结肠各段,但回盲瓣始终未开放,由此可见回盲瓣强大的抗反流和减压作用。在临床的低位肠梗阻病例中,若胃管引流出混浊或者粪渣样胃液,或者影像学资料提示近端结肠和回肠扩张明显,则提示回盲瓣的抗反流功能完全丧失,说明结肠远端梗阻相当严重。从另一个角度来看,正因为回盲瓣的减压和抗逆流功能强大,而且减压作用对于结肠和回肠是双向的,在病理条件下,肠内容物从回肠流入结肠也存在障碍。所以,在回盲瓣功能没有丧失时,如果在回肠末端做肠切除、吻合,吻合口应尽量距离回盲瓣 15~20cm 以上,以避免吻合口愈合受回盲瓣影响(图 2-4)。

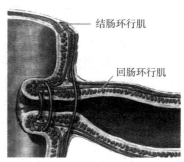

结肠环行肌

回肠环行肌

图 2-4　回盲瓣肌层结构

四、盲肠和阑尾的血液供应

盲肠、阑尾和回盲瓣的血液供应均来自回结肠动脉的分支。盲肠前动脉行走于回盲上襞内,分布于回盲部前面及盲肠前壁;盲肠后动脉行走于腹膜后或回盲下襞内,分布于回盲部及盲肠壁后面。阑尾的血液供应来自于阑尾动脉。因阑尾动脉是单支末梢血管,若血管痉挛,或者血管内血栓形成,容易造成阑尾局部或全部坏疽。

传统观念认为,距回盲瓣10~15cm内这一特殊末段回肠的供血由回结肠动脉的回肠支提供,回肠支为一终末血管,与供应其他盲肠和阑尾的终末血管不存在交通支;如果行右半结肠切除,需切除末端回肠至少15cm,否则,吻合口回肠端会存在血运障碍。但目前研究发现,末端回肠除接受回结肠动脉的终末血管供血外,在肠壁的黏膜下层还存在黏膜下血管丛,通过黏膜下血管从,相邻肠段的血液供应相互吻合,即使阻断回结肠动脉的血液供应,回肠通过肠壁内吻合可以延续长约15cm的肠管血运。所以,在行开腹或者腹腔镜下右半结肠切除术中,无须教条地切除15cm小肠,而需要仔细观察回肠断端血运情况,若血供良好,即可完成吻合。

第五节 腹腔镜手术相关结肠解剖

结肠癌的发病率逐年上升,在腹腔镜技术日益成熟的过程中,它被用于治疗更多的结肠疾病。从先天性巨结肠的病变肠段切除、吻合,结肠憩室,结肠息肉病到结肠恶性病变,均可以采用腹腔镜下完成手术操作。近年来,欧美国家针对以腹腔镜技术行结肠肿瘤根治手术的效果进行了随机、双盲对照研究,初步结果显示腹腔镜下行结肠肿瘤根治手术,可以获得与开腹手术相同的根治效果,且具有术后恢复快的特点。因此,美国国家癌症网制定的结肠癌治疗指南中推荐使用腹腔镜手术治疗中早期结肠癌。要顺利完成腹腔镜结肠手术,腹腔镜相关的结直肠解剖就显得尤为重要了。

一、结肠各部的形态与分布

结肠是盲肠与直肠之间的肠段,围绕在空、回肠周围,分为升结肠、横结肠、降结肠和乙状结肠四部。结肠的外形具有结肠袋、肠脂垂和三条结肠带的特点。但从血液、淋巴循环途径来看,可分为右半结肠(包括升结肠和横结肠右半,血供由肠系膜上动脉和结肠中动脉供给)和左半结肠(包括横结肠左半、降结肠和乙状结肠,血供由肠系膜下动脉和结肠中动脉供给)。

(一)升结肠

居于盲肠和结肠肝曲之间,其长度因盲肠的位置高低而异,通常12~20cm,升结肠的后壁与腹后壁愈合,后壁的浆膜覆盖于右肾表面,成为一种愈合筋膜,称Toldt筋膜。开腹或腹腔镜右半结肠手术游离升结肠,即是从此筋膜表面从内侧向外侧剥离右半结肠及其系膜,出血少,符合无瘤原则。升结肠外侧为结肠旁沟,此沟向下经右侧髂窝通入盆腔,向上通肝下间隙。阑尾脓肿可以沿此间隙向上下扩散。

(二)横结肠

由结肠肝曲自右向左,横贯腹腔,是结肠中较为活动的部分。与网膜相连的特点,可以在行横结肠造瘘手术中,作为辨别横结肠的标志。横结肠及其系膜介于腹腔的结肠上区和结肠下区之间,成为此两区间感染互相蔓延的天然屏障。

(三)降结肠

自结肠脾曲下降,在左侧髂嵴处与乙状结肠相延续,全长 25~30cm。降结肠后壁缺乏腹膜而借 Toldt 筋膜与左肾下极和左侧腰部肌肉相隔,经结肠旁沟向上与膈结肠韧带相接,向下直至盆腔,所以降结肠后壁穿孔导致脓肿形成时,脓肿可以向上到脾下极,向下至直肠后方,范围较广。

(四)乙状结肠

是结肠中内径最窄处,内径约为 2.5cm,常常为便秘患者自发性结肠破裂的诱因。黄种人因种族和饮食习惯与西方人不同,乙状结肠较长。若结肠系膜较窄而乙状结肠冗长时,容易扭转而梗阻。

二、结肠的重要毗邻

(一)大网膜

是自胃大弯和横结肠之间向下悬垂遮覆于横结肠与空回肠前方的腹膜结构,为最大的腹膜皱襞,呈围裙状。网膜囊发育期间,背侧胃系膜向左膨出,分化为大网膜。大网膜由四层腹膜构成。前两层起始于胃后壁脏腹膜,下垂覆盖结肠横部,自远到近互相融合,网膜囊远侧腔闭合直到横结肠水平,故又称为胃结肠韧带。大网膜后二层包绕横结肠,更贴近于横结肠系膜的头侧表面。大网膜前两层常与横结肠系膜融合,尤其右侧。当开腹手术或腹腔镜手术切开胃结肠韧带时,若对上述网膜融合结构不理解,可能横断横结肠系膜,导致横结肠血液供应阻断。所以,术中若要进入网膜囊,常选择从靠近胃大弯侧偏左入路。如果需松解横结肠或结肠脾曲,则选择紧贴横结肠离断大网膜,层次会较为清晰。

(二)侧腹膜

结肠与侧腹膜的黄白交界线(Toldt 线)在腹腔镜下结肠切除手术中是一个常见的解剖标志,交界线两侧组织来源的差别是从该处切开的解剖学依据。结肠外侧系膜和侧腹壁之间纵向的白色愈合线,即所谓 Toldt 线,其内侧是结肠系膜的黄色脂肪和外部的脏腹膜,外侧是腹壁为白色的腹横筋膜及壁腹膜,所以通过腹腔镜能够看到的 Toldt 线也被叫作"黄白交界线"。有学者将其定义为:覆盖升、降结肠系膜上的壁腹膜外侧返折,在肾前、后筋膜在结肠后方愈合缘的外侧。还有学者基于胚胎学理论,将其定义为肠系膜在发育时和后外侧腹壁的愈合边界;从解剖学层面分析,它指的是结肠系膜和侧腹壁结缔组织交界位置和二者外部腹膜的折返部位;从外科层面分析,它指的是结肠外侧分离的腹膜切开线,为外科平面的确定提供了依据。一系列的临床实践显示,沿着 Toldt 线切开侧腹膜,轻微的分离就可以把结肠朝着中线侧翻转,抵达不存在血管、主要由疏松结缔组织构成的 Toldt 筋膜间隙,从而使结肠系膜和后方肾前筋筋膜保持完整,遵循了无瘤原则,同时大大降低了操作的出血量,和微创肿瘤外科的特征相符。

(三)腹膜后结构

腹后壁结构是理解结肠与毗邻脏器关系的关键。腹腔大血管和输尿管位于筋膜与壁腹膜之间,被筋膜中间层包裹。网膜囊形成和中肠旋转期间,十二指肠和胰腺是第二层结构。已旋转的结肠固定于此层结构的下面,形成左、右两个三角的融合筋膜,横结肠系膜斜形附着部越过十二指肠降部和胰腺。

组织胚胎学理论成果显示,结肠系膜按照顺时针方向旋转,它的外侧表面和后腹壁融合在一起,二者中的腹膜出现折叠现象,同时在生长发育后会演变成疏松结缔组织,联系和隔离结肠系膜和背前筋膜之间,从而产生"融合筋膜",也就是我们临床中常说的Toldt筋膜。从本质上来看,它不具备常规的膜性结构,我们可以将其当作一种间隙,它是人类胚胎成长形成的,是外科手术很理想的平面,结肠系膜后的分离操作,都是在该平面中完成的。其中不存在关键的血管,轻微分离就可以抵达结肠旁沟。定位该平面,有利于精准的游离肠系膜,防止副损伤。

1. 内侧界 沿着肠系膜上静脉(SMV)右边切开结肠系膜,就能够抵达筋膜间隙;SMV是外科平面的内侧界,是中线入路寻找筋膜间隙的主要依据之一。

2. 外侧界 "黄白交界线"是融合筋膜间隙的外侧边界,沿着这边界切开,就能够抵达融合筋膜间隙。

3. 前界 结肠系膜是融合筋膜间隙以及外科平面的边界,它能够确保结肠系膜的完整,遵循肿瘤学原则。

4. 后界 肾前筋膜处在后腹膜上,钟世镇院士认为它是"处在肌间和脏器间,覆盖肾血管、输尿管、睾丸血管等",处在肾、输尿管的外部,延伸到外侧和侧腹壁的腹横筋膜,朝着中线盖住主动脉,延伸到对面的肾前筋膜上。肾前筋膜是保持外科平面正确性的关键标志,在手术过程中应该避免损伤到它,这样就能防止副损伤。

(四)结肠与输尿管

输尿管沿着腹膜后的腰大肌前内侧分布,跨越髂总动脉尾部抵达盆腔,左右侧输尿管和左半、右半结肠均为毗邻。清晰理解结肠分布路线中与两侧输尿管在各个层面的解剖关系,对于防止术中输尿管损伤具有重要意义。输尿管在腹腔镜结肠切除术的如下几个关键步骤中,因与术野毗邻而容易误伤。

1. 右半结肠系膜根部外侧 在腹腔镜右半结肠切除术中,当处理完右结肠动静脉、回结肠动静脉后,提起右半结肠系膜根部,由内侧向外侧从Toldt间隙或者肾前筋膜表面剥离右半结肠系膜时,可能损伤右侧输尿管。右侧输尿管沿下腔静脉的右侧下行,在中腹部与性腺血管、右侧结肠血管及回结肠血管相交。输尿管和性腺血管走行于肾前筋膜的深面,而右半结肠血管走行于肾前筋膜的表面。所以,术中避免损伤右侧输尿管的关键在于剥离右半结肠系膜的层次。在肾前筋膜表面剥离右半结肠系膜,使右侧输尿管处于剥离面下方,出血既少、也不会损伤输尿管和性腺血管。如果腹膜后脂肪较多、层次不清时,手术要点是尽量紧贴右半结肠系膜剥离,使输尿管处于术野层次下方。如果在一个剥离方向层次不清,可在处理完血管后,选择从外向内或由上向下等其他方向逐渐剥离右半结肠系膜。

2. 乙状结肠中线侧 以往术者为了获取左输尿管的视野,都会游离乙状结肠系膜,将其中线切开,在Toldt间隙朝左分离,就能够获取左输尿管的视野。考虑到左输尿管腹段和中线相隔很近,在乙状结肠系膜根部后端,若不能准确的区分解剖层次,或许会导致肾前筋膜受损。因此,在腹腔镜左半结肠或乙状结肠切除术中,应尽量将乙状结肠系膜朝前方挑起,扩大结肠系膜和肾前筋膜的距离,使Toldt间隙变宽,使外科平面处在Toldt间隙里面,和乙状结肠系膜分离距离较近,总之,分离、夹闭和离断肠系膜下动脉,在操作过程中尽量避免触碰到左输尿管。

3.乙状结肠外侧　在胚胎发育时,左半集合顺时针旋转,最后导致乙状结肠第一曲外侧缘和左侧腰大肌筋膜就会粘连在一起,乙状结肠系膜向外上方越过左输尿管前方,输尿管处在粘连带的内后方,所以,科学的操作应该是牵引侧腹膜同时朝着外上方切开乙状结肠外粘连带。另外,朝着中线反转乙状结肠系膜,操作空间不超过 Toldt 间隙,尽量远离肾前筋膜,保持输尿管的完整性。

左输尿管跨越左髂总动脉分叉部及骶岬最终抵达盆腔,该部位受损的常见原因如下。

(1)骶岬是腹盆腔后壁最为突出的地方打,输尿管入盆时就能够获取它的视野。

(2)在手术过程中,需要在左髂总动脉表面处理乙状结肠系膜,该位置距离左侧输尿管较近,操作过程中必须保护左输尿管。

(3)在手术过程中,患者的体位导致乙状结肠第二曲会伸直,从而将乙状结肠系膜根左侧抵达盆腔的左输尿管挡住。所以,在术中进行结肠系膜游离操作时,朝着右前方牵引乙状肠系膜,扩大它和骶岬的距离,这样系膜和肾前筋膜之间就能留下较大的操作空间,在最大限度上贴近结肠系膜分离(图 2-5)。

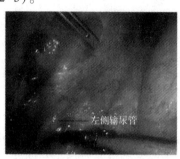

图 2-5　腹腔镜下的左侧输尿管

4.直肠侧面　直肠系膜处在骨盆后壁,和输尿管关联较轻,不过牵引直肠系膜或许会导致二者的解剖关系改变,并且腹腔镜下直肠根治性切除术需要彻底摘除直肠系膜,剥离处于其后方的全部疏松结缔组织,导致输尿管受损的可能性提高。所以在操作过程中,必须沿着直肠系膜进行,合理的牵引,与输尿管保持安全距离。输尿管的一部分分布在直肠侧韧带前外侧,术中应紧贴直肠系膜侧面操作,避免靠近盆侧壁。首先牵拉直肠,获取侧韧带的视野并予以切断;盆侧壁出现血液后,不能直接用电凝方式止血;术前插入输尿管,也能够降低损伤可能性。

(五)结肠脾曲和肝曲

脾曲位置易变,CT、钡灌肠等影像学检查常显示其比肝曲位置更高,而且角度更锐。由于结肠脾曲前方大部分被胃大弯所覆盖,故结肠脾曲的肿瘤容易被遗漏。在手术游离结肠脾曲时,由于位置较深,与脾脏下极紧贴,要注意避免损伤脾脏和结肠脾曲。腹腔镜结肠手术的套管位置必须考虑结肠额外移动的范围。同时由于左半结肠脾曲位置不同于结肠肝曲,腹腔镜左半结肠切除时操作套管的位置要较右半结肠切除时相对高。横结肠下垂、远端横结肠位于近端降结肠的前方,乙状结肠冗长等都会使腹腔镜手术操作复杂化。

三、结肠的血液供应

(一)结肠的动脉

结肠的动脉主要有起自肠系膜上动脉的回结肠动脉、右结肠动脉及中结肠动脉以及起自肠系膜下动脉之左结肠动脉、乙状结肠动脉与直肠上动脉。肠系膜中动脉起源部位的变异不直接涉及结肠切除的问题,但当肠系膜下动脉干发自肠系膜上动脉时,术中要注意辨认,但这种情况少见。术者在移动或切除肠系膜时,应熟悉外周血管分支走向。

在腹腔镜技术于胃肠道手术中获得运用,进而唤起医学界对肠膜脉解剖之研究兴趣。基于肠系膜上动脉和其分支变异有着丰富性,不少外科教科书中描写的"正常"情况在临床中出来的并不多。所以,迄今对结肠血管的正常解剖尚无统一的认识。

肠系膜上动脉一般存在三个分支,中结肠动脉起自肠系膜上动脉前壁,越过胰腺颈部,向右下行于横结肠系膜右侧,随后进入结肠,中结肠动脉约2/3呈单根血管,1/4和右结肠动脉呈共同起源;右结肠动脉仅1/4单独发自肠系膜上动脉,通常是与中结肠动脉或回结肠动脉存在共同起源,约6%的人缺少右结肠动脉;回结肠动脉与中结肠动脉相似,约2/3呈单根血管,1/3与右结肠动脉存在共同起源,回结肠动脉发出盲肠和回肠支,终于阑尾动脉,后者行于回肠末端深部。尽管右结脉动脉发生率处在107%~380%,不过,多数标本内仅有两条动脉起源脉系膜上动脉,以供应右半结肠,而非经典描述3条。右结脉上动脉并非肠系膜中的动脉常见之分支,回结脉动脉才是其中唯一一持续性存在的供右半结肠之分支。

肠系膜下动脉在Treitz韧带的正下方起自腹主动脉,结扎肠系膜下动脉后,经中结肠动脉左支的边缘动脉,能达到维持降结肠的血液供应。直肠上动脉是直肠血液供应中最重要的血管,在直肠后面第3骶椎水平分左右两支,由直肠后绕至两侧下行,分布在直肠,和来自髂内动脉的直肠中动脉相吻合。

(二)结肠的边缘血管

结肠各中心血管之间正常的交通支是边缘血管,即由回盲部、横结肠至乙状结肠和直肠移行处,各动脉的支通支于近结肠边缘产生动脉弓,即边缘动脉,其不仅属于结肠血液供应的重要来源,还属于构成结肠动脉和肠系膜中、下动脉的侧支循环通路与其是否能良好地吻,要求对结肠手术能产生良好的实用价值。

边缘动脉通常是由回结肠的动脉升支和右结肠之动脉降支吻合;右结肠动脉升支和中结肠动脉右支相吻合;中结肠动脉左支和左结脉动脉升支(或右支)相吻合;左结肠动脉降支和上位乙状结肠动脉相吻合;乙状结肠动脉和乙状肠直肠动脉相吻合;乙状结肠动脉下支和直肠动脉相吻合。各动脉所发出的升支与降支长度有所差异,所以,吻合位置也有着较大差异。

中结脉动脉左支和左结动脉的升支比较长,所以导致吻合处内侧产生了对无血管区域,即横结肠系膜不存在血管区。乙状结肠动脉升降支较短,所以其内侧的血管相较为密集。左半结肠切除手术结扎肠系膜下动脉后,若结肠中动脉缺如,左半结肠血供只能靠肠系膜上动脉的右半结肠血管"长途奔袭"来供应。中结肠动脉的左支和左结肠动脉的升支边缘脉通常无法良好地吻合,甚至存在中断的现象,比如中结肠动脉左支一旦受损,便有机会引发横结肠左侧坏死的现象产生。此外,最下一条的乙状结肠动脉和直肠止动脉的分支间也会存在吻合度不足的现象,比如最下的乙状结肠动脉受损,便有机会引发乙状结肠下部缺血的情况。不过,近些年,也有研究显示,这些部位同样存在恒定吻合,能保障侧支循环血液的通畅。

1907 年 Sudeck 将最下乙状结肠动脉发出点之平面定义为"危险点"(Sudeck 点)。Sudeck 提出,边缘动脉最低部分为最下乙状结肠动脉和上位分支相吻合,于最下乙状结肠动脉起点平面以上结扎肠系膜下动脉后,血液会经边缘动脉建立侧支循环途径,以供应直肠上缘。如果于最下乙状结肠动脉起点平面下结扎,势必将阻断直肠上血液供给。但 McGowan 提出,最下乙状结肠动脉和直肠上动脉间尽管无血管弓存在。不过,最下乙状结肠动脉下结扎,仍然存在良好侧支循环途径(涵盖盆壁肌肉内血管吻合)。并据此怀疑"Sudeck 点"之临床意义。钟世镇院士提出,边缘动脉吻合终止部位十分分散,并非如 Sudeck 所述有着较高的集中度。由此可见,肠系膜下动脉入盆腔前均可进行结扎。若需于更低平面结扎动脉干,则要求于手术时,据边缘动脉吻合详情进行处理。结扎肠系膜下动脉后,需观察乙状结肠吻合口断端出血情况,若血流量明显减少,则不宜做吻合,反之若血流量变化不大,则可以做吻合。

分布到结肠壁的动脉为终动脉的长支与短支间的吻合度不高,因此,结肠切除吻合过程中,需要尤其关注两断口结肠壁的供血,要求一定要保障吻合口两端结肠壁拥有充裕的血供,以免出现吻合口漏的问题。

这一点非常重要,尤其在切除边缘动脉吻合不良肠段时更应注意。依据终动脉行布、分布于结肠壁之特征,要求切开结肠壁进行肠腔的探查,这个过程可于游离带与网膜带间进行纵切,以免导致损伤动脉长短支,引发缝合后此处肠壁由于血供水足而坏死的问题。

因终末动脉在脂肪垂根部行走,切除脂肪垂时要避免过度牵拉,否则,离断脂肪垂时会造成边缘动脉长支的损伤,使对应系膜缘肠壁缺血、坏死。

结肠系膜内各中心血管之间除上述边缘血管的吻合外,还存在另外一条吻合结肠的动脉。当肠系膜上或下动脉狭窄或闭塞时,形成结肠区域间的压力差,此时中心连接通道明显扩大,成为主要交通支,该扩大的动脉称为弯曲肠系膜动脉(Riolan 弓)。

(三)结肠的静脉回流

结肠静脉基本上和动脉之间伴行,其左曲以上的静脉分别经回结肠静脉,右结肠静脉和中结肠静脉会汇入肠系膜的上静脉中;结肠左曲以下静脉血通过左结肠静脉、乙状结肠静脉汇进肠系膜下之静脉,最终均汇进门静脉中。

回结肠肠段的静脉较恒定,在目前流行的回结肠移植代胃或代膀胱的手术中发挥重要作用。术前仔细评估回结肠附近的血管特点,对保证移植肠段血液供应,防止缺血坏死具有重要意义。

右结肠静脉 70% 呈现多属支状,均属于支间于结肠缘较少产生的次级吻合。所以,结扎左结肠静脉强调于主干展开。其主干较短,属于支汇点,比动脉分叉处更接近心端,对于右结肠静脉干进行的结扎,要求和动脉干分开展开。在主干较短的情况下,结扎尚需在上进行,并同时结扎胃网膜右静脉。部分 Henle 干仅 0.5~1cm,手术过程要求尽可能避免由于过分牵拉而导致的误令肠系膜中的静脉管壁结扎,引发肠系膜中静脉狭窄或撕破引发的大失血等严重性的并发症。对于升结肠无右结肠动脉者,其右结肠静脉不缺如,而单独在肝曲内下方行走产,术后要求先仔细观察,再于主干部进行结扎处理。

中结肠静脉缺如者约占所患者的 4%,其横结肠血液经右结肠静脉升支回流,这种情况之下,右结肠静脉较正常中结肠静脉位置低且偏右一些,主干较短,若通过血管蒂行回结肠替代食管手术,静脉干容易出现扭曲同时基于蒂短的原因,导致影响静脉的回流。基于这个原因,中结肠静脉缺如者并不适合进行结肠代食管手术。

腹腔镜下解剖肠系膜上动静脉的技巧:将升结肠系膜、小肠系膜分别朝右侧及左侧进行牵引,通过骶岬头侧、L_3椎体右侧、下腔静脉前的升结肠系膜内,能看到自右下略朝左上斜角度行,微隆起之蓝色条纹,也就是肠系膜之静脉。将其切开并朝近心端进行追踪,于十二指肠水平段下缘之尾侧的1~2cm位置,可见来自源右侧、微隆起并轻微搏动之条索状的结构,也就是回结肠血管蒂;回结肠动脉通常处在静脉的头侧,同时由肠系膜静脉前向右侧进入结肠系膜。右结肠静脉多和胃网膜右静脉合干,共同构成Henle胃结肠干;Henle干根部通常紧贴胰颈之下缘,处在胰腺钩突前表面。中结肠静脉紧贴于Henle干头侧,于胰颈下或后方注进肠系膜上静脉。肠系膜中的动脉一直处在静脉之左侧,向右侧分支多处在同名静脉头侧,且朝前跨越肠系膜上静脉。右半结肠C形肠管之中心侧,盲肠、升结肠和横结肠系膜令肠管固定在后腹壁中。于结肠系膜与肾前筋膜间,有着融合筋膜之间隙,其前界属呈结肠系膜,后界属于肾前筋膜,外侧界属于结肠系膜脂肪和侧腹膜间融合所产生"黄白交界线",内侧界肠系膜上静脉主干。于右半结肠C形肠管外周侧,以盲肠外侧襞作为端点之结肠外侧腹膜返折、胃结肠韧带等令肠管固定在腹壁中。传统的开腹术对系膜血管的探寻主要是根据术者的经验和触觉展开;腹腔镜手术则主要依托于视觉定位,肠系膜上静脉位置表浅并表现为腹膜后蓝色条纹,较易辨认,故成为寻找系膜血管和进入正确层面的主要标志。以肠系膜上静脉为主线、以融合筋膜间隙为指引的中间入路解剖法是腹腔镜结肠手术的常用路径。

四、结肠淋巴结

结肠的淋巴间接或直接汇进肠系膜上、下淋巴结。据结肠淋巴结于肠系膜上、下动脉系统的分布特点,从末梢向中枢把淋巴结分为结肠上淋巴结、结肠旁淋巴结、中间淋巴结及中央淋巴结。结肠淋巴结位于肠壁浆膜下及脂肪垂中。浆膜下淋巴管丛与黏膜下淋巴丛在肌层内汇合,再汇入结肠上淋巴结。结肠旁淋巴结位于边缘动脉周围,中间淋巴结沿动脉弓分布,肠旁淋巴结汇入中间淋巴结。右半结肠至横结肠脾曲近侧巴汇至肠系膜中动脉底的中央淋巴结,脾曲远侧左半结肠淋巴汇入肠系膜下动脉中央淋巴结,最后汇入腹主动脉周围的淋巴结群。

第六节　腹腔镜手术相关直肠解剖

一、直肠位置、形态和分段

直肠长12~15cm,位于盆腔后部,上端于第3骶椎平面接乙状结肠,在手术中将乙状结肠由盆腔牵出,拉紧直肠,以骶骨岬为标志,上方为乙状结肠,下方为直肠。直肠向下穿盆膈延续为肛管,按解剖学肛管的定义,以齿状线作为直肠肛管的分界,而按外科学肛管的定义,直肠远端边界为"肛管直肠环"上缘。解剖学观点是基于胚胎发生的观点,将来源于后肠末段泄殖腔的部分肠管称为直肠,而将来源于肛凹内陷的部分肠管称为肛管。

直肠表面无结肠带、脂肪垂和结肠袋三结构。在矢状面上有两个弯曲,上部弯曲与骶骨曲度一致,称为骶曲,下部绕尾骨尖时形成凸向前的会阴曲。这两个弯曲增加了远端直肠的长度,在开腹和腹腔镜低位直肠癌保肛手术中具有相当重要的意义。当低位直肠肿瘤的肠段游离后,弯曲的低位直肠被拉直,增加了肿瘤远端与肛缘的距离,也就增加了低位直肠癌的保肛率。在冠状面上,直肠还有3个侧曲,从上到下依次凸向右、左,但直肠的上下两端处于正中平面上。以骨盆底腹膜返折可把直肠分为两部分,腹膜返折以上直肠被腹膜覆盖,是腹腔内脏器,腹膜返折以下直肠无腹膜覆盖,是腹腔外脏器。男性前腹膜返折距离肛外缘7~9cm,女性前腹膜返折距离肛外缘5~7.5cm。日本大肠癌研究会把腹膜返折以下至耻骨直肠肌附着上缘段称为直肠下段(R_b),把腹膜返折以上至第2骶骨下缘称为直肠上段(R_a),从第2骶骨下缘至骶骨岬段称为直肠-乙状结肠段(R_s)。我国把直肠分为三段:肛管3.5cm,肛缘上3.5~8cm为直肠下段;8~12cm为直肠中段;12~15cm为直肠上段。直肠分段对直肠肿瘤根治手术中的术式选择、能否保留肛门具有重要意义。一般上中段直肠癌保留肛门较为容易,但对距离肛缘5cm以下的直肠癌,能否保留肛门需根据患者的具体条件评估,包括身高、体重、性别等因素。有时能否保留肛门在术前判断非常困难,甚至需要在手术的最后一刻才能确定。

直肠横襞又称Houston瓣或直肠皱襞,是直肠壶腹部内呈半月形的横行皱襞,由环形肌和黏膜形成。最上方的横襞位于肠腔的左侧壁或前壁,距肛门10~6cm;中间的横襞最大且恒定,居于壶腹部上份肠腔的前右侧壁上,距肛门7.5~10cm,相当于腹膜返折处,即直肠膀胱陷凹或直肠子宫陷凹的底部;最下的横襞位于肠腔的左侧壁,距肛门5~8cm。直肠横襞是安全施行直肠活检的位置,穿孔的危险性很低。

二、直肠系膜及周围的主要筋膜、韧带

解剖学上的肠系膜是指由浆膜包裹支配该肠段的脂肪、神经、淋巴和血管组织,故按照传统解剖学定义直肠是没有系膜的。直肠系膜是个外科概念,是指盆筋膜脏层所包裹的直肠后方及两侧的脂肪、结缔组织、血管和淋巴组织。直肠系膜从直肠的后方及两侧包绕直肠,对限制肿瘤扩散有一定的作用。系膜上部较厚,内侧有许多纤维束深入直肠壁;下部菲薄,纤维束细密,脂肪逐渐减少,末端部分系膜与直肠肌层紧密相贴。矢状切面上直肠系膜附着缘的最低点约在尾骨尖以上2cm。Heald等曾经把直肠系膜描述为"神圣平面",有的学者把直肠系膜描述为一个有完整包膜的囊。在行开腹或者腹腔镜下直肠肿瘤根治手术时,如果找准骶前直肠系膜后的间隙,用电刀或者剪刀进行锐性分离,出血很少。如果在骶前用手指进行钝性分离或者误入直肠系膜以外的平面,就容易损伤骶前血管导致大出血,同时直肠系膜切除不彻底也会导致肿瘤残留。直肠系膜内残存的淋巴和脂肪组织是直肠癌术后复发的主要来源,正确应用直肠系膜全切除(TME)技术是降低术后复发率的关键。

直肠侧方由侧韧带与盆腔侧壁相连,无明显分界,上自第三骶椎前方,下达盆膈。解剖学直肠两侧的间隙内富含大量的疏松结缔组织,两侧的后下方可见含有血管、内脏神经的结缔组织束垂直穿入直肠壁,即所谓的"直肠侧韧带"。而外科学界对该结构的存在与否一直存在争议。直肠侧韧带并无明显而强韧的束状外形,且解剖位置不恒定。Jones等研究28例尸体标本的盆腔中并无以前描述的直肠"侧韧带"结构,仅部分标本在直肠系膜与盆腔侧壁间有不太坚固的结缔组织索带。索带距直肠肛管平面0~10cm,中位高度4cm,直肠下动脉及自主神经丛不参与该索带的组成。研究表明直肠侧面并无任何重要结构穿过,有时可见比较疏松的结缔组织索带,并不代表直肠"侧韧带",而且经常缺如。另有学者认为,由于

所有神经血管均被脂肪和纤维组织包绕,将直肠系膜向侧方牵拉时,直肠下动静脉、骶神经即构成所谓"直肠侧韧带",但如果没有手术分离过程中人为的牵拉因素,人体中实际上并不存在此结构。而 Rutegard 等不同意此种说法,认为双侧的直肠"侧韧带"是存在的,其内均有神经、脂肪及纤维组织等。笔者在实际开腹直肠癌和腹腔镜下直肠癌根治手术中,在该区域经常是用电刀和超声刀直接锐性分离,很少需要结扎,体会是该区域大血管不多见。但由于直肠侧韧带内存在盆腔内脏神经的许多细小的分支,如盆丛,管理阴茎勃起,手术中应注意保护,在保证根治效果的前提下,尽量贴近直肠操作可避免损伤盆腔内脏神经。

直肠前方的 Denonvilliers 筋膜在男性即直肠膀胱隔,在女性则为直肠阴道隔,组织学上为一坚韧的结缔组织隔膜。该筋膜位于男性膀胱、前列腺、精囊及输精管壶腹后面与直肠之间,女性在阴道后壁与直肠之间。Denonvilliers 筋膜上起自直肠膀胱陷凹(女性为直肠子宫陷凹),下连会阴中心腱,两侧与直肠系膜融合。该筋膜的两侧将支配泌尿生殖器的神经血管束与直肠系膜相分隔,故全直肠系膜切除应尽可能在 Denonvilliers 筋膜的后方进行,以避免损伤盆腔自主神经,对于降低局部复发率和减少泌尿生殖功能损伤有重要意义。

骶前筋膜是盆筋膜壁层增厚的部分,位于骶骨前面,上方附着于第 3 骶椎前面,下方在直肠与肛管之间连于直肠浆膜,又称为 Waldeyer 筋膜,此筋膜与骶骨之间夹有骶前静脉丛。在行全直肠系膜切除时,此区域应锐性分离,防止损伤盆腔筋膜导致骶前静脉破裂大出血和损伤盆腔内脏神经。

直肠周围间隙:直肠、肛管周围存在数个充满脂肪、结缔组织的解剖间隙,这些间隙既是手术操作的空间,又是直肠肿瘤术后癌细胞残存的空间和盆腔积液、脓肿、瘘管形成的好发部位。以肛提肌为界,肛提肌以上的间隙分成骨盆直肠间隙和骶前间隙,肛提肌以下的间隙分成坐骨肛管间隙和肛门周围间隙。骨盆直肠间隙位于肛提肌之上、盆腔腹膜以下,直肠两侧,骨盆内脏神经和直肠侧韧带在该间隙中走行,间隙内结缔组织丰富,含有大量直肠旁淋巴结,对该间隙内淋巴结清扫是否彻底决定术后复发率。骶前间隙位于直肠系膜与骶前筋膜之间,是游离和切除直肠系膜的空间。在骶 4 椎体前方,盆筋膜脏壁两层汇合成一束致密纤维束带,即直肠骶骨筋膜,连于直肠系膜与骶前筋膜之间,术中应锐性分离。在直肠骶骨筋膜的两侧可见发于骶 2~4 的骨盆内脏神经分支汇入盆丛。直肠癌术后如发生吻合口漏,易在骶前间隙内形成盆腔积液或骶前脓肿,必要时可穿刺引流。坐骨肛管间隙和肛门周围间隙均位于肛提肌以下,分居坐骨肛管横隔上下,是肛周脓肿和肛瘘的好发部位。

三、直肠的血管、淋巴和神经

直肠的血液供应主要包括直肠上动脉、直肠中动脉和直肠下动脉,彼此间有吻合。直肠上动脉是肠系膜下动脉的直接延续,供应直肠上半部和下半部后壁,是直肠的主要供应血管;直肠下动脉多起自阴部内动脉或髂内动脉前干,主要供应齿状线周围及肛管。直肠中动脉解剖变异较大,常起自髂内动脉,走行于直肠侧韧带内,其分支供应直肠下半部前壁和侧壁,约有 40%~80% 的人该动脉缺如。此外尚有骶正中动脉发出小支经直肠后面分布于直肠后壁。由于直肠下动脉的出现率各家报道不一,因此对该动脉的外科重要性,即能否代偿结扎直肠上动脉后的直肠血供也存在不同看法。Konstantionowistch 认为,直肠下动脉的重要性是第 2 位的;Mammana 也持有相同观点,他认为在直肠血供当中直肠上动脉的作用是最显著的;Litxinova 也认为直肠下动脉在直肠的血供中是一支可以忽视的动脉;Boxal 等则持不同观点,他强调了该动脉在结肠终末部和直肠外科中的重要作用,认为在外科手术中应保留直肠下动脉,以确保直肠残株的血供和促进直肠吻合口的愈合。国内多数学者认为直肠下动脉、直肠上动脉和肛门动脉间存在丰富吻合,但在外科手术中,由于该动脉细小,故损伤后一般不会引起严重出血。笔者通过对直肠下动脉的存在率、管径、长度及分布、吻合的观测,并将结果与其他学者的结果对比,认为该血管一般是较恒定和明显,在直肠血供中起补充供血的作用,在直肠切除术中应予保留。上述各动脉均有同名静脉伴行。低位直肠癌保肛手术的吻合口多位于齿状线以上 3cm 之内,该区域的血供在 TME 操作中被破坏较多,故 TME 术后吻合口漏的发生率比其他术式明显增高。由于直肠末端系膜与直肠后壁间几乎无脂肪组织,在分离系膜时要尤其小心,否则易损伤肠壁,造成术后肠瘘。

目前,人们认识到 Miles 提出的直肠癌经淋巴结向上、中、下三个方向转移的观点存在一定错误。大量实验和临床研究认为腹膜返折以上直肠的淋巴只向上引流,并无向侧方和向下引流;腹膜返折下直肠的主要淋巴引流方向也是向上的,同时可有向侧方引流,但无向下引流;唯有肛管的淋巴引流既有向上和向侧方、又有向下引流。直肠旁上组淋巴结收集直肠壶腹部的淋巴回流,其输出管沿直肠上血管走行,最后注入肠系膜下淋巴结。这是直肠的主要淋巴回流途径,也是直肠癌向腹腔转移的主要途径,特别是直肠上段癌。中组淋巴结收集直肠壶腹以下至齿状线以上的淋巴回流,输出管有以下几种途径。

(1)经直肠侧韧带向外侧注入髂内淋巴结,再经过髂总淋巴结回流腹腔,这是直肠癌向盆腔转移的主要途径。

(2)部分直肠后壁淋巴输出管注入骶中淋巴结,沿骶中血管向上注入腹主动脉旁淋巴结。

(3)部分淋巴管向下穿过盆膈,进入坐骨直肠窝,再注入髂内淋巴结。下组淋巴管汇集齿状线以下肛管和肛门周围皮下淋巴管丛的淋巴回流,注入腹股沟浅淋巴结群。

直肠癌的局部淋巴结转移主要集中于 3 个区域。

(1)直肠肿瘤周围 2cm 区域。

(2)直肠上动脉分叉处。

(3)肠系膜下动脉根部。其中以第 1 区域最多(78%),其次为直肠上动脉根部的分叉处(34%~41%),肠系膜下动脉根部转移率较低(9%~24%)。关于直肠癌肠系膜下动脉的处理,过去一直认为高位结扎肠系膜下动脉并做淋巴结清扫,是直肠癌手术必须遵守的原则。然而,近年来对直肠癌高位结扎从循证医学证据上看并没有明显延长手术后存活率,因此这一做法遭到质疑。美国国家癌症综合网(NCCN)关于直肠癌治疗的指南中并没有强调高位结扎肠系膜下动脉的问题。日本学者多主张低位直肠癌应积极行侧方淋巴结清扫,认为可以降低术后复发率,然而有证据表明术后复发灶主要来自吻合口和直肠周围残存的脂肪组织,即第 1 区域,侧方盆腔淋巴结并非复发的主要来源,故侧方淋巴结清扫的价值也受到质疑。

了解盆底自主神经丛的解剖对直肠癌手术有极其重要的意义。由胸髓 $T_{11} \sim T_{12}$ 及高腰髓节段发出的交感神经组成腹腔神经丛包绕腹主动脉,向下延续为上腹下神经丛(简称上腹下丛)。上腹下丛由腹主动脉分叉延伸至骶骨岬水平,紧贴肠系膜下血管的后方走行,肠系膜下血管可作为寻找上腹下丛的标志,在结扎肠系膜下血管时应注意勿损伤其后方的上腹下丛。上腹下丛于髂血管分叉处发出左、右侧腹下神经。腹下神经在骨盆入口处位于输尿管和髂内血管的内侧,沿盆侧壁向下走行,与骶2~4骨盆内脏神经汇合形成骨盆神经丛(简称盆丛)和下腹下丛,两者难以区分。盆丛位于腹膜后,在男性直肠、精囊、前列腺及膀胱后部的两侧(侧韧带内)形成次级神经丛,即直肠丛、膀胱丛和前列腺丛,与髂内动脉的分支伴行,分布于相应脏器。盆丛的交感成分来自腹下神经和骶交感干,副交感成分来自骶髓2~4节段发出的盆内脏神经。盆丛前方与下1/3段直肠相邻,部分神经纤维参与直肠侧韧带的构成。腹下神经相对粗大,位置较为固定,在术中较易辨认,司射精功能。骨盆内脏神经较为细小,为直肠侧壁周围的丛状纤维,其中的副交感成分司阴茎勃起。手术中牵拉、切断直肠及侧韧带过程中易损伤盆丛及盆内脏神经,导致勃起障碍;行腹主动脉和髂血管周围淋巴结清扫时易损伤腹下神经,导致射精障碍;经腹会阴联合切除术还会损伤阴部神经及其分支,破坏感觉传入纤维;以上损伤均可导致术后性功能障碍。近年来广泛开展的保留盆腔自主神经的直肠癌根治术(ANP)可明显降低术后性功能障碍的发生率,生活质量显著提高。

第三章 胃癌的腹腔镜手术

第一节 胃癌肉眼形态分型及其预后

一、早期胃癌肉眼形态分型及预后

早期胃癌的概念是 1962 年由日本内镜学会最早提出,定义为癌肿的浸润局限于黏膜或黏膜下层,不论肿瘤的大小和有无淋巴结转移。判断早期胃癌的标准关键是其深度。早期胃癌在胃癌中占 10%~50%;日本较高而欧洲低;肿瘤直径一般<3cm;淋巴结转移率在 10%~20%。早期胃癌预后良好,其 5 年存活率可达 90%以上。因此,为了改善胃癌的预后、提高胃癌早期诊断率及认识水平而提倡将早期胃癌单独分型。

早期胃癌的确诊需靠病理诊断,而肉眼上往往因癌灶微小、境界不清及良恶性难以鉴别而难以做出准确的诊断,并且由于癌灶形态的多样,研究者们所观察和描述的形态及分型似有不同,但共同的认识是,不同形态的早期胃癌,其生物学行为、发生发展及患者预后都有所不同,这就使得其分型分类具有重要的科学意义和临床应用价值。

(一)早期胃癌的分型方案

我国目前采用的早期胃癌大体分型方案有两种,分述如下。

1. 日本内镜学会分型方案 1961 年光导纤维胃镜应用于临床,使人们对胃癌的早期诊断和胃黏膜病征的认识有了划时代的进步。日本消化内镜协会于 1962 年提出了早期胃癌的概念,并将早期胃癌进行单独分型,该方案在日本获广泛应用,在我国也被大多数学者采用。

(1) Ⅰ型:隆起型,癌灶明显隆起,高度超过黏膜厚度的 2 倍以上,或呈息肉状外观。

(2) Ⅱ型:浅表型,癌灶比较平坦,不形成明显的隆起或凹陷。此型按癌肿表面凹凸程度又分为 3 个亚型。

2) Ⅱb 型:浅表平坦型,癌灶与周围黏膜几乎同高,既不隆起也不凹陷;或略有凹陷,有色泽改变,呈灰白或灰红,粗糙。

3) Ⅱc 型:浅表凹陷型,癌灶较周围黏膜稍凹陷,其深度不超过黏膜厚度。

(3) Ⅲ型:凹陷型,癌灶有明显凹陷或溃疡,周围黏膜隆起,但癌组织不得超过黏膜下层。

此外,根据病变主次不同,还有一些混合型,是指在一种病变基础上同时出现有另一种病变,即由前述各型早期胃癌混合而成,如Ⅱa+Ⅱc 型、Ⅱc+Ⅱa 型、Ⅱc+Ⅲ型等,其特点参照前述各型早期胃癌。

按照日本分型方案,全国胃癌协作病理组早年对 1477 例早期胃癌癌灶统计,Ⅱc 型最多占 39.5%,Ⅲ型次之占 22.9%,Ⅱb 型占 10.5%,Ⅱc+Ⅲ型占 9.7%,Ⅰ型最少,仅占 4.0%。2010 年一项对日本 2063 例胃癌和中国 24% 例胃癌的对比研究显示:早期胃癌中,在中国最常见的类型是Ⅱc 型(55.5%)、Ⅲ型(22.5%)和Ⅱb 型(7.0%);而日本最常见的类型是Ⅱc型(58.8%),Ⅱa+Ⅱc 混合型(13.1%)和Ⅱa 型(9.5%)。该项研究中的数据还显示:在日本,早期胃癌占胃癌的比例为 50.2%(1036/2063);而在中国,早期胃癌仅占 9.1%(227/2496)。从该数据看,除去发病率的差异,我国胃癌的早期诊断率仍有较大的提高空间。

随着胃癌诊断技术的发展,1978 年日本消化内镜协会又提出了小胃癌和微小胃癌的概念。按其定义,病灶最大直径<10mm 为小胃癌,其中病灶最大直径<5mm 者为微小胃癌。小胃癌和微小胃癌均是早期胃癌的一种特殊类型,以浅表平坦型多见,分化较好。其中超微小癌,即所谓的"一点癌"是微小胃癌的特殊类型,是指经胃镜黏膜活检镜下诊断为癌,但是手术后切除胃标本经全部系列取材也未能找到癌细胞者。

2. 我国方案　在临床及科研实践过程中,我国学者发现,日本的分型方案有过于烦琐和标准不易客观地掌握的缺点,其结果导致某一型早期胃癌,在几份不同的报道中所占百分率相差很大。为此,1976 年由张荫昌等病理医师汇集了辽宁省 81 例早期胃癌标本和资料,对病变范围、界限是否清楚、病理组织学等方面,应用双盲法进行了早期胃癌大体分型的研究,提出了我国的分型方案,并于第一次全国胃癌协作组会议被列为试行方案之一在国内应用。该方案将早期胃癌分为 3 型。

(1)隆起型:癌肿呈息肉样隆起,高出周围正常胃黏膜 5mm 以上,有蒂或无蒂,原发或继发于黏膜息肉者。

(2)浅表型:没有明显的隆起或凹陷,也称平坦型或胃炎型。此型又分为 2 个亚型。

1)浅表局限型:癌肿直径在 4cm 以下,比较局限,境界清楚。

2)浅表广泛型:癌肿直径超过 4cm 以上,境界多不清楚。

(3)凹陷型:指溃疡深达黏膜下层以下,而癌组织不超过黏膜层者,包括溃疡癌变与其他型早期胃癌发展而来的。

按此分型方案,在全国 290 例早期胃癌中以凹陷型最多(48.2%),浅表局限型次之(31.0%),隆起型与浅表广泛型较少(各为 10.6% 与 10%)。

(二)早期胃癌病理参数与预后

Ⅰ型和Ⅱa 型早期胃癌常常发展为 Borrmann Ⅰ型和Ⅱ型进展期胃癌,而Ⅱc 型和Ⅲ型早期胃癌则常通过类Ⅱc 型进展为 BorrmannⅢ型和Ⅳ型进展期胃癌。大体类型Ⅱc+Ⅲ型转移率最高(17%),Ⅱa 型次之(14.7%),Ⅰ型最少(3.6%)。有人认为混合型癌转移率高,特别是含有Ⅲ型的混合癌。

上述两种早期胃癌肉眼分型方案都有一定的理论基础和临床应用价值,但大量研究表明,对患者的预后起着重要作用的主要还是癌瘤的生物学行为及其组织学类型。以下是对早期胃癌预后有较大影响的几个病理参数。

1. 淋巴结转移情况　决定早期胃癌预后的诸多因素中,淋巴结转移是最重要的因素之一。文献报道,伴有淋巴结转移的早期胃癌患者,其术后 5 年生存率为 80%~85%,而无淋巴结转移者可达 97%~100%。Folli 等对 584 例早期胃癌患者统计表明,早期胃癌的淋巴结转移率为 14.4%,且淋巴结的转移情况对早期胃癌患者的 5 年生存率有明显影响。No 组患者的 5 年生存率为 95%,N1 期为 77%,N2 期为 60%(按日本胃癌的分期标准),各组之间有明显的差异($P=0.001$)。同时,有转移的淋巴结个数对早期胃癌的复发、转移和 5 年生存率也有明显的影响。Gunji 等的研究表明:淋巴结转移的远近和淋巴结转移的个数与早期胃癌的预后有明显关系,淋巴结转移得越远、受累个数越多,则早期胃癌的预后越差。

2. 肿瘤的浸润深度 癌组织向胃壁深层扩散(垂直方向)是影响胃癌预后的重要因素。据佐野统计 604 例不同浸润深度胃癌的 5 年生存率,提示肿瘤向胃壁浸润越深,5 年生存率越低。许多作者也观察到了黏膜内癌与黏膜下癌的预后是有显著差别的。Basili 对 116 例早期胃癌患者进行回顾性分析,肿瘤位于黏膜层 43 例(37%),肿瘤侵及黏膜下层 73 例(63%)。作者用 Cox 回归分析表明,早期胃癌肿瘤的侵犯深度对患者的复发率、生存率的影响有显著性差异。近年来,日本和西方其他学者的研究结果显示,局限于黏膜层的早期胃癌5 年生存率为 91.0% ~ 100%,而侵及黏膜下层的早期胃癌的 5 年生存率为 81.1% ~ 96.9%,即侵及黏膜下层的早期胃癌比局限于黏膜层的预后要差。

3. 肿瘤大小、组织学类型及生长方式 各学者在早期胃癌的肿瘤大小、数量、组织学类型、患者的年龄与预后的关系上意见存在分歧。Maehara 等的研究表明,患者的年龄、性别、肿瘤的大小、大体形态、组织类型与早期胃癌的复发没有显著的联系。但大多数学者不赞成 Maehara 的意见。Shimada 对 2117 例胃癌切除病例进行分析,其中早期胃癌 1051 例(49.6%),在黏膜内早期胃癌中组织学类型和肿瘤大小与淋巴结转移不相关,但在侵及黏膜下的早期胃癌中,组织学类型和肿瘤大小明显与淋巴结转移相关($P<0.001$)。Maehara 等进一步研究了早期胃癌的肿瘤生长方式与生物学行为之间的关系,作者把早期胃癌的生长方式分为两型:表面生长型(Super 型)和浸润生长型(Pen 型),Pen 型又分为 PenA 和 PenB 两个亚型。平坦型病灶以 Super 型和 PenB 型生长为主,这两种生长方式侵犯血管的能力差,故有较好的术后预后。凹陷型病灶以 PenA 型方式生长,易侵犯血管和淋巴管,术后有较高的淋巴道和血道转移,预后较差。Borie 等将多病灶与单病灶的早期胃癌进行比较,其结果显示,多病灶和单病灶早期胃癌患者的 5 年生存率并没有显著性差异。

二、进展期胃癌肉眼分型及预后

进展期胃癌的肉眼形态各异,不同肉眼形态的胃癌其生物学和临床意义不同。

(一)进展期胃癌肉眼分型方案

目前国内外较常见引用的进展期胃癌肉眼分型方案有以下两种。

1. Borrmann 分型 胃癌的 Borrmann 分型是 1923 年由德国外科医生及病理学家 R. Borrmann 提出的一种分型方法,也是目前国际上最广泛采用的一种进展期胃癌分型法。该分型根据肿瘤在黏膜面的形态特征和在胃壁内的浸润方式进行分类,将胃癌分为 4 型。

(1)Borrmann Ⅰ 型:结节或息肉型,癌瘤主要向胃腔内凸出生长,可呈息肉状、蕈伞状或结节状。表面也可以呈乳头状或菜花状,常可见不太明显的糜烂或溃疡。肿物的基底较宽,浸润现象不明显,界限清楚。

(2)Borrmann Ⅱ:局部溃疡型,癌瘤表面有明显的溃疡形成,溃疡边缘明显隆起,呈堤状,基底与正常胃组织所成角度<90°,境界较清楚、局限,向周围浸润现象不明显。

(3)Borrmann Ⅲ:浸润溃疡型,本型具有 Ⅱ 型的溃疡特征,癌瘤表面也有明显的溃疡形成,但溃疡边缘呈坡状隆起,溃疡底部向深层及周围作浸润性生长,使癌瘤界限不清。

(4)Borrmann Ⅳ 型:弥散浸润型,癌瘤向胃壁各层呈弥散性浸润生长,难以确定肿瘤边界,黏膜面没有明显的肿块状隆起,也没有深溃疡形成,有的黏膜可完整或有浅溃疡、糜烂。由于癌细胞弥散浸润及纤维组织增生,胃壁呈广泛增厚变硬,黏膜变平,皱襞多消失或不整,胃腔扩大,但多数是缩小,呈"革囊胃"改变。根据浸润的范围,若累及全胃则称弥散浸润型或全胃革囊胃,若仅累及胃窦部则称局限浸润型或局部革囊胃。

近年来,在 Borrmann 分型原 4 型的基础上又增添了两型,即将全部早期胃癌叫作 BorrmanNo 型,不能归人以上 4 型者叫作 Borrmann Ⅴ型。

在 Borrmann 分型中,以Ⅳ型及Ⅱ型最多见,Ⅰ型最少见。一项中国与日本胃癌的对比研究显,在中国,Borrmann Ⅰ型占 3.1%,Ⅱ型占 20.5%,Ⅲ型占 64.6%,Ⅳ型占 11.3%,Ⅴ型占 0.5%;在日本,Borrmann Ⅰ型占 4.7%,Ⅱ型占 34.8%,Ⅲ型占 45.5%,Ⅳ型占 12.2%,Ⅴ型占 2.8%。Borrmann 分型与癌组织学类型有一定的联系。一般分化较高的乳头状、乳头管状或管状腺癌多呈现 Borrmann Ⅰ型或Ⅱ型,而分化较低的腺癌、未分化癌及印戒细胞癌往往呈Ⅳ型或Ⅲ型。

2. 全国胃癌协作组分型　全国胃癌协作组病理组制定的《胃癌病理检查及诊断规范》将进展期胃癌的肉眼形态分为以下几型。

(1)结节蕈伞型:肿物主要向腔内生长,呈结节状,息肉状,中央可有溃疡,但溃疡较浅,切面界限清楚。

(2)盘状蕈伞型:肿瘤呈盘状,边缘高起外翻,中央有溃疡,切面界限清楚。

(3)局部溃疡型:似慢性胃溃疡,但溃疡较深,边缘隆起,界限清楚。溃疡底盘大,浸润范围广泛,切面界限不清。

(4)局部浸润型:即局部革囊胃,肿物向周围扩展呈浸润型生长,表面可有糜烂或浅表溃疡。

(5)弥散浸润型:即革囊胃,此型特点为癌组织累及大部分胃或全胃,使胃壁僵硬,胃腔变小。

(6)表面扩散型:肿瘤主要在黏膜或黏膜下层浸润,范围较大,有小区浸润肌层或肌层以外。

(7)混合型:有上述几型中之两种或两种以上病变者。

按此分型方案,全国胃癌病理协作组对 8523 例进展期胃癌进行统计分析,其中以浸润溃疡型最多,占 41.6%,以下依次为局限溃疡型(25.5%)、结节蕈伞型(8.2%)、盘状蕈伞型(8.0%)、局限浸润型(7.8%)、弥散浸润型(4.9%)和表面扩散型(0.8%)。

(二)Borrmann 分型与预后

大宗病例研究显示,Borrmann 分型是胃癌预后的独立因素。按 Borrmann 分型,5 年生存率 BorrmanNo 型为 97.30%,Ⅰ型为 59.26%;Ⅱ型为 57.53%;Ⅲ型为 42.86%;Ⅳ型为 21.09%;Ⅴ型为 12.50%。

在 Borrmann Ⅰ型中,因其发生部位常为胃上部,大部分为 T_1 或 T_2,TNM 分期常为早期,淋巴结转移率低,因此预后相对于其他几型预后要好。2007 年,一项中国台湾的研究表明,Borrmann Ⅰ型胃癌相对于其他几型的胃癌有更高的 5 年无瘤率(73.3%与 45.8%,$P=0.02$)和 5 年生存率(72.6%与 47.8%,$P=0.01$)。同时,该研究也表明:在 Borrmann Ⅰ型胃癌中,淋巴结转移是一个独立的预后因素。2008 年韩国一项针对 4191 例进展期胃癌的研究表明,Borrmann Ⅳ型胃癌患者 5 年生存率仅为 27.6%,而 Borrmann Ⅰ型患者 5 年生存率为 61.2%。Borrmann Ⅳ型胃癌并 TNM 分期Ⅰb 期患者 5 年生存率为 61.0%,Ⅱ期为 49.8%,Ⅲa 期为 36.4%,Ⅲb 期为 15.2%,Ⅳ期为 10.2%;而 Borrmann Ⅰ/Ⅱ/Ⅲ型胃癌并Ⅰb 期患者 5 年生存率为 88.8%，Ⅱ期为 76.1%，Ⅲa 期为 55.1%，Ⅰb 期为 38.5%，Ⅳ期为 20.1%。

第二节　胃癌的组织学分型

胃癌的组织学分型目前最常用的是 WHO 分型和 Lauren 分型。

一、WHO 分型

2000 年版的 WHO 肿瘤分型将胃癌分为上皮性肿瘤和类癌两类，上皮性肿瘤包括腺癌（乳头状腺癌、管状腺癌、黏液腺癌、印戒细胞癌）、鳞癌、鳞腺癌、小细胞癌、未分化癌和未能分类的癌等。

(一)腺癌

腺癌是指由腺上皮发生的恶性肿瘤。根据其形态特点可分为：

1. 乳头状腺癌　癌细胞排列成粗细不等的分支乳头状结构，乳头内有纤维性轴心，癌细胞为柱状或矮柱状。此型属分化好的腺癌。

2. 管状腺癌　癌细胞排列成腺管状。此型也属分化好的腺癌。根据癌细胞形成腺腔的多少又可分为高分化和中等分化两种。

3. 黏液腺癌　癌细胞形成腺腔，同时分泌大量细胞外黏液（超过肿瘤的 50%）。由于大量黏液物质积聚，使许多腺腔扩展或破裂，黏液物质浸润间质，即形成"黏液湖"。

4. 印戒细胞癌　印戒细胞是一种含有大量黏液的癌细胞，由于细胞中充满黏液，把细胞核挤向细胞的一侧，使其外形酷似一枚戒指，故其得名。印戒细胞超过肿瘤的 50% 即为印戒细胞癌。印戒细胞癌是一种低分化的癌，极富浸润性，常伴有淋巴结转移、血道转移和种植转移。

(二)腺鳞癌

腺鳞癌又称腺棘细胞癌，是一种腺癌与鳞癌并存的肿瘤。腺癌部分细胞分化较好，而鳞癌部分细胞分化则多较差。

(三)鳞状细胞癌

鳞状细胞癌细胞分化多为中度至低度，呈典型鳞癌结构，累及食管末端者，应考虑为食管原发性鳞癌扩展所致。

(四)未分化癌

癌细胞弥散成片状或团块状，不形成管状结构或其他组织结构。细胞异型性明显，细胞核大、深染、核分裂象多见，在组织形态和功能上均缺乏分化特征。

(五)类癌

为来自消化道腺体底部嗜银细胞的一种低度恶性肿瘤，癌细胞较小，但大小均一，排列密集，银染色可见胞质内有黑褐色嗜银颗粒。

二、Lauren 分型

1965 年 Lauren 根据胃癌的组织结构和生物学行为，将胃癌分为肠型和弥散型，后来被称为 Lauren 分型。Lauren 分型不仅反映肿瘤的生物学行为,而且体现其病因、发病机制和流行特征。

肠型胃癌起源于肠化生黏膜,一般具有明显的腺管结构,瘤细胞呈柱状或立方形,可见刷状缘,瘤细胞分泌酸性黏液物质,类似于肠癌结构;常伴有萎缩性胃炎和肠化生,多见于老年男性,病程较长,发病率较高,预后较好。

弥散型胃癌起源于胃固有黏膜,癌细胞分化较差,呈弥散性生长,缺乏细胞连接,一般不形成腺管,许多低分化腺癌和印戒细胞癌属于此型;多见于年轻女性,易出现淋巴结转移和远处转移,预后较差。有研究表明,部分弥散型胃癌有家族聚集和遗传性,家系连锁研究发现 CDH1 基因胚系突变是其发病原因。Lauren 分型不仅反映肿瘤的生物学行为,而且体现其病因、发病机制和流行特征。该分型的另一优点是可以利用胃镜下活检组织进行胃癌分型,指导手术治疗。Lauren 分型简明有效,常被西方国家采用。但有 10%~20% 的患者兼有肠型和弥散型的特征,难以归入其中任何一种,从而称为混合型。

三、日本胃癌分型

日本胃癌研究会成立于 1961 年,成立之初制定了《胃癌外科病理处理规约》,作为胃癌临床及病理检查记录和分类等的全国统一标准,此规约几经修改,不断完善。在 1997 年制定的第 13 版《胃癌外科病理处理规约》中,日本胃癌研究会将胃癌分为一般型和特殊型。一般型包括乳头状腺癌、管状腺癌(高分化型、中分化型)、低分化腺癌(实性型、非实性型)、印戒细胞癌和黏液腺癌。特殊类型包括鳞腺癌、鳞癌、未分化癌和其他不能分类的癌。第 13 版《胃癌外科病理处理规约》将未分化癌伴少量腺癌细胞的胃癌划分为低分化腺癌。而在 2010 年制定的第 14 版《胃癌外科病理处理规约》追加了组织学分型,包括良性上皮性肿瘤(腺瘤)、非上皮性肿瘤、恶性淋巴瘤、肿瘤样病变和特殊的消化道息肉病,另外,特殊型中增加了内分泌细胞癌、淋巴细胞浸润癌和肝样腺癌。总体上,日本胃癌协会的分类与 WHO 分类差别不大,目前我国也多采用此分类。根据临床病理特点和流行病学研究,与 Lauren 分型相比,乳头状腺癌和管状腺癌相当于肠型胃癌(分化型),低分化腺癌和印戒细胞癌相当于弥散型胃癌(未分化型),而黏液腺癌根据其主要成分而定。

此外尚有维也纳分型。胃黏膜上皮异型增生为癌前病变,但不同学者对胃黏膜上皮异型增生的命名、性质、治疗均有不同的见解,尤其异型增生与黏膜内癌的关系一直存在争议。1998 年的维也纳(Vienna)分型统一了东西方学者在消化道早期肿瘤诊断中的认识,并提出了相应临床处理措施。维也纳分型将胃肠道上皮增生分为 5 型:Ⅰ型,无肿瘤细胞和异型增生,包括正常上皮的炎性反应、再生、肥大、萎缩、异型性等;Ⅱ型,可疑的异型增生;Ⅲ型,无浸润的低度异型增生;Ⅳ型,无浸润的重度异型增生,其又分为重度异型增生、原位癌和可疑的浸润性癌;Ⅴ型,浸润癌,其又分为黏膜内癌和黏膜下癌。WHO 于 2000 年将 Vienna 分型法做了修订,将原来Ⅴ型中的黏膜内癌划归为Ⅳ型,这种分型明确区分黏膜内癌和黏膜下癌,解决了黏膜内癌的定义问题,有利于指导治疗。

第三节　临床表现与诊断

一、症状

早期胃癌大多数无明显症状,随着病情的进展,可逐渐出现非特异性的、类似胃炎或胃溃疡的症状,包括上腹部饱胀不适或隐痛、泛酸、嗳气、恶心、偶有呕吐、食欲减退、黑便等。常见的症状如下。

(一)食欲减退

食欲缺乏,伴体重减轻,逐渐消瘦,或食后饱胀嗳气,厌恶肉食等,是胃癌比较常见的症状。

(二)胃痛疼痛

部位以心窝部为主,有时仅为上腹部不适或隐痛,较典型的是无规律的疼痛,进食也不缓解。

(三)恶心呕吐

由于大部分胃癌位于幽门窦部,故幽门梗阻症状颇为多见。早期梗阻可引起食后膨胀感,轻度恶心、反胃等,典型的机械性幽门梗阻则引起胃扩张和呕吐。呕吐物多为在胃内停留过久的隔宿食,有腐败酸臭味。弥散性胃癌常无明显的呕吐症状。

(四)上消化道出血

早期胃癌即可出现出血,常表现为柏油样便。晚期胃癌出血量大,若合并有幽门梗阻时,常在呕吐物中混杂咖啡色或黯红色血液。大便隐血试验呈阳性反应。

(五)其他症状

有腹泻、便秘、低热、水肿、全身衰竭。癌肿破溃,或引起胃壁穿孔时,可出现大出血、腹膜炎等并发症。

腔内的舒缩性极大的囊性器官,当瘤体较小时,常常不出现明显体征,因此,胃癌在早期常无明显体征,多数患者仅在腹部扣诊时,可有上腹深部压痛或轻度肌张力增强感。当癌肿进展到一定程度时,会出现明显体征。但是一旦出现明显体征,胃癌往往属晚期阶段。

1.腹部肿块　晚期患者由于癌肿逐渐增大,或直接蔓延至邻近组织而与大网膜粘连,可在上腹部触摸到一个质地坚硬、表面呈结节状并有轻度压痛的包块,据统计肿块的出现率以广泛浸润癌最多见,其次为胃体癌和胃窦癌。

2.转移体征　癌细胞可经淋巴系统转移至左锁骨上淋巴结和腋下淋巴结,此时有的患者尚无明显的临床症状,因此,发现肿大的淋巴结对诊断有帮助,也可转移至脐周、盆腔和腹膜,如转移到卵巢,称 Krukenherg 肿瘤,可从盆腔检查发现。还可转移至肝脏引起占位性肿物,压迫肝胆管引起黄疸,转移至肺引起呼吸短促,胸部 X 线片可见转移灶。

3.腹腔积液和胸腔积液　晚期因腹膜和肝脏转移或门静脉被癌肿阻塞引起腹腔积液。转移至胸膜可引起胸腔积液。腹腔积液和胸腔积液多为血性,有时可从中找到癌细胞。X线和 B 超均能比较准确地发现胸、腹腔积液。

二、实验室检查

具有诊断价值的常规实验室检查包括血红蛋白检查、大便潜血及胃液分析。对胃癌患者而言,进行血常规、尿常规及大便常规检查,目的在于治疗前后指标的观察及调整治疗方案,对胃液有形成分分析的新方法已引起临床医生关注。

血红蛋白检测对于早期胃癌的诊断价值不大,随着病情的进展则出现贫血,约50%有缺铁性贫血,是长期失血或营养缺乏所致。如并有恶性贫血,则见巨幼细胞贫血。白细胞、红细胞和血小板三项指标在胃癌患者的化疗及放疗等治疗方法中的作用在于观察治疗方案的实施过程中对于血液系统的影响。在早期胃癌中,大便潜血阳性率约为20%,大便潜血阳性率随着胃癌的进展,常呈持续阳性,因此检测方便,有辅助诊断意义。有学者将之作为胃癌筛检的首选方法。

胃液分析意义不大,虽进展期胃癌可因累及泌酸区而呈无酸或低胃酸分泌,但这种低胃酸分泌状况可与正常人者重叠,故已不列为常规检查。肿瘤标志物检查可见其他章节。

三、肿瘤标志物

肿瘤标志物来源主要有两种,其一是肿瘤细胞分泌或脱落到体液或组织中的物质,其二是宿主对体内新生物反应而产生并分泌入体液或组织中的物质。正常时,这些物质在成人机体组织中含量极低,当含量大大超过正常值时,可提示体内有肿瘤存在,且可对肿瘤性质作出判断,有助于判断预后、指导治疗。但目前还缺乏敏感性高而特异性强的胃癌肿瘤标志物。

(一)CEA(癌胚抗原)

CEA是一种糖蛋白,存在于胚胎胃肠黏膜上皮细胞与一些恶性肿瘤细胞表面。CEA升高可见于多种肿瘤患者,其中以胃肠道肿瘤的敏感性较高。文献报道胃癌患者CEA升高比率变异很大,为8%~70%,目前普遍认为这一比率在40%~70%。CEA阳性与肿瘤浸润深度、分期和预后明显相关,并可提示远处转移。其Kim等人用放免法检测胃癌患者血清中CEA,发现术前CEA>10.0mg/L较CEA<5.0mg/L的患者有更多的浆膜侵犯和淋巴结受累,并且恶性程度高,分化差,术后生存期短。CEA可用于监测肿瘤术后复发,即胃癌术后CEA下降后再度升高提示肿瘤可能复发,且多预后不良。CEA还可与其他指标联合应用评价胃癌的化疗效果,有作者认为,CEA水平下降50%以上或降至正常范围且持续4周以上可作为治疗有效指标。

(二)CA19-9

CA19-9是高分子量糖蛋白,对消化系统如胰腺癌、胃肠癌及肝胆管癌敏感性较高,其检测胃癌的阳性率位42.7%~50%,与CEA联合检测时阳性率升高达70%。CA19-9在各期胃癌患者血清中阳性率的报告差异很大,根治性手术后患者阳性率为4%,而残胃癌,无法手术切除的患者中阳性率可达64.9%。CA19-9与肿瘤大小、淋巴结转移及浸润深度相关,并可作为根治性手术后复发的早期监测指标,其阳性提示预后不良,血清中高水平的CA19-9提示胃癌患者生存期缩短。

(三)CA125

属高分子跨膜糖蛋白,是卵巢癌的特异性标志物,部分非卵巢恶性肿瘤患者血清CA125

也会升高。有研究显示,胃癌患者 CA125 检测的阳性率可高达 47%。

(四)CA50

与 CA19-9 相似,CA50 可用于监测进展期的胃肠癌和胰腺癌,但特异性较 CA19-9 低。据报道,残胃癌和无法切除的胃癌患者血清中的阳性率可高达 70.3%,其水平与 CA19-9 的水平明显相关,CA50 正常者均可行手术切除,且手术效果比较理想,根治切除后 CA50 明显下降。

(五)其他

如 CA724、CA195、CA242 等均可作为胃癌患者的检测指标。

四、诊断和鉴别诊断

胃癌的诊断主要依赖胃镜加活检和 X 线钡餐及 CT 检查等。早期诊断为根治胃癌提供可能。因此,应对下列情况及早或定期进行胃镜检查。

(1)40 岁以上,男性,近期内出现消化不良者,或突然出现咯血或黑粪者。

(2)考虑为良性溃疡,但实验室检查提示胃酸分泌低者。

(3)已知有慢性萎缩性胃炎,尤其是血型为 A 型者,伴肠化生及中到重度不典型增生者,应定期随访。

(4)胃溃疡经两个月规范内科治疗无效,X 线检查显示溃疡反而增大者,应立即行胃镜检查。

(5)X 线检查发现胃息肉大于 2cm 者,应做胃镜检查。

(6)胃切除术后 10 年以上,应每年定期随访。

胃癌需与胃溃疡、胃内单纯性息肉、良性肿瘤、肉瘤、胃内慢性炎症等相鉴别。鉴别诊断主要依靠 X 线钡餐检查、胃镜和活组织病理检查。溃疡型胃癌尤其需与良性胃溃疡相区别,恶性溃疡 X 线钡餐检查示龛影位于胃腔之内,边缘不整,龛影周围胃壁强直,呈结节状,向溃疡聚集的皱襞有融合中断现象;内镜下恶性溃疡形状不规则,底凹凸不平,苔污秽,边缘呈结节状隆起。

第四节　胃癌腹腔镜的诊断和鉴别诊断

一、概述

随着影像学技术的发展,无创性影像学检查对胃癌术前评估的准确性提高,术前临床分期为 MDT 进行临床决策提供重要信息。尽管诊断性腹腔镜对胃肠和腹腔内其他疾病的诊断没有循证医学一级证据,腹腔镜对胃癌的诊断具有其他检查方法无可替代的价值。目前影像学诊断技术与直接肉眼诊断比较,有一定差异。诊断性腹腔镜检查可直视腹腔内病变,尤其影像学检查难以发现的、腹腔内弥散的微小癌灶诊断,具有重要临床价值。可提高进展期胃癌术前临床分期准确率,避免不必要的剖腹探查。

(1)肿瘤的定性诊断:术前多次活检病理学诊断阴性,临床上高度可疑胃癌,配合内镜取活检进行定性诊断。冲洗和抽吸腹腔积液,进行脱落细胞学检查,肿瘤分子标志物免疫组织化学诊断等。

（2）胃癌的探查及分期：探查性腹腔镜可发现目前影像学上难以发现的转移癌灶，包括胃壁浆膜浸润、范围、大小和外形等，胃癌可疑侵犯其他脏器，大网膜、腹膜弥散等。可发现肝脏和卵巢表面的转移癌灶、膈肌下和 Douglas 窝及其他部位的微小转移灶，可利用腹腔镜的放大作用仔细观察微小转移病灶，避免不必要的剖腹探查。

（3）不明原因的腹腔积液和淋巴结肿大：可利用探查性腹腔镜取病理组织进行活检。

（4）新辅助放化疗的选择和治疗效果的观察和评估：对可疑腹腔内远处转移、不能切除和 T_4 期、腹主动脉周围淋巴结转移，可以获得病理学诊断。对影像学上难以发现的腹腔内病灶转移弥散，可评估其腹腔内弥散病灶范围和大小。

（5）腹腔镜胃癌根治术后腹腔出血、肠梗阻和引流物中有胃肠内容物者，可再次用腹腔镜探查和处理。

（6）晚期胃癌的短路手术、胃癌伴肝或腹腔转移需姑息性胃切除术者。

二、诊断性腹腔镜的禁忌证

（1）严重出血性疾病，有严重心、肺、肝、肾疾患，不能耐受手术者，肿物巨大者。

（2）腹部严重粘连、肿瘤侵犯腹壁、弥散性腹膜炎伴肠梗阻者、重度肥胖、胃癌急症手术和心、肺功能不良等为相对禁忌证。

（3）胃癌合并梗阻、出血、穿孔等需要急诊手术者。

三、诊断性腹腔镜的常见并发症

腹腔镜手术的共有并发症是指在整个腹腔镜手术谱中可能遇见的并发症。根据其发生原因，可分为以下两类。

（一）特有并发症

仅见于腹腔镜手术，传统术式中不会发生。这类并发症主要有：

（1）与气腹相关的并发症，如高碳酸血症、皮下气肿、气体栓塞等。

（2）腹壁穿刺相关并发症，如腹内空腔或实质性脏器损伤、腹膜后大血管损伤、经穿刺孔疝出的戳孔疝等。

（3）腹腔镜专用手术器械性能缺陷或使用不当所致的并发症，如电热损伤引起胆管缺血性狭窄、高频电流造成空腔脏器穿孔等。

（二）传统并发症

本质上与传统术式的并发症一致，如切口与腹内感染、肿瘤术后的腹内或腹壁种植、胆道损伤、术后出血等。

四、体位与 Trocar 位置

腹腔镜手术时，患者取平卧位，脐孔下缘作 12mm 切口刺入气腹针、建立气腹，用 30°角腹腔镜，维持压力在 8~12mmHg，并置 10mm Trocar 为观察孔。如需进一步手术，可选左侧腋前线稍偏后肋缘下 2cm 置 12mm 的 Trocar 为主操作孔，左锁骨中线平脐上约 2cm 置 5mm 的 Trocar 为辅助孔，其右侧相对应的位置插入 12mm 的 Trocar 做助手主操作孔，右腋前线肋缘下置入 5mm 的 Trocar 为辅助孔。术者常规站在患者左侧，助手站于患者右侧，扶镜手站在患者两腿之间。

五、腹腔镜探查的一般顺序

腹腔镜探查时,常规建立气腹,适当运用戳孔,采用"先全面、后局部、由远及近"和"先实质、后空腔"的探查顺序。探查中,遵循胃癌开腹手术探查的一般顺序,首先检查盆腔、膈肌下、腹腔、大网膜、结肠、小肠及其系膜、肝脏、脾脏等脏器有无转移灶;其次探查胃大弯侧、小弯侧、肝十二指肠韧带周围有无肿大淋巴结,切开胃结肠韧带探查小网膜腔、胰腺,确定胃癌病灶有无与其他脏器浸润、粘连;最后检查胃癌肿的原发病灶,防止潜在性医源性癌肿腹腔弥散的发生。小肠部分的探查可从回盲部开始。

六、诊断性腹腔镜的注意事项

(1)腹腔镜检查是有创检查手段,且有一定并发症。在应用前详细询问病史,重视体格检查及临床常用的无创检查。术前通过 CT、超声内镜、钡餐等手段明确肿瘤分期、部位和范围,并确定有无食管受侵及邻近组织受侵等。

(2)严格掌握手术适应证及禁忌证,有充分的术前准备。术前准备包括:控制可影响手术的相关疾患,如高血压、冠心病、糖尿病、呼吸功能障碍、肝肾疾病等;纠正贫血、低蛋白血症和水电解质酸碱代谢失衡,改善患者营养状态;进行必要的洗胃及肠道准备等。

(3)腹腔镜虽能在直视下进行全面探查,但只能观察脏器表面的病变情况,术者没有精细触摸感知,易遗漏腹腔间位、腹膜后位脏器、部分腹内脏器的病变,因此在操作过程中,应细心、耐心,防止漏诊,避免急中生乱。

(4)重点检查局部病变情况及淋巴结转移情况,对可疑病灶,取术中快速冷冻病理检查,最后决定是否行开腹手术。

(5)如腹腔镜探查,发现腔镜下难以完成操作,应果断中转开腹,发现腹腔内癌肿广泛转移,应及时终止手术。

七、诊断性腹腔镜的分期

准确分期对选择合理治疗方案至关重要。目前胃癌的诊断、分期手段包括胃镜、腔内超声、CT、PET-CT、消化道造影等方法,病理学诊断依旧是"金标准"。最新的美国国立癌症综合网络(NCCN)指南推荐对 T_3 或 N^+ 患者进行诊断性腹腔镜分期。

腹腔镜分期系统包括:

(1)Ⅰ期:无浆膜浸润。

(2)Ⅱ期:胃壁浆膜受侵。

(3)Ⅲ期:侵犯邻近脏器。

(4)Ⅳ期:远隔脏器转移。

诊断性腹腔镜分期可观察原发肿瘤的部位、范围,淋巴结、腹腔转移及腹腔积液和邻近组织受侵情况。有研究报道,腹腔镜分期对远处转移灶判断的总体敏感性为89%,特异性为100%,准确率为95.5%;对淋巴结转移的敏感性为54.5%,特异性为100%,准确率为64.3%。腹腔镜探查可在部分患者发现术前检查未发现的腹腔转移,减少盲目开腹手术。

八、诊断性腹腔镜的评价

诊断性腹腔镜主要应用在胃癌术前诊断和术中探查两方面。诊断性腹腔镜与传统的胃镜病理学、X 线钡餐、CT、B 超等影像学检查相比,术前诊断准确率高,能提供更详尽的胃癌术前分期证据,具有诊断和治疗双重功效的优点。腹腔镜诊断技术准确性为 0.5%,比传统的影像学技术提高 5%~20%。诊断性腹腔镜与传统开腹探查术相比,具有创伤小、安全、恢复快、并发症少和美观等优点。对晚期胃癌诊断性腹腔镜可避免不必要的开腹手术。

1901 年斯德哥尔摩的 Jacohaeus 首次开展腹腔镜检查,至今已有百余年。腹腔镜曾用于腹部疾病的检查诊断,随影像学技术提高,内镜、超声(US)、CT、MRI 和介入影像学等无创仪器的应用,多数疾病可通过无创检查确诊,腹腔镜则更多地用于手术治疗。近年来腹腔镜技术逐渐成熟,在胃癌诊断及分期中发生质的飞跃,具有其他影像学检查不可比拟的优越性和广阔的应用前景。

腹腔镜诊断胃癌有无远处转移的准确率很高,腹腔镜探查诊断可发现无症状远处转移,避免不必要的剖腹探查,有助于胃癌患者术前分期的准确性,有利于制定合理治疗方案。综合文献报道,腹腔镜、超声和 CT 对胃癌患者有无远处转移的准确诊断率分别为 92%、63% 和 58%。腹腔镜诊断临床分期的准确率为 84%,敏感度为 84%,特异性为 100%。胃镜、超声及 CT 技术结合腹腔镜探查术,在术中对胃癌患者的可疑病灶行病理检查,并进行腹腔灌洗、脱落癌细胞学检查,可使胃癌诊断及临床分期的准确率几乎达到 100%。经腹腔镜检查确定胃癌能否切除的准确率达 98.6%。

第五节　中国胃癌分期

在胃癌分期方面,我国胃癌分期的颁布历史远不如国际抗癌联盟(UICC)、美国癌症联合会(AJCC)和日本癌症研究会 UCC)的分期悠长,也没有更多的版次更新,至今国内主要使用 UICC 的 TNM 分期法进行胃癌分期。

我国胃癌临床分期出现在 1978 年,由当时的全国胃癌协作组参照 UICC 倡导的 TNM 分期法,根据原发病灶的大小、浸润深度、淋巴结转移程度及有无远处转移等条件,初步制定了我国的胃癌 TNM 分期法,该分期法在当时 UICC 的 TNM 分期尚未被广泛认同的年代为规范国内胃癌诊治的规范化起到积极的作用。随后,全国胃癌协作组的相关工作由中同抗癌协会胃癌专业委员会替代。20 世纪 80 年代中期,UICC 和 AJCC 统一的 TNM 分期被广泛接受,国内于 1989 年第 4 届全国胃癌学术会议上确定将此法作为我国胃癌的分期标准,至此国内开始普遍使用国际胃癌分期标准,未再对我国胃癌分期进行进一步修改。

一、胃癌 TNM 的定义

(一)原发肿瘤(T)

1. T_1　不论肿瘤大小,癌灶局限于黏膜或黏膜下层的早期胃癌。

2. T_2　癌灶侵及肌层,病灶不超过一个分区的 1/2。

3. T_3　肿瘤侵及浆膜,或虽未侵及浆膜,但病灶已超过一个分区的 1/2,未超过 1 个分区。

4. T_4　肿瘤已穿透浆膜,或大小已超过 1 个分区。

5. T_{4a}　肿瘤超过 1 个分区或已侵出浆膜。

6. T_5　肿瘤侵及周围脏器或革囊胃。

(二)淋巴结转移(N)

1. N_0　无淋巴结转移。

2. N_1　邻近癌灶部位贴近于胃壁的第 1 站淋巴结有转移,包括贲门右、贲门左、胃小弯、胃大弯、幽门上、幽门下及脾门淋巴结。

3. N_2　远离癌灶部位的第 1 站淋巴结有转移(如胃窦癌有贲门旁或脾门淋巴结转移或贲门癌有幽门上下淋巴结转移),或有胃左动脉旁、肝总动脉干、脾动脉干及十二指肠后等第 2 站淋巴结的转移。

4. N_3　有腹腔动脉旁、腹主动脉旁、肝十二指肠韧带周围、肠系膜根部及结肠中动脉周围的第 3 站淋巴结转移。

(三)远处转移(M)

1. M_0　无远处转移。

2. M_1　发生远处转移。

二、临床分期标准

(一)Ⅰ期

无淋巴结转移或仅有邻近第 1 站淋巴结转移的早期胃癌,即 $T_1N_0M_0$ 或 $T_1N_1M_0$。

(二)Ⅱ期

癌肿侵及肌层或浆膜层,但病变范围未超过 1 个分区,没有淋巴结转移或仅有邻近第 1 站淋巴结转移,即 $T_2N_0M_0$、$T_3N_0M_0$、$T_2N_1M_0$ 和 $T_3N_1M_0$。

(三)Ⅲ期

癌肿侵出浆膜或癌肿已经超过 1 个分区,无淋巴结转移或仅有邻近第 1 站淋巴结转移,即 $T_4N_0M_0$ 和 $T_4N_1M_0$;或者不论肿瘤大小,凡有远隔部位的第 1 站淋巴结转移或第 2 站淋巴结转移,即任何 TN_2M_0。

(四)Ⅳ期

不论肿瘤大小,凡有远处转移或有肝十二指肠韧带、腹主动脉旁、肠系膜根部、结肠中动脉周围等第 3 站淋巴结转移,即任何 TN_3M_0 和任何 T 任何 NM_1(表 3-1)。

表 3-1　中国胃癌分期的划分

分期		M_0				M_1
		N_0	N_1	N_3	N_4	
	T_1	Ⅰ	Ⅱ	Ⅲ		
	T_2	Ⅰ	Ⅱ	Ⅲ		
M_0	T_3	Ⅱ	Ⅱ	Ⅲ		
	T_{4a}	Ⅲ	Ⅲ	Ⅲ		
	T_{4b}					
M_1						Ⅳ

三、中国胃癌分期的意义

中国胃癌分期标准在一定程度上汲取了当时 UICC、AJCC 和 JCC 分期之长，并对当时施行的 UICC 分期进行了改良，改变了当时 UICC 胃癌分期基本仿效 Dukes 分期的特点，将原发肿瘤情况和淋巴结转移情况进行融合统一，改变了无淋巴结转移即为 Ⅰ、Ⅱ期，出现淋巴结转移均归为Ⅲ，出现远处转移认为Ⅳ期教条分期方法。经过当时国内临床实践证实其对患者预后判断具有一定的指导意义，各期之间 5 年生存率具有显著性差别。

第四章　肝胆外科疾病

第一节　腹腔镜在肝脏外科的应用

自 1987 年腹腔镜最早用于切除胆囊以来,腹腔镜技术的适应证范围迅速扩大。腹腔镜手术以其缩短平均住院日、降低术后疼痛、胃肠道干扰小、术后恢复快及创伤小等优势迅速在腹部外科的各个领域得到应用;但是,腹腔镜肝外科仍是一项具有挑战性的技术性任务,在深在、不可见部位的病灶的切除,控制肝内大血管的出血、肝断面的止血和避免气栓栓塞方面有特殊困难。

最初开展的是相对比较简单的腹腔镜肝外科手术,如肝活检、单个和多个肝囊肿的开窗引流及肝脓肿、肝包虫囊的处理。随着腹腔镜离断和封闭血管、胆管器械的出现和腹腔镜肝外科手术技术的进步,现在已经可以通过腹腔镜切除肝脏的良、恶性肿瘤。

一、术前准备

腹腔镜肝切除并非适用于所有肝脏疾病患者,病例必须具有选择件。除了要进行常规的肝脏功能评估外,对凝血因子合成的评估也至关重要。术前需进行仔细地影像学研究,综合运用超声、CT、MRI 等多种影像学方法,了解肝脏占位的性质、所在位置及其与门静脉、肝静脉、下腔静脉、胆管的关系,制定合理的手术方案。

二、适应证

(一)病变的部位

肝脏病变必须容易被腹腔镜探查到,通常位于肝脏左叶(Couinaud 分段法 Ⅱ~Ⅳ段)、右前叶(Couinaud 分段法 Ⅴ、Ⅵ段)的病变适于腹腔镜手术。

(二)病变的性质

1.感染性占位

(1)细菌性肝脓肿

1)适用于:①肝脓肿穿刺引流不畅或效果不佳。②肝囊肿合并感染。③脓肿位置表浅,液化较完全,直径较大(一般认为直径>5cm)。④上腹部腹腔无严重粘连。⑤全身感染中毒症状基本控制者。

2)禁用于:①脓肿直径过小。②多发性肝脓肿(脓肿数>4 个)。③脓肿位置深在,腹腔镜无法探查。④脓肿液化尚未完全者。

(2)阿米巴性肝脓肿

1)适用于:①脓肿闭式引流不畅或效果不佳。②伴有继发性细菌感染,经综合治疗不能控制。③脓肿位于左外叶。④脓肿位置表浅。⑤无上腹部手术史。⑥全身感染中毒症状基本控制者。

2)禁用于:①脓肿穿破入腹腔或胸腔,并发腹膜炎或脓胸。②脓肿位置深在,腹腔镜无法探查者。此外,慢性厚壁脓肿宜采用肝叶切除。

(3)肝包虫病

1)适用于:位于肝脏表面、腹腔镜易探查并能有效行肝包虫内囊摘除术者。

2)禁用于:①复发性肝包虫病。②包虫囊继发感染的。③包虫囊位置深在,腹腔镜无法探查。④凝血功能障碍者。

2. 良性占位

(1)肝囊肿

1)适用于:①有症状的肝囊肿,直径>5cm。②位置表浅,引流通畅。③创伤性肝囊肿。④无急性感染和出血者。

2)禁用于:①位置深在,腹腔镜不宜探查。②囊肿与胆管相通。③多囊肝,囊肿无局限性趋势。④囊肿切开引流不畅。⑤凝血机制障碍者。

(2)肝海绵状血管瘤

1)适用于:①有症状的,直径>5cm。②位置表浅,腹腔镜易探查并能有效行肝切除术。③无凝血功能障碍者。

2)禁用于:①多发性肝血管瘤。②病变范围大,已侵犯大部肝组织。③血管瘤邻近肝门部或大血管。④有上腹部手术史。⑤凝血功能障碍者。

3. 恶性占位

(1)原发性肝癌

1)适用于:①患者全身情况良好,无心、肺、肾功能严重损害。②肝功能代偿良好,转氨酶和凝血酶原时间基本正常。③肿瘤局限于肝的一叶或半肝以内,无严重肝硬变,肝脏储备功能良好。④无门静脉主干癌栓,第一、第二肝门及下腔静脉未受侵犯。⑤无上腹部手术史者。

2)禁用于:①肝功能差,凝血酶原时间较正常对照延长>3s,不能耐受肝切除。②肿瘤巨大,剩余肝体积小,肝脏储备功能差。③门静脉主干癌栓或肿瘤侵及第一、第二肝门及下腔静脉癌栓。④肝外癌转移。⑤临床上有明显黄疸、腹腔积液、下肢水肿。⑥严重肝硬化者。

(2)继发性肝癌:适用于以下情况。

1)患者全身情况良好,无心、肺、肾功能严重损害。

2)无肝硬化,肝功能良好。

3)肝脏仅有孤立的转移癌或肿瘤局限于肝的一叶,并且原发灶可被切除。

4)凝血功能正常。

5)无上腹部手术史者。

三、麻醉及体位麻醉

采用气管内插管静吸复合全身麻醉,由于全身麻醉快速、安全、无痛、腹部肌肉松弛、恢复快,便于维持循环稳定和术中良好的呼吸管理,通过调整每分通气量,使 $PaCO_2$ 维持在正常范围,对抗 CO_2 气腹导致的并发症,因此是腹腔镜外科首选的麻醉方法。

一般采用头高足低15°平卧位,术者立于患者左侧,在术中术者可根据手术需要,向左侧或右侧倾斜手术床;也可采用截石位,术者位于患者两股之间。

四、手术方法及技巧

(一)肝囊肿开窗引流术

1. **腹壁切口部位** 根据具体情况可选用 3~4 个套管针进行操作,必要时可另加套管针。位于肝右叶的囊肿,通常在脐上缘或下缘通过 10mm 套管针插入 30°或 45°的腹腔镜,剑突下的一个套管针(位置依据囊肿所在位置上下调节)用于放置术者操作的器械,右锁骨中线肋缘下 2cm 处放置 5mm 套管针,必要时可在右腋前线肋弓下 2cm 处增加一个套管针。肝左叶的囊肿则在左锁骨中线肋缘下 2cm 处放置 5mm 套管针,必要时可在左腋前线肋弓下 2cm 处增加一个套管针。原则是套管针位置的选择有利于接近病变,方便操作。

2. **手术方法** 首先探查腹腔内脏器,然后仔细观察肝脏,囊肿通常突出于肝表面,呈蓝色,结合术前影像学资料,仔细探查囊肿的部位、大小、数目,决定开窗引流部位[在囊肿最低部位和(或)囊壁最薄处开窗]。首先观察囊液性状,用穿刺针刺入囊肿,囊液清亮透明,合并感染或与胆道相同时囊液混浊或混有胆汁。诊断明确后,用电钩在囊壁的薄弱处切开一个小孔,将吸引器插入囊内,减压并让囊液流出,吸尽囊液,助手用分离钳夹起囊壁,术者用电钩和(或)电铲尽量多的切除囊肿壁,并电凝切缘止血。囊肿去顶开窗后,内壁可用高频电铲电凝和/或 2%碘酒纱条、70%乙醇纱条依次擦拭,破坏囊肿内壁上的内皮细胞,开窗口位于低位,可不放置引流管,也可放置引流管从右腋前线套管针处引出腹腔外,或用大网膜组织填入残余囊腔内。

3. **手术技巧** 尽可能多地切除囊壁,充分通畅囊腔便于引流,但开窗的囊肿周边切缘肝组织厚度不宜超过 1cm,过深难以止血。囊肿贯穿于肝膈面及肝脏面时可分别于膈面及脏面开窗。位于肝膈面的囊肿虽然切除较多囊壁,仍然会引流不畅,可将大网膜填塞于囊腔内以达到吸收囊液的目的。

(二)肝脓肿置管引流术

1. **腹壁切口部位** 同"肝囊肿开窗引流术"。

2. **手术方法** 肝脓肿位于右上腹炎症粘连最严重的部位,用分离钳压住或挑起肝脏,肝脏表面充血、隆起或粘连处即为肝囊肿所在部位,用电钩或超声刀分离粘连,充分显露病变部位。用分离钳轻轻向病变区域肝脏表面施压,选取病变区域施压后有明显凹陷处,用电钩电灼一小孔,将吸引器插入囊腔内,一边吸一边轻轻摆动,尽可能地吸尽脓液、清除脓腔内的分隔,将弗雷导尿管送入脓腔,充盈导尿管水囊,适当拉紧导尿管,封闭脓腔,用大量过氧化氢和甲硝唑反复冲洗脓腔,直至冲洗液清亮。探查脓腔无分隔后放置引流管于脓腔内,另一端从右腋前线套管针处引出腹腔外。如果在操作过程中发生脓液污染腹腔,用生理盐水仔细冲洗腹腔至清洁。

(三)肝包虫内囊摘除术

1. **腹壁切口部位** 同"肝囊肿开窗引流术"。

2. **手术方法** 探查腹腔,观察肝脏,结合术前影像学资料,仔细探查囊肿的部位、大小、数目及腹腔内粘连情况,囊肿周围及肝叶的上下间隙放置 4~6 块大的干纱布,经剑突下套管推注少量的灭活剂(20%高渗盐水或 10%甲醛),将纱布喷淋浸湿。术者在腹腔镜直视下,于囊肿位于肝表面最突出处,垂直对囊中进行穿刺,负压吸引,彻底吸净囊腔,为了使吸引更方便可去除囊肿顶部。注入抽出量 1/3 的灭活剂，留置 5~10min 后抽出；助手自另一套管内放入另一吸引器，配合术者，紧对着穿刺部位吸引。用大量生理盐水和甲硝唑反复冲洗囊腔，直至冲洗液清亮。术者用电钩或超声刀去除部分囊壁，吸引管进入囊腔内吸出内囊、子囊等。最后将腹腔镜插入囊内，检查有无残存包虫成分、出血、胆漏。放置引流管于腔内，另一端从相应套管针处引出腹腔外。

3. **手术技巧**　选择囊肿顶部穿刺可避免囊液外泄，彻底吸净囊内容物。发现子囊，应将子囊放入袋内，安全取出。生发层去除后，仔细检查有无胆漏，如果有，应予以缝闭或夹闭；通过胆囊管注入亚甲蓝以检查是否有胆管与囊肿相通。尽量切除不带肝组织的外囊壁，囊壁边缘组织必须用电凝或缝合的方法予以彻底止血。可将大网膜置入残留囊腔内。

(四)肝左外叶切除

1. **腹壁切口部位**　根据操作情况可选用 4~6 个套管针，必要时可另加手助式装置。在脐上缘或下缘通过 10mm 套管针插入 30° 或 45° 的腹腔镜，脐左侧放置一个 10min 套管针（位置依据操作需要上下调节），剑突下的一个 10mm 套管针用于放置肝牵开器、冲洗或吸引装置，或术者的主操作设备，可在左锁骨中线肋缘下 2cm 处放置 5mm 套管针，必要时也可在左腋前线肋弓下 2cm 处增加一个套管针。

2. **手术方法**　分离镰状韧带和左三角韧带，充分暴露左肝，找到肝上下腔静脉，在其左下方离断部分肝实质，暴露左肝静脉汇入下腔静脉处，穿过止血带，以便肝外控制静脉血流（当左肝静脉汇入下腔静脉处太短或操作不便时，不应实施这一操作）。解剖肝十二指肠韧带，穿过止血带，控制入肝血流。在距镰状韧带左侧 1cm 处的肝脏膈面和脏面的包膜下用电刀划出预切除线，第一肝门阻断，用超声刀分割器沿此线分离肝实质，肝脏 Ⅱ、Ⅲ 段的血管、胆道结构在钛夹间分离。左肝静脉及门静脉左支用血管吻合器分离。切下标本放入袋内，切碎，从扩大的切口处取出。引流管放置在肝脏的残端。

(五)肝右叶切除

1. **腹壁切口部位**　根据操作情况可选用 4~7 个套管针，必要时可另加手助式装置。在脐上缘或下缘通过 10mm 套管针插入 30° 或 45° 的腹腔镜，脐右侧放置一个 10mm 套管针（位置依据操作需要上下调节），剑突下的一个 10mm 套管针用于放置肝牵开器、冲洗或吸引装置，或术者的主操作设备，可在右锁骨中线肋缘下 2cm 处放置 5mm 套管针，也可在右腋前线肋弓下 2cm 处增加一个套管针，必要时在脐上正中或经腹直肌做一个长约 5cm 的纵切口，放置手助式装置。

2. **手术方法**　分离肝圆韧带、镰状韧带和右三角韧带，充分暴露右肝，找到肝上下腔静脉，在其右下方离断部分肝实质，暴露右肝静脉汇入下腔静脉处，穿过止血带，以便肝外控制静脉血流（当右肝静脉汇入下腔静脉处太短或操作不便时，不应实施这一操作）。解剖肝十二指肠韧带，穿过止血带，控制入肝血流。在距正中裂右侧 1cm 处的肝脏膈面和脏面的包膜下用电刀划出预切除线，第一肝门阻断，用超声刀分割器沿此线分离肝实质，肝脏 Ⅱ、Ⅲ 段的血管、胆道结构在钛夹间分离。右肝静脉、肝中静脉、门静脉右支等较大的血管用血管吻合器分离。切下标本放入袋内，切碎，从扩大的切口处取出。引流管放置在肝脏的残端。

3. **手术技巧**　患者取左侧卧位，术者立于患者左侧。切除术中最危险的部分是处理右肝静脉。在横切实质时，阻断肝门，用超声刀离断肝脏组织，最后用血管吻合器离断右肝静脉、肝中静脉、门静脉右支。

(六)肝脏的区段切除或亚区段切除

1. 腹壁切口部位　根据操作情况可选用4~5个套管针在脐上缘或下缘通过10mm套管针插入30°或45°的腹腔镜,脐周放置一个10mm套管针,剑突下的一个10mm套管针用于放置肝牵开器、冲洗或吸引装置,或术者的主操作设备,可在相应锁骨中线肋缘下和(或)左腋前线肋弓下2cm处放置一个5mm套管针。

2. 手术方法　肝的Ⅱ~Ⅳ段是最常见的切除区域,分离镰状韧带和/或左三角韧带,充分暴露预切除肝段,解剖肝十二指肠韧带,穿过止血带,控制入肝血流。在预切除肝段的肝脏膈面和脏面的包膜下用电刀划出预切除线,第一肝门阻断,用超声刀分割器沿此线分离肝实质,肝脏的血管、胆道结构在钛夹间分离。大的肝静脉及门静脉分支用血管吻合器分离。切下标本放入袋内,切碎,从扩大的切口处取出。引流管放置在肝脏的残端。

(七)非规则性肝切除

1. 腹壁切口部位　同"肝脏的区段切除或亚区段切除"。

2. 手术方法　非规则性肝切除就是连同距肿瘤边缘1~2cm肝组织的切除。分离镰状韧带、肝圆韧带或三角韧带,充分暴露预切除肝段,解剖肝十二指肠韧带,穿过止血带,控制入肝血流。在距肿瘤边缘1~2cm的肝脏膈面和脏面的包膜下用电刀划出预切除线,阻断或不阻断第一肝门,用超声刀分割器沿此线分离肝实质,肝脏的血管、胆道结构在钛夹间分离。大的肝静脉及门静脉分支用血管吻合器分离。切下标本放入袋内,切碎,从扩大的切口处取出。引流管放置在肝脏的残端。

第二节　腹腔镜肝切除术

一、历史及现状

自从1985年9月德国的ErichMuhe医师实施了首例腹腔镜胆囊切除术以来,尤其是到20世纪90年代以后,"微创治疗"的概念渐得人心、日益流行,热情高涨的外科医师们争先恐后地将腔镜技术应用于外科各个领域。目前腔镜除了不能直接用于器官移植手术外,几乎已经可以完成腹部外科的所有手术,其中包括活体器官移植中的器官获取。追溯起腹腔镜肝脏手术的历史,肝胆外科领域的人士应该会感到惭愧。世界上首例腹腔镜肝切除(LH)不是由肝胆外科专业医师,而是由妇科医生Reich,于1991年首先采用腹腔镜切除了在妇科手术过程中无意发现的、位于肝脏边缘的良性肿瘤,从而揭开了LH的序幕。1992年,Gagner等在美国胃肠外科医师协会科学会议上报道了首例较为复杂的LH,他们应用超声刀、单极电凝和钛夹成功切除了直径6cm的局灶性结节样增生病灶。1993年,Wayand完成了腹腔镜下肝脏Ⅵ段一个孤立的乙状结肠腺癌肝转移灶切除,是对肝脏恶性肿瘤的首次尝试。1996年,Azagra等对一肝腺瘤患者施行了解剖性左外叶(Ⅱ、Ⅲ段)切除,是世界上首例规则性LH。自此以后随着医师经验的不断积累、手术技巧的不断提高及腔镜器械的不断发展,腹腔镜技术在肝脏外科领域的应用日益广泛。自1991年首例LH崭露头角到2006年6月为止,根据国际上英文文献的不完全统计LH总例数为703例。

　　1994 年,周伟平等报道了国内首例经腹腔镜开展的肝脏切除术,自此以后有关 LH 的报道逐渐增多。由于此种手术开展的较晚且技术设备要求较高,早期的报道多为小样本的病例总结。直到近期才出现较大规模(100 例以上)的病例报道。

二、腹腔镜肝切除的分类

　　根据腹腔镜在肝脏切除过程中的使用程度,腹腔镜肝切除可分为完全腹腔镜肝切除(TLH)和手助腹腔镜肝切除(HALH),TLH 即真正意义上的 LH,也是本文将要主要讨论的术式。此术式从肝脏探查、游离到肿瘤切除等操作均全程在腹腔镜下完成,其特点是切口最小创伤最微。但由于缺乏手的触觉帮助,手术难度大,发生出血和气体栓塞等并发症的危险性高,手术时间较长,技术要求最高。HALH 则是根据手术需要在腹部另做一切口,通过手助装置(Hand-Port)进入一只手来帮助腔镜进行操作。其切口及创伤程度比 TLH 大但仍显著小于开腹手术。由于多了一臂之力,多了手指的触觉和灵活性,可明显加快手术速度,降低操作难度。术中如果发生出血,能及时用手进行控制,从而避免气体栓塞的发生。但是 HALH 需要特殊的昂贵手助装置,很大程度上限制了 HALH 的开展。另外,进入腹腔内的手在带来操作便利的同时,可能会因腹腔内空间的限制反而减少视野影响镜下的操作。

三、腹腔镜肝切除术的可行性及适应证

　　任何一项新的外科技术在受到广泛应用之前,其可行性、可重复性及安全性应该得到充分评价。15 年间全球已经完成了至少 703 例 LH,总体中转率只有 8.1%,说明 LH 是可行的。此项手术在世界范围内的不同中心得以顺利开展,说明它具备可重复性。LH 的总体病死率和并发症发生率分别为 0.8% 和 17.6%。152 例 LH 与 154 例开腹肝切除相比较的回顾性分析显示,LH 并不增加患者的并发症发生率和病死率,说明 LH 安全性与开腹手术相当。

　　腹腔镜技术甚至已经被应用于活体供肝获取手术。Soubrane 及其同事报道了他们的经验,2001—2005 年他们尝试用腹腔镜技术为 16 例活体供肝者切除肝脏左外叶,其中 1 例因为在分离肝门过程中左肝门静脉损伤而中转开腹,其余 15 例成功地实施了腹腔镜下肝左外叶切除术。围手术期没有发现与腹腔镜相关的特殊并发症。与 1998—2004 年实施的 14 例标准开腹肝切除相比,虽然手术时间延长,但术中失血量显著减少,且两组并发症发生率相当。获取的供移植肝脏在解剖结构上没有差别。他们据此得出结论认为用腹腔镜获取肝脏左外叶是安全和可重复的手术,可获得与开腹手术相似的移植物,值得推荐。

　　尽管近千例成功手术的实施证明了 LH 安全可行,然而必须清醒地认识到,由于腹腔镜不易完全阻断肝门,尤其是第二肝门;不易控制肝脏断面的出血,手术视野容易受到出血的影响。因此,并非所有肝脏肿瘤患者都适用于 LH,LH 的适应证须从严掌握。目前,可用 LH 治疗的肝脏肿瘤包括原发性肝癌、肝脏转移瘤、局灶性结节性增生、肝腺瘤和肝血管瘤。LH 还被用于肝内胆管结石的肝切除治疗。国外行 LH 治疗的病灶中位直径为 3.35cm(2.6~7.6cm)。国内认为良性病变最好不超过 15cm,恶性肿瘤不超过 10cm 为宜。直径过大的肿瘤难以操作,且需要处理的肝脏断面太大容易导致难以控制的大出血。另外是否适于 LH 切除还与肿瘤的位置有关:位于肝左外叶、左内叶及右叶下缘(Couinaud Ⅱ、Ⅲ、Ⅳ、Ⅴ或Ⅵ段)的肿瘤,与大血管有一定距离,显露和操作相对容易,适于行 LH 治疗。除了要考虑肿瘤的大小和位置外,能否行 LH 还必须遵从肝切除的一般原则:剩余肝脏的储备功能。术前肝脏功能要求 Child-Pugh 分级 B 级以上。另外,患者最好没有既往上腹部手术史以防手术区域广泛

粘连无法操作。

四、腹腔镜下用于离断肝脏的器械

由于不涉及器官的重建,肝切除的实质是安全有效地离断肝脏组织,尤其是肝内管道组织。LH 无法像开腹肝切除那样"大刀阔斧",只能借助于器械来"精雕细琢"。开腹肝脏切除术中常用的断肝及止血方法——缝扎法,虽然也可以应用于 LH,但要想在腹腔镜下进行缝扎绝非易事。其操作困难、过程烦琐且容易损伤周围组织,现多已被其他方法取代。迄今为止,没有任何一种器械单独使用就能承担起腹腔镜下断肝的重任,因此人们尝试了采用多种器械用于 LH 中肝脏的离断。

(一)微波刀

将微波针插入肝组织,利用高频微波使其固化,凝固其内的血管止血。穿刺针距通常为 1~1.5cm,微波功率为 60~80W,固化肝组织至发白冒烟,在拟切除线形成宽 2cm 凝固带后,分离肝组织。术中根据肝脏厚度选择相应长度的微波针,微波针的长度不足时分层凝固。微波凝固器可使 4mm 以下的血管闭塞,但对胆管只起暂时性闭塞作用,而不能凝固闭塞。为防止术后胆漏,应对胆管进行单独妥善处理;遇到直径 4mm 以上的管道结构时应予以缝扎或钛夹夹闭。微波刀的止血效果较好,还可对残存的或小的肝转移瘤灶凝固处理,因此使用此法也是对不能切除的肝癌作为综合性治疗的一个方法。微波固化的主要缺点是:

(1)切肝时间长且凝固肝组织较厚,术后遗留过多的坏死组织,有引起继发感染形成肝脓肿的可能。

(2)微波针插入肝组织较为盲目,有刺伤大血管引起大出血的可能。

(3)如微波针穿透肝组织可致周围脏器损伤。因而,有条件时应在超吸引导下进针,可减少损伤。在肝门附近不能应用微波消融技术,因为热传导可能会损伤胆管从而引起胆漏和脓肿形成。

(二)超吸刀

主要是利用超声振荡作用使肝实质细胞分崩离析,而将其中的致密管道结构分离孤立出来,便于进一步单独处理。刀头配备有冲洗系统,用盐水将超声振动所产生的热量消除,并与肝组织碎屑混合后一并通过连接于刀头的负压吸引系统吸走,从而保持手术创面的清晰。超吸刀在切割靠近肝脏主要血管的肝实质时应降低能量,以免损伤血管。肝硬化患者由于肝组织增生及纤维化,分离切割肝实质比较困难,有时即使高功率的超吸刀也难以振碎硬化的组织。因此,严重肝硬化患者不宜使用超吸刀。

(三)水刀

利用 200~1000mPa 压力的生理盐水通过直径 20μm 或 70μm 的喷刀产生高压水流来分离肝组织。通过适当的压力调节,可以达到切开肝脏实质但保留肝内血管及胆管的效果。用水刀分离肝组织,能清晰显露术野管道结构,便于结扎或夹闭。使用传统水刀时,腹腔内会产生水雾,影响摄像效果。为了解决气腹条件下传统高压水刀易产生气雾的问题,人们设计出了螺旋水刀。其作用原理为通过特有的压力发生系统对水压进行精确控制,使液体通过高压管到达喷嘴,形成细小的高压水束,作用于人体组织时使组织结构发生膨胀,较软的实质性组织在较小的压力下即可被分离,血管、胆管、淋巴管和神经等可以不受损伤地保留下来另行处理。通过改变压力和流速，不仅可以达到有选择性地解剖人体组织的目的，还可使特定的组织得到最大限度的保护。螺旋水刀产生的水束高度凝聚，即使在液体中水束的形态也保持凝聚，不产生水雾，为其应用于 LH 创造了良好条件。

(四) 氩气刀

利用氩气通过电极时，产生的高能光束来切割肝组织并凝固小血管止血。氩气流 2~7L/min，喷头距切面 1cm 以上，即可使组织结痂、炭化，在肝断面形成 3mm 厚的焦痂，并能使直径小于 2mm 的血管凝固，达到快速止血的目的，是目前控制肝脏创面渗血较为有效的方法，适用于肝创面弥散性渗血。

(五) 内镜用切除吻合器 (Endo-GIA)

是腔镜手术的一种常规器械，可用于腔镜下的多种手术。Endo-GIA 打出相互咬合成排的钉子，每侧二二或三三互相错开。钉子高度为 2.5mm、3.5mm、4.8mm 不等，使用时可根据组织的厚度选用合适的钉子。吻合器的规格有两种，一种长 30mm，一种长 60mm。该吻合器同时带有切割装置，即在两排钉子之间装有刀刃，同时切割和钉合组织。它不能用于较厚的肝组织的夹闭切割，多应用于肝左静脉、肝动脉分支、大的胆管等的切割和钉合。

(六) 彭氏多功能手术解剖器 (PMOD)

是将高频电刀、吸引器和推剥器相结合的多功能解剖器，集刮碎、钝切、吸除与电凝四大功能于一体，能解剖出肝内每一根细小管道结构，电凝或夹闭，解剖速度快，电凝准确，同步吸引可及时吸除肝组织碎屑、积血、积液及电灼产生的烟雾，使手术视野保持清晰，手术中不必频繁更换手术器械，从而大大缩短时间。但由于 PMOD 的实质仍然是电刀，操作不慎有损伤血管的危险。过度的烧灼也会引起肝脏断面组织的坏死，术后有引发出血、胆漏的危险。

(七) 超声刀 (UHS)

与超吸刀的原理部分相似，通过超声频率发生器使金属刀头以 55.5kHz 的超声频率进行机械振荡，使组织内的水分子气化、蛋白质氢键断裂、细胞崩解、组织被切开或者凝固、血管闭合。然而不同点之一是 UHS 直接将组织及其内管道结构凝固，二是刀头不配备吸引系统因而不具备吸引功能。新的 UHS 凝血效果较好，可以安全凝固 3mm 以下的动静脉，甚至 5mm 的血管。UHS 凝固与切割的时间要长，其刀头较为笨拙，不适于肝内组织的精细解剖。

(八) Ligasure

可以永久性地凝固直径高达 7mm 的管道结构和组织束而无须解剖分离其中的组织。它通过压力和能力的恰当结合，将管道组织内的胶原和弹力蛋白溶化而形成永久性的、玻璃样凝固带，而并非依靠血管近端的血栓形成起作用。临床研究显示形成的凝固带可以经受住高达 3 倍的正常收缩压的冲击。当凝固过程完成后，机器内的反馈控制系统可以自动切断能量的供给，减少组织焦痂及黏着。Ligasure 能精确的控制热传导，对于大部分型号的机器来说刀头周围的热传导只有 2mm 左右，不容易误伤周围重要结构。然而，Ligasure 刀头更为粗笨，无法用于重要结构的精细解剖。

因为没有任何单一的器械能够完全胜任肝脏实质和管道结构的离断工作，在不能一招制胜的情况下人们在实际操作中往往是"打组合拳"，将上述器械交替使用，从而顺利完成肝脏的离断。

五、手术具体操作情况

(一)患者的体位及套管位置

患者一般取仰卧位,头稍高,可根据病灶的位置调整体位。套管针的放置,脐周围 1~2cm 置 10mm 套管针为观察孔,建立 CO_2 气腹,腹内压设置在 12mmHg 以下。在行左半肝或左外叶切除时此孔选脐上偏左,可使术野纵达膈顶。其余各孔位于剑突下、肋下左右锁骨中线上及腋前线上,具体位置根据病变部位和患者体形调整。一般需在上腹部放置 4~6 个内径 5~12mm 套管针。总的来说套管针放置的原则是术野尽可能大,主操作孔在不干扰操作的情况下尽可能靠近病灶,辅助孔不干扰操作。肋缘下穿刺孔尽量在一条直线上,有助于中转开腹时将其连接呈直线切口。布孔的关键是选择好适合超声刀和直线切割器操作的置入套管针,使其操作方向与拟订的肝切线方向保持一致。

(二)腹腔镜不规则肝切除

目前文献报道的 LH 大部分为不规则肝切除术。多适用于位于肝脏边缘或表面的病灶。方法相对简单:一般不用阻断肝蒂,根据情况切断相应韧带以部分游离肝脏,距病灶 1~2cm 用电钩在肝表面标志预切除线。然后,用各种腹腔镜切肝器械切割肝实质,直径细的管道结构可以直接电凝,大血管、胆管则必须用钛夹或可吸收夹夹闭。若拟切除的肝组织较薄,也可直接应用 Endo-GIA 离断肝组织,切除病灶。

(三)腹腔镜左肝规则性切除

包括左肝段、左外叶、左半肝的切除。其中,腹腔镜左外叶肝切除的报道逐渐增多。Soubrane 等在肝移植活体供肝腹腔镜切取手术的报道中代表性地详细介绍了腹腔镜左外叶肝切除过程:建立 11mmHg 压力的气腹,放置 5 个套管针(1 个 5mm、2 个 10mm、2 个 12mm),中间的套管计放在脐上 2~3cm 以避免只看到左外叶的切面。超声刀切断镰状韧带和三角韧带后,解剖出肝动脉、肝门静脉左侧分支并用橡皮带标记。供应尾状叶的动脉和肝门静脉分支予以钳夹切除断以增加肝门静脉和肝动脉左支的长度。沿镰状韧带的右侧进行肝脏切除,肝被膜及表浅的肝脏实质用超声刀切开,然后使用超吸刀进行肝脏的切除。小的管道结构直接用双极电凝烧断,>2mm 的结构则用夹子或线形闭合器切断。当切到肝门平面时切断左肝管,其远端用 5-0 可吸收线连续缝合或夹子夹闭。当完成肝脏横断后控制肝静脉左支并用带子标记。然后,首先钳夹并切断动脉,动脉近端用血管夹夹闭。肝门静脉及肝静脉则用腔镜下线形闭合器横断。从而解剖性切除左肝外叶。这个过程中最后处理血管的目的是为了减少供肝的缺血时间。而在普通的肝切除术中则可在断肝前首先离断肝门血管。切除病肝后冲洗肝创面,少量渗血可电灼止血,对明显的出血和胆漏,需要钛夹夹闭。最后于肝断面喷洒蛋白胶,覆盖止血纱布。常规放置腹腔引流管 1 根,由腹部右侧穿刺孔引出并固定。切除标本装入标本袋,经扩大腹部穿刺切口后取出。

(四)腹腔镜右肝规则性切除

腹腔镜右肝规则性切除当前多限于肝段的切除。一般包括如下步骤:先游离肝右叶,通过术前影像学资料,尤其是增强的 CT 和 MRI,判断局部的主供血管。于影像学判断的位置处用术中超声查找主要的供应血管,在切除线上距离其最近的位置用超声刀切开肝脏表面组织,找到肝脏主要供应血管予以钛夹夹闭后切断,大管道可用直线切割器处理,最后用超声刀逐步切断组织。创面处理同左肝解剖性切除。

腹腔镜右半肝规则性切除的报道近年也逐渐增多。1997年,Huscher等首先报道腹腔镜右肝切除术。O'Rourke等2004年报道了12例腹腔镜右半肝切除术,其中5例为完全腹腔镜下右半肝切除术,5例为腹腔镜辅助下右半肝切除,2例中转开腹手术。他们把腹腔镜右半肝切除分为3个主要的阶段。

(1)用超吸刀等解剖肝蒂,解剖出肝右管及肝右动脉后用钛夹夹闭,肝右门静脉则用Endo-GIA予以离断。

(2)用超吸刀在下腔静脉处分离出肝右静脉,用Endo-GIA予以离断。

(3)用超吸刀或Endo-GIA切开肝组织离断右半肝。Dagher等对12例腹腔镜右半肝切除的经验表明:右肝的充分显露和搬动仍然是个难题。正确的患者体位摆放挺重要,即在患者的右肩及右臀后方放置厚垫子,使患者右肝左转以暴露右三角韧带。另外,右侧肋骨下的5mm套管针一定要尽量靠外放置。由于缺少安全有效地肝脏牵拉工具,搬动和显露仍然很困难。因此,有些医师提倡手助技术以便肝脏的显露及离断,尤其对于硬化的肝脏或是肿瘤位于肝的右后肝段。然而,助手会减少术野的可视空间。

六、主要并发症及其防治要点

(一)术中出血

是LH最常见的并发症,是LH失败导致中转开腹的主要原因。因此,预防和控制出血是手术成功的关键。LH时术中出血多为解剖肝门时发生的肝外血管出血和切肝时肝断面的血管出血;从血液来源可分为肝门静脉、肝动脉系统的出血和肝静脉的出血。为了预防出血,学者刘荣等提出了几点注意事项。

(1)术前进行详细的影像学检查(CT血管重建、MRI等),结合术中超声探查,对切除范围内需处理的血管做到准确的预判。

(2)根据切除范围解剖、处理相应的入肝血管。断肝之前在肝十二指肠韧带周围预放置一根阻断带并打一松结,必要时随时阻断肝门。

(3)解剖第二肝门显露肝静脉后,用钛夹夹闭以减少反流出血。此时不急于切断肝静脉,以防止破裂引起大出血和气体栓塞。

(4)断肝前将中心静脉压控制在4~6cmH$_2$O,以减少肝静脉的反流出血。断肝时小的管道可用超声刀、Ligasure等器械切断,较大管道则以钛夹或血管夹夹闭后切断,靠近第二肝门时可以直线切割闭合器将肝实质连同肝静脉一并切断。

(5)创面电凝止血,检查有无出血、胆漏,以生物蛋白胶等封闭。一旦发生出血,术者一定要保持镇定,持镜者尽量在稳住视野的同时避免镜头被污染,术者可用器械轻压出血部位减少出血,同时根据出血部位和性状做出判断,果断选择正确的止血方法:

1)解剖第一肝门时的出血多来源于肝门静脉或肝动脉分支,此时术者左手控制出血点,助手吸尽血液后,术者在直视下右手夹闭出血处即可控制,由于肝外位置较浅,操作空间较大,处理一般并不困难。但切忌在血液中盲目钳夹、电凝止血,否则有损伤胆管的危险。

2)若在已控制入肝血流后的断肝过程中出血,多来源于肝静脉的分支。小的分支可用电凝或超声刀止血,大的血管可应用钛夹于出血点深面连同少量肝实质与肝静脉一起夹闭。应注意反复对开放的肝静脉分支施夹有导致气体栓塞的危险,在 1~2 次施夹失败后,可先用小纱布压迫止血数分钟,由于肝静脉压力较低,一般出血可以停止或减轻,再根据情况选择继续夹闭或止血纱布压迫止血。

3)若解剖分离第二肝门时损伤了肝静脉或下腔静脉,应迅速临时控制出血,果断中转开腹,探查后以 Prolene 线修补。不建议在气腹腹腔镜条件下试图缝合修补肝静脉,否则有导致破口扩大和气体栓塞的危险。

(二)气体栓塞的预防

文献报道有临床意义的气体栓塞非常少见,但一旦发生大量气体栓塞,患者病死率极高,因此在气腹条件下气体栓塞的预防不容忽视。AreC 等认为使用氩气刀会增加气体栓塞的发生率,应慎用氩气刀。在使用它喷凝止血之前一定要确认肝断面无肝静脉分支的活动性出血。在处理第二肝门时,尽量避免在肝实质外结扎切断肝静脉,以 1~2 枚钛夹以预阻断即可。在离断肝实质时应小心并妥善处理其中较大的肝静脉分支。应用免气腹腹腔镜或低压力气腹可在一定程度上降低发生气体栓塞的风险。

七、卫生经济学分析

王刚等比较了腹腔镜和开腹肝切除的费用,从卫生经济学的角度评估腹腔镜肝切除的优势。他们选择了 2002 年 5 月至 2004 年 5 月行肝切除的连续病例 126 例,其中 LH 51 例,开腹肝切除 75 例。两组患者的全部直接医疗费用(住院费用)和相关的间接费用(包括住院期间患者家人的交通费和患者及其家人因病休或陪护影响工作的费用等)的对比表明,LH 组的直接医疗费用高于开腹肝切除组,但是间接费用却明显低于开腹肝切除组,总费用也低于开腹肝切除组,说明一个成功实施的 LH 相对开腹肝切除,不仅对患者的身体是"微创",对患者的钱包而言也是"微创"。

八、腹腔镜肝切除对机体免疫和代谢的影响

有证据表明腹腔镜胆囊切除术与开腹胆囊切除相比,对机体的免疫和代谢影响较小。为了解 LH 是否也有这种优势,Burpee SE 及其同事将 14 头猪随机分为两组,分别接受开腹和腹腔镜肝脏部分切除术。他们通过测定可的松、肿瘤坏死因子、白介素-2 和 C-反应蛋白的浓度来了解机体对手术的代谢反应。观察迟发皮肤变态反应来了解机体的免疫反应并观察了 6 周后腹腔内粘连形成情况。结果 LH 术后与开腹手术相比,迟发皮肤变态反应程度更好。肿瘤坏死因子和白介素-2 水平较低,而术后粘连形成更轻。他们由此得出结论认为 LH 可以更好地保留机体术后的免疫功能,从而有利于预防感染和控制肿瘤的生长。LH 对人体免疫及代谢功能的影响尚未见到报道。

第三节 腹腔镜胆囊癌手术

一、胆囊癌病理分期和切除范围选择

(一)胆囊癌的临床分期

决定胆囊癌预后的最根本因素是胆囊癌的病期,临床上胆囊癌外科治疗的选择由分期决定,选择合适的病例行相应的根治切除才能获得最佳治疗效果。AJCC(美国癌症联合委员会)制定的恶性肿瘤 TNM 分期是目前世界上应用最为广泛、也是国内普遍使用的肿瘤分期标准,胆囊癌 AJCC 分期将胆囊癌分为 5 期,即 0 期:Tis;Ⅰ期:$T_{1a}N_0M_0$、$T_{1b}N_0M_0$;Ⅱ期:$T_2N_0M_0$;Ⅲ期:$T_3N_0M_0$、$T_{1\sim3}N_1M_0$;Ⅳ期:$T_4N_{0\sim1}M_0$、$T_{1\sim4}N_2M_0$、$T_{1\sim4}N_{1\sim2}M_1$。Tis:原位癌;T_{1a}:肿瘤侵犯黏膜固有层;T_{1b}:肿瘤侵犯肌层;T_2:肿瘤侵及肌肉周围结缔组织,但未超出浆膜或进入肝脏;T_3:肿瘤穿透浆膜和直接侵犯肝脏和 1 个邻近器官或结构,如胃、十二指肠、结肠、胰腺、网膜或肝外胆管;T_4:肿瘤侵及门静脉或肝动脉,或 2 个或更多肝外器官或结构;N_0:无淋巴结转移;N_1:肝门区淋巴结转移;N_2:远处淋巴结转移;M_0:无其他器官转移;M_1:有其他器官转移。

(二)手术范围选择

1. Ⅰ期胆囊癌　根据 TNM 分期,Ⅰ期胆囊癌有两种情况:局限于黏膜层(T_{1a})或肌层(T_{1b})。局限于黏膜层(T_{1a})和固有肌层(T_{1b})且无淋巴结转移的胆囊癌称谓早期胆囊癌,通常很难做出术前诊断,即使术后检查标本时也常被遗漏,但是治疗效果预后最佳,胆囊癌行单纯胆囊切除术的 5 年生存率 T_{1a} 期为 99%~100%,T_{1b} 期为 95%~100%。在临床工作中,Ⅰ期胆囊癌常于胆囊切除术后病理报告才明确诊断,是否需再次手术各家观点不一。对 T_{1a} 期胆囊癌意见一致,行单纯胆囊切除术即可,不必行根治术。对 T_{1b} 期胆囊癌的观点不一致:有主张胆囊切除+区域淋巴结清扫术,也有认为大多数 T_{1b} 期胆囊癌病变局限,无血管或神经周转移,淋巴转移低,只要切缘阴性,不需要再手术。

2. Ⅱ期、Ⅲ期及部分Ⅳa($T_4N_0M_0$)胆囊癌　胆囊癌根治术是唯一可能治愈 T_2、T_3 期的病变。病变尚局限于胆囊周围的邻近肝脏,淋巴结转移未超过第二站,即认为是可根治的胆囊癌。Ⅱ期胆囊癌的标准手术是胆囊癌根治术或扩大胆囊癌根治术,手术范围包括:整块切除胆囊及胆囊床周围约 2cm 的肝组织+N_1-N_2 淋巴结清扫术。对Ⅲ期及部分Ⅳa 肿瘤只有行扩大根治才有可能长期生存。扩大胆囊癌根治术是在胆囊癌根治术基础上行右肝叶切除、肝外胆管切除、胰十二指肠切除等。

(1)肝切除:胆囊的静脉回流通常由直接交通静脉或伴随肝外胆管的小静脉注入Ⅳ、Ⅴ肝段,所以Ⅳ、Ⅴ肝段是胆囊癌转移到肝脏的最常见位置。T_2 期胆囊癌肝转移灶最常见于胆囊床周围 1cm 的肝脏组织中。肝脏切除的范围必须距肿瘤边缘 2cm 以上。肿瘤未穿透胆囊壁全层时,肝楔形切除或Ⅳ、Ⅴ肝段切除已足够。当有肝门受侵犯时,扩大右肝叶切除才有可能根治。从前认为扩大肝叶切除手术风险大,手术病死率高,近年来,由于术前门静脉栓塞术、预防肝内胆管炎手段及胆道减压技术的改进,大大降低了手术风险。

(2)淋巴清扫:在 TNM 分期中,胆囊管、胆管及肝门部淋巴被认为是第 1 站淋巴结,胰

头周围、十二指肠、门静脉周围、腹腔干肠系膜淋巴结为第2站淋巴结。根治性淋巴结清扫的范围包括第1、第2站淋巴结,即从肝十二指肠韧带周围淋巴结(包括肝门部淋巴结)、肝总动脉、腹腔淋巴结清扫到腹主动脉旁淋巴结。病变局限于肝十二指肠韧带、胰十二指肠上后方区域和肝总动脉的可行根治性淋巴结清扫术,但是肠系膜上淋巴结、腹腔淋巴结、主动脉旁淋巴结转移是手术的反指征。当肝十二指肠韧带受侵犯时,不主张为了预防性清扫胰周淋巴结而行胰十二指肠切除术,因为它不能防止肝十二指肠韧带局部肿瘤复发,而且术后并发症高,预后差。

N$_2$转移的病例(相当于TNM分期中Ⅳb期),无论手术切除范围多大,预后都很差。在胆道系统疾病中,腹主动脉旁淋巴结被认为是区域终末淋巴结,行胆囊癌根治术之前应取主动脉旁淋巴结活检,有主动脉旁淋巴结转移的胆囊癌不适宜行扩大淋巴结清扫术。

(3)切除胆总管的问题:在根治术中,切除胆总管有利于清扫肝十二指肠韧带的淋巴脂肪组织,但是术后并发症多,所以不主张对所有病例都切除胆总管。体型瘦小的患者,没有胆道手术史,且肿瘤位于胆囊底部,较易使肝十二指肠韧带骨骼化,不必切除胆总管。T$_2$期胆囊癌病变局限于胆囊底部和体部,可以保留肝外胆管。但是当胆囊癌侵犯胆囊浆膜下及以外时,肝十二指肠韧带受累的机会较大,而且术前能发现这样的情况十分困难,所以强烈考虑切除肝外胆管和相应的淋巴结。胆囊癌有沿胆管壁扩散的特性,如果胆囊管切缘阳性,需再次手术行扩大胆囊癌切除术。胆囊颈癌邻近胆囊5角,故发生肝外胆管转移较早,淋巴结转移率较高,对胆囊颈特别是胆囊管的癌肿,原则上应切除胆总管,行胆管-空肠吻合术。

3. Ⅳb期胆囊癌 下述情况不能行胆囊癌根治术:胆囊癌有肝转移、腹膜种植和主动脉旁淋巴结转移,即使转移的位置局限于胆囊周围。无法切除的胆囊癌通常广泛累及肝外胆管,肝门淋巴结聚集成块状,对此类患者ERCP下放置内支架非常困难。如果在探腹时发现胆囊癌不能根治,可考虑行肝内胆管-空肠Roux-en-Y吻合术,可能有助于改善胆道梗阻的症状。术前CT、MRI等发现胆囊癌已不能根治时,可考虑在ERCP下放置内支架或ENBD。

(三)腹腔镜胆囊癌可切除性的评估

腹腔镜下胆囊癌的可切除性评估应对切除的安全性、可行性与根治的彻底性进行综合评估,选用适宜的评估方法和正确的评估顺序。评估方法的选择应遵循由简单到复杂,由无创到有创的顺序,应重视对患者全身状况、局部病变程度和病理分期的综合评估。术前评估应明确TNM分期和手术耐受性,排除远处转移。

1. 肿瘤分期的评估 术前明确肿瘤的TNM分期,对于胆囊癌手术方式的选择及判断是否适宜进行腹腔镜下胆囊癌根治十分重要。但术前要正确评估肿瘤侵犯胆囊壁的深度和淋巴转移情况、做出正确的胆囊癌TNM分期有时是困难的。

对于T分期,可以采用内镜下超声(EUS)、CT、MRI和腔镜下超声进行综合评估。EUS能比较准确地判断肿瘤侵犯胆囊壁的组织学层次,通过细针穿刺可以对区域肿大淋巴结进行活检,明确有无淋巴转移。在肿瘤较大、突破浆膜或侵犯肝脏等周围脏器及存在明显肿大淋巴结时,CT与MRI能做出较准确的T分期和N分期。有数据显示螺旋CT对胆囊癌淋巴结转移评估的准确率可达84%。CT与MRI还能排除明显的远处转移,如腹腔转移和肺转移。但对于早期病例,CT与MRI无法精确做出T分期。正电子发射计算机断层显像(PERT)虽然昂贵,但有助于判断肿大淋巴结的性质、腹膜转移和远处脏器转移,PET-CT对肿瘤远处转移(腹膜种植和肺转移)的检出率为 70%。

腹腔镜探查可以明确有无腹膜、盆腔和网膜种植转移,因为其他术前评估手段都会对此类转移存在误判,在腔镜手术时应先用腔镜进行全腹探查,建议常规使用腔镜超声对胆囊和区域淋巴结进行探查,再次确定 TNM 分期,剔除不适合开展腔镜手术的病例。对于肿大淋巴结,可行腔镜下穿刺活检。以便对胆囊癌 N 分期做出明确判断,若对肝门、肝十二指肠韧带等 N_1 站淋巴结进行多处活检均未见癌转移,则提示有腹腔镜胆囊癌根治术的指征;若 N_1 站淋巴结有癌转移,建议行开腹手术,进行扩大区域淋巴结清扫;若腹主动脉旁淋巴结有癌转移,则被视为远处转移,此类患者预后极差,中位生存期仅为 5.8 个月,即使行扩大根治术总体上也不能改善预后,应终止手术。对于术前影像学检查发现胆囊腔内实性占位的可疑胆囊癌患者,在腹腔镜探查未发现累及胆囊浆膜层的情况下,可以行腹腔镜胆囊切除,胆囊标本送冷冻切片病理检查,若病理报告提示肿瘤未累及肌层($T_{1a}N_0M_0$ 期),则不需要再进行扩大切除和淋巴结清扫;若肿瘤累及肌层($T_{1b}N_0M_0$ 期)以上,需继续行腹腔镜胆囊癌标准根治术,而对于高龄或一般情况比较差的 $T_{1b}N_0M_0$ 期患者,为避免肝切除及淋巴结清扫可能带来的并发症,也可以考虑仅行 LC 术。

2. 肿瘤可切除性的评估　肿瘤的可切除性主要取决于肿瘤是否侵犯门静脉、肝动脉及肿瘤累及肝门的位置,随着手术技术的提高,对于肿瘤累及门静脉、肝动脉和左右肝管,只要能做到 RO 切除,仍可以行血管切除重建、半肝切除、围肝门切除等扩大根治术,但受目前腔镜技术水平的限制,此类情况应作为腔镜手术的相对禁忌证。因此,术前判断肿瘤与门静脉、肝动脉及肝门胆管的关系是判断腔镜可切除性的重要依据。CT 的薄层扫描与三维成像技术能清楚地显示肿瘤侵犯肝动脉及门静脉的程度,MRI 与 MRCP 能完整清楚地显示肝内外胆管的全貌,确定胆管侵犯的位置。有研究发现,CT 对判断门静脉、肝动脉和胆管浸润的准确率分别为 86%、93% 和 84%,而 MRI 对判断门静脉和肝动脉浸润的准确率均达 89%。由此可见,CT 与 MRI 对判断血管及胆管受侵犯的程度及评估胆囊癌腹腔镜的可切除性具有十分重要的作用。但 CT 与 MRI 有时无法判断肿瘤与血管之间是炎性粘连还是癌性侵犯以及无法判断肿瘤是否累及血管内膜,此时腔镜超声有助于进一步判断肿瘤与血管的关系。

3. 重要脏器功能及并发症的评估　对患者全身情况和心、肺、肝等重要脏器功能的评估可以提高腹腔镜胆囊癌手术的安全性。腹腔镜胆囊癌根治术由于操作时间较长,长时间的 CO_2 气腹容易导致高碳酸血症和酸中毒,所以对于高龄(>80 岁)、心肺功能障碍的患者应慎重选择腹腔镜手术。此类患者除了查动脉血气及测定心肺功能之外,术前应组织多学科讨论,全面评估患者对腔镜手术的耐受性。对腔镜手术的耐受性,肝脏储备功能评估可以判断患者能否耐受肝段、半肝或半肝以上切除,比较常用的肝脏储备功能评估手段包括 Child 评分、ICGR 先在挤下 15 分钟内及肝脏体积测量。一般认为,正常肝脏可耐受肝实质切除率为 75%~80% 的肝切除或剩余肝脏功能性体积为肝实质体积的 20%~25% 的肝切除,所以对于肝功能正常的患者来说,腹腔镜胆囊癌根治术即使联合半肝切除一般也不会超出肝脏切除安全限量,手术的安全性是可以保证的。对于合并有肝功能不全的患者,应联合多种方法进行综合评定,准确评估患者的肝脏储备功能。

(四)腹腔镜胆囊癌手术禁忌证

上腹部手术史应作为腔镜胆囊癌根治术的相对禁忌证,能否实行取决于腹腔粘连情况。

合并门静脉高压症的胆囊癌患者,由于肝十二指肠韧带大量侧支循环血管的存在,术中极易引起难以控制的大出血以及常合并严重的肝功能障碍,应作为腔镜手术的禁忌证。

合并肝外胆管结石的患者,只要其肝功能正常,可以在腹腔镜胆囊癌根治术的同时行胆总管切开胆道镜取石。合并肝内胆管结石同时存在肝叶、肝段萎缩的患者,若切除肝脏的体积在安全限量之内,具有腔镜肝脏切除技术条件,可行腔镜下胆囊癌根治+肝切除,否则应选择开腹手术。

二、胆囊癌腹腔镜检查术

(一)手术适应证和禁忌证

1. 适应证　经超声波、CT、MRI 等影像学及相应肿瘤指标检查,术前通过多学科专家组(外科、影像科等)共同读片、会诊,初步诊断为胆囊癌,并确认肿瘤无远处多发转移及明显血管侵犯,存在手术切除的可能,各项检查无手术禁忌。

2. 禁忌证

(1)全身情况差,不能耐受全麻和手术创伤。

(2)心肺功能严重障碍,不能耐受二氧化碳及气腹对血气及心肺功能影响者。

(3)晚期胆囊癌患者,出现腹腔积液或广泛转移者。

(4)明显凝血机制障碍者。

(5)伴有重要血管侵犯、包绕,无根治性手术切除机会的患者。

(二)术前准备

同一般腹腔镜手术前准备,包括:

(1)详细询问病史、查体,有助于明确诊断。

(2)完善的术前影像学检查,以进一步明确诊断,为术中操作做好准备。

(3)术前手术组应认真进行病例讨论,重点在于诊断是否明确,是否有手术适应证或禁忌证,术中可能出现的情况及处置对策,术后观察、处置。

(三)手术过程

腹腔镜探查组采用四孔腹腔镜技术,腹腔镜探查范围:肝脏、肝十二指肠韧带、腹膜、网膜、肠系膜、盆腔及其他脏器表面,必要时打开胃结肠韧带探查小网膜腔及胰腺。如果发现肝脏和远处弥散性转移,常规活检终止手术;探查无明显异常者,胆囊癌根治性切除术或剖腹探查,根据再次探查结果,决定相应的手术方式。腹腔镜探查及剖腹探查后终止手术的标准为:

(1)腹腔广泛弥散转移。

(2)不连续的肝内多发转移。

(3)涉及十二指肠周围、胰头后、腹腔干多处淋巴结转移。

(4)肿瘤侵犯门静脉主干。

(5)肿瘤侵犯肝门并涉及双侧二级以上胆管等。单纯肝门部淋巴结转移和门静脉分支受到侵犯不作为终止手术的标准。所有病例在腹腔镜探查、剖腹探查及手术切除中都行活检及病理检查。

(四)并发症处理

恶性肿瘤探查术后切口和腹腔的转移是胆囊癌腹腔镜探查术后最常见的并发症。腹腔镜手术会产生"烟囱效应",即腹腔内游离的恶性肿瘤细胞在气腹压力的作用下通过套管针与腹壁切口之间的缝隙侵入腹壁切口形成穿刺部位转移,或通过腹膜裂隙侵入到腹壁、腹腔脏器表面或实质内形成转移病灶。胆囊癌患者在腹腔镜胆囊探查术后切口种植转移的发生率为3%,且在胆囊破裂后增加肿瘤在腹腔内种植的发生率。降低切口和腹腔内转移的关键是腹腔镜操作技术的提高及无瘤观念的加强。气腹压力不宜过高,不超过15mmHg;术中避免直接分离胆囊,活检组织标本用标本袋套入后由剑突下戳口处取出;及时排出烟雾;妥善固定Trocar,减少不必要的插拔;尽可能地减少腹壁损伤;器械再次进入腹腔前用聚维酮碘液浸泡;切除戳口周围2cm皮肤及深部组织;术中或术后进行腹腔灌注化疗是减低切口及腹腔内种植的有效途径。

三、腹腔镜胆囊癌淋巴结清扫术

(一)手术适应证和禁忌证

同上述腹腔镜胆囊癌根治性切除手术适应证和禁忌证的选择。

(二)术前准备

同一般腹腔镜手术前准备,包括:

(1)详细询问病史、查体。

(2)完善的术前影像学检查。

(3)术前病例讨论,明确诊断,确定手术适应证或禁忌证。术前2天禁食豆类、牛奶等易产气食物,予以常规清洁灌肠、放置胃管,排空胃内容物,并在术前1小时反复抽空胃内积气和胃液。

(三)手术步骤及过程

1. 麻醉和体位 同腹腔镜胆囊切除术。采用全身麻醉,行气管内插管。患者采用仰卧位,头侧抬高10°~20°,身体右侧抬高15°,利用引力作用使患者的内脏向左下方移位。

2. 腹壁操作孔建立 同普通腹腔镜胆囊切除术的腹壁操作孔建立方法。常规设置四个鞘管插入位置,即:脐下1cm处,10mm鞘管,置入腹腔镜;剑突下,可较普通腹腔镜胆囊切除术的位置下移1~2cm,10mm鞘管,置入电凝钩;右腋前线平脐水平,5mm鞘管,放置冲洗吸引器;右锁骨中线肋缘下2cm,5mm鞘管,放置胆囊牵引钳。

3. 胆囊切除 同腹腔镜下胆囊切除术的操作步骤。注意在根部紧邻着胆总管的位置切断胆囊管,胆囊管断端要送冷冻病理,证实残端没有问题。胆囊要完整切除,之后把胆囊装到标本袋里面,避免因为胆囊切下后造成肿瘤的种植。

4. 区域性淋巴结清扫 接着要完成肝十二指肠韧带淋巴结的清扫。清扫范围包括胆管周围及胰十二指肠后上方的淋巴结;肝动脉周围的淋巴结;门静脉周围淋巴结。从而达到整个肝上韧带"骨骼化"清扫的效果。操作步骤为:充分暴露第一肝门,应用超声刀于肝十二指肠韧带外侧缘分离结缔组织,切除左、右肝管前方脂肪组织或部分肝组织,充分显露左、右肝管,钝性分离确定肝动脉位置,超声刀切开肝十二指肠韧带前包膜,找到肝固有动脉,沿其走行方向打开动脉鞘后,以无损伤钳钳夹其周围的纤维脂肪组织及淋巴结,5mm超声刀沿血管壁离断,逐渐向近肝侧游离,直至显露左右肝动脉的分叉部。同样处理门静脉周围的纤维脂肪组织及淋巴结,向近肝侧分离直至显露门静脉左右分叉部,除门静脉和肝动脉外,将肝十二指肠韧带内组织整块切除,完成区域性肝十二指肠韧带淋巴结廓清。

5.胆囊床周围肝切除 腹腔镜下胆囊部分的肝切除应将胆囊周围2~3cm范围内的肝组织完全切掉。切掉之后所有的标本都要装到标本袋里面。

(四)手术并发症的防治

1.肠道损伤及肠瘘 肠道损伤及肠瘘是腹腔镜手术中较为严重的并发症,其后果严重,甚至引发死亡,对于这类并发症的发生应该要做到绝对避免,要求在每个步骤、每个环节尽可能地做细、做到位。

正确安全地置入Trocar很重要,应注意以下几点。

(1)先在挤下取10mm切口,先置入气腹针,建立气腹,尽量避免采用将Trocar在未建立气腹的情况下直接刺入,减少不必要的肠道误伤,尤其是初始开展阶段的初学者。

(2)由于锁骨中线平脐的Trocar与脐部的Trocar较近,往往在没有很好的腹腔镜镜头的引导下进行盲穿,为减少这种肠道的误伤,可选择在脐部建立Trocar并置入腹腔镜镜头后,在镜头的引导下,先建立位于剑突下的主操作孔,然后将镜头插入主操作孔,再在镜头的引导下进行平脐操作孔的Trocar的置入。

(3)在对有下腹部手术史的患者进行脐部孔气腹针置入时应慎重,这时术前对腹部CT的评估显得特别重要。因为术前CT不仅作为了解肿瘤情况的重要手段,也是用于确认脐部有无存在肠管粘连于脐部的重要手段,是保证是否能进行腹腔镜手术的重要保障。

腹腔镜下器械操作的安全性:应尽可能地使用上挑、下压、拨开和推挡的动作协助暴露术野,抓持胃肠壁时应选用无损伤抓钳,力量要轻柔。但在一些腹腔镜特有的操作下,需要对胃肠道进行有力地抓持。在抓持后,必须要有观察有无操作后损伤的方法,这时小纱布所发挥作用不可替代。如为了清扫肝十二指肠韧带近胰腺部淋巴结,需要有对十二指肠远侧有力地抓持并向下腹部牵拉,这时势必可能造成对肠壁的损伤,尤其是后壁细小的穿透伤比较隐蔽,很难被发现。为了能够在第一时间发现这种损伤,可以选择用小纱布包裹抓钳,然后再去进行其他操作,过一段时间后再来翻看这块纱布,查看有无胆汁样肠液,来判定有无肠壁的损伤。

2.术后出血 术后出血是胆囊癌根治性治疗行肝十二指肠韧带淋巴结廓清后的最常见的严重并发症,发生原因是:

(1)肝十二指肠韧带部位,尤其是肝门部血管失去了周围结缔组织保护,局部积液或继发感染容易侵蚀血管壁,而造成术后出血。

(2)肝十二指肠韧带是术中必须清扫的区域,需要切除局部部分肝组织以达到良好的显露,由于该部分肝组织位置深在、操作空间狭小及肝脏质地脆弱、血管走行迂曲、肝叶动、静脉和门静脉属支的分型复杂,在腹腔镜下清扫该区域的淋巴结时,容易造成肝门区血管或肝实质的损伤而出现难以控制的出血。

(3)在肝十二指肠韧带骨骼化清扫过程中时,常可因进入错误的解剖平面而误伤肝动脉,导致肝脏部分缺血甚至坏死,增加感染发生的风险,同时肝断面组织坏死后导致其内分支血管的裸露,从而诱发出血的发生。

预防必须注意以下几点。

1)选择合适的患者体位和术者站位能使肝门区的暴露更加容易,手术操作更加顺利,对术中出血的控制更加有效。

2)术后保持引流通畅,应用抗生素。术后一旦发生出血,应立即腹腔镜探查,明确原因,果断处理,必要时开腹止血。

3)肝门区解剖层面复杂,而沿肝十二指肠韧带外侧缘进入网膜后间隙是理想的手术入路,因为循此间隙操作不仅能减少出血,且能顺利找到左右肝管、肝左右动脉分叉部,从而开启肝门部淋巴结清扫的大门。

4)熟悉肝十二指肠韧带内胆总管、门静脉和肝固有动脉走行的各类分型,强调以胆道、血管解剖为基础的肝门部淋巴结清扫技术。一方面可以避免因为对复杂的血管类型认识不足而导致的术中出血;另一方面可以实现肝十二指肠韧带组织结构的完全裸化,从而确保淋巴结清扫的彻底性。

5)在裸化血管时必须保持适当的张力,并始终将超声刀非功能面朝向血管或肝脏。

6)助手满意的牵拉暴露、扶镜助手默契的配合及患者合适的条件,也是影响手术成功与否的重要因素。

7)应该清醒地认识到,腹腔镜原位肝门淋巴结清扫术并不是现阶段所有单位都能完成的手术操作,必须度过相当的学习曲线过程,才能达到进展期胆囊癌肝门淋巴结清扫的要求。

3.淋巴瘘　胆囊癌根治术时,淋巴结清扫范围大,需切断较多的淋巴管。淋巴瘘在腹腔镜手术中的发生率,从理论上讲可能较传统开腹手术偏高。因为传统手术可以对淋巴管给予充分结扎来减少淋巴瘘。当然腹腔镜手术经验也是造成淋巴瘘的一个重要原因,充分发挥超声刀的凝固切断作用,避免过度的牵引也是减少淋巴瘘的一个重要因素。对术后淋巴瘘目前倾向于保守治疗,保守治疗的宗旨是缓解症状,减少淋巴液生成,维持营养状态,促进自行愈合,可采用全肠外营养联合使用生长抑素,进食时采用高蛋白低脂及含中链三酰甘油饮食。

4.内疝　虽然内疝的发生率不高,但临床上是客观存在的。在应用腹腔镜起步阶段手术操作时间较长,术者为了缩短手术时间,或因为在完全腹腔镜下关闭系膜下系膜孔较烦琐,选择了不关闭系膜孔。不关闭的系膜孔不仅可能会引起内疝,也增加了肠粘连发生的风险,所以应尽可能地关闭系膜孔。

四、腹腔镜囊癌根治性肝切除术

腹腔镜肝切除术也是腹腔镜胆囊癌根治的一个难点。Ⅱ期以上胆囊癌目前国际公认需在胆囊切除的基础上联合肝段切除,甚至有研究指出,T_{1b}期胆囊癌即应行肝脏 S_{4b} 及 S_5 切除。近年来,腹腔镜肝切除器械不断进步,包括电刀、超声刀、切割器、结扎束、腹腔镜多功能手术解剖器(LPMOD)等,有学者更提出了腹腔镜解剖性肝切除的理念。腹腔镜肝切除技术蓬勃发展,并已逐渐走向成熟。

胆囊癌根治术一般只需切除胆囊床周围 2cm 肝脏组织,其位置表浅,易于显露,因此腹腔镜操作无重大困难。腹腔镜 LPMOD 作为切肝工具,能够解剖出肝内每一根细小的管道结构,予以电凝或钳夹,同时可以同步吸出肝组织碎屑、积血、积液及电灼产生的烟雾,既保持手术视野清晰,又能减少肿瘤细胞通过气流在腹腔或 Trocar 处转移。对于全身情况差、糖尿病、肝功能不全或其他原因无法行腹腔镜联合肝段切除的患者,可以在胆囊切除及区域淋巴结清扫的基础上进行腹腔镜射频消融(RFA)辅助治疗。RFA 是近年来开展的微创、有效的肿瘤治疗新技术,对不宜切除的肝脏恶性肿瘤取得了很多的经验及较好的疗效。操作方法只需在右肋缘下腹壁另做 2mm 切口插入 LeVeen 射频导管,对胆囊床进行射频消融治疗,治疗范围超出胆囊床边缘 1cm,治疗深度为 2~3cm 即可。腹腔镜 RFA 辅助治疗胆囊癌安全可行,近期疗效肯定,但长期疗效有待进一步积累病例及观察。

第四节　腹腔镜肝门部胆管癌根治术

一、腹腔镜外科肝门部胆管癌的诊治策略

(一)早期腹腔镜理念优势不明显

肝门部胆管癌(HCCA)是指发生于左肝管、右肝管、左右肝管分叉处及胆总管上段的胆管黏膜上皮恶性肿瘤,占胆管恶性肿瘤的 50%~75%,其发病多与肝胆管结石、原发性硬化性胆管炎、先天性胆管囊性扩张症及乙型、丙型肝炎感染等有关。近年来,虽然 HCCA 的诊断及治疗已有很大进步,但外科手术治疗仍是目前唯一能提高 HCCA 远期生存率的治疗方式。以往腹腔镜技术仅用于 HCCA 的腹腔探查和分期。即使在腹腔镜技术已经应用于几乎所有腹部外科手术的今天,由于涉及腹腔镜下肝门部肿瘤切除、肝十二指肠韧带"骨骼化"、联合肝叶切除及肝肠吻合等复杂操作,完全腹腔镜下肝门部胆管癌切除的报道仍十分少见。

(二)术前分型及评估

HCCA 以进行性加重的黄疸、皮肤瘙痒等临床表现为主要症状,超声、CT 与 MRCP 等影像学检查相结合可作为 HCCA 术前评估的常规方式。术前 HCCA 的分型也依赖于 CT、MRCP 等影像学检查,这对于 HCCA 手术方式的选择十分重要,但目前尚无统一标准,一般仍以改良 Bismuth-Corlette 分型为基础。Ⅰ型:肿瘤位于胆总管上端;Ⅱ型:肿瘤位于左右肝管分叉处;Ⅲa 型:肿瘤累及肝总管、汇合部和右肝管;Ⅲb 型:肿瘤累及肝总管、汇合部和左肝管;Ⅳ型:肿瘤累及肝总管、汇合部和同时累及左右肝管。

(三)腹腔镜在复杂手术中的探索

由于其创伤小、恢复快、美观等诸多优点,腹腔镜技术已应用于多种疾病的诊断与治疗中。但其操作烦琐、技术难度大,使得腹腔镜在复杂手术中应用的安全性和可行性一直令不少学者质疑。然而随着腹腔镜脾切除术、腹腔镜直肠癌根治术等复杂手术报道的不断增多,腹腔镜技术可安全应用于较复杂手术的观点已被学者们接受。而且,如腹腔镜直肠癌根治术从初期的质疑到被 NCCN 指南列为与开腹手术地位相同的一线治疗方式所经历的历程一样,腹腔镜肝门部胆管癌切除术也可能经历这样的过程并最终走向成熟。实际上,越是传统意义上的复杂手术(如肝门胆管癌切除术),越能显示腹腔镜技术的优势,其在手术各个部分(精细分离、保护重要血管等)累加的微创优势也较"初级手术"(如胆囊切除术)更为明显。而且对于全身状态差、合并心肺疾病较为复杂的病例,腹腔镜技术很可能将原本致命的创伤

减少到患者所能承受的范围内,而使手术顺利进行。因此,探索腹腔镜技术如何在复杂手术中安全应用是必要的。

(四)腹腔镜在HCCA手术中的优势

实践中我们发现腹腔镜在HCCA切除中具有一定优势。

(1)腹腔镜的放大作用及近距离直视操作,使血管鞘、血管分支及周围神经结缔组织结构更清晰。分离"裸化"肝动脉、门静脉及其分支时可紧贴血管壁(超声刀功能面远离管道),"裸化"更彻底,也使原本出血风险较大的肝十二指肠韧带"骨骼化"更加安全、细致从容。

(2)腹腔镜灵活多变的视野可避开肝门部血管的阻碍。如在游离一、二级胆管时,30°腹腔镜探进狭小的肝门区内后可向内侧旋转,这样往往不需要刻意牵拉即可得到清晰满意的视野。

(五)腹腔镜在HCCA手术中的难点及处理方式

腹腔镜下肝肠吻合难度较大,往往需要视角、器械角度和持针角度均合适的情况下完成每一步缝合。目前Bismuth Ⅰ、Ⅱ型可采用全腹腔镜下吻合。应用3-0可吸收线间断外翻缝合,缝合时先缝合肠壁后缝合胆管。这样符合由下至上的视角方便操作。先吻合肝管后壁,再向两侧延伸,最后吻合前壁。Bismuth Ⅲ、Ⅳ型由于胆管断端位置高,有时甚至需劈开肝脏才能游离足够用于吻合的断端,困难且费时;且多联合肝叶切除,在取出标本时往往需4.0～6.0cm切口。因此取右上腹小切口手助或直视下完成肝肠吻合较为合适。这样不仅没有增加体表瘢痕而且降低显露和吻合难度,节省手术时间,也使吻合更加安全确切。

(六)联合肝叶切除的争议

切除已受侵的尾状叶可以做到R0切除从而提高远期生存率,已被广大学者接受。然而,对于未证实或可疑受侵的尾状叶的Bismuth Ⅰ、Ⅱ型胆管癌,是否需联合尾状叶切除,意见仍不统一。多数学者认为:尾状叶距肿瘤近,癌细胞极有可能通过浸润尾状叶胆管及经血管分支弥散等方式侵袭尾状叶,尤其是累及左右胆管分叉部的(Bismuth Ⅱ型及以上)HCCA,只有切除尾状叶才能获得R0切除。虽然仍有少数不同观点,但是基于目前研究,Bismuth Ⅱ型应切除尾状叶已趋于共识。然而,尾状叶紧邻下腔静脉、肝静脉和门静脉等重要血管,开腹手术中视野容易受限,特别是处理肝短静脉时更易造成下腔静脉的撕裂,而引起难以控制的出血。因此,目前所见报道中,腹腔镜多用于Bismuth Ⅰ型及Ⅱ型病例的局部切除,Bismuth Ⅱ型完全腹腔镜下联合尾状叶切除只有少数报道。腹腔镜近距离多变的视角和放大作用可以在不受肝门部血管遮挡的情况下清晰、确切的观察第三肝门,极大地增加了离断肝短静脉的安全性,在保证R0切除的同时兼顾了腹腔镜的微创优点,具备施行Bismuth Ⅱ型完全腹腔镜下联合尾状叶切除的可行性。

二、手术步骤及方法

腹腔镜Bismuth Ⅱ型肝门部胆管癌根治联合尾状叶切除术。

手术方式:全麻仰卧分腿位,术者位于患者两腿之间。脐部置10mm套管针(Trocar)为观察孔;剑突下及右侧锁骨中线处各置12mm及5mm Trocar为主、副操作孔;右上腹分别置5mm及10mm Trocar为辅助操作孔。分离肝脏周围腹膜,于胰腺上缘剪开肝十二指肠韧带,确定肝动脉位置后打开肝动脉鞘,游离肝动脉至分叉处。于十二指肠后方游离并低位横断胆总管,远端夹闭离断,提起近端,由下向上(或上下同时)裸化肝十二指肠韧带,尽量超过门静脉及肝动脉分叉部,同时,离断并结扎肝动脉及门静脉通往尾状叶的分支。游离胆囊并向上提起,沿胆总管向上分离,同时切开并顺势切除肝门板,充分显露左右肝管。若肿瘤位置较高,可切除部分左内叶及右前叶肝组织或劈开肝脏,以保证左右肝管及其右前叶和左内叶分支的显露。距肿瘤约 10cm 切断左右肝管,远端及近端切缘送冷冻病理检查。继续上下同时切除肿物,将肝门区内除门静脉和肝动脉外,肝十二指肠韧带及肝门部纤维结缔、神经组织整块切除。切除肝门部肿瘤后,上挑尾状叶暴露第三肝门,将腹腔镜视角置于下腔静脉和尾状叶之间,由近及远逐个离断肝短静脉。LigaSure™ 离断尾状叶腔静脉旁部,牵拉尾状突至肝门左侧并离断 Spigel 叶,将全部尾状叶切除。胆道重建时,先用 5-0 可吸收线将肝管断端间断缝合为一较大的管腔即"盆式"成形,距离蔡氏韧带 20.0cm 处离断空肠。右上腹两 Trocar 之间取 4.0~6.0cm 切口,直视下完成肝肠 Roux-en-Y 吻合。吻合口周围共置引流管 2 根,由 Trocar 孔及右上腹切口旁引出体外。

三、并发症预防

(一)术中主要并发症

Bismuth Ⅱ 型肝门部胆管癌常需行规则性肝切除,作者的方法是:首先解剖第一肝门,待确认肿瘤与血管间关系后将其充分游离,然后离断患侧肝动脉、门静脉主支及进入尾状叶的分支,根据健侧胆管情况选择适当平面断肝,并完整去除病灶,最后将尾状叶分离切除。不同部位的出血仍然是该手术中最主要的并发症。此外,对与胆肠重建有关的问题也需引起重视。

1.门静脉出血　由于瘤体在第一肝门处,紧邻肝动脉和门静脉,血管受浸润甚至被包绕的情况并不罕见,在分离过程中稍有不慎,即可造成血管破裂出血,从而严重干扰后续操作。术中以紧贴血管壁进行分离更为安全;确有必要时,切除受累的肝动脉一般无大碍,但对门静脉受侵者应倍加小心。先稍靠近肿瘤,电钩分离瘤体及血管,再酌情处理门脉壁浸润灶,这样较为稳妥。发生门静脉破裂出血时不应盲目钳夹,可先阻断入肝血流,即可暂时将其控制,看清破损处后缝合修补即可止血。

2.肝脏切面肝静脉出血　肝静脉撕裂是其主要原因,多与操作不当有关,其中以结扎夹撕脱和血管钳直接穿通肝静脉主干较为常见。断肝时应逐一结扎离断肝静脉的主要属支,并注意动做轻柔;在距第二肝门 1~2cm 处的肝实质内完整游离患侧肝静脉主干,比在其与下腔静脉交汇处进行操作更为安全实用,因为一旦发生问题,即能避免肝静脉回缩并可利用存留的肝实质直接缝合止血。肝内段肝静脉主干侧壁的出血用无损伤线缝补即可。肝门部胆管癌的肝切面由于比较宽大或需保留切面处胆管行胆肠重建,一般不宜将前后切缘全部对拢缝合,因此对切面上的肝动脉和门静脉分支也要妥善止血,以减少术后发生出血及膈下积液和感染的机会。

3.肝短静脉出血　切除尾状叶时,往往必须处理数支肝短静脉。一旦发生血管破裂出血常甚为凶猛,直接缝合出血处下腔静脉壁可能是唯一确切的止血方法。肝门部胆管癌附加肝脏切除时,很少按常规做全肝血流阻断准备,此时处理肝短静脉出血的难度和风险均较大,应最大限度地避免其发生。细心游离各肝短静脉支,紧靠下腔静脉套线结扎后再将之切断,是一切实可行的方法。全尾状叶切除颇具挑战性,国内尚未普遍开展。目前作者仍以为,是否有必要按常规切除整个尾叶尚有商榷之处。作者体会:离断患侧门静脉干后将分叉部及健侧肝外段主支充分游离并牵向外下方,对显露尾状叶极有帮助;术中根据尾叶胆管受累的实际情况主要切除患侧尾状叶,可有效减少术中出血的机会和手术风险。

(二)胆道并发症

中晚期肿瘤所致的阻塞性黄疸、胆总管囊肿及大部分胆总管结石的病例,胆管备用吻合口口径较大,胆肠吻合后基本不会出现吻合口狭窄。但在肝门部胆管癌及胆道损伤时,由于残留胆管位置较高,或肝管无扩张时,需要对肝门部胆管做盆式成形,以扩大吻合口径,为胆肠吻合提供方便和预防吻合口狭窄的发生。盆式成形有 3 种方式。

(1)残留胆管于左右肝管汇合处远端,或胆管损伤近期,胆管尚未扩张时,由于胆管口径小,不易吻合,且吻合后易发生吻合口狭窄,可将肝管侧管壁纵向剪开约 3mm,然后以 5-0 可吸收线行胆肠吻合。

(2)残留肝管为左右肝管,其间已分离,但左右肝管容易拉近时,则分别剪开其内侧壁,然后,用 5-0 可吸收线分别缝合剪开的左右肝管上及下缘,最后适当剪开左右肝管外侧壁,进一步扩大吻合口直径,成形后肝管成盆状。

(3)残留肝管为左右肝管,其间已分离,但距离较远时,则应适当切除左右肝管间肝组织,然后用 5-0 可吸收线缝合左右肝管内侧壁,并适当剪开左右肝管外侧壁,达到扩大吻合口直径的目的,成形后肝管成哑铃形。

(三)肠离断及肠间吻合后并发症

一般在距 Treitz 韧带 15~20cm 处切断空肠,此处肠系膜血管只有初级弓,且由血管弓发出的直支较长,在处理肠系膜时应特别注意,尽量平行于小肠动脉血管及由血管弓发出的直支血管,避免损伤血管,造成肠管缺血坏死。空肠间吻合应使用 Endo-GIA 采用侧-侧吻合的方式,吻合后用 3-0 可吸收线缝合戳口,然后以 3-0 普立灵线连续浆肌层包埋缝合。行此操作时由右侧腹插入腹腔镜,剑突下插入 Endo-GIA,左侧腹置入肠钳,向上方牵拉横结肠,避开横结肠及其系膜的影响,利于吻合的操作。

(四)吻合后并发症的预防

胆肠吻合时应尽量减少吻合口张力,以免发生胆漏。在肥胖或胰头癌患者时,应将大网膜剪开,使其在胆支空肠袢的两侧分开,以减少吻合口张力;胆肠吻合时要根据胆管的口径选择用线及缝合方法,口径较细者选用 5-0 可吸收线,采用间断结节缝合,否则可使用 3-0 可吸收线,采用间断与连续缝合结合的方法进行缝合;所有吻合均采用外翻缝合。通过以上操作可以有效预防胆漏并发症的发生。

(五)反流性胆管炎的预防

胆肠 Roux-en-Y 吻合术后可因食物反流引起反流性胆管炎,反复发作逆行胆管感染会导致病情恶化、手术失败。由于吻合口处各段肠管肌组织及神经组织均不连续,各段肠管之间的运动难以协调一致,运动、紊乱时常发生,食糜、胆汁流动难以顺畅,所以反流不可避免。为避免反流有人将胆支肠襻留到 60~100cm,然而事实表明,盲目延长肠袢并不能防止反流,而且肠袢越长越易发生扭曲、粘连,使肠内容物滞留、细菌更容易定植和繁殖,更易发生反流性胆管炎。Kasi 曾首先指出 Roux-en-Y 吻合时胆支输出袢(侧)与肠支袢(端)之间的吻合应成 Y 形,以有利于胆汁及胃内容的输出。我们的经验认为,术中胆支肠袢保留 45cm,在空肠间侧-侧吻合后,于吻合口上方将肠管并行缝合 3 针,使胆支输出袢(侧)与肠支袢(侧)之间的吻合呈 Y 形,可以有效预防反流性胆管炎的发生。另外,吻合口足够大时,即使有食物反流至胆管,因食物不在胆管内留存,也不会引起反流性胆管炎。

(六)术后肝衰竭

得到临床诊断的肝门部胆管癌均有不同程度的梗阻性黄疸,受肝功能损害、消化吸收功能障碍等因素影响,合并低蛋白血症者甚多。此时接受附加肝脏切除的重大手术,因创伤、出血、应激及功能性肝实质骤然减少而于术后出现肝衰竭,是住院患者术后死亡的主要病因之一。作者有 2 例患者术后 3 个月和 5 个月死于慢性肝衰竭的经验。由于对肝衰竭缺乏有效的常规治疗手段,故重点还在于预防。尽管多项研究均未显示,术前减黄与术后并发症及预后之间有关联,但仍有学者发现,黄疸程度较轻者接受肝脏切除和根治性手术的比率明显高于黄疸较重者(以 181μmol/L 为界),认为减轻黄疸有助于改善患者全身情况,并对医师最终决定实施何种手术有一定影响。对于术前减黄,作者持保留态度,因为术前减黄不仅未能对术后并发症及预后产生实质性影响,而且还可能引发诸多其他并发症并延误确定性治疗的实施。经验性的因素对其取舍可能起着决定性作用,而实际上手术切除肿瘤才是真正意义上的彻底减黄。对低蛋白血症,必须重视和积极纠正;减少术中出血,尽量缩短手术时间,加强围术期护理治疗等,对防治肝衰竭也有积极意义。近年,国外采用术前经皮经肝患侧门静脉栓塞使拟切除部位的肝脏萎缩、健侧肝实质增生,从而降低肝门部胆管癌肝切除后因功能性肝实质不足而导致的肝衰竭;也有人强调,应根据胆管癌的确切范围只切除必须切除的肝段,保留其他功能性肝实质。这些治疗观念和策略上的改变很有启迪性,但目前国内未见到类似的工作总结。

(七)术后肾衰竭

胆道梗阻时间长、黄疸程度重的病例容易合并肾功能损害,常同时存在低蛋白血症及电解质紊乱,对肾脏排泄功能也有一定影响,在麻醉、出血、有效循环血量不足、手术创伤、应激反应和炎性递质等多种因素作用下,可能出现术后肾衰竭。作者曾遇单纯非手术减黄诱发急性肾衰竭的病例,其原因未明。重视围术期肾功能维护的意义,毋庸置疑,对有明显肾功能损害者,应限制或放弃手术。术中注意补充胶体,维持适当尿量,术后重视对尿量、尿比重、各种生化及肾功能指标的监测,这些均属不容忽视的具体工作。一旦出现肾衰竭,就只有求助于透析治疗,但有一定风险,而且预后通常欠佳。肾脏科的专业援助极具实际意义,可使治疗更趋合理化。

(八)术后胆漏

术后胆漏一般均发生于胆肠吻合口处,与手术切面胆管条件、胆肠吻合具体操作细节、术后营养状况及组织愈合情况有关;在切除肿瘤、解除胆道梗阻之后,肝切面细小胆管很少发生漏胆。经胆肠吻合口内衬置管引流,有可能减少胆漏发生的机会,但这不是决定是否出现胆漏的必要条件。作者体会,技术操作的细节才是最主要的影响因素,门径恰当、缝合确实、对合完整和没有张力的胆肠吻合几乎不会胆漏。如果胆管条件不理想或胆肠吻合有不满意之处,行吻合口内衬引流是明智的选择。胆管切缘阳性时置放导管,更侧重于其支撑作用,而不仅仅是考虑预防胆漏。术后胆漏的治疗以通畅引流、防治感染、营养支持和促进愈合为原则。目前,至于生长激素类促合成代谢制剂是否加速肝门部胆管癌的进展或复发,尚无定论,但其对良性疾病合并胆漏的治疗确有很大帮助,必要时可谨慎使用。

(九)腹腔感染

由于与手术野污染、创面渗出、膈下或肝下积液、胆漏、术后引流不畅和免疫功能下降等因素有关,术前有胆道感染者更易出现腹腔感染。相应的防治措施主要包括:术前控制胆道感染,重视抗生素的合理应用,手术创面彻底止血,按常规于肝切面及胆肠吻合口下方置放引流并维持通畅、适当行营养支持和免疫增强治疗等。对已形成腹腔脓肿者,原则上需行穿刺置管引流或再手术引流。

(十)其他

肝门部胆管癌附加肝脏切除还可能出现术后继发性出血、ARDS、上消化道出血、胸腔积液、严重低蛋白血症和腹腔积液等并发症,与其他重大肝胆系统手术有类似之处,需有针对性地分别采取防治措施,尽量减少或避免发生更严重的后果。

腹腔镜下肝门部胆管癌根治术,尤其是附加肝脏切除的腹腔镜手术,难度大、风险高、并发症多,实践中需严格掌握适应证,并由相对专业化的手术组完成操作。对明显无法达到根治性切除的病例,不宜强行实施该术式。

四、对腹腔镜治疗 Bismuth Ⅱ 型肝门部胆管癌的分析

Bismuth Ⅱ 型肝门部胆管癌根治术中是否应联合尾状叶切除一直是讨论的热点。切除已受侵的尾状叶可以做到 R0 切除从而提高远期生存率,已被广大学者接受。然而,对于未证实或可疑受侵的尾状叶的 Bismuth Ⅱ 型胆管癌,是否需联合尾状叶切除,意见仍不统一。多数学者认为:尾状叶距肿瘤近,癌细胞极有可能通过浸润尾状叶胆管及经血管分支弥散等方式侵袭尾状叶,尤其是累及左右胆管分叉部的(Bismuth Ⅱ 型及 Bismuth Ⅱ 型以上)肝门部胆管癌,只有切除尾状叶才能获得 R0 切除。日本学者观点更为激进,他们认为只有切除尾状叶才能保证肝门部胆管癌的根治性治疗。虽然仍有少数不同观点,但是基于目前研究,Bismuth Ⅱ 型应切除尾状叶已趋于共识。然而,尾状叶紧邻下腔静脉、肝静脉和门静脉等重要血管,开腹手术中视野容易受限,特别是处理肝短静脉时更易造成下腔静脉的撕裂,而引起难以控制的出血。目前腹腔镜下 Bismuth Ⅱ 型肝门部胆管癌根治联合尾状叶切除未见报道。完全腹腔镜下完成联合尾状叶切除中我们体会到,腹腔镜近距离多变的视角和放大作用可以在不受肝门部血管遮挡的情况下清晰、确切的观察第三肝门,极大地增加了离断肝短静脉的安全性,在保证 R0 切除的同时兼顾了腹腔镜的微创优点。由于肝门部胆管断端位置往往较高,常需要胆管成形后再进行胆肠或肝肠吻合,难度较大。右上腹小切口直视下吻合可以缩短吻合时间,增加吻合成功率。但是也应在吻合口周围常规放置引流管,以便胆瘘发生后能尽快引出。

第五节　胆石症腹腔镜手术

一、腹腔镜胆总管切开取石、T 管引流术(LCTD)

(一)适应证

(1)术前明确诊断的原发性或继发性肝外胆管结石合并胆囊结石。

(2)术前诊断胆囊结石,LC 术中经胆囊管造影诊断的原发性或继发性肝外胆管结石。

(3)术前 MRCP 检查明确无肝内胆管狭窄、胆道镜能取石且不需要肝脏切除的原发性肝内胆管结石合并胆囊结石。

(4)胆囊已切除且估计 ERCP 和 EST 无法取石或取石失败的肝外胆管结石。

(5)胆囊已切除且估计 ERCP 和 EST 无法取石或取石失败的、无肝内胆管狭窄的、不需肝脏切除的能通过胆道镜取石的肝内胆管结石。

(6)有急、慢性胆管炎史伴黄疸,术前检查或术中造影不能明确是否有胆管结石、需要胆道减压的胆结石。

必备条件:肝外胆管解剖清晰、胆总管直径>8mm、无胆总管下端或乳头部结石嵌顿、排除肿瘤否则建议行术中或术后 EST 取石。

(二)禁忌证

(1)高龄或一般情况差,估计难以耐受气腹或手术者。

(2)上腹部有手术史,局部粘连致密者。

(三)麻醉与体位

麻醉采用气管插管全身麻醉。患者取仰卧位,术者站在患者的左侧,第一助手站在患者的右侧,第二助手(扶镜手)站在术者左侧。手术中将手术台头部抬高,向左倾斜,以改善手术野的暴露。

(四)手术步骤

(1)建立气腹,一般采用四孔法,各套管针穿刺部位基本同胆囊切除。

(2)首先解剖胆囊管及胆囊动脉,在胆囊管的远端、胆囊动脉近端各夹 2 枚闭合夹,电凝切断胆囊动脉,暂不切断胆囊管,然后逆行浆膜下切除胆囊。

(3)助手按压胃或十二指肠曲,术者用无创伤抓钳提起胆总管的壁表面浆膜,用电凝钩切开浆膜。显露胆总管前壁1~2cm,经剑突下套管送入长穿刺针或用抓钳夹持 7 号针头穿刺胆总管。抽出胆汁或拔出针头见胆汁流出证实胆总管后,取出穿刺针,在胆总管预切开处用电凝钩轻轻电凝胆总管管前壁,目的是防止或减少胆总管壁出血。放入胆总管切开刀,在十二指肠上方用尖刀片向挑开胆总管或左手抓钳提起胆总管前壁,右手用剪刀剪开。

(4)用吸引器将手术野的血液及胆汁洗净后即可取石,取石方法如下。

1)挤压法:用吸引器头挤压胆总管下端,有时胆总管结石就轻易地挤到胆总管切口处,然后用取石钳夹住结石放入预想放在右肝下的标本袋,或经胆管切口用取石钳取胆管结石。

2)腹腔镜器械法:应用有弯度的腹腔镜勿损伤肠钳经胆管切口伸入胆总管或肝总管,可以较容易地取出嵌顿的结石,尤其大结石更容易。

3)大水冲洗法:在吸引器头上接上一段软硅胶管,套上的硅胶管应封闭吸引器头端的所有侧孔,然后把硅胶管伸入胆总管下端或肝总管,甚至肝内胆管,用50mL针筒抽取生理盐水从吸引器注入,利用水压形成的涡流作用冲洗胆管,同时反复推送软管,将结石冲洗至胆管切口外。该方法对小于2cm的胆管多发结石非常有用,80%的胆管结石能用该方法取出。

4)胆道镜取石:胆道镜可在腹腔镜直视下伸入肝总管或胆总管下端,应用网篮进行取石。

5)术中胆道镜碎石取石:如果胆管结石太大或取石网篮不能通过的嵌顿性结石,可应用液电碎石术以及采用液电碎石击碎结石后取出或冲洗出胆管。

6)联合应用EST取石:对仍无法取出的结石,可结合应用术中ERCP和EST取石。

7)小切口辅助取石:通过上述方法仍无法取出结石,也没有胆道镜或ERCP设备的单位,可在镜下切开十二指肠侧腹膜,在右上腹做一小切口,在此切口伸入辅助手,和开放手术一样,托起十二指肠降部,并挤压胆管的下端结石,结合器械取石。

8)如仍无法取出结石,应征求家属意见,选择放置T管术后取石或中转开腹胆总管探查取石。

(5)造影或胆道镜检查排除胆管残石。有胆道镜的医院,估计取净胆管结石后,可应用胆道镜检查是否有胆管残余结石、胆管是否有狭窄、炎症程度及Oddi括约肌的收缩和扩张功能。向上可观察到左右肝管,如果左右肝管扩大,可进一步向上观察肝内胆管的分支;向下观察Oddi括约肌的扩张和收缩,甚至进入十二指肠。无胆道镜的医院,可放置T管后,经T管行术中胆道造影观察是否有胆管残余结石及胆管狭窄、扩张情况。

(6)根据胆总管的粗细和胆道内是否有残留结石,选用适当型号的T管,T管短臂修剪成槽沟式,两端为尖斜面。T形管长臂用丝线扎紧以防胆汁从T管内流入腹腔或防止在剑突下套管转换器放T管时从T管内漏出二氧化碳气体。把T形管放入胆总管时,术者左手持钳抓T管长臂,右手持钳再夹T管长、短臂结合部,先将T管短臂上端或下端放入胆管内,然后左手持钳再夹T形管长、短臂结合部,右手持钳将T管短臂另一端放入胆管。用分离钳夹住T管长臂,沿胆管上下滑动T管,以免T管短壁在胆管内扭曲或折叠。缝针用直或尖端稍弯且尾部带线的针,缝针与持针器在剑突下套管转换器内放入,缝线长度以8~10cm最合适。缝合胆总管时,左手持尖嘴钳提起胆管切缘、右手持针缝合。打结方式同体外器械打结(第一个结为外科结以防打第二个结时第一个结松开)。T管长臂可以从腋前线肋缘下或锁骨中线肋缘下套管针孔引出并固定。为了证实胆管缝合是否严密,可从T管注入生理盐水,看T管周围是否有渗出或放入一块小纱布于胆总管缝合处观察纱布是否有黄染。

(7)应用生理盐水冲洗手术区域,检查无出血及胆瘘,在胆囊床处放置引流管一根,经腹壁戳孔引出。

(五)注意事项

(1)电凝切开胆总管表面浆膜时,要注意是否有变异的胆囊动脉、肝右动脉跨过胆总管,避免损伤出血。在穿刺或直的刀片切开胆总管时,用力要适当、轻柔,否则可刺透或切透胆总管,损伤其后方的门静脉。为防止上述情况的发生,在切开胆总管时可使用弯刀片钩开胆总管或用直立尖刀片向上挑开胆总管。

（2）T管的放置和胆总管缝合难度较大，是 LCTD 最为关键的一步。T 管的选择要根据胆总管的直径而定，T 管的短臂长短要适宜，短臂过长胆总管内不易置入；短臂过短，T 管易从胆总管内脱出。缝合胆总管时，有学者建议把腹腔镜换到剑突下，缝合操作孔在脐下，缝合较为容易。

二、腹腔镜胆总管切开取石、胆管一期缝合术

随着胆道镜的临床应用，腹腔镜胆总管切开取石的结石取净率可以达到 95% 以上，尤其在继发性胆总管结石的情况下可达到 100%，因此，腹腔镜胆总管切开取石后，胆管一期缝合原则上是可行的。但是，必须严格掌握其适应证，否则，一旦发生并发症，就没有挽救的余地，从而导致前功尽弃。有学者认为继发性胆总管结石，术中确认无残留结石者，可行胆管一期缝合术，而原发性胆管结石患者应常规留置 T 形管，给术后胆道镜取石留有通路。

（一）适应证

满足下列条件者可行胆管一期缝合。

（1）经术中胆道镜探查阴性或确认结石已取净（取出结石与 X 线造影片吻合）。

（2）胆道无明显炎症改变。

（3）确认胆道下段通畅，并经胆道镜检查胆总管上下 3 次以上，结果相同者。

（4）无低蛋白血症。

（二）禁忌证

除上述 4 条中的任何一条都是胆管一期缝合的禁忌证。

（三）麻醉与体位

同腹腔镜胆总管切开取石，T 形管引流术。

（四）手术步骤

切除胆囊、取石、冲洗检查胆道同腹腔镜胆总管切开取石，T 形管引流术。确认胆道通畅，并经胆道镜检查胆总管上下 3 次以上后，用雪橇针可吸收缝线缝合胆总管，可不缝合浆膜层，针距约 0.2cm，冲洗腹腔后常规置入腹腔引流管。

（五）注意事项

腹腔镜胆总管切开取石，胆管一期缝合术最主要的并发症就是胆道狭窄，过多的缝合胆总管可导致胆管狭窄。术中应尽量避免过多的缝合胆总管，尤其是胆管扩张不明显时。为防止出现胆道狭窄，可在缝合胆总管之前放置支架，由十二指肠乳头引出，术后视情况用十二指肠取出，但关键还是适应证的选择。

三、腹腔镜保胆取石术

（一）适应证

（1）经 B 超或其他影像学检查确诊为胆囊结石，且结石数量较少（1~3 枚），最好为单发结石。

（2）显示胆囊大小和囊壁厚度正常、胆囊炎症不重。

（3）经 Te^{99}ECT 或口服胆囊造影，胆囊显影，胆囊功能良好。

（4）虽 Te^{99}ECT 或口服胆囊造影不显影，但术中能取净结石，证实胆囊管通畅。

（5）患者具有强烈的保胆要求，且心肺功能良好，可耐受麻醉及手术。

（二）禁忌证

（1）胆囊壁局限性增厚未排除胆囊癌。

（2）胆囊肿瘤性息肉，经病理提示重度不典型增生或已证实癌变。

（3）充满型胆囊结石、胆囊分隔、萎缩性胆囊炎、瓷化胆囊。

（4）胆囊结石诱发急性化脓性或坏疽性胆囊炎、急性胰腺炎或其他严重并发症；充满型胆囊。

（5）胆囊管或胆总管梗阻不能及时解除。

（6）胃大部分切除、胃空肠吻合术后的患者。

（7）糖尿病治疗效果欠佳者。

（三）麻醉与体位

麻醉采用气管插管全身麻醉。患者取仰卧位，术者站在患者的左侧，第一助（扶镜手）站在术者左侧。手术中将手术台头部抬高，向左倾斜，以改善手术野的暴露。

（四）手术步骤

（1）建立气腹，同腹腔镜胆囊切除术。气腹压力维持 12~14mmHg。

（2）一般采用三孔法技术。建立气腹后，退出气腹针，由切口旋转插入 10mm 套管针，拔出穿刺针，连接气腹机，经套管放入已加温的腹腔镜。在电视监视下，于正中线剑突下略偏右（肝圆韧带右侧）肝脏下缘穿刺置入 10mm 套管，于右侧肋缘下锁骨中线穿刺置入 5mm 穿刺套管，再由以上套管置入手术操作器械。

（3）首先探查腹腔情况，明确胆囊结石情况，决定是否有保留可能。在胆囊底靠近膈面无血管区用电刀切开胆囊壁 1.0~1.5cm，吸净胆汁后置入胆道镜，直视下观察胆囊黏膜情况及结石大小、数量、形态和位置等，并通过夹取、网篮取石、冲洗等方法取出结石。取石后仔细观察胆囊管，见胆囊管处有清亮黄色胆汁喷出后，方可束取石。用 5-0 可吸收无损伤缝合线，全层连续缝合胆囊壁切口。

（4）观察胆囊无出血、胆漏及腹腔异常后，在文氏孔放置引流管。在腹腔镜直视下退出器械，拔除腹腔镜锥鞘，排空腹腔内气体。对 10mm 以上的戳孔应做筋膜缝合，可用吸收线缝合。

（五）注意事项

（1）必须严格把握适应证。

（2）术后 3d 可拔除引流管。

（3）对于接受保胆取石术的患者，采取预防复发的措施十分必要，如改善饮食习惯、调整饮食结构、术后短期内坚持口服利胆药物等，这些措施患者必须完全做到。

四、腹腔镜胆管空肠 Roux-en-Y 吻合术

此术式的优点为：①完全腹腔镜下操作避免与腹腔内脏器直接接触，减少对脏器功能的损害，有利于胃肠功能恢复，减少肠粘连发生率，创伤面出血少，减少对患者的打击。②横断

胆管后进行吻合消除了盲端综合征。③空肠肠袢足够的长度,移动范围大,可用于肝内外胆管引流。④吻合口大小不受限制,无张力,不易引起狭窄。目前国内有应用吻合器吻合胆总管与空肠的报道,可节省手术时间,避免吻合口瘘。

(一)适应证

(1)原发性胆总管结石,而肝左、右管无狭窄者。

(2)由于外伤、胆道感染、十二指肠乳头炎、手术损伤或慢性胰腺炎等因素,造成胆总管远端良性狭窄者;或因结石等梗阻因素引起胆总管病理性扩张而导致胆总管与十二指肠乳头开口的正常直径比例失常,所产生的十二指肠乳头开口相对狭窄者。

(3)Vater 壶腹周围癌所致胆总管远端恶性梗阻,且肿瘤已属晚期无法切除,仅适合实施减黄手术者。

(二)禁忌证

(1)肝内胆管结石伴有肝内胆管狭窄者。因为胆肠吻合手术的原则是吻合口应在狭窄梗阻的上方,否则,非但不能解除胆道梗阻,反易导致逆行性胆道感染。

(2)原发胜胆管结石合并急性胆管炎、急性胰腺炎或弥散性腹膜炎者。患者一般情况较差,腹胀明显,不能耐受气腹及较大较长手术。

(三)麻醉与体位

同腹腔镜胆总管切开取石,T 形管引流术(LCTD)。

(四)手术步骤

(1)气腹及四孔法套管置入同腹腔镜胆总管切开取石,T 形管引流术,但剑突下 Trocar 位置移为左腹直肌外缘剑突与脐连线中点处,可采用头高足低位或略向左倾斜。使用 30°腹腔镜,便于视野开阔。

(2)切除胆囊,操作步骤同胆囊切除术。

(3)显露确认胆总管、切开探查及取石步骤同 LCTD,注意应于术中尽量取净胆总管内结石。

(4)游离胆总管:将胆总管上端游离至左、右肝管开口 1.5~2.0cm 处横断,根据病情向下游离至胆总管十二指肠后段,横断胆总管,结扎远端胆总管残端。

(5)处理空肠,寻找十二指肠悬韧带,于距十二指肠悬韧带约 40cm 处提起空肠,以结扎束腔镜闭合/切开器处理小肠系膜后,以腔镜直线切割缝合器离断空肠。

(6)肝管空肠吻合:将远端空肠经横结肠前牵至胆总管(肝总管)近侧断端处,行胆总管(肝总管)空肠端侧吻合,先行后壁外翻缝合,再行前壁内翻缝合。

(7)空肠侧侧吻合:检查吻合口通畅后,于吻合口下方约 30cm 处行空肠侧侧吻合,在两空肠侧壁缝合一针,在下方分别将两肠侧壁剪一小孔,将腔镜直线切割吻合器置入两空肠内,击发切割吻合器,吻合完毕,拔除缝合器,缝合小切口。

(8)生理盐水充分冲洗腹腔,于肝管空肠吻合口处留置腹腔引流管,此管经升结肠旁沟自右下腹引出,拔除各个 Trocar 缝合包扎切口,术毕。

(五)注意事项

(1)术前准备同 LCTD,留置胃管及尿管;可不用备血;控制炎症;如有贫血、低蛋白血症、电解质紊乱及酸碱平衡失调应及时纠正;保肝治疗,补充 B 族维生素,维生素 C,尤其是维生素 K;胆道再次手术时,要排除胆道狭窄及肿瘤,并须做肠道准备。

(2)术后 6h 可离床活动,术后第 1 天可进半流食。术后 24~48h 视引流情况拔除引流管,术后第 5 天停用抗生素,切口处换药,行消化道造影,无特殊情况可出院。

五、腹腔镜胆管十二指肠吻合术

原发性胆管结石胆总管常呈明显扩张,或有胆管下端狭窄,若上部无狭窄、梗阻、肝内胆管无结石时,可施行腹腔镜胆总管十二指肠吻合术。腹腔镜胆总管十二指肠吻合术简单、易行,早期效果较好,远期效果不佳。其原因主要发生在:①存留肝内胆管结石和狭窄;②吻合口狭窄;③反流性胆管炎;④产生新的病变如继发性硬化性胆管炎等。有的患者因症状严重,不得不再次手术拆除吻合口,改做胆管空肠 Roux-en-Y 形吻合或毕-Ⅱ式胃切除术。因此,目前腹腔镜胆总管十二指肠吻合术只适用于年龄高、体弱的患者,吻合口以上无结石或梗阻,并且宜用低位的胆总管十二指肠吻合术。一般患者则多采用胆总管空肠 Roux-en-Y 大口吻合。

(一)适应证

(1)胆总管泥沙样结石,原发性或复发性结石瘀积,而胆总管超过 1.5cm 者。

(2)胆总管多发性结石未取净,且胆总管超过 1.5cm 者。

(3)慢性胰腺炎引起胆总管下端狭窄。

(二)禁忌证

(1)十二指肠壁急性炎症或严重纤维化。

(2)胰头癌。

(3)胆总管直径小于 1.5cm。

(4)有重要器官功能障碍,全身情况差不能耐受手术者。

(三)手术步骤

(1)体位、麻醉、气腹及四孔法套管置入同 LCTD,如术野不清或大网膜脂肪较多,则采用头高足低位,或加略向左倾斜,使用 30°腹腔镜,以便视野开阔。

(2)切除胆囊,操作步骤同胆囊切除术。

(3)显露确认胆总管、切开探查及取石步骤同 LCTD。

(4)扩大胆总管切口至 2.5cm 左右。

(5)胆总管,十二指肠吻合,纵向切开十二指肠壁约 2.5cm,以带可吸收线小圆针全层单节缝合吻合口后壁,注意应将线结打在腔内,全层单节内翻缝合吻合口前壁,检查吻合口,是否有遗漏缝合处。

(6)余下操作见 LCTD。

(四)注意事项

(1)术前准备同 LCTD,留置胃管及尿管,可不用备血。控制炎症;如有贫血、低蛋白血症、电解质紊乱及酸碱平衡失调应及时纠正;保肝治疗,补充 B 族维生素、维生素 C,尤其是维生素 K;胆道再次手术时,要排除胆道狭窄及肿瘤,并须做肠道准备。

（2）术后 6h 可离床活动,术后第 1 天可进半流食。术后 24～72h 视引流情况拔除引流管,术后第 5 天停用抗生素,切口处换药,行消化道造影,无特殊情况可办理出院。

（3）吻合口的大小。胆总管十二指肠吻合后,足以使食物顺利返回十二指肠,这点很重要。允许食物进入吻合口,因此吻合口一定要够大,否则食物碎片可能堵塞吻合口,引起复发性胆管炎。若吻合口超过 2.5cm,术后胆管炎很少发生。吻合口的大小,术后可由钡餐检查做出估计。

（4）吻合口位置:胆总管和十二指肠切口位置有多种,为预防吻合口漏,切口所在组织完好和吻合时无张力很重要。临床上有这样的情况,最初靠近胆囊管做胆总管切开探查,又因取壶腹部嵌顿结石,而在壶腹部对应处做十二指肠切开。而若将这两个切口做吻合,即使游离十二指肠,其张力也必然很大。此时选择胆总管空肠 Roux-en-Y 吻合或括约肌成形术为宜。若在胆总管切开探查之前,就预计要做胆总管十二指肠吻合,则应尽量靠十二指肠上缘切开胆总管,以利于下一步的吻合。若胆总管切口比较靠近近侧十二指肠,很容易将其提至胆总管切口,则允许做胆总管十二指肠吻合,但必须没有任何张力。

（5）盲襻综合征:胆总管十二指肠吻合术后,出现结石或食物碎片沉积在胆总管吻合口的远端狭窄部位,这种沉积所产生的反复胆管炎,称为盲襻综合征。是腹腔镜胆总管十二指肠吻合术后的常见并发症,切断胆总管,近端胆总管与空肠做 Roux-en-Y 吻合,可减少术后盲襻综合征的发生。

六、腹腔镜肝切除术

随着腹腔镜技术的不断发展和腹腔镜器械的研制,腹腔镜肝叶、段等切除术已应用于临床,腹腔镜肝切除术要求术者熟练掌握肝解剖,了解肝内血管、胆管的走行,同时有足够的开腹手术肝切除经验,严格掌握适应证,术前做好各项检查,明确诊断,避免盲目进行手术,器械准备充分,做好开腹准备,必要时及时中转开腹,切记以患者安全为主的原则。左、右肝内结构不尽相同,因此,肝右叶半肝、段切除较左肝切除难度大,涉及第二、第三肝门,手术风险大,对术者的要求更高。

(一)适应证

（1）区域性肝内胆管结石,出现区域性肝硬化或出现并发症者。

（2）肝叶或肝段胆管梗阻,呈明显纤维化、萎缩。

（3）二级以上肝胆管狭窄及结石。

（4）慢性炎症感染灶或慢性脓肿形成。

（5）一侧肝损毁性改变。

（6）肝管梗阻合并胆外瘘或内瘘。

（7）肝内胆管结石合并肝内胆管先天性疾病。

（8）合并肝内胆管出血。

（9）疑合并有胆管癌。

（10）若为肝血管瘤,位于容易切除的部位,中、小直径的可疑和有症状的病变。

（11）若为肝激素依赖性肿瘤,限于中、小体积,位于表面或边缘易于切除肝段的病灶（Ⅰ～Ⅳ段）。

（12）肝硬化基础上确诊的原发性肝癌,直径<4cm,切缘至少 1cm 的局灶性和肝周边性

肿瘤(肝硬化并不是腹腔镜切除的禁忌证)。

(13)孤立的、易切除部位的肝转移灶,或与肿瘤有关的可疑病灶。

(二)禁忌证

(1)年老体弱患者,伴有重要脏器功能不全。

(2)肝硬化失代偿期。

(3)若为肝血管瘤,直径>10cm(出血的危险);出现临床症状;可疑癌变或出现并发症(破裂)。

(4)若为肝激素依赖性肿瘤,出血、难以解释的疼痛,准备怀孕,或者可疑诊断(肝细胞腺瘤的恶性变)。

(5)既往开腹手术造成严重粘连,肿瘤浸润深在部位或巨大病灶,与重要血管组织关系密切或位于尾状叶(Ⅰ段)。

(6)肝转移癌,既往有过腹部大手术史和仍然不清楚的腹腔镜手术时的肿瘤学方面的危险性,使不适合肝切除者也难以行腹腔镜手术切除。

(三)术前准备

(1)首先要建立正确的临床诊断,防止误诊或漏诊。超声影像为肝脏相关疾病的首选检查。CT 和 MRI 对直径<1cm 的病灶相对不确切,但是结合螺旋 CT 和先进的软件技术,可以提供给我们更多精确的诊断信息和肿瘤所在肝脏部位逼真的虚拟图像。CT 门静脉成像被认为是制定外科手术方案的最敏感的检查,对于显示肝转移灶也有很高的敏感性 4 能检测出直径<1cm 的肝肿瘤病灶。

(2)重要脏器的功能测定,特别是肝功能(肝脏外科手术中的一项主要预后因素)、凝血因子合成(Ⅰ、Ⅱ、Ⅴ、Ⅶ、Ⅸ、Ⅹ)的评估以及心肺功能、乙型肝炎表面抗原、丙型肝炎抗体、艾滋病病毒检查等。

(3)询问病史,是否有高血压、心脏病,平时是否有大量饮酒史。术前留置胃管及尿管,应备血,控制炎症,如有贫血、低蛋白血症、电解质紊乱及酸碱平衡失调应及时纠正;保肝治疗,补充 B 族维生素、维生素 C,尤其是维生素 K;并须做肠道准备。

(四)麻醉与体位

麻醉采用气管插管、全身麻醉。患者取头高仰卧位,双下肢分开。术者站在患者双下肢间,第一助手站在患者左侧,第二助手站在患者右侧。

(五)手术步骤

1.腹腔镜非规则性肝切除术

(1)建立气腹,通常需要 4~7 个 Trocar。常用五孔法 Trocar 置入。

1)脐部 10mmTrocar。

2)剑突下 10mmTrocar。

3)左上腹 10mmTrocar。

4)右下腹 10mmTrocar。

5)右上腹 5mmTrocar。

(2)探查肝脏病灶。

（3）标记出预切位置，以电烧棒标记出预切位置，将肝门阻断钳沿温氏孔插入，暂不要闭合，或者在肝十二指肠韧带预置阻断带，暂时不收紧。

（4）肝病灶切除以超声刀沿预切线切开肝脏表面，一般切开肝脏表面 1.0cm 之内无出血，但与瘤体接近处易出血，可以电烧棒电凝止血。沿正常肝组织与病灶间隙以超声刀或 LigaSure 切除病灶，由上腹部穿刺孔取出切除物，此时需要注意的是可能有较大的胆管及门静脉分支，可先行闭合肝门阻断钳或收紧阻断带（阻断时间不能超过 20min），仔细解剖充分显露胆管及门静脉分支，以钛夹夹闭后，以 LigaSure 离断，然后打开肝门阻断钳。

（5）创面处理：检查创面有无明显渗血，如有明显渗血则电凝止血，再以干净纱布轻沾创面，检查有无胆汁渗漏，以止血纱布覆盖创面，生物胶均匀喷洒于创面。术区充分冲洗，吸净冲洗液，确认无活动出血后，于肝下缘及创面处留置引流管 2 枚，分别于右侧腹部穿刺孔引出。拔除各个 Trocar，术毕。

2. 腹腔镜肝左外叶切除术　肝左外叶切除包括肝Ⅱ段和Ⅲ段。

（1）建立气腹，Trocar 置入同非规则性肝切除术。

（2）显露左肝，分离镰状韧带和左三角韧带，充分暴露左肝。

（3）肝切除前准备：找到下腔静脉。在其左下方离断肝脏，暴露左肝静脉和下腔静脉连接处以便肝外控制静脉血流。解剖肝十二指肠韧带，以胶管捆扎肝左叶，控制左肝血流。

（4）肝切除：在距镰状韧带左侧 1cm 处的肝脏前面和下面的包膜处做标记。用长的无损伤钳和超声刀或 LigaSure 分离肝实质，切除肝左外叶，标本置于袋内，切碎，从扩大的孔中取出。

（5）术区充分冲洗，止血，肝脏残端放置引流管。拔除各个 Trocar，术毕。

3. 腹腔镜右半肝切除术　右半肝切除包括肝右前叶、右后叶和尾状叶右段。

（1）建立气腹，Trocar 置入同非规则性肝切除术。

（2）显露右肝：以超声刀分离切断肝圆韧带、镰状韧带、右冠状韧带、右三角韧带、肝结肠韧带和肝肾韧带，钝性分离裸区至下腔静脉，充分暴露右半肝。

（3）切除胆囊：同 LC。

（4）探查后，将肝门阻断钳沿温氏孔插入，暂不要闭合，准备常温下阻断肝门，沿肝脏膈面从下腔静脉右侧壁至胆囊切迹以电烧棒标记出预切位置，用长的无损伤钳和超声刀切开肝实质，一般切开肝脏表面 1.0cm 之内无较大出血，分离过程中助手用吸引器吸出肝脏渗血，保持创面清晰，较大的血管可用 LigaSure。予以结扎切断，分离如出血较多可阻断肝门，操作过程中注意保护肝中静脉。

（5）将肝脏向上翻转，沿胆囊窝右纵沟切开肝脏，显露肝门静脉右干、右肝管和肝右动脉并夹闭、切断。处理肝短静脉时注意保护下腔静脉。

（6）将右后上缘肝静脉切断，完全切除右半肝。

（7）检查创面有无明显渗血，如有明显渗血则电凝止血或用氩气刀止血，再以干净纱布轻沾创面，检查有无胆汁渗漏，创面覆盖止血纱布，生物胶均匀喷洒于创面。术区充分冲洗，吸净冲洗液，确认无活动出血后，于肝下缘及创面处留置引流管 2 枚，分别于右侧腹部穿刺孔引出。

4. 腹腔镜肝脏右后叶切除术　右后叶肝切除包括肝Ⅶ、Ⅷ段。

（1）患者取仰卧位，右肩部、右腰部和右臀部各垫沙枕，使身体向左侧倾斜约 70°，右上肢固定于头架,通过手术台倾斜使患者平卧,右锁骨中线与脐水平线相交处横形切口约 1. 0cm,Trorar 内插入 30°腹腔镜,剑突下切口约 1.0cm,Trocar 内插入超声刀或结扎束腔镜闭合/切开器(LigaSure),右髂前上棘上方切口约 1.0cm,内插入肝门阻断钳,右腋后线肋缘下切口约 0.5cm,Trorar 内插入操作钳等。建立气腹后恢复上述体位,气腹压维持在 10~12mmHg。

(2)以超声刀分离切断肝圆韧带、镰状韧带、右冠状韧带、右三角韧带,肝结肠韧带和肝肾韧带,钝性分离裸区至下腔静脉,充分暴露右半肝。

(3)探查后,将肝门阻断钳沿温氏孔插入,暂不要闭合,准备常温下阻断肝门,以电烧棒标记预切除位置,用长的无损伤钳和超声刀沿标记切开肝实质,一般切开肝脏表面 1.0cm 之内无较大出血,分离过程中助手用吸引器吸出肝脏渗血,保持创面清晰,较大的血管可用 LigaSure 予以结扎切断,分离时如出血较多可阻断肝门,分离时斜向下腔静脉,近下腔静脉时在其右侧将肝短静脉连同肝组织用 LigaSure 并切断,肝右静脉可只处理属支或切断,如出血较多可阻断肝门。

(4)检查创面有无明显渗血,如有明显渗血则电凝止血或用氩气刀止血,再以干净纱布轻沾创面,检查有无胆汁渗漏,创面覆盖止血纱布,生物胶均匀喷洒于创面,,术区充分冲洗,吸净冲洗液,确认无活动出血后,于肝下缘及创面处留置引流管 2 枚,分别于右侧腹部穿刺孔引出。

5. 腹腔镜中肝叶切除术　中肝叶切除包括肝Ⅳ、Ⅴ、Ⅶ段。

(1)患者取平卧位,脐旁横形切口约 1.0cm,Trocar 内插入 30°腹腔镜,剑突下切口约 1.0cm,Trocar 内插入超声刀或结扎束腔镜闭合/切开器(LigaSure),左上腹切口约 1.0cm,Trocar 内插入腹腔镜用肝脏拉钩,右下腹切口约 1.0cm,内插入肝门阻断钳,右上腹切口约 0.5cm,Trocar 内插入操作钳等,建立气腹后,气腹压在维持 10~12mmHg。

(2)分离切断肝圆韧带、镰状韧带、右冠状韧带、右三角韧带、肝结肠韧带和肝肾韧带,钝性分离裸区至下腔静脉,充分暴露右半肝。

(3)切除胆囊。

(4)将肝门阻断钳放置于肝十二指肠韧带处,准备常温下阻断肝门,沿肝脏膈面从下腔静脉右侧壁至胆囊切迹标记,用长的无损伤钳和超声刀或 LigaSure 分离肝实质,如出血较多可阻断肝门,操作过程中注意保护肝中静脉。

(5)将肝脏向上翻转,沿胆囊窝右纵沟切开肝脏,显露门静脉右干,右肝管和肝右动脉并夹闭,切断。处理肝短静脉时注意保护下腔静脉。

(6)将右后上缘肝静脉切断,完全切除右半肝。

(7)恢复肝脏供血,术区充分冲洗,止血,引流管可以放置肝脏残端。标本装于袋内,切碎,从扩大的孔中取出。拔除各个 Trocar,术毕。

(六)腹腔镜肝切除术手术要点

1. 腹腔镜下肝脏手术时出血的控制　肝脏具有极丰富的血流,手术时容易出血,能否在腹腔镜下控制肝脏的出血是腹腔镜手术成功的关键。传统的剖腹肝脏手术时,肝脏血流的控制方法主要有:①局部肝血流控制法。②入肝血流控制法。③全肝血流控制法。腹腔镜下肝脏手术主要采取前 2 种方法,第 3 种方法主要适用于常规方法不能切除的肝脏肿瘤。

（1）腹腔镜下局部肝脏血流控制法：腹腔镜切肝时，要通过患者体位的调整和腹部 Trocar 的放置，创造一个良好的肝脏切面的视野和方便的器械操作通道。操作通道一般至少 4 个，一个插入肝脏拉钩，通过肝脏拉钩来控制肝脏的切面保持良好的视野。一个插入冲洗吸引器，通过助手吸引创面出血，保持创面清晰干净，有利于术者切肝，止血操作。另外两个操作通道供术者使用，术者左手持无损伤钳，右手应用超声刀、电凝棒、超声吸引刀、LigaSure、钛夹或锁夹等器械、仪器，交替切断肝组织，闭合或钳夹胆管和血管。肝脏膈面备 2 个纱布条，遇有较大血管出血时，立即用纱布条压迫止血。应用电凝棒电凝肝组织，其电凝部位易产生焦痂，影响止血效果，也可用氩气刀止血。注意较大的血管应用夹闭，应用氩气刀有导致气体栓塞的可能。

（2）腹腔镜下入肝血流阻断法：入肝血流阻断方法又可以分为入肝血流完全阻断法和选择性入肝血流阻断法。前者是应用肝门阻断钳从右下腹进入腹腔，再将钳嘴的两臂放置到肝蒂的前后方，将肝门血管连同胆管一并夹闭，常温阻断入肝血流的时间为 20min 左右，如一次阻断未能将病变切除，可放开肝门血管阻断钳 3~5min 后再做第二次阻断，继续切肝，如此交替进行，直至将病变切下为止。如合并肝硬化一次阻断时间最好不超过 15min。我们还采取放置肝门血管阻断钳，不钳夹的方法切肝，肝门阻断钳时刻做好准备，一旦出血再立即钳夹，这样可以减少肝门阻断时间。选择性入肝血流阻断的方法是，在肝门部位解剖拟切除肝叶的血管予以阻断止血的方法。此种方法对肝脏影响小，是一种较理想的血流阻断方法，但要求术者具备熟练的肝门解剖技巧。肝静脉的解剖和结扎，可以在肝叶切除的过程中完成。由于肝静脉壁较薄，容易撕裂引起出血，因此处理肝静脉时一定要小心谨慎，必要时可用直线切割缝合器将肝静脉连同部分肝组织一并钳夹切割缝合。若遇靠近腔静脉的肝静脉出血时，要小心用钛夹夹闭或利用周围的组织缝合止血。右半肝切除时第三肝门处的出血可以用钛夹或 LigaSure 止血。腹腔镜肝叶切除时，要做好中转开腹手术的准备，一旦出现难以控制的出血，应立即剖腹控制出血。除一般的手术器械外，应备有腹壁牵拉器，将肋弓拉向前上方，肝脏可以获得充分的显露。

2. 右后叶肝切除术时患者的体位和 Trocar 的置放　左半肝、中肝叶及右前叶的肝切除时，取仰卧位，腹腔镜放置于脐部，能够满足手术的需求。而肝右后叶的手术，这一体位和腹腔镜的置放，无法满足手术的需求。右后叶腹腔镜下肝切除时，患者要取左侧卧位 70°左右，腹腔镜放置于右锁骨中线脐水平处。于腹腔镜和右肝后叶连线的两侧放置 Trooar。手术床要用电动调节床，随时调节患者的体位，以满足手术的需求，用超声刀游离切断肝镰状韧带、右三角韧带、冠状韧带及肝肾肝结肠韧带，显露肝裸区直至靠近腔静脉处后，再用肝脏拉钩向左下方推压肝脏，右后叶即可获得满意的显露。

（七）腹腔镜治疗肝胆管结石病的要点

肝胆管结石病的腹腔镜治疗原则仍是黄志强院士倡导的"去除病灶，解除梗阻，矫正狭窄，通畅引流"16 字方针。手术适应证为 I 型和部分 IIa 型肝胆管结石病。手术方式包括腹腔镜肝切除术、腹腔镜胆管切开、胆道镜探查和取石术及腹腔镜胆管整形和胆肠吻合术，多数肝胆管结石病患者需要实施以腹腔镜肝切除术为主导的联合手术方式。腹腔镜肝切除术是肝胆管结石病的基本外科治疗手段，要求以肝段、肝叶为单位行解剖性切除，这是取得优良疗效、减少结石残留和复发的基本条件和关键；腹腔镜胆管切开+胆道镜探查和取石术可最大限度地避免结石遗漏、术后胆道狭窄及梗阻,也可单独作为少数肝胆管结石病患者的定型手术方式;腹腔镜胆管整形和胆肠吻合术属临床探索性微创技术,实践者应具备丰富的胆道外科经验及娴熟的腹腔镜外科技术和达芬奇机器人手术系统操作技术。计划性中转开腹为术中转换手术方式,是目前微创式最常见策略,不能视为腹腔镜手术失败或并发症。腹腔镜治疗肝胆管结石病的疗效评估,应涵盖术后动态影像学(超声、CT、MRI 或 MRCP、T 管造影)、胆道镜、肝脏功能等检查以及患者术后症状改善、生命质量评分等随访内容。

1. 手术方式和治疗原则　肝胆管结石病腹腔镜外科治疗的手术方式包括:

(1)腹腔镜肝切除术。

(2)腹腔镜胆管切开+胆道镜探查和取石术。

(3)腹腔镜胆管整形和胆肠吻合术。以上 3 种手术方式可在全腹腔镜下、手助腹腔镜下、腹腔镜辅助下或达芬奇机器人手术系统辅助腹腔镜下完成。绝大多数肝胆管结石病患者需要实施以腹腔镜肝切除术为主导的联合手术方式。

肝胆管结石病腹腔镜治疗的基本原则仍是去除病灶,取尽结石,矫正狭窄,通畅引流,防止复发。肝胆管结石沿病变胆管树呈节段性分布,因此,针对肝胆管结石病的腹腔镜肝切除术要求以肝段、肝叶为单位行解剖性切除,这是取得优良疗效、减少结石残留和降低结石复发率的基本条件和关键。采用腹腔镜肝切除术切除病变肝(叶)段,最大限度清除含有结石、狭窄及扩张的病变胆管,联合使用术中胆道镜或超声引导下胆道镜对预留肝叶(段)胆管及肝外胆管进行探查和取石,以防止结石残留。

腹腔镜胆管整形和胆肠吻合术及合并肝胆管癌变时的根治性手术尚属临床探索性微创技术,实践者应具备丰富的胆道外科经验及娴熟的腹腔镜外科技术和达芬奇机器人手术系统操作技术。

2. 手术适应证　综合国内外文献及多中心经验,将腹腔镜手术治疗肝胆管结石病的适应证拟订为:

(1)患者全身情况良好,无重要脏器质性病变,符合开腹手术指征。

(2)肝功能 Child Pugh B 级以上,肝脏储备功能良好,须大范围肝切除者 ICGR15 ≤15%,剩余肝脏体积与标准肝脏体积之比>40%。

(3)Ⅰ型(区域型)肝胆管结石病,即结石沿肝内胆管树局限分布于一个或几个肝段内,可合并或不合并肝外胆管结石,可出现病变区域的肝管狭窄、扩张,受累肝段萎缩、纤维化、慢性脓肿等。

(4)结石数量较少且受累的肝管及肝脏病变轻微,取尽结石后肝内外无残留病灶、胆管无狭窄的Ⅱa 型肝胆管结石病。

(5)无预留肝叶(段)胆管及肝外胆管严重狭窄,无须行复杂胆管整形者。

(6)年龄为 10~70 岁者。

(7)有既往胆道手术及上腹部手术史不作为绝对排除标准。

3. 手术禁忌证

(1)任何开腹手术的禁忌证。

(2)不能耐受 CO_2 气腹者可考虑行免气腹、腹壁悬吊式腹腔镜手术。

(3)既往反复多次胆道或上腹部手术史,腹腔重度粘连,Trocar 及操作器械无法置入者。

(4)合并严重胆汁性肝硬化及胆源性门静脉高压症,肝门区静脉重度曲张,肝功能 Child

Pugh C级或严重失代偿者。

（5）合并重度肝脏萎缩肥大复合征,肝门严重转位或肝门区胆管纤维化、狭窄。

（6）术前检查或术中证实合并病变胆管癌变且已累及重要管道结构,腹腔镜下无法切除重建者。

4. 术前评估和准备

（1）肝功能的评估:除常规肝功能和凝血功能检查外,要注意黄疸程度、出血倾向、腹腔积液、双下肢水肿、腹壁静脉曲张等表现,必要时行胃镜检查以明确有无食管胃底静脉曲张,据以判断肝功能代偿状态及是否合并肝硬化和门静脉高压症。

（2）全身状况的评估:包括重要器官功能及营养状况的系统检查。

5. 手术设备、器械及人员配备

（1）高清晰度电子或光学腹腔镜系统:含摄像、显示系统及30°镜头,全自动高流量气腹机,冲洗吸引装置,视频和图片采集、储存设备等。

（2）术中超声:彩色多普勒超声及腹腔镜可调节超声探头。

（3）胆道镜:纤维或电子胆道镜。

（4）腹腔镜常规手术器械:气腹针、5~12mm套管穿刺针(Trocar)、分离钳、无损伤抓钳、电凝钩、双极电凝、剪刀、持针器、施夹钳、一次性取物袋、各种血管夹及医用止血材料等。

（5）肝实质离断器械:可选用超声刀、腹腔镜下超声吸引器、腹腔镜下彭氏多功能手术解剖器、结扎束、水刀及内镜下切割闭合器(Endo-Linear-cutter 或 EndoGIA)等。以上器械可根据医疗机构自身条件、手术者的经验和偏好自行选择。

（6）常规准备中转开腹手术器械。

手术者必须具有娴熟的腹腔镜技术和丰富的开腹肝脏、胆道手术经验,取得开展复杂腹腔镜肝胆手术的相关资质。要求腹腔镜手术主刀与助手配合默契,建议手术组人员固定、专业化,建立一致的学习曲线。麻醉医师和器械、巡回护士相对固定。

6. 手术方法

（1）麻醉、体位及操作孔位置:采用气管插管全身麻醉,仰卧、头高脚低位向右或向左倾斜15°~45°。患者双下肢是否需要分开,术者站位可根据自身经验、习惯及助手的操作水平决定。建立 CO_2 气腹,控制腹内压为 12~14mmHg。Trocar及操作孔围绕病变肝叶(段)呈扇形分布,镜孔位于扇形边缘的中点,如须中转开腹,各操作孔连接成线后符合开腹肝切除术的切口要求。一般采用五孔法,辅操作孔应与主操作孔及镜孔保持一定距离,各操作孔互不影响,方便手术操作。

（2）腹腔镜术中超声

1）建议采用术中超声对结石、病变区域和病肝切除范围进行准确定位,对肝胆管狭窄或扩张程度进行准确判定,探查是否合并肝脓肿、肝胆管细胞癌等,明确肝内重要管道结构走向及其与病变肝段的毗邻关系,正确规划肝实质离断平面,减少或避免损伤重要管道结构(尤其是肝静脉系统),降低镜下出现难以控制大出血的风险。

2）肝实质离断过程中实时采用超声引导,防止断面偏移。

3）病变肝段切除后探查预留肝段内有无结石残留,引导术中胆道镜取石,同时了解预留肝组织的血供及静脉回流情况。

（3）腹腔镜肝切除术:肝叶切除术是肝胆管结石病的主要外科治疗手段。腹腔镜肝切除术治疗肝胆管结石病主要适用于Ⅰ型肝胆管结石病受累肝叶或肝段内难以取尽的多发结石，难以纠正的胆管狭窄或囊性扩张、萎缩、纤维化、合并慢性脓肿或肝内胆管癌等。

1）解剖肝门及肝血流阻断：解剖肝门主要适用于规则性左、右半肝切除及右后叶、右前叶、左外叶切除。建议用电凝钩、超声刀、腹腔镜下彭氏多功能手术解剖器或分离钳等进行解剖，配合使用吸引器头进行钝性推拨。首先解剖第一肝门，分离出切除叶（段）的肝动脉、门静脉及肝管支，一般采用先解剖肝动脉，再解剖门静脉，最后解剖肝管的顺序。腹腔镜下解剖第二肝门的难度和风险较大，各医疗机构可根据自身技术条件选择性地进行腹腔镜下第二肝门解剖和肝静脉游离。如行右后叶切除、右半肝切除或联合尾状叶切除，尚须解剖第三肝门，沿右后叶或尾状叶与下腔静脉之间间隙由下至上逐支分离肝短静脉，以血管夹夹闭后离断，较粗大的肝短静脉（如右后下静脉等）也可用直线切割闭合器直接离断。第一和第二肝门管道结构可在肝实质离断前于肝外离断，也可在肝实质离断过程中进行离断。

根据病变部位及手术方式选择不同的肝血流阻断方式：规则性半肝切除选用区域性半肝入肝血流阻断，必要时可同时行切除侧肝静脉阻断；对规则性左外叶，右后叶、右前叶切除可于肝外解剖出左外叶、右后叶或右前叶肝蒂进行切除肝段的区域性入肝血流阻断，必要时行间歇性全肝入肝血流阻断。

2）肝实质离断：肝实质离断是腹腔镜肝切除的重要步骤和难点。建议在肝实质离断过程中联合使用以超声刀为主的多种肝实质离断器材（结扎束、彭氏多功能手术解剖器、双极电凝、血管夹、腹腔镜直线切割闭合器等）。超声刀一般使用慢档，正确使用超声刀对肝脏断面组织进行钳夹破碎、切割凝闭，配合使用吸引器进行推拨分离，将管道结构裸化后以血管夹夹闭再离断，较粗大的管道结构及与断面平行的管道结构可用直线切割闭合器直接离断，断面渗血以双极电凝凝闭止血。肝实质离断过程中始终保持肝断面适度张力，以吸引器实时吸引积血及烟雾，不断调整镜头视角，保持视野良好、清晰。采用术中超声进行监测，防止肝实质离断平面偏移并确保在病变肝段周围相对正常的肝实质内进行离断。一旦断面偏移至病变区域，多支病变扩张胆管及结石将不可避免地出现在断面上，处理十分困难，且易导致病变肝胆管组织及结石残留、肝断面及腹腔感染等并发症发生。建议在肝实质离断过程中将中心静脉压降低至 $3\sim5cmH_2O$。建议在肝实质离断过程中尽可能保持肝静脉回流通畅以减少断面瘀血，可待离断肝实质即将结束时再以直线切割闭合器直接离断切除侧肝静脉。切除标本后装入标本袋，破碎后经 12mm 操作孔取出或经耻骨上横切口取出。

3）肝断面处理及腹腔引流：要求彻底止血、消除胆汁漏。肝断面渗血及细小血管、胆管用单极或双极电凝即可封闭，经过反复电凝止血后出血仍未停止，应仔细观察创面，寻找出血点及来源血管，用血管夹钳夹止血或缝合止血。因肝内结石及感染病灶易污染断面，建议用生理盐水反复冲洗断面，再以干净白色纱布覆盖断面，检查纱布有无黄染，或通过 T 管注水，观察断面有无胆汁漏。确认无出血及胆汁漏后彻底清洗腹腔，于肝下、膈下及肝断面等处放置引流管。

（4）腹腔镜胆管切开+胆道镜探查和取石术：单纯腹腔镜胆管切开+胆道镜探查和取石术多用于急症和重症患者，旨在暂时通畅胆汁引流、控制胆道感染、改善肝功能以挽救患者生命或为二期确定性手术做准备。针对部分结石数量较少且受累的肝管及肝脏病变轻微、取尽结石后肝内外无残留病灶、胆管无狭窄的Ⅰ型和Ⅱa 患者，腹腔镜肝胆管切开+胆道镜取石术可作为确定性手术方式。但术后需要采取积极措施预防结石复发。

胆道镜探查和取石术是腹腔镜手术治疗肝胆管结石病不可或缺的治疗方式。肝内胆管结石多合并肝外胆管结石,术中胆道镜能直视胆管内情况,发现结石、异物及黏膜病变,同时进一步确认肝内胆管及胆总管末端的通畅性,以取石网将结石取出,对难以直接取出的大结石或嵌顿结石,可用物理碎石法将其击碎后取出。配合使用腹腔镜超声,可引导术中取石,有效避免结石遗漏、术后胆道狭窄及胆道梗阻。建议经胆总管或经断面胆管断端行术中胆道镜探查和取石术,选择性放置T管。由于在腹腔镜下胆道镜取石操作不如开腹手术方便,相对耗时,术中不过分追求取尽结石,可留置适宜T管,术后通过T管窦道取石。

(5)腹腔镜胆管整形和胆肠吻合术:用于合并肝门部胆管狭窄且肝内病灶和上游胆管狭窄已去除肝胆管结石的患者。在腹腔镜下充分切开肝门部狭窄段胆管并进行原位整形,以Roux-en-Y空肠袢与胆管切口侧侧吻合修复胆管缺损;对胆总管末端松弛,有严重反流性胆管炎者,行腹腔镜胆管横断+胆管空肠Roux-en-Y吻合术。由于胆管整形为精细操作,手术者需要娴熟的腹腔镜和肝胆外科技术,属临床探索性微创技术的适用范围。达芬奇机器人手术系统应用于临床,解决了传统腹腔镜技术在视野、操作器械灵活性等方面的局限性,将微创手术的精度和难度提升到新的高度,使达芬奇机器人手术系统辅助腹腔镜胆管整形和胆肠吻合术成为现实。

7.中转开腹手术 患者的安全和疗效应放在首要位置。中转开腹为术中转换手术方式,不能视为腹腔镜手术失败或并发症。建议在以下情况下中转开腹手术。

(1)术中出现腹腔镜下难以控制的大出血,或患者难以耐受气腹时应立即中转开腹或扩大切口进行手术。

(2)术中证实合并病变胆管及受累肝段癌变,腹腔镜下无法完成根治性手术者。

(3)腹腔镜手术过程中因病变肝段萎缩、纤维化、肝门转位及周围粘连等原因致手术视野显露不佳,手术进展困难,耗时较长,可转为手助腹腔镜手术或中转开腹手术。

(4)术中出现手术器械和设备故障致使腹腔镜手术无法进行时。

8.常见并发症

(1)腹腔内出血:术后出现腹腔或肝创面出血应尽早行腹腔镜探查、止血或开腹手术止血。

(2)胆汁漏:多为暂时性,量少且局限者,应保持引流管及T管通畅,如未放置T管,可根据情况行ENBD;如胆汁量大,或者胆汁弥散至全腹;须行腹腔镜或开腹探查、修补及清创引流术。

(3)肝断面包裹性积液及腹腔感染、脓肿:肝胆管结石病患者腹腔镜手术后肝断面包裹性积液及腹腔感染发生率较肝脏肿瘤高,可能与术中分离粘连、胆道镜探查和取石、肝内结石及感染病灶污染等肝胆管结石病固有的病理因素有关,经穿刺引流及抗感染等保守治疗多可治愈。

(4)术后发热:与术中胆道镜探查取石及冲洗致胆道感染、腹腔感染等有关,部分患者可出现高热及低血压等重症胆道感染症状,建议保持T管及腹腔引流管通畅,加强抗感染治疗。鉴于腹腔镜治疗肝胆管结石病术后感染性并发症发生率较高,推荐术中取胆汁做细菌培养基药物敏感试验以指导术后抗感染治疗。

(5)短暂性肝功能不全及腹腔积液:主要见于合并胆汁性肝硬化患者,建议做好术前肝功能评估,进行吲哚菁绿排泄试验并计算预留肝脏体积与标准肝脏体积比值,术中尽量减少全肝入肝血流阻断时间。

（6）胃肠道损伤、肠瘘：多由术中操作不当引起，发现后应立即行手术修补。

（7）肺部感染、反应性胸腔积液、尿道感染及切口感染等一般并发症。

9. 随访及疗效评价　根据患者全身及局部情况于术后6周后拔出T管，拔管前常规行T管造影，如有胆管残余结石，可于术后2个月后经T管窦道胆道镜探查取石。术后3个月进行门诊初始随访，此后每半年通过电话及门诊方式进行随访，复查血常规、肝功能及腹部B超，必要时复查上腹部CT和MRCP检查。重点了解结石清除或复发情况、是否有胆管炎等临床不适症状、是否再次住院治疗及是否再次接受外科手术和其他有创操作治疗等。腹腔镜治疗肝胆管结石病优良疗效的标准是术后影像学检查，包括B超、CT、MRI或MRCP、T管造影及胆道镜检查无结石残留和复发，肝脏酶学（胆系酶谱）水平正常或稳定在较低水平。

第六节　重症急性胰腺炎的腹腔镜治疗

一、腹腔镜手术干预时机及指征

目前普遍接受的对重症急性胰腺炎（SAP）治疗的观点是：重症急性胰腺炎胰腺的无菌性坏死不需手术；坏死并感染为手术指征；在发病2周内的急性反应期应尽量避免手术，此时以器官功能维护为主，手术时机最好在发病后3~4周进行。这一共识的形成是基于传统开腹手术及内科ICU治疗经验总结形成的。总体上看，目前治疗SAP趋于保守，有的医疗中心已将重症急性胰腺炎划归为内科收治疾病。近年来随着腹腔镜微创外科技术的迅猛发展，为SAP的治疗提供了一种新的方式。由于其与传统开腹手术完全不同的特点，其手术时机适应证是否应与传统开腹相同，是一个值得研究的问题。

SAP是局部病变导致全身性病理生理紊乱的疾病，SAP患者胰腺坏死、大量酶性渗出、损伤性炎症递质大量释放是导致多器官功能障碍的原因，引流不及时势必加重病情。因此，不应忽视外科手术引流在SAP治疗过程中的作用。但传统手术如行早期开腹引流，加重机体内环境的紊乱，常易导致MODS的发生，致使早期手术的病死率极高。而腹腔镜手术与传统手术最大不同特点就在于其对机体创伤打击很小，这一特点为腹腔镜手术早期引流SAP提供了可能。从我们的治疗经验上看，在急性全身反应期，尤其是发病1周内手术的患者，手术操作较易完成，手术时间短，冲洗引流效果满意，患者术后恢复较为顺利。其可能原因为在急性反应期，持续灌洗引流可彻底清除渗入腹腔内酶性积液、损伤性炎症递质及胰周坏死组织，从而有效地减轻急性反应期损伤性炎症递质对全身毛细血管内皮及胰外重要脏器损伤，有效阻断胰腺炎的病程进展。因此，基于腹腔镜手术不同于传统开腹手术的微创特点，其手术时机可以提早，适应证可以放宽，而不应一律等待胰腺坏死合并感染后再手术。再者，临床上判定胰腺坏死是否感染有时是非常困难的，有研究发现术前认为无菌性坏死的患者，术中发现有33%的患者实际上已经合并感染，甚至形成局部脓肿。我们认为，SAP除坏死并感染为绝对手术适应证外，出现下列情况时不应犹豫，应积极行腹腔镜手术干预治疗：出现器官衰竭时；腹腔渗出液较多时；严重腹胀有可能出现腹腔间隔室综合征（ACS）时，短期内科治疗无效时（患者腹痛腹胀加重、体温不降、血白细胞持续增高）；是否出现感染难以判定时。

二、术前准备

(1)对患者予以重症监护、吸氧、抗休克、胃肠减压、禁食及胃肠外营养液、纠正电解质紊乱及酸碱平衡。

(2)使用包括生长抑素、抗胆碱药物、组胺 H_2 受体拮抗剂及抗酶制剂等抑制胰腺分泌。

(3)使用低分子右旋糖酐、丹参注射液及大剂量地塞米松以改善胰腺微循环、降低呼吸窘迫综合征(ARDS)。

(4)使用抗生素以抗感染,对于有腹膜炎的患者使用芒硝外敷以促进炎性吸收。

(5)观察胃管引流液的颜色和量,视患者的情况择期进行手术。

三、手术步骤及过程

麻醉采用气管插管全麻。患者两腿分腿位,术者站在两腿间,助手在患者两侧。脐部下缘 1cm 长弧形切口,针脐部穿刺造气腹,气腹压力维持在 1.60~2.00kPa,置入腹腔镜探查并引导置入其余 Trocar,Trocar 数量及位置根据患者情况决定,一般右锁骨中线中腹及上腹各一,左锁骨中线中腹及上腹各一。

(一)经腹前壁入路腹腔镜置管灌洗引流

急性出血坏死性胰腺炎早期胰腺充血水肿,大量血管活性物质渗入腹腔,当机体吸收了这些有害成分后可造成多器官损伤。因此,急性出血坏死性胰腺炎早期利用微创手段施行不骚扰胰腺的腹腔内灌洗术,积极引流腹腔内血管活性物质和有害的胰源性毒素,此期腹腔镜手术既能明确诊断又能准确了解胰腺病变范围。助手协助暴露,提起大网膜,术者用超声刀沿胃大弯下缘分离切断大网膜,进入网膜囊,吸引器吸取渗出液、坏死胰腺组织,但不要过分干扰胰腺。已形成脓肿有间隔者,打通间隔、吸净脓液。用大量生理盐水冲洗至冲洗液澄清。脓肿者可加用过氧化氢冲洗。最后分别于胰头、胰体、胰尾、盆腔置腹腔引流管,急性肾衰竭患者盆腔内置入腹膜透析管,网膜囊内胰腺上方置一冲洗管,术后用生理盐水灌洗 5~14 天,每天灌洗液量 4000~8000mL,合并急性肾衰竭患者在腹腔镜直视下植入 Tenckhoff 腹透管,术后立即使用双袋腹透连接装置进行腹膜透析,至肾功能恢复。胰床冲洗管可同时用生理盐水或腹透液灌洗引流。采用腹前壁腹腔镜下置管使操作更加准确,冲洗彻底,可充分引流腹腔内存留的炎性递质及胰周坏死组织,有效减少腹腔内感染,胰腺脓肿及胰漏的发生。

(二)B 超导向囊肿或脓腔直接穿刺或经后上腰入路

在急性出血坏死性胰腺炎后期,胰腺或胰周的囊肿或脓肿形成,包裹良好,因腹膜腔内粘连致密,上腹部器官解剖关系不清,若用腹腔镜常规经腹前壁入路显露腹腔,分离粘连进入囊腔费时、费事、出血多,且易造成腹内脏器的损伤。采用术中 B 超定位引导,避开腹内脏器经腰区或经侧/前腹壁以保护性大口径穿刺套管就近戳孔、直接进入囊肿或脓肿腔,直视扩创、大口径胶管对口灌洗引流,可获良好效果。胰周囊肿或脓肿部位变化大,除有经腹前/侧壁入路外,尚有经侧腹壁及后上腰戳孔进入者,以能避开腹内脏器,就近和低位引流为原则。术中 B 超定位导向对手术入路的准确定位,内脏损伤的避免等方面起着举足轻重的作用。术后充分引流和灌洗以及时清除管腔内堵塞物,必要时保留腹壁穿刺套管,术后继续用腹腔镜清除囊腔内坏死组织。通畅引流是实现急性出血坏死性胰腺炎腹腔镜治疗效果的关键。

（三）经胃壁入路

该入路适用于 SNP 后期,胰腺假性囊肿或脓肿形成又不能避开胃肠道直接穿刺引流的病例,通过切开胃后壁行胰腺坏死组织清除及引流。

经壁入路有两种方式。

（1）经胃镜胃壁切开入路。该术因主动扩创操作受限,故以引流为主,适用于局限好、坏死组织范围较小、囊肿或脓肿与胃后壁毗邻的病例。

（2）经腹腔镜胃壁切开入路。该手术需在脐部腹中线左、右侧分别刺入 11mm、5mm 穿刺套管,靠近胃区及胰腺囊肿或脓肿上方,在腹腔镜引导下经胃前壁插入末端带有气囊的特制的穿套管,拔除针芯后气囊膨胀使套管固定于胃腔内,通过胃内套管插入 5mm 腹腔镜,可通过腹腔镜超声或穿刺抽吸对囊肿或脓肿进一步定位,经胃后顺皱襞方向做一切口进入囊肿或脓肿腔,扩创引流坏死组织可直接引流至胃内经肠道排出。

四、术后处理

术后继续给予禁食、胃肠减压、抑制胰腺分泌药物,抗生素控制感染、周围静脉营养等治疗。每日经引流管用大量生理盐水或呋喃西林液灌洗腹腔。如果患者腹痛症状减轻,体温、血常规基本正常,血、尿淀粉酶下降至正常范围,且腹腔引流液基本消失后,可陆续拔除各引流管。

五、手术并发症的防治

（一）术中坏死剥离面出血

在清除胰腺坏死病灶过程中,因坏死分界不清或剥离过深而造成剥离面出血,有时还会涉及较大的胰腺血管。为了减少术中出血,分离操作应沿解剖间隙进行;粘连的分离,尽量采用钝性分离和锐性分离相结合;胰腺坏死病灶的清除应当先从浅层、边缘、坏死松动的部位入手,以钝性钳钝性分离为主,以剪刀半开式推助为辅。对胰腺剥离面的出血,可以先用纱条压迫止血,然后用 1/2 圆弧的圆缝针 8 字贯穿缝扎。避免盲目使用电钩或钳夹,以免使组织损伤和血管损伤扩大。

（二）胰周出血

重症胰腺炎手术后胰周出血的发生率并非罕见,统计资料显示胰周出血占各种术后并发症的 10.4%,其中早期手术后为 8.9%,晚期手术术后为 13.0%,病死率为 1.4%。可见早期和晚期手术后胰周出血的发生率不尽相同。

出血的主要原因在早期和晚期手术也不尽一致,由于早期手术时坏死组织与有生机的组织间的分界尚不清楚,坏死灶与有生机组织紧密附着,不顾后果地强调彻底清除坏死组织是导致术后胰周创面出血的主要原因;晚期手术后出血则主要为胰及胰周组织感染和坏死组织液化、脱落及渗漏积聚的胰液对胰及胰周血管的侵蚀破坏所致,部分与手术操作时"过度"的清除坏死组织有关。由于近期早期手术率大大下降及手术时机和清除坏死组织"度"的把握更趋恰当,与手术操作有关的术后出血也随之减少。

术后胰周出血的诊断较为简单,往往通过术中放置的引流管观察到,引流管短时间内流出的血量大,则提示活跃性出血。胰周出血视出血量和出血速度的不同而采取不同的处理方法。术后引流管流出的血液少且速度慢,非大量和快速补液即可维持脉率和血压稳定者多为创面渗血,可给予静脉输入止血药物的同时,密切观察,必要时给予新鲜血。引流管流出的血液量大、速度快,或胰周出血引起脉搏和血压的波动,提示胰周活跃性出血,即应及时行动脉造影、明确诊断和出血部位后,行选择性动脉栓塞止血或再次腹腔镜探查甚至剖腹探查止血。

选择性动脉栓塞止血或手术止血指征包括:

(1)短时间大量补液和输血(400~800mL/6h)及使用止血药物后,低血容量性循环不稳定或休克仍不能纠正。

(2)腹膜后血肿短时间内扩大,并影响血液循环不稳定。

(3)术后引流管短时间血液引流量大(>200mL/h)或引起循环不稳定。

胰周出血通常在手术创伤的基础上,有积聚的胰液和感染因素的参与,因此引流胰周积液和抗感染治疗是止血的前提,通过引流和抗感染,多数出血能通过非手术治疗得到控制,只有10%~20%的出血需要急诊手术治疗。活跃性出血或导致循环不稳定,我们主张选择性动脉栓塞止血或手术止血应积极、尽早实施,而不应等到出现低血容量休克发生后进行。

对早期手术后发生的创面的活跃性出血可以采用简单的缝扎,对较大面积的渗血,可用纱布压迫,必要时加用局部止血药物,如可吸收止血纱布或凝血酶并在出血邻近部位放置一根或多根引流管。损伤大的手术如胰腺切除等不仅可能加重病情,并可能因术中出血等原因促进休克发生或加重休克,延长休克持续时间不利于休克的纠正和治疗。对后期手术后创面发生的胰周出血,止血处理类似于早期胰周出血,所不同的是后期(约发病2周后)坏死组织与有生机的组织分界已有明显界限,止血后应同时清除积液和坏死组织,这对再次出血有预防价值。如果坏死组织多或发生感染,术式应选择蝶式引流术,一方面纱布的压迫有止血作用,另一方面则利于方便坏死组织的反复清除。

我们处理过的一例死亡病例为发病19天后由外院转入的患者,CT显示完全性胰腺坏死,临床诊断胰腺坏死伴严重胰周感染,术中发现胰腺完全坏死,胰周大量感染性积液并伴有广泛胰周坏死。在完整取出整个坏死胰腺后,发现肠系膜上静脉和门静脉完全裸露在手术野,并见血管壁坏死发黑。术后3天患者死于无法控制的肠系膜上静脉和门静脉大出血。对此例特殊性患者,除引流、清除感染性坏死组织和抗感染外,目前尚无好的预防办法,因此强调把握好手术时机以及时的手术干预才是预防此类事件的方法。

另外,定期的影像学检查对某些可能导致严重出血的特殊并发症如形成的假性动脉瘤有诊断作用,我们的一例患者发生胰十二指肠上动脉假性动脉瘤,通过CT做出诊断,并预防性行动脉栓塞治疗,避免了可能发生的严重出血。

(三)胰瘘

SAP胰瘘的形成可能是自发的,但大多是各种外科手术清创和脓肿引流术或影像学介导的各种穿刺引流术后并发症。术后胰瘘定义不尽相同,有数十种之多,为了便于比较和国际交流,最近,术后胰瘘国际研究小组将术后3天,只要出现的引流液淀粉酶超过3倍血清值,即定义为胰瘘。文献报道其发病率为15.4%~23.0%。

急性胰腺炎时主胰管或其分支的破裂仅见于伴有胰腺坏死的病例。由于组织坏死,胰管暴露于腺体的表面,过度的胰腺清创因增加胰管和血管破裂的机会而受到质疑。SAP 急性期行 ERCP 也增加胰管破裂的概率。胰瘘的流量和持续时间取决于 3 个因素:①受累胰管的大小(主胰管、一级或二级分支);②胰管破裂的部位(胰头、体、尾);③Oddi 括约肌的功能。SAP 早期由于乳头水肿和痉挛,影响了胰液的排泄,胰液转而从胰管的破口处流出。临床上有很多所谓"急性胰瘘"很快自愈,推测与乳头水肿和痉挛有关。术后胰瘘的治疗根据胰瘘的类型有所差别。因此,治疗前须明确术后胰瘘的类型,是高流量瘘(>200mL/d)还是低流量瘘(<200mL/d),内瘘还是外瘘,简单瘘还是复杂瘘(是否通过其他脏器与皮肤相通),单纯瘘还是混合瘘(引流液中是否单纯为胰液),是否合并感染等。

高流量瘘由于主胰管破裂,常需要手术干预;复杂瘘并发症状也须手术处理。但总的治疗手段不外乎非手术治疗、介入内镜治疗和手术治疗。

1. 非手术治疗　包括肠内营养、应用生长抑素类似物、反复胸腔腹腔穿刺或引流。经过严格保守治疗,大部分(胰外瘘约 80%,胰内瘘约 60%)患者可获得治愈。如经正规非手术治疗效果不佳,说明主胰管或胰管分支有破裂,应择期手术治疗。

(1)保持引流通畅:充分引流是治愈胰瘘的必要条件。为防止引流管阻塞,引流管宜选用大口径的硅胶管或双套管。胰腺手术或胰腺创伤经清创后,都必须置引流管以利于胰液或血液的引出,引流管应放置于欲引流的最低位,经皮肤的出口也应该在最低位,避免引流管屈曲、打折或爬坡,有利于胰液通过引流管引出体外。有人行腹壁前后或上下对口引流,两端分别引出体外,便于冲洗,而且当管腔被堵时也易于牵出清理。也有采用 Foley 尿管进行引流,其双腔结构可以进行冲洗。通过引流,患者仍有感染症状,应考虑引流不畅或还有腹腔残余脓腔。窦道形成超过 10 天,为防止引流管阻塞,可予定期或不定期换管,引流管应柔软、弹性好。另外,从外侧探查窦道要防止假道形成。

(2)控制感染:对并存或继发的感染须选用合适的抗生素治疗,使用的抗生素要根据引流液和脓液细菌培养加药敏试验的结果,且应能穿透血胰屏障者。如无细菌培养及药敏结果可经验性用药,如选用广谱第三代头孢抗生素加抗厌氧菌药物,并同时进行引流液或脓液培养加药敏试验。当然,如果营养状况良好,窦道形成良好,尤其有效、完全的引流,可不用抗生素。

(3)维持水、电解质平衡:每天引流量<300mL,如能经口进食者一般不会发生脱水和电解质紊乱的情况。胰瘘早期,引流量大时常伴有低钠、低钾、脱水等,主要原因为丢失水和电解质过多及补充不足。因此,可每天进行生化检查,根据检查结果调整补充的水量和电解质。偶可出现代谢性酸中毒,严重者须静脉滴注 5% 碳酸氢钠。

(4)营养支持:主要原因是胰液的大量丧失,而胰液中含有蛋白质和各种电解质。加上患者禁食,胃肠减压等因素,胰瘘患者常有不同程度的营养障碍,营养支持显得十分重要。

胃肠外营养在中等和高流量的胰瘘治疗中占有重要的位置。早期采用 TPN,可减少因食物刺激胃、十二指肠产生过多消化液而增加的胰液分泌。有研究表明,25% 高糖可抑制胰瘘的分泌;脂肪乳可增加胰液分泌量;而静脉输注氨基酸不增加也不减少胰液分泌。60% 胰瘘患者 2~3 个月后可以自愈,采用 TPN 患者自愈率可达 80% 左右。但长期应用胃肠外营养,可导致肝功能损害及肠功能紊乱,肠道的屏障作用丧失而导致的肠道细菌易位;另外,深静脉置管更须精心护理。因此,一旦肠功能恢复,尽可能自己进食或应用并发症少的肠内营养,可经口或插入鼻肠管至 Treiz 韧带以下,经营养管滴入肠内营养液。早期肠内营养可以减少肠道菌群失调引起的各种感染,并且能改善肠道的屏障作用。摄入食物应以低脂、高蛋白、富含维生素为主,必要时可给予胰酶抑制剂。

(5)抑制胰液分泌:胰液减少是胰瘘治愈的必要条件,主要措施有:

1)禁食,持续胃肠减压。

2)制酸药物,如 H_2 受体阻滞药、质子泵抑制剂如奥美拉唑等可使胃酸分泌减少,从而减少促胰激素分泌,使胰液分泌减少。

3)全部或部分胃肠外营养,也可减少胰液分泌。

4)应用抑制胰外分泌的药物。早在 20 世纪 50 年代后期,乙酰唑胺是一种碳酸酐酶抑制剂,也是第一个被应用于胰瘘治疗中的"现代药物"。β-肾上腺素能激动剂如肾上腺素、去甲肾上腺素、异丙肾上腺素等剂量依赖型抑制胰液分泌的药物,由于全身不良反应大,现已不用。阿托品在很长时间内作为理想的抑制胰液分泌的药物,现在已被不良反应更小的药物所替代。降钙素由于临床效果仍不确切,其应用也是仅持续较短时间,很快被弃用。直到生长抑素的出现,似乎胰瘘等疾病的治疗才出现转机。到目前为止,还没有一种药物能够达到临床所需的理想效果。

5)应用生长抑素类似物,能抑制胰液分泌,减少胰瘘胰液漏出量,能否促进胰瘘愈合,尚存争议。是否有效尚需进行荟萃分析后得出结论。笔者体会,奥曲肽应用的时机很重要。在胰瘘早期应用奥曲肽能减少胰液的分泌,但对胰瘘愈合的时间并无影响。此时应用时间很长无论从经济和生理角度都不适合。只有当胰瘘接近愈合时(形成管状瘘),短时间(<7天)应用奥曲肽则可以使胰瘘提前愈合。这在经济上也是可以接受的。

6)静脉滴注小剂量的氟尿嘧啶对胰腺分泌确有抑制作用,由于可致白细胞下降,也无循证医学的证据,现已经少用。另外,麻黄碱、阿托品等药物由于作用时间短,效果不持久现已基本不用。总之,TPN 和生长抑素类似物应用能最大限度抑制胰液的分泌。

(6)皮肤的护理:胰外瘘可将加贝酯(100mg/250mL)等胰酶抑制剂经引流管滴入窦道,可起到短暂抗胰酶的效果,故须持续滴注。虽然能保护皮肤,但并不能加速窦道的闭合。外用锌氧油等可防止皮肤的腐蚀。另外,松弛 Oddis 括约肌药物的使用,EST 技术或经鼻胆管引流的应用可能促进胰瘘的愈合。其主要机制为可能降低了胰管内压力所致。

2. 内镜及介入治疗　是新近出现的胰瘘治疗方法。具有创伤小、恢复快、不需要手术的优点。选择合适的患者可取得良好的疗效。

(1)经皮囊肿穿刺引流术:适用于大多数胰腺假性囊肿,尤其是假性囊肿不与主胰管相通的病例;或不能耐受大手术或伴有感染时。另外,该技术还可用于巨大胰腺假性囊肿有压迫症状,有破裂危险时。主要在 B 超及 CT 引导下应用 seldinger 法置入引流管,持续引流,选用的引流管不能过细,以防阻塞。术后可应用奥曲肽等抑制胰液分泌。虽然操作简单,但该法复发率较高,主要原因是坏死组织可导致引流管不畅,并有形成胰腺外瘘的危险。

(2)内镜下穿刺引流:一般可在超声内镜引导下进行。如果假性囊肿与胃后壁或十二指肠粘连,可利用胃镜或小肠镜找到假性囊肿的位置,经过胃壁或肠壁置入支架管将囊液引流至消化道。数周后可经导管注入粘合剂粘堵。

(3)EST 和胰管支架植入:其原理是行胰管近端减压、胰管支撑,促进胰瘘愈合。可于 ERCP 下行 EST 和鼻胰管引流以及胰管内支架植入等,除可降低胰管内压力还可机械性阻塞胰瘘管而促进胰瘘愈合。Dhebri 等报道 4 例胰腺胸膜瘘患者,行 EST 1 例,胰管支架置入 2 例,胸腔积液引流治疗 4 例胰腺胸膜瘘,均获痊愈。作者还总结报告 16 例类似患者均在 ER-CP 下行鼻胰管引流,加用或不用胰管支架,均获治愈。

最近,Seewald 报道 12 例患者经内镜下应用 N-丁基-氰基丙烯酸酯注入胰瘘管,其中 8 例患者获得治愈,7 例患者经仅 1 次注射获得成功,1 例患者因腘静脉血栓脱落导致肺栓塞死亡。平均随访 20.7 个月无相关并发症,作者认为该方法是治疗胰瘘安全可行的方法。Cothren 等报道应用纤维蛋白胶经瘘管注入,成功治愈了 3 例胰瘘患者,其中瘘管造影提示有 1 例胰瘘与主胰管相通,1 例有直径 3cm 的囊腔。其中 2 例曾经过胶原塞封堵失败。作者介绍操作时应在实时监测下,插入 5F 引流管后逐渐注入,以免纤维蛋白胶分布不均匀。另外,对于与主胰管相通的胰瘘须注意不要造成主胰管阻塞和诱发急性胰腺炎。

3. 手术治疗

(1)胰外瘘:胰腺外瘘手术的目的就是要将胰液重新引流入肠道。这也是胰瘘治疗中的有效方法。但有主胰管破裂者则多须手术治疗。低流量胰瘘平均愈合时间为 80 天左右,高流量胰瘘平均愈合时间在 100 天左右。笔者认为胰瘘手术适应证为:

1)胰腺端瘘。

2)内镜治疗无效的胰十二指肠流出道梗阻。

3)正规非手术治疗 6 个月无效。

4)反复感染,引流不畅可能有残余脓腔。

5)不能为血管造影证实的腹腔内大出血。

6)胰源性恶病质。

7)复杂胰瘘;并可切除肿瘤所致的胰瘘如肿瘤导致 SAP 合并假性囊肿者等。

在术前通过各种辅助检查必须明确瘘管的起点;引流是否充分;瘘管的性状,是否简单或复杂瘘;是否与主胰管相通;是否有管道的畸形、断裂或梗阻等。可根据胰瘘的原因及胰瘘的不同类型确定不同的手术方法和手术时机。手术方式如下:①胰管或瘘管空肠 Roux-en-Y 引流术该术式可适用于近端胰管有梗阻者,而不管胰瘘位于胰腺头部、体部还是位于尾部。胰管扩张者可完整地切除胰瘘管,全程切开扩张的胰管和胃或空肠行 Roux-en-Y 吻合术;如果胰管不扩张或解剖困难不能直接显露胰管,则可以与邻近胰腺的瘘管行肠吻合;②胰体尾部切除术适用于胰瘘位于胰尾部,而近端胰管又通畅的患者;手术前须行窦道造影或 ERCP 以判断胰瘘的位置、起源、走向及和主胰管的关系,如果不与主胰管相通,多数可愈合,不必急于手术;若累及主胰管或近端仍有狭窄或梗阻,多半须手术处理;如瘘管和脾脏粘连紧密,保脾有困难时,应连同脾脏一并切除;如近端有梗阻,则行胰体尾切除后再行近端胰腺残端-空肠 Roux-en-Y 吻合术;③并发症的治疗如出血时的止血术及胃空肠造瘘等。

(2)胰内瘘:胰内瘘以胰腺假性囊肿、胰性腹腔积液和胸腔积液较常见。治疗上与胰外瘘基本类似。

胰腺假性囊肿:直径<6cm 假性囊肿大部分经非手术疗法可自行吸收或愈合。一般认为胰腺假性囊肿的手术指征是时间超过 6 周;囊肿增大直径>6cm;囊壁增厚已成熟;或出现压迫症状,如恶心呕吐、腹胀、黄疸等;或出现囊肿破裂、出血、感染等并发症。有资料显示囊肿直径>10cm 者中 27% 的患者经保守治疗获得痊愈,>6cm 者也仅有 2/3 的患者须手术治疗。因此,仅根据囊肿的大小决定是否手术似有偏差,应根据有无临床症状,是否有并发症及囊肿的时间和大小等因素共同决定。常用的手术方式有如下几种。

1）外引流术：主要适用于假性囊肿感染、出血、破裂或患者情况较差又须紧急解除压迫症状；或囊肿较大，可能破裂时，且无法行内引流时；易于复发，多作为一种临时治疗措施；常在B超导引下行穿刺引流术，缺点是容易形成外瘘，囊肿70%～80%复发，本法可作为临时囊肿减压措施。另一办法即直接行单纯囊肿外引流术，适用于穿刺失败或穿刺引流不畅时，或囊肿巨大壁薄可能破裂或急性破裂时，可以迅速改善症状，为日后进一步治疗做准备。

2）内引流术：这是胰腺假性囊肿最常采用的手术方式，囊壁成熟，内引流是最佳选择；应根据囊肿的位置，选择不同的术式，引流至胃、十二指肠或小肠；不管采取何种吻合方式吻合口应足够大，应切除部分囊壁以扩大吻合口，切除的囊壁要常规送术中快速病理学检查与真性囊肿鉴别及排除恶变可能；吻合口位置要放在最低位，利用重力达到较好的引流效果。具体手术方式包括：囊肿胃引流术适用于囊肿和胃有粘连或紧靠胃后方，可切开胃前壁，切开胃后壁进入囊肿，切口应>4cm，间断缝合囊壁和胃壁，严密止血后，关闭胃前壁，因胃壁血供丰富，要防止吻合口出血，吻合时宜用不可吸收缝线做连续交锁式缝合为宜；囊肿空肠Roux-en-Y吻合术最为常用，几乎适用于胰腺假性囊肿，尤其适用于位于横结肠系膜根部或非胃后壁的假性囊肿；可将Treitz韧带下方10cm切断空肠，远端空肠袢拉上通过结肠前或结肠后和囊肿做吻合，吻合口应>4cm，最好能达到8cm，囊壁不能仅做切开，而应行梭形切除一块并送检，以免吻合口为坏死组织阻塞，再次手术的难度很大，为防反流致逆行感染，距离该吻合口至少40cm处将近端空肠与远端空肠行端-侧吻合，若同时伴有胆总管梗阻可同时将胆总管吻合到同一Roux-en-Y肠袢上，也可将距离Treitz韧带45cm处空肠直接拉上，直接与囊肿吻合，再距此30cm处行空肠侧-侧吻合；囊肿十二指肠吻合术较少应用，主要适用于靠近十二指肠肠壁的胰头部假性囊肿，方法基本同囊肿胃吻合术，其方法为切开十二指肠前壁，穿刺确认后切开十二指肠壁和相对的囊肿壁，注意避免损伤胆管和胰管，严密止血，缝合十二指肠和囊壁，关闭十二指肠前壁。吻合口位置一定要低于十二指肠乳头下方1cm，防止十二指肠囊肿的逆流，吻合口要>3cm；该术式有形成十二指肠瘘的危险，须注意的是内引流术囊肿仍可复发，原因是吻合口太小或吻合口位置过高或多房性囊肿未处理引起，另外，行囊肿胃吻合要防止吻合口出血。

3）胰体尾切除术：对于远端胰管梗阻的胰体尾假性囊肿可以行胰体尾切除，但由于胰腺假性囊肿周围粘连较重，切除常较困难。如果胰管近端仍有梗阻，尚需行胰腺残端和空肠的Roux-en-Y吻合术。

胰源性胸腔积液和胰源性腹腔积液：胰性胸腹腔积液多不须手术治疗。通过禁食、TPN、生长抑素抑制胰液分泌、胸腔闭式引流、胸腹腔抽吸胸腹腔积液等治疗一般均可治愈。如经严格非手术治疗无明显效果时，应采用手术治疗。

手术前应常规行瘘管造影及ERCP或MRCP检查，充分了解胰瘘情况，是否和主胰管相通。多数胰性腹腔积液和胰性胸腔积液患者是囊肿破裂或形成不完全使胰液外渗结果，胰管破裂仅占10%左右。

手术方式应根据胰管扩张情况及手术中探查结果决定胰囊肿位置，经检查胰头体部胰囊肿或胰管破裂行胰管瘘空肠Roux-en-Y吻合术；远端胰管瘘行胰尾切除术或胰空肠吻合术；胰胸膜瘘除非瘘穿透肺及支气管，原则上不须做胸腹联合切口，通过开腹探查仅做进入胸腔的瘘管结扎，近切断端再行胰瘘空肠吻合术，胰内瘘的外科治疗效果可靠，病死率和复发率均较低。

总之,胰瘘的治疗应该"个体化"。80%患者经过非手术治疗后均能获得治愈,治疗失败可考虑进行适当的外科干预。

(四)胰腺和胰周残余感染

胰腺和胰周坏死继发感染或胰周脓肿经手术引流后,由于感染的坏死组织清除不彻底或引流不畅,导致残余感染。原因有三:一是首次手术引流时,部分坏死组织与有生机的组织界限不清,或胰腺外观未能反映实质深处的病变,致坏死组织清除不彻底,而术后的多管引流又未能有效排除多量的坏死组织,使感染持续存在;二是首次手术时探查不充分,胰尾脾门、横结肠系膜根部,升、降结肠和腹膜后的感染坏死组织或脓肿被漏诊,导致长期脓肿残留或感染扩大;三是引流术式选择不当。再次手术引流的指征包括,首次引流后的引流处长期有脓液排出,经反复冲洗和局部抗生素治疗无效,或术后持续低热、持续的 WBC 计数高水平,或影像学提示残余脓肿存在。

(五)肠瘘

1. SAP 术后并发肠瘘的原因分析

(1)与胰腺外腹腔感染有关。张肇达等报道,有胰外腹腔内感染的 70 例 SAP 中 19 例发生肠瘘,无胰外侵犯的 12 例中仅 1 例发生肠瘘,伴有胰外侵犯较无胰外侵犯的 SAP 发生肠瘘的机会增高。在胰腺及胰周严重炎症和感染时,浸润性积液和感染性积液或脓肿常常造成肠管血液循环损伤。在清除坏死组织的过程中,可能会加重已十分脆弱的局部肠道血液循环负担,另外,术后反复进行坏死组织和积液的清除及不可能完全在肉眼直视下进行的术后换药,这些综合因素可能是肠瘘发生的基础。

(2)与手术有关,包括手术时机的早晚、手术方式及手术操作、引流管的选择及放置等有关。我院 24 例 SAP 术后肠瘘中,早期手术(<2 周)有 20 例,后期手术(>2 周)4 例。早期手术较后期手术发生率高($P<0.05$),我们认为过早手术,难于彻底清创,且肠管受炎症刺激,引起水肿,血运障碍,容易坏死穿孔。但过晚手术,因脓肿的长期侵袭、压迫等因素导致消化道黏膜上皮缺血损伤,往往在外科干预之前胃十二指肠瘘已经形成。我们认为 SAP 一旦出现继发感染,尤其 CT 发现胰头及腹膜后间隙感染形成或扩展应及早手术。我们发现经后上腰引流术发生肠瘘的概率较低($P<0.05$)。我院采用经后上腰腹腔镜引流术 36 例,仅有 4 例发生肠瘘,但是否具有真正的可推广性还需要进行多中心、大样本病例数的进一步统计研究。

在手术中,手术操作、引流管的选择及放置的位置也与术后肠瘘的发生有密切关系。在胆源性重症胰腺炎的患者,为解除胆道梗阻,常需切开胆总管探查。由于胆总管下端炎症水肿或有结石梗阻等因素,探查很难顺利完成。如强行使用胆道探子向胆总管下端探查,由于用力过猛,在胆道探子通过 Oddi 括约肌后,仍具有一定的冲力,探子可继续向前伤及对应于奥狄括约肌的肠壁,即十二指肠降部与水平部交界部的肠管。这种损伤多是瞬间损伤,不易为手术医生所发现,或发现后处理不正确,术后即可发生十二指肠外瘘。同时术中暴力操作、清创范围过大,极易损伤肠壁,导致肠穿孔。即使术中未发生穿孔,术后也极易并发早期肠瘘。而引流管质地较硬、尖端修剪不圆滑、放置时间过久、未能及时退管等都可造成肠瘘的形成,我院有 2 例发生,1 例由于引流管尖端不圆滑,导致刺穿空肠而肠瘘,1 例压迫左侧横结肠导致结肠瘘。所以引流管宜选用质软、粗细适中、侧孔多的乳胶管为佳。早期以间断性双套管负压吸引,瘘口愈合期改为冲洗。每日应定期冲洗引流管,每3~5天应经引流管造影以明确引流管的位置与瘘管的关系以及时退管。

2. 重症胰腺炎肠瘘的处理原则及方法　近50年来,虽然重症胰腺炎患者的治疗原则在不断改变,但其合并的肠外瘘这一并发症并未消除。按不同原则治疗后,出现肠外瘘这一并发症的部位、时间等特点也有所不同。即使目前采取的先非手术治疗,再手术处理的原则也并未减少肠外瘘的发生。有关重症胰腺炎合并肠外瘘的诊断与治疗的文献并不多见。为此,作者据近年来治疗重症胰腺炎合并肠外瘘的实践,介绍有关体会。

对于单纯的肠瘘,如十二指肠瘘、高位空肠瘘或结肠瘘只要保持通畅的引流、建立有效的营养通道和有效的抗感染治疗。多数能自行愈合,我院15例肠瘘患者,经保守治疗均自行愈合。如发现十二指肠瘘后,即应及时改善引流。必要时可通过手术来改善引流,以防出血和腹腔感染的发生与加重。同时行胃造口和双空肠造口,不必急于修补瘘口,在采取上述措施后,再同时使用生长抑素(施他宁)减少肠液分泌,多可促使十二指肠瘘自行愈合,如引流通畅,并不需额外的手术引流。为加强营养支持,可在十二指肠瘘的早期行全肠外营养支持。肠道功能恢复后,可在胃镜的辅助下将胃管放过瘘口,使胃管尖端位于空肠上端。通过此管实施肠内营养,既可解决患者的长期营养支持问题,又不会加重经瘘口的肠液外漏。有学者认为对于空肠瘘,特别是高位空肠瘘。如果空肠瘘发生的较早,腹腔粘连未形成,在早期引流手术的同时可行早期确定性手术。我们认为早期患者腹腔内特别是胰腺周围炎症较重,加上肠瘘更加重了腹腔感染,在此情况下行肠腔吻合发生再次肠瘘的可能性也较大,不主张行确定性手术,行持续性腹腔冲洗加负压吸引。在充分的营养支持及有效的抗感染及生长抑素、生长激素治疗下多数可自行愈合。只有在无自行愈合可能,待粘连松解和腹腔感染消除后,再行肠瘘肠切除肠吻合术。对于单纯结肠瘘的治疗,如果已行腹腔引流或已无严重腹腔感染的结肠瘘患者在确保引流通畅的情况下,早期行全肠外营养支持,后期可采用"边吃边漏"的方法恢复进食或肠内营养。待患者感染控制,炎症消退,营养状态改善,一般是3个月后,可行确定性手术。切除病变肠管,行肠吻合术。或者瘘口逐渐缩小,也可以采取油纱"堵"的办法,有两例成功治愈。对于腹腔感染严重,引流不畅,瘘口深居于腹腔,尚无管状瘘或唇状瘘形成的倾向(腔内瘘)可将瘘口的近端拖出造口,肠瘘肠管切除或暂时旷置,腹腔引流。术后多可迅速控制感染,并能及时恢复肠内营养。待以后情况改善后,再行确定性手术。

对于肠瘘合并腹腔内大出血患者,我院有7例患者,对于短期内大出血(24小时内<1000mL)只要引流通畅,生命体征稳定或者输血后血容量保持稳定者给予制酸、止血、输血等积极支持治疗,一般出血能自行停止。曾有1例患者反复出血6次。每次出血600~800mL,经保守治疗而治愈出院。对于1次出血超过1000mL患者,往往是较大的血管破裂出血,出血来势凶猛,生命体征不稳定。如脾动脉,肠系膜动脉等,需要急诊止血。我院有2例SAP术后肠瘘并发脾脏动脉破裂出血的患者,1例出血量超过2000mL经过手术止血而治愈,1例术后合并严重的腹腔感染、多器官衰竭死亡。

总之,SAP并发肠外瘘多是病情发生发展的必然,也与当时当地采取的治疗技术手段的局限有关,发生手术中的误伤毕竟少见。外科医生应熟悉重症胰腺炎这一病情演变的规律,适时采取预防措施,尽可能降低这一并发症的发生率,并应与患者家属进行及时的交流,以对这一并发症有适当的心理预期。

(六)切口疝

切口疝表现为腹内压增高时内脏膨出,触诊时可以发现腹壁缺损。腹腔镜探查术后切口疝的发生极为少见,多发生于中转开腹术后。手术修复宜在创口愈合后6个月、炎症彻底消退后进行。胰腺炎术后的切口疝多存在广泛粘连,而且缺损范围大。因此,操作时要特别注意避免损伤膨出、粘连的胃壁或肠管。为了达到腹壁缺损缘的无张力对合,常需要做广泛地分离。

六、腹腔镜手术在急性重症胰腺炎治疗中的意义及再认识

对SAP的治疗,尤其是非胆源性SAP的治疗,目前认为其传统开腹手术指征为胰腺出现坏死并感染,如无感染尽量采取以器官功能维护为中心的非手术治疗。而在当前的SAP治疗过程中,又有过分强调非手术治疗,忽视手术治疗的倾向。实际上,在临床实践中,有时要正确判断是否出现了感染是很困难的。即使是住在内科的部分有明确胰腺坏死感染征象的患者,仍非手术治疗一段时间甚至感染失控后才由内科转入外科手术治疗。对于SAP同时并发器官功能障碍者,有学者认为如无胰腺感染证据,即使是出现多器官衰竭,仍不需外科干预。这基本上反映了目前SAP外科治疗处于一种比较保守的状态。腹腔镜技术用于治疗重症急性胰腺炎对机体内环境影响小、以微小的创伤即可达到满意的外科引流效果,故其手术适应证及手术时机的选择应不同于传统开腹手术,我们认为手术适应证可适当放宽,手术时机可以提前,不应拘泥于是否出现胰腺感染。毫无疑问,以最小的机体创伤将毒性胰腺渗出液充分引流出体外,对患者百利而无一害。

我们对从近年来治疗的患者来看,在急性反应期,尤其是发病1周内手术的患者,手术操作较易完成,手术时间短,冲洗引流效果满意,患者术后恢复较为顺利。其可能原因为在急性反应期,持续灌洗引流可彻底清除渗入腹腔内酶性积液、损伤性炎症递质及胰周坏死组织,从而有效地减轻急性反应期损伤性炎症递质对全身毛细血管内皮及胰外重要脏器损伤,有效阻断胰腺炎的病程进展,阻止多器官功能障碍综合征(MODS)的发生。而在全身感染期由化脓性炎症所致的粘连、机化、纤维分隔至手术暴露分离极为困难,分离充血水肿严重的组织时出血较多,易致副损伤。而且严重的粘连分隔虽经分离有时仍难以达到满意的引流效果。麻醉和手术时间的延长也加重了对患者的创伤打击。患者术后往往全身反应严重,其中1例感染性胰腺脓肿患者术后出现多系统器官衰竭死亡。因此,基于腹腔镜手术不同于传统开腹手术的微创特点,其手术时机可以提早,特别是一旦出现器官功能障碍时更应积极行腹腔镜干预,才有可能使其逆转,而不应一律等待胰腺坏死合并感染后再手术。

我们认为,SAP除坏死并感染为绝对手术适应证外,出现下列情况时不应犹豫,应积极行腹腔镜手术干预治疗:出现器官衰竭时;腹腔渗出液较多时;严重腹胀有可能出现腹腔间隔室综合征(ACS),短期内科治疗无效时(患者腹痛腹胀加重、体温不降、血白细胞持续增高);难以判断是否出现感染时。

传统的手术方式如胰腺被膜广泛切开、充分游离胰腺及周围组织、规则或不规则地胰腺切除均对胰腺产生大范围的干扰。此类手术非但没有提高患者术后生存率,反而加重患者的病情严重程度。因此为尽量减少手术创伤对患者的影响,手术宜简单,能达到通畅有效的引流效果即可。一般在进入网膜囊腔后,先吸净渗出液,对明显发黑、腐肉状、易脱落的胰腺

坏死组织,用吸引器吸出即可。不需过多地分离胰腺被膜、松动胰床,更不要用超声刀对胰腺进行规则或不规则地切除。对 SAP 腹腔镜手术后出现腹膜后残余脓肿的患者的治疗,可采用腹腔镜从腰部后腹腔入路行脓肿引流,我们有 2 例患者脓肿位于胰尾与左肾之间,手术时按照腹腔镜肾脏手术入路和方式进入腹膜后腔,用电凝钩切开脓肿壁,分开间隔,吸净脓液,置入冲洗管和引流管引流,患者术后恢复顺利。而在腹腔镜直视放大下对坏死感染组织的清除及吸引、冲洗、置管准确到位,具有开腹手术不可比拟的优点。

SAP 患者产生大量的有害毒性物质包括各种酶类、炎症递质、血管活性物质及其他蛋白降解产物是造成胰腺、相邻脏器及远隔器官损伤、多器官功能障碍综合征(MODS)的重要原因。因此,手术将大量的腹腔和胰周腹膜后间隙的渗液引出,加以术后灌洗引流,以减轻毒素吸收对全身脏器功能的影响是治疗 SAP 的重要环节。本组患者均采用生理盐水进行灌洗,开始时为持续性灌洗,24 小时灌洗量约 4000mL,待灌洗引流液较清亮后改为间歇灌洗,灌洗时应注意进出量平衡,如不平衡需要寻找原因,通常为引流管被坏死物堵塞,此时可用注射器冲洗管道,灌洗时间一般为 7~14 天。停止灌洗后待引流量小于 50mL/24h 后,可拔出引流管。SAP 临床常并发肾功能障碍,发生率在 14%~43%,且大多同时伴有其他器官系统的损害。发展至急性肾衰竭(ARF)后病死率高达 71%~84%。腹腔灌洗联合腹膜透析具有阻断胰腺局部病变和全身病情加重的作用。通过腹腔灌洗引流及腹膜透析液不断地更换,可以冲洗或稀释各种胰酶、炎性递质的局部损害,同时通过腹膜的弥散渗透作用清除体循环内经瀑布样连锁放大效应而产生的炎症递质,如 IL-1、IL-6、TNF-2 等,降低其血中水平,减轻炎症递质对肾脏的损害,而在腹腔镜引导下置放腹透管,可以清楚地确定腹透管的位置并将其顶端准确地置放在膀胱直肠窝或子宫直肠窝内,达到满意的腹透效果。我们有 6 例患者并发 ARF,在腹腔灌洗的同时行腹膜透析,均取得了良好的效果,4 例患者的肾功能均在腹膜透析后 1 周内完全恢复至正常,最后痊愈出院。

腹腔镜微创技术的发展为 SAP 的治疗提供了一种新的选择,其微创面又能满意引流的手术特点对 SAP 患者来说,是最佳的选择。目前普遍认为,传统开腹引流的手术指征是胰腺坏死并感染,在发病两周内尽量行保守治疗,发病后 3~4 周才是坏死组织清除术的最佳时机。但应该看到这只是基于特定时期技术条件下的共识,由于腹腔镜微创技术的引入和发展,有必要加以重新认识,从我们的经验看其手术适应证可以放宽,手术可以提前,甚至宜早不宜迟。这需要进一步的实践经验及临床总结。针对 SAP 的特点,腹腔灌洗引流联合腹膜透析应是腹腔镜治疗 SAP 的最佳手术方式。目前腹腔镜技术可运用在 SAP 病情发展的各个阶段,包括急性反应期及全身感染期的引流、胰腺残余感染、胰腺脓肿引流、胰腺假性囊肿内外引流等手术。腹腔镜手术是 SAP 综合治疗过程中的一个重要环节,在外科治疗中具有非常重要的作用和地位,很可能会取代传统的开腹手术,成为 SAP 手术治疗的首选方式。

第五章　腹腔镜在腹部外科应用进展

第一节　腹腔镜在腹部外科的应用

一、腹腔镜在腹部外科应用的微创意义

腹腔镜超声刀具有特别的优越性,应用腹腔镜超声刀施行腹部外科手术可使组织蛋白分解凝固,产生止血、切割、分离的效果,与电凝相比具有切割精确、可控制的凝血作用、组织的热损伤小,极少有烟雾和焦痂,手术野清晰,使手术时间缩短。无电流通过患者身体,避免组织电传导损伤。由于腹腔镜超声刀具有上述优点,使得一些腹部复杂手术和恶性肿瘤的根治手术得以完成,使腹腔镜在腹部外科临床应用的微创意义更加明显。其微创意义主要表现在对局部创伤小,全身应激反应轻及对免疫系统功能影响小。局部创伤小即手术创伤小,主要表现如下。

(1)开腹手术需要大的切口来显露术野,而腹腔镜外科手术不需要大切口,所用的腔镜可深达手术野,且有放大效果,也不需要改变体位和气腹压力及牵拉便可达到手术所需要的术野。固有套管保护,腹壁多个小切口不受牵拉,其损伤程度的总和比相当于它的传统手术小。

(2)手不进入腹腔减少了脏器的损伤和对脏器功能的干扰,术后胃肠功能恢复快,腹内粘连反应少。

(3)腹腔镜手术需要无血的手术环境,手术操作多是凝、止血再分离或边止血边分离。随着腹腔镜技术水平的提高和经验的累积,一般的胆囊切除术只需要 20~30 分钟,出血量少,平均为 25mL,而结肠切除手术只需 2 小时,脾切除和肾上腺切除手术需 30~100 分钟,平均出血量少于开腹组,缩短手术时间无疑减少了创伤。全身反应轻,主要观察相关系统对手术的应激反应。观察神经体液系统反应多以肾上腺皮质激素皮质酮为测定指标。国外学者Kuntz 等用鼠做腹腔镜结肠切除手术的实验研究,Berguer 也用鼠做腹腔镜胃底折叠术的实验研究,结果均表明,腹腔镜手术组血浆皮质酮水平明显低于开腹手术组,两组之间的统计学差异具有显著性($P<0.05$),表明腹腔镜外科手术的机体应激反应明显低于开腹手术。在免疫系统中,白介素(IL-1、IL-2、IL-6)对创伤和感染有较强的反应,是测定组织损伤程度的常用指标。国内外大量研究结果表明,腹腔镜胆囊切除术与开腹胆囊切除术后白介素均有升高,但开腹者的升高水平比腹腔镜者明显。另一个观察指标是术后脏器功能恢复情况,由于腹腔镜手术对局部创伤小,全身应激反应轻及对免疫系统功能影响小,术后脏器功能恢复快,患者可在短期内恢复正常活动及进食。腹腔镜胆囊切除术后当天或第 2 天便可下地活动和进食,一般在术后 3~4 天出院。腹腔镜脾切除术后 2 天恢复肠功能,可进流食,术后住院平均为 5 天。腹腔镜结肠切除术后肠功能恢复和进食时间及术后住院时间也明显短于开腹手术。

二、腹腔镜在腹部空腔脏器手术的应用

腹腔镜下胆囊切除术与开腹胆囊切除术相比具有创伤小、患者痛苦少、住院时间短、脏器功能恢复快等优点,已逐渐取代传统开腹胆囊切除而成为一种常规手术,但胆囊管和胆囊动脉的变异及胆囊与周围组织的粘连,仍是腹腔镜外科医生永恒的话题。胆囊管、肝总管、胆总管、小网膜孔和右肝脏面,在腹腔镜胆囊切除中的充分暴露是安全、清晰解剖胆囊动脉、胆囊管和预防术中出血、胆总管损伤的重要保证。现在腹腔镜用于胆道的手术有胆总管探查、纤维胆道镜取石、T形管引流、胆总管一期缝合等。主要并发症有胆瘘、胆道出血、结石残留、胆管狭窄等。为了减少并发症的发生,国内外学者做了许多有益的探索,其中三镜(纤维十二指肠镜、腹腔镜、胆道镜)联合对胆总管结石的治疗取得了显著效果;另外,腹腔镜超声诊断仪的应用也为术者提供了最直观的术中影像学资料。据统计,70%~80%的胆总管结石及胆道狭窄的治疗已能用内镜完成,不再需要复杂的外科手术。目前,肝内胆管结石的腹腔镜外科治疗仍是外科医生努力的方向之一。腹腔镜胃肠手术与其他腹腔镜手术有所不同,存在不少的难度与复杂性。

(1)胃肠手术涉及范围较广泛,从而增加了手术的难度。

(2)胃肠血供复杂而丰富,且血管变异多,不易辨别分离,操作稍有不慎即可导致大出血,或引起某段肠管的血运障碍。

(3)消化道手术不仅是病灶的切除,更重要的是消化道的连续性重建。

(4)腹腔镜下胃肠癌肿切除有可能使癌细胞转移。因此,腹腔镜在胃肠手术方面的应用仍存在一些争议,但腹腔镜以它对患者创伤小、痛苦小、康复快、住院时间短等优点,使许多学者不倦的探索。目前,国内外学者对腹腔镜下胃手术的争论焦点在于对胃癌的根治,一是手术的适应证,二是术式的选择,三是能否达到根治。许多学者认为腹腔镜手术可用于早期胃癌,而中晚期胃癌值得进一步探讨。腹腔镜下小肠手术争论的焦点在于小肠梗阻的治疗。小肠梗阻80%以上是由肠粘连引起。有学者对临床资料进行了回顾性分析,发现约60%的小肠梗阻可在腹腔镜下得到治愈,恢复时间较开腹手术显著缩短。因此,腹腔镜下手术治疗小手术肠梗阻具有一定的优越性,但从统计数字来看,手术仍然具有较大的风险,请严格把握适应证。腹腔镜下直、结肠手术一般用于癌肿根治。出血少、创伤小等优点较突出,目前已较广泛应用于临床。但有学者对腹腔镜术后肿瘤的种植情况进行了研究,发现术后腹腔种植率和切口种植率均明显高于开腹手术。另有学者持不同意见,认为腹腔镜术后癌细胞是否发生转移关键在术者的操作技巧。可见术者的临床经验和腹腔镜操作的熟练程度是决定直、结肠癌能否得到根治的关键因素。

三、腹腔镜在腹部实质性器官及创伤诊治中的应用

腹腔镜脾切除术可用于治疗大多数脾脏疾病,手术适应证大致与开腹脾切除术相同。包括:

(1)需行脾切除治疗的血液病患者。

(2)脾脏良性占位病变,如脾错构瘤、脾多发性囊肿、肉芽肿性脾炎等。

(3)继发性脾功能亢进。

(4)外伤性脾破裂,无法保脾且出血速度较慢者,在患者条件允许的情况下可急诊行腹腔镜脾切除。

绝对禁忌证与开腹脾切除相同,相对禁忌证:

(1)膈疝和肥胖患者。

(2)急性腹膜炎、有左上腹手术史。

(3)脾脓肿等脾感染性疾病。

(4)中、后期妊娠。

(5)脾脏恶性肿瘤。

(6)脾动脉瘤。

(7)淋巴瘤伴脾门淋巴结肿大。

(8)门脉高压症。原发性血小板减少性紫癜患者脾脏不大,是开展腹腔镜脾切除最理想的疾病。腹腔镜脾切除要求脾脏长径<15cm,如果脾脏过大,会增加手术操作难度。以往人们不敢在腹腔镜下处理门脉高压症曲张的血管,如今超声刀、Endo-GIA 的逐渐普及和手辅助腹腔镜技术的推广,已有很多用手助腹腔镜行脾切除加门-奇静脉断流术,完全腹腔镜脾切除加门-奇静脉断流术也有报道。目前对于肝脏腹腔镜肝切除病例的选择局限于开腹手术适应证的范围,一般认为:

(1)传统开腹手术的禁忌证。

(2)病变体积过大,范围超过 2 个以上肝段;病灶位置相对靠后、过深,影响第一和第二肝门暴露和分离;紧邻或侵犯下腔静脉或肝静脉根部。

(3)肝癌并肝内转移、门静脉癌栓、肝门淋巴结转移或肿瘤边界不清。

(4)有上腹部手术史且腹内粘连严重等均属于腹腔镜肝切除禁忌证。国外研究表明,腹腔镜可以在一定范围内扩大肝切除术的适应证,AbdelaAtty 等对 3 例开腹手术禁忌的肝硬化失代偿期患者安全地实施了腹腔镜肝切除,但涉及病例较少。总体说来对比开腹肝切除术,现阶段腹腔镜肝切除适应证还相对局限。肝脏是体内最大的实质性器官,出血和止血是肝脏外科的主题。切肝时控制出血是腹腔镜手术的关键,目前无合适的肝门阻断器械和缺乏理想的腹腔镜切肝设备,一直是手术的最大困扰。腹腔镜下切肝器械除要求尽量减少切肝时出血外,同时还要能分离和处理肝脏内大的血管和胆管,降低出血和胆漏的发生率。现有的肝脏实质离断技术有高频电刀、水喷刀、氩气刀、微波刀、超声刀、血管吻合器等,应用时均有不同程度的缺陷。目前对胰腺腔镜手术的报道不多,主要用于对胰腺内小肿瘤的摘除、胰体尾部的切除和胰腺空肠吻合术。胰体尾的切除涉及脾脏保留与否,关键是要看胰尾与脾脏是否有粘连,腹腔镜下关闭切割器的应用也使胰的处理极大地简化。胰管空肠的吻合主要应用于胰头的占位病变。胰腺腹腔镜手术的成功与否,关键在熟悉胰腺本身和其前后血管走行及变异,术者的经验和手术操作技巧也是手术成功的保证。目前,腹腔镜下胰十二指肠的切除仍是内镜外科医生努力的方向。急性胆源性胰腺炎可急诊行电视腹腔镜胆囊切除术,以缓解胰腺炎症。急性坏死胰腺炎也有经腹腔镜行腹腔冲洗引流术的报道。电视腹腔镜在腹部创伤诊治方面有明显的优势。

(1)直视下对大部分血流动力学稳定的腹部外伤患者进行明确的诊断和治疗,避免了不必要的开腹探查。

(2)术前明确诊断,降低阴性剖腹探查手术率。

(3)使术者对伤情做到心里有数,指导切口和术式的选择。

但是,电视腹腔镜对腹部创伤仍存在明显的局限。

（1）外伤后血流动力学不稳患者为腹腔镜探查的禁忌证。

（2）腹腔镜对腹膜后创伤的诊治仍值得探讨。

（3）腹腔镜对腹部脏器损伤的处理能力仍受到器械制约。因此，电视腹腔镜对腹部创伤的探查应严格掌握其适应证和禁忌证，把握好中转开腹指征和时机，充分发挥腹腔镜急症腹部探查的优势。

四、新的微创外科设备的应用及发展前景

随着科技的飞速发展，各种先进的科学技术都在向医学渗透，包括微电子学、计算机技术、光电技术、电信技术等，将使得腹腔镜技术更趋现代化、合理化，模拟更逼真。可以预见，腹腔镜外科在广度和深度上会不断取得进展。主要的发展有以下几个方面。

（1）模拟手，科学家们正在致力于利用一些横断传感仪器和设备，使医生的手在操作时通过操作器械产生"手感"，使得腹腔镜技术近似于医生手的操作。

（2）机器人，人们正在利用自动化系统，利用机器人进行各种腹腔镜技术的操作，有关这方面的研究已有报道，可望在不久的将来得以实现。

（3）网络化，通过卫星建立世界范围内的信息网、联络网、操作网点，使得医生对患者的诊治通过电讯电传，远距离对话而完成。通过计算机操作控制机器人而能够完成远距离的手术操作。

（4）腹腔镜外科手术远程学术交流，随着电子信息传递技术的进步，在有宽带高速网络的地方，可通过网络系统进行腹腔镜远程手术学术交流，远程手术会诊和远程手术。

（5）微创外科是21世纪外科发展的重点课题之一，微创外科发展条件已具备，关键是改变观念。首先作为一个先进医学工作者应当认清和跟上科学发展形势，树立以患者为本的医疗原则，选用和掌握使患者得到合理治疗而受损伤最轻的治疗方法。微创外科与传统外科是相辅相成的，微创外科必须以传统外科为基础，以传统外科的标准来衡量微创外科的治疗效果，以传统外科为后盾。微创外科是今后外科的发展方向，有一个集中、扩散、推广、普及的过程，需要全体外科医生共同努力。

第二节　腹腔镜下止血设备的改进

出血是手术常见并发症之一。进行手术时，外科医生试图完全止血。可以设想一根4mm管径的小血管，如果术后发生出血并且未得到处理，患者将在1小时内发生低血容量性休克。由于传统止血方法，如压迫止血、缝合、结扎、电极电凝，要么是实施困难，依赖术者技术，要么在微创设备中可行性差，因此，在腹腔镜手术不断发展的过程中，探索出了许多更有效的止血方法。

电外科学的基本原理包含使用每秒500 000的高频电流使细胞内阳离子和阴离子振荡产生热效应，以快速加热使细胞内水分蒸发，或者发生凝固过程中的胶原蛋白链反应使脱水变性的细胞间纤维粘连，以切断或破坏组织。电外科学的基础是应用双极，单、双极间不同点仅仅在于2个极的位置不同。

单极有一个有效电极和一个无效电极，与患者的身体形成部分电路，然而双极有2个有效电极，仅与电极间和电极附近的组织形成电路。总体来说，电手术对组织的效果取决于电

流的强度和所使用的波形。方形波形式的间断电流脉冲(每秒 50~100)产生电凝作用,而正旋波形式的持续电流产生电切作用。双极电凝中血管闭合的基础是由于血管损伤部位变性细胞间的纤维粘连使管腔狭窄,从而血栓形成。

传统电手术中使用的单极和双极电极具有血管闭合和止血不彻底、明显热扩散、烟雾形成、组织炭化和组织粘连这些缺陷。任何继发感染和血栓溶解可导致二次出血。电手术可能的风险和并发症包括:

(1)余热或意外激活的电流对正常组织造成意外伤害。

(2)电流泄漏可通过电弧作用或任何金属设备的绝缘故障意外损伤组织。

(3)如果使用乙醇消毒可导致皮肤表面灼伤。

(4)返回电板使用不合理造成返回电极下热烧伤。

(5)来自灼烧组织强烈的热量向周围蔓延,可能损伤其他重要器官,比如肠管,输尿管或膀胱。

(6)干扰心脏起搏器功能。正确使用电手术设备对确保手术安全有效是非常重要的。要想达到理想的电手术效果可以通过操纵电手术器械对靶组织进行合适电凝、电切,可以调整发生器的输出,电流的性质和波形,能量密度,电极的大小,电极与组织距离,双极电凝对组织钳夹力,钳口间组织的大小和厚度,能量作用时间,脉冲能量的使用,所涉及组织张力的变化,以达到最佳的效果。

随着腹腔镜手术的进展,为达到缩短手术时间,有效止血,减少热辐射,加强可行性、重复性、普遍性、易操作性及集分离、抓取、切割和牵引为一体的多功能性,新式的能量血管闭合装置在市场上应运而生。这些新设备的使用大大促进更高级、更困难的腹腔镜手术的实施。现有证据已证明这些电手术设备在腹腔镜手术中的有效性和安全性。成功应用这些先进的电手术设备达到预期的手术效果取决于完全了解它们的物理原理、各种设备的区别和各自的优缺点。目前,分离止血的医疗设备主要为双极钳和双极剪刀、超声刀、超声波手术系统、内闭合系统(EnSeal)、PK 刀(PKS)、等离子剪、结扎速系列的腹腔镜血管闭合设备和ForceTriad 能量平台的 5mm 结扎束。

一、血管闭合技术的机制

血管闭合技术不同于传统的透热疗法在于它能将压力和能量独特结合起来产生血管熔合,且能够在不需要分离组织或血管的情况下永久性熔合<7mm 的血管和组织束。压力和能量的优化结合,使血管壁胶原蛋白和弹性蛋白溶解,重新形成一个永久性的塑形闭合带,并且几乎没有粘连和炭化现象。这种闭合并不依赖于邻近血栓的形成。虽然它本质上是双极的,但它有一个阻抗反馈系统,在闭合循环完成后能够自动阻断能量传递。随着加热组织内水分减少,组织传递电流的能力降低,阻抗升高。当系统认为闭合完成后,手柄上的输出自动阻断。这些设备的基本特征包括:

(1)双极手术器械钳口产生压力。

(2)发生器能够提供高电流和低电压。

(3)测量组织阻抗的变化,EnSeal 内封闭还可以在加热时另外控制组织温度。

(4)微处理控制器达到可重复性的电手术效果。

(5)当达到理想闭合时,自动停止和(或)发出可听见和看见的警报。这些血管闭合系统的主要优点在于更多可预测的血管闭合和更少的热损伤。一些腹腔镜血管闭合设备包含切割设置,因此,使用一种同时包含闭合和切割血管功能的设备能够更快地切断血管。目前,也有一些新兴的双极平台,使用阻抗反馈系统调节能量输出,可具备或不具备脉冲电流和低电压,或者是通过纳米技术调节局部温度。

(一)PK闭合技术(PK)

等离子体闭合系统由一个发电机和各种形式的设备组成,包括用于血管闭合的器械,比如:PKS切割束、等离子剪。这些器械是双极钳,应用蒸汽脉冲电凝(VPC)将高水平的脉冲能量传递到组织。这些脉冲能量通过在组织内产生蒸汽团使组织凝固从而控制血管闭合。在一个脉冲循环中,随着温度迅速上升产生凝固作用,接下来有一个"休息期",此时钳夹和组织温度下降,这可以减少粘连和热扩散。最新设计的HALOPKS切割钳具有一个刀切割的触发器,该手柄根据人体工程学设计更容易单手操纵,旋转轮可以受指尖控制,末端在0°~330°任意旋转,合适的推动式锁扣可以始终保持抓取组织以减少手的疲劳。还有一个超PK蒸汽切割系统可以同时切割和电凝。当处于等离子体输出模式时,能量在器械和电极周围等离子化,从而切割组织。有效电极切割组织和止血作用取决于所选择的PK输出。

(二)百柯钳(BL)

与PK闭合技术类似,这个腹腔镜操作钳是一对双极电凝钳,同样可以计算靶组织的阻抗以控制能量的传递和电凝效果。它也是一个腹腔镜抓取和电凝双功能钳。使用血管闭合技术,电凝过程迅速,带有有效的自动停止功能,并且可重复使用因而更经济。百柯钳抓取和热切断子宫血管后,使用百柯剪分离更安全。虽然百柯钳是可重复使用的设备,但为保持满意的性能建议使用次数小于50次。

(三)超声刀(HS)

超声刀被证实可以闭合直径宽达5mm的血管。它使用一种压电陶瓷元件将电脉冲转换为机械能量。设备工作端以每秒55000周期的速度振荡,并且能够设置不同的偏移距离(1~5能量级)以调整切割和电凝效果。该设备闭合血管是通过打断组织蛋白间的氢键,从而形成凝固物根据每运动周期偏移距离设置有1~5等级,选择任意等级可调节传递到组织的能量。今设置在低等级,组织张力最小时可以达到电凝效果。当组织张力高时使用高等级可以切断组织,但止血效果最弱。同样设备作用于组织的效果可以差别很大,取决于术者怎样使用该系统。虽然该设备对于一般的电凝和切割很满意,但建议仅限于5mm及以下管径的血管电凝;从1995年起,超声刀被腹腔镜手术者广泛应用,目前依然广泛应用于许多腹腔镜手术。

(四)结扎速血管闭合系统(LS)

LS能够有效地闭合血管、淋巴管和组织束,不需要切开或剥离组织而产生永久性的管腔闭合,并且可以闭合直径达7mm的血管。发电机传递一种低电压和高电流的双极能量实时反馈技术可以监测钳夹间组织的阻抗,并且持续调整能量传递直到组织反应已经完成,发电机内部算法使完全血管闭合的时间及能量传递达到最佳状态。当监测和调整箱组织能量传递时,通过提供高且均衡的机械压缩力,可以获得满意的血管闭合。闭合的原理是通过使受压血管壁内的胶原蛋白和弹性蛋白纤维变性,在接下来冷凝期重建成交联结构,形成新的坚固的胶原蛋白和弹性纤维组织的凝固物。LS 作用于富含胶原蛋白和弹性蛋白的组织效果很好,比如说动脉和静脉,而对于胶原蛋白含量低的组织效果则不一致。LS 具备回顾分析和获得每秒 200 次数据的特点。最新研制的 LigaSureV 设备在性能上有所改进,如 19mm 长的钳夹和钝性头端使其更容易和安全地分离组织,钳夹上新的设计具有更好抓取组织的新特性。

(五)血管内闭合系统(RS)

血管内闭合系统是一种能够将高压缩力和低热量传导结合起来以快速牢固闭合血管的手术装置发电机最大能量输出为 45W,以 480kHz 正弦波和小同输出电压的形式通过手柄将能最传递给组织设备运行期间持续监测钳口间的阻抗直到达到最高限制。该设备设计有独特的聚合物,且反应类似于人体体温控制开关,当组织温度达到 100℃时打开循环通路以调节组织闭合温度,聚合物内的微粒形成链状通路并传导能量。当组织内相对低温区温度达到 100℃时,组织所有区域即均能够形成完整的闭合。当组织温度升高,聚合物内的微粒将分散开并且传导性下降,最终在 100℃左右停止能量传导。这种贯穿于整个运行期的能量调整机制有助于保持组织温度低于 100℃,并且使组织粘连,炭化和烟雾形成最小化。内闭合设备配置有偏位电极,其主要功能是限制钳夹间组织的加热,并且保持横向热辐射局限于闭合区域外 1mm 以内,因此,更加精确地闭合钳内组织并且避免有可能的热损伤。EnSeal 钳夹设计的独到之处在于偏位电极上无创齿能够在分离过程中安全的抓取组织。EnSealTRIO 3mm 系统有一个孔径 12mm、长度 20mm、切割长度 17mm 的钳夹,这些特点使得在处理子宫和卵巢血管时能够同时电凝和切割大的组织,不需要为保证切断子宫卵巢血管而小心翼翼地从组织束中分离血管。EnSeal 系统以一种"I"状刀片的形式进行切割,当刀片沿着钳夹的长径向前时,能够利用高且均衡的组织压缩力来加强闭合。高血管压缩力对血管结合和闭合形成非常重要,如果没有这种特性,能量会因散热效应而分散。该设备使用过程中一个小的缺点是,为能够钳夹宽的组织束偏位电极须完全打开,此时钳夹不能够关闭,这种情况下"I"状刀片因为遇到阻力不能够进入轨道。

(六)ForceTriad 能量平台(FT)

FT 是适合于 LigaSure 的新的能量平台。它在原有系统基础上做了以下改进:能够根据电阻变化敏锐地调整电流(200mA/s 提升为 3333mA/s),将脉冲能量改为持续能量,初期阻抗监测改为实时监测电阻。由于以上改进,比起 LigaSure 结扎速血管闭合系统 FT 能够更快的闭合血管。FT 的另外 2 个动力装置,也就是单极和双极电凝也做了改进。FT 能量平台利用 TissueFect 感应技术,该技术具备以下优点:融合周期更快(对在大部分手术中平均融合周期 2~4 秒),融合区域更灵活,组织干燥减少,热辐散相同或减少,粘连和炭化与老式相似或减少,钳夹间电弧作用减少,无脉冲,实时能量决策,不需要回顾分析和对组织效应一致。新的 LigaSure 高级版本已被引进,其进一步完善人体工程学,改善分离和电凝效果,加强切割和闭合血管的单极性能,从而拓宽设备的多功能性。LigaSure 高级版本专用于 FT 能量平台,能有效地闭合血管,切割组织,分离组织结构,但该设备目前非常昂贵,需要进一步评估它在腹腔镜手术中的性价比。

二、其他新器械

(一)氩气束凝结器

氩气是一种惰性、不易燃、易电离的气体。它可与单极电手术设备共同使用从而对组织产生灼疗效应。其作用机制是电流电离氩气,并使氩气比空气更具传导性,从而能在组织与电极之间形成更有效的电流传导桥梁。氩气束凝结器能减少组织损伤深度且可最小限度的产生烟雾。然而氩气并没有普遍应用于腹腔镜手术,因为需要向腹腔内注入高流量的氩气,这会将腹内压增加到危险水平甚至导致空气栓塞死亡。但是基于这种技术,将来新的氩气设备可能会被开发应用于腹腔镜手术。

(二)等离子体手术

等离子体通常被称为第 4 种物质形态(继固体、液体、气体之后)。气体被加热后会完全或部分离子化而产生一系列高能粒子,如原子、离子、电子,这些统称为等离子体。等离子体射流作为一种独特的技术系统目前已在市场上出现并应用于等离子体手术,它用于精细的、电中立性的纯等离子流束切割和凝结组织。在这个系统中,低流量的氩气被积聚在手柄中的狭小空间内,同时被内置双极电极中的低电压所激发,其结果于手柄顶端形成精密射流释放高能氩气原子、离子、电子混合体即氩气等离子体,然后等离子体中的能量迅速分解为多种形式,包括照亮手术野的光能、凝结组织表面的热能、清除手术区液体和切开组织的动能。这种等离子射流系统并没有闭合大血管功能,其凝结功能主要是通过迅速形成薄且柔韧的层状物而闭合组织表面。等离子射流技术不同于电外科技术,前者能精确地切割和凝结组织而不产生深层次组织损伤,其在微创外科的应用有待充分的评估。

三、效能比较

电手术用于腹腔镜止血已有相当长时间,复杂的腹腔镜手术迫切需要止血新技术的发展。当前,应用于腹腔镜手术中安全止血的新技术迅速增加,许多医疗中心应用各种血管闭合装置电凝和切割组织,如双极闭合装置,超声装置和 RS。通常大多数外科医师更喜欢根据个人喜好和经验选择设备,然而,手术是否安全完成受到设备选择及恰当应用的影响。为了获得这些新技术应用的最大效能和潜能,充分掌握每个设备的优劣和了解这些设备如何工作的机械特性至关重要。大多数这些最新引进的设备,在成为我们通常使用的一部分之前,已经对其安全和效能进行大量的研究。随着使用经验的积累,可以完善这些设备的可操作性并充分发挥它们的潜能。一种理想血管闭合设备应该具有以下特性,如:血管闭合可靠,血管闭合时间短,烟雾形成小,能见度良好,功效一致,无炭化和粘连,对周围组织热损伤小。

下面讨论部分特性,如爆破压、横向热损伤、闭合时间。闭合血管的爆破压已经被广泛研究。Neweomb 等比较不同设备(PK,BL,HS,LS,FT,RS,手术钳)在处死猪体内各种管径动脉(2~3mm,4~5mm,6~7mm)上所产生的爆破压。所有设备在闭合 2~3mm 血管时爆破压无明显统计学差异。但是对于 4~5mm 血管,LS 的平均爆破压最高(1261mmHg),在统计学上明显高于其他设备,但与 RS(928mmHg),FT(885mmHg)和手术钳(940mmHg)相比无明显统计学差异。对于≤7mm 的动脉,各种设备的爆破压无明显区别,分别为手术钳 839mmHg,LS 884mmHg,RS 891mmHg,FT 757mmHg。Lamberton 等使用牛模型在与制造商说明书一致的温度和湿度下对 4 种设备(LS,PK,HS,RS)闭合 5mm 血管进行比较,LS 的平均爆破压最好(385mmHg),PK 290mmHg,RS 255mmHg,HS 204mmHg。Harold 等比较 HS、电热双极血管闭合器(EBVS)、腹腔镜钛夹(LCs)和腹腔镜塑料夹(PCs)在闭合实验猪上收集 3 组管径血管(2~3mm、4~5mm、6~7mm)时的爆破压,与 EBVS 比较,超声能量的爆破压较低。在 4~5mm 和 6~7mm 管径组,EBVS 的平均爆破压高于 HS,分别为 601mmHg 比 205mmHg、442mmHg 比 175mmHg,差异具有统计学意义。Carhonell 等比较 5mm PK 刀和 LS 闭合从家猪体收集 3 种管径动脉(23mm、45mm、67mm)时的不同爆破压,闭合 2~3mm 血管时 PK 和 LS 的平均爆破压统计学无差别(397mmHg 比 326mmHg,$P=0.49$)。但是闭合 4~5mm 和 6~7mm 血管时,PK 爆破压明显低于 LS,分别为 389mmHg 比 573mmHg($P=0.02$);317mmHg 比 585mmHg($P=0.0004$)。随着血管管径增加,PK 爆破压明显降低,相反,LS 爆破压逐渐升高($P=0.035$)。Pietrow 等也报道 PK 的爆破压低,但 PK 仅能可靠地闭合和分离<5mm 的肾动脉,爆破压平均为 291mmHg,因此,建议 PK 使用于<5mm 管径。Lin 等使用 8 头家猪进行的实验中也得到类似的结果。他们报道当 PK 闭合 4.8mm 肾动脉时平均爆破压为 215mmHg,仅有 75%的出血能够有效控制。关于 EnSeal,Person 等在一项研究中比较 4 种不同能量的血管闭合切割系统(HS,LS,LS-Atlas,RS)闭合猪模型上 3~5mm 血管时的功效,结果显示 EnSeal 的爆破压明显高于其他设备(RS:678mmHg,LS:380mmHg,LS-Atlas:489mmHg,HS:435mmHg)。这支持 Denes 等的研究结果,他们在猪模型上评估 EnSeal 的血管闭合性能,发现<7mm 的闭合血管壁能够抵挡平均>900mmHg 的爆破压。Kennedy 等研究传统双极电凝和超声能量的爆破压。他们的实验结果表明超声和双极电凝的爆破压不太可能超过400mmHg 从现有证据看来,比起 PK,HS 和传统的双极电凝,总体上 RS、LS 和 FT 的爆破压最高。

　　横向热损伤是传统电手术和血管闭合系统的另一个重要考虑因素。各种评估方法已经应用于研究这些设备导致的横向热损伤,包括苏木-伊红染色组织学检查凝固性坏死的程度,用 mm 表示或用原位动态红外线热扫描,红外摄像机显像记录,或者将热敏电阻代替热像图置于设备边缘预测的热损伤距离和深度,并获得数据。在 Neweomh 等研究中,BL 的研究对象中横向热辐射最明显,距血管闭合端有长达 6mm 的凝固性坏死,而其他设备(PK、HS、LS、FT、RS、Ligamax 钳)产生组织标本中凝固性坏死<3mm。传统的双极电凝比新的血管闭合系统热辐射更明显。Landman 等将 2 个传统的双极装置与 HS 和 LS 比较,观察到双极装置平均热损伤范围 2~6mm,而 HS 热损伤范围 0~1mm、LS 热损伤范围 2~3mm,WKinoshita 等也报道传统双极有明显的热辐射,他通过热像图显示超声电凝时有 10mm 的横向热辐射,而使用传统双极电极设备热辐射达 22mm。除了以上研究表明超声能量带来的热辐射最小,在某些情况下使用超声能量有明显的热辐射。Eman 等报道用 HS 在等级 5 切断组织 10~15 秒可导致设备外 25mm 距离温度超过 601,设备顶端外 1.0cm 温度超过 140℃。Kim 等报道 HS 作用于腹膜时,可产生很高温度(195.9±14.5℃),该温度明显高于其他设备[LS:(96.4±4.1)℃;GP:(87±2.2)℃]。Person 等进一步分析了超声能量的潜在热损伤,他在一项研究中利用收集的热损伤血管进行热损伤组织学分析,在 HS 处理组织中普遍观察到过热的组织,表现为组织气泡,这提示使用超声能量能产生大量组织热量。另一方面,各种研究证实使用 LS 导致的热损伤较小。Camphell 等通过热像图测量,结果表明 LS 导致平均4.4mm 热辐射。其他学者也相继报道 LS 比其他血管闭合设备导致的热辐射相对小。至于EnSeal,Person 等比较 4 种能量的血管闭合切割设备在猪模型的性能,结果显示 EnSeal 对血

管外膜胶原蛋白产生较少的放射性热损伤,提示血管外层温度较低。组织学上观察到 PK 对于≤5mm 肾动脉的切割边缘热辐射扩展至平均 3.6mm。现有证据表明血管闭合系统相比于传统双极电极在横向热辐射方面是安全的。

闭合时间缩短有助于整个手术的顺利完成。Newcomh 等比较不同的器械(PK,BL,HS,LS,FT,RS,Ligamax 钳)闭合不同管径血管(2~3mm,4~5mm 和 6~7mm)的时间,闭合 2~3mm 血管时,GP 闭合时间最短(1.36 秒),HS(4.07 秒,PcO.05)和 LS(4.07 秒,iM).05)的闭合时间最长。对于中等和大血管组,FT 的闭合时间最短(4~5mm 血管需 3 秒,6~7mm 血管仅需 3.54 秒)。中等血管的闭合时间中,比较 FT、HS、PK 和 BL,LS 闭合时间最长,为 7.2 秒(/MXO5)。大血管闭合时间,与 FT、PK、HS 和 GP 相比,最长的为 RS,为 8.25 秒(ZMXO5)。当闭合所有平均血管管径<7mm 时,RS 闭合时间最长(6.35 秒),FT 闭合时间最短(3.13 秒)。Lamherton 等使用牛模型比较 4 种装置(LS、PK、HS、RS)闭合 5mm 动脉,结果显示 RS 闭合时间最长他们的结果表明相比于 RS(19.2 秒)和 HS(14.3 秒),LS(10.0 秒)和 BU11.1 秒)闭合时间最短。有学者比较了这些设备的失败率。Newromh 等报道在总体上随着血管管径增加平均失败率升高。这与 Landman 等先前的报道结果一致。Newcwnh 等报道除了 BL,其他设备闭合 2~3mm 血管时的失败率无明显差异,而 BL 的失败率明显高于其他设备。据报道,PK 闭合 4~5mm 血管时平均失败率为 41%,与 RS、LS 和 FT 有统计学差异($P<0.05$),HS 失败率为 22%,RS 失败率为 0。PK 闭合管径 6~7mm 的血管时,与 RS、LS 和 FT 相比,平均失败率为 41%,有统计学意义($P<0.05$),HS 失败率为 8%,RS 失败率为 0。这些结果显示使用 PK 闭合血管的可靠性低,但也有其他关于使用 PK 的研究结果与此不一致。

综上所述,血管闭合系统在控制出血方面可以认为是安全、快速和有效的,并且可以应用于腹腔镜手术中止血。尽管有上述这些优点,其他与使用有关的问题依然存在。持续的行业内竞争和消费者需求推动设备性能的创新和不断完善。这导致了更有效,更符合人体工程学的新工具及更强大的电手术发电机不断增加。当使用新设备时,现有的电手术发电机通常不会升级,并可能不兼容。腹腔镜血管闭合设备大多为一次性且费用昂贵,因此增加了手术的整体成本。在使用仪器前对仪器的性能了解是实现安全手术所必须的。为避免事故发生,如何使用这些仪器的培训是完全有必要的。术者打算使用这些设备进行手术前,可以通过以下途径获得必要的信息,如参加相关的会议和学术讲座,参加技术操作的学习班,阅读文献中的相关的文章,从行业信息中检索,从销售代表获得帮助,观摩其他手术医生使用该设备或者在手术中得到已使用过该设备医生的指导。

第三节　腹腔镜手术在胃肠外科急诊中的应用

胃肠外科是一个多急诊的科室,急诊病例往往病情重,情况复杂,需要迅速准确的判断和最简捷有效的处理,常见情况有:

(1)感染化脓性疾病,如急性阑尾炎。

(2)胃肠穿孔或破裂。

(3)胃肠道梗阻。

(4)胃肠血运障碍性疾病(如脏器扭转、嵌顿性疝、动静脉栓塞等)。

（5）消化道出血。

（6）外伤致胃肠道损伤。

胃肠外科急诊需按临床常规路径诊治,大多可得到正确及时的处理,但也常遇到临床诊断困难,或难以抉择手术时机的情况。腹腔镜手术为胃肠外科急诊提供了很好的工具,在胃肠外科急诊中应用腹腔镜探查,可在微小创伤下尽早明确诊断,并给予相应治疗。腹腔镜可达到腹盆腔的各个角落,视野放大、清晰,探查全面。即使是阴性探查结果,或不需手术处理的情况,以微小创伤的代价避免延误治疗的风险也是值得的。腹腔镜探查后如需手术治疗,可酌情决定行腹腔镜手术或转开腹手术,若决定行开腹手术,可根据探查所见设计切口位置及大小,也可达到尽量减少创伤的目的,避免了盲目剖腹探查术中被迫扩大切口的损伤。

胃肠外科急诊病例病因多样,临床表现复杂,病情变化迅速,且腹腔脏器毗邻复杂,常有与泌尿外科和妇科等难以鉴别的情况,应用腹腔镜技术时,必须培养规范有序的临床思维:首先,诊断能否明确;诊断不明时是否需要手术探查;若需手术处理,评估腹腔镜手术适应证和禁忌证。且需遵循以下原则。

一、抢救生命第一

胃肠外科急诊最威胁患者生命的是大出血、感染性休克、严重电解质紊乱等,对危重患者必须争分夺秒进行抢救,维持呼吸循环功能,在纠正休克同时积极手术治疗原发病。此时应严格遵守以最短时间、最简单方式解决问题的原则,采取止血、胃肠道造瘘、腹腔清洗引流等措施,力求控制原发病蔓延恶化,消除损伤因素,逆转病情继续向危重发展的趋势。此类情况下并不提倡施行腹腔镜探查和手术,因气腹本身就可造成对血流动力学和内环境的影响,腹腔镜手术可能无法迅速探明和控制大出血等原发病,危重患者对任何外加因素的耐受和代偿能力都很低,应尽量避免加重患者负担。

二、诊断未明前的处理

胃肠外科急诊病例往往发病快,发展迅速,病情评估患者全身情况,判断病情严重程度,再检查腹部体征和参考辅助检查,排列可能诊断,判断是否需要急诊手术。对老年和小儿患者,因临床表现常不典型,自身表达和医患交流常有困难,应特别重视,尽量从一些间接表现辅助判断,如少哭闹、反应迟钝的小儿患者常常提示病情严重,而老年患者的腹膜炎体征常不典型,但腹腔内病变可能已很严重。对于病程较早、腹膜刺激征不明显,或就诊较晚,经治疗腹膜炎局限,或可能有内出血但血压稳定,无继续大出血征象者,应先予积极非手术治疗,为进一步明确诊断、调整全身情况和完善手术准备争取时间,仓促进行手术并无益处。在处理上应注意以下几方面。

（一）严密观察症状和体征变化

对诊断不明的急诊患者,切忌主观武断和麻痹大意,应密切观察并辅以必要检查。

（1）监测生命体征:体温、脉搏、呼吸、血压。反应能力和神志变化也很重要。

（2）腹部情况:腹部外观,腹痛部位、性质、范围、程度、转归、影响因素,有无肿物,有无腹腔积液,肠鸣音、腹膜刺激征变化。

（3）胃肠道功能状态:饮食、呕吐、腹泻、排便、腹胀情况。

（4）新症状和体征出现。

观察要定时反复进行,并辅以直肠指诊、腹腔穿刺、胃管引流、常规实验室检查、腹部 X 线片、B 超、CT 等。老、幼、妊娠妇女或异位阑尾炎,症状不典型的急性胃肠道穿孔,妇女嵌顿性斜疝或股疝,肠绞痛后尚可排便的肠梗阻(如肠套叠、不全性肠梗阻或高位肠梗阻)等都是容易被忽略和延误的情况,严密观察则是避免疏漏的基本措施。一般观察 24 小时,如全身情况无好转、腹痛加剧、腹膜炎扩散,应尽快腹腔镜探查或剖腹探查。

(二)病情危重的表现

(1)昏迷、休克或急性弥散性腹膜炎,脉搏>120 次/分钟,体温≥39℃,烦躁、冷汗、皮肤苍白或花斑状,白细胞计数>20×10⁹/L 或不升反降,白细胞分叶核细胞增多等。

(2)多发外伤、复合外伤伴有休克、昏迷的患者。

(3)胃肠外科急症伴有黄疸、高热的患者,提示门静脉炎、溶血或肝功能障碍,可能序贯出现多器官衰竭(MODS)。

(4)患者因呕吐、肠梗阻、腹膜炎等出现明显水电解质平衡紊乱或酸碱失衡,如血清钾<3.3mmol/L,二氧化碳结合力<18mmol/L 或>32mmol/L 等,尿量<25mL/h。

(5)长期慢性消耗性疾病、严重营养不良和低蛋白血症的患者发生急腹症。

(6)腹部手术后短期内出现急腹症,多与手术并发症有关,如出血、吻合口漏、肠梗阻、腹腔脓肿、血管栓塞导致脏器梗死等。腹部大手术后急腹症的腹痛有时与术后疼痛很难鉴别,严密观察和综合判断仍是基本准则。

(三)保守治疗措施

(1)卧位:斜坡卧位可使腹腔内炎性渗出物或漏出物引流至盆腔。盆腔腹膜吸收功能较弱,可减少毒素吸收,减轻全身中毒反应。休克患者应采取头、足分别轻度抬高的特殊卧位。

(2)"四禁":在病情观察期间,应禁食水、禁止痛药物、禁泻药、禁大容量灌肠(必要时可试用 200mL 以内的小量灌肠)。进食会加重胃肠道穿孔、肠梗阻的病情,或加重腹痛、腹胀和呕吐等。腹痛是胃肠道急症病情变化的主要症状,凡诊断未确定者禁用镇痛药物,以免掩盖症状、延误诊断。大容量灌肠、服泻剂会加剧胃肠道蠕动,常扰乱临床征象,妨碍病情观察,对某些结直肠病变可能造成穿孔,导致医源性伤害。若诊断已明确或已决定尽快行手术探查,则可以使用镇痛药物,以缓解患者痛苦,减少应激反应。

(3)抗生素:对有发热、白细胞总数及中性粒细胞比例增高的感染性疾病患者,先凭经验选用抗生素,后据取得的细菌培养及药敏试验结果调整。

(4)胃肠减压:有效的胃肠减压可减轻腹胀,有利于呼吸,改善胃肠道血运,促进肠蠕动恢复,减少上消化道穿孔时胃肠内容物继续漏出,观察上消化道出血情况,并有利于麻醉安全。

(5)维持水、电解质平衡:胃肠道急症患者常因禁食、呕吐、腹泻、肠漏、胃肠减压等造成水、电解质平衡紊乱。应根据体征、尿量和实验室检查按外科液体治疗原则及时补充。

三、急诊腹腔镜探查和手术

急诊腹腔镜探查和手术要求术者具备丰富的开腹手术和腹腔镜手术经验,能依据探查情况选择最佳处理方式,具有娴熟的腹腔镜手术操作技能,严格掌握禁忌证和适应证,对患者进行充分的术前准备,术中全面探查腹盆腔,根据自身手术水平决定是否施行腹腔镜下治疗性手术,对于难度高,需时过长的手术应转开腹处理。

(一)适应证

(1)诊断明确的急性阑尾炎、上消化道穿孔等急腹症。

(2)诊断不明,但需手术探查的急腹症。

(3)腹部闭合性或开放性外伤,腹内脏器伤情不明。

(二)禁忌证

(1)既往复杂腹部手术史,腹腔存在广泛粘连。

(2)大出血、休克,合并重要器官功能障碍,病情危重,全身情况差。

(3)因各种原因不能接受气管插管全身麻醉。

(4)严重腹胀,难以建立腹腔内操作空间。

(5)已确诊结直肠破裂或穿孔,病程较长,腹膜炎严重。

(三)套管位置选择

1. 观察孔 观察孔一般选择在脐部,但在既往手术切口涉及脐部,其周围可能存在粘连时,应选择距离手术瘢痕有一定距离的侧腹部,也需距估计的病变部位较远。用开放法放置第一个套管。

2. 操作孔 操作孔位置应根据置入镜头后的初步探查情况确定,选择在病变部位对侧。常用部位包括麦氏点及其左侧对称点,锁骨中线平脐处,锁骨中线肋缘下等。操作套管与病变部位之间应有距离,不要放置在病变正上方腹壁,如病变位于上腹部,则在中腹部放置套管,各套管之间尽量有 10cm 以上距离,并呈三角形排列,以利操作。

(四)探查方法

腹腔镜探查和手术同样遵循先止血、再详细探查和处理其他病变的原则。

1. 止血 腹腔镜镜头进入腹腔后,首先用吸引器抽吸积血积液。有明显凝血块积聚处常是出血处。如有较大活动性出血,估计在镜下难以处理,应果断中转开腹。小血管破裂出血可在腹腔镜下用电凝、超声刀,或血管夹处理。止血后应观察相应脏器的血运情况,如有缺血需进一步处理。涉及重要血管区域(如肠系膜上动静脉)的出血不要草率止血,应先试图用无损伤钳控制出血,将局部清理干净或作小范围分离后观察清楚,不要进行可能伤及重要血管主干的止血操作,若无把握应果断转开腹手术。

2. 腹腔积液的性质及常见原因 切开第一个套管孔时,应注意有无气体或液体逸出。置入腹腔镜探查后,腹腔积液往往是提示诊断的首要信息。血液多提示实质性脏器或血管破裂,在女性还应考虑异位妊娠破裂;脓性渗液提示急性阑尾炎、上消化道穿孔等感染性病变;血性浆液性液体提示内脏血液循环障碍,如肠系膜血管栓塞、绞窄性肠梗阻等;胃肠道内容物提示空腔脏器穿孔、破裂;粪样物或有粪臭积液多提示结直肠或阑尾病变;胆汁样液体提示胆囊或胃、十二指肠病变;淡黄色液体可见于肿瘤性腹腔积液,可并存肝脏和腹膜转移灶,也可见于肝硬化腹腔积液、肠梗阻等;黏液多见于阑尾黏液囊肿破裂、卵巢囊肿破裂、癌性黏液瘤等;米汤样液体应考虑小肠伤寒穿孔或腹膜结核。而凝血块、脓苔聚集处,水肿、粘连严重处,或大网膜集结处常为病变位置。

3. 探查顺序 因腹腔镜有广泛的腹腔内视野,多数情况下可快速直观地发现病变或可疑部位。探查时应使用无损伤器械,动作轻柔,可调整患者体位协助暴露,必要时可加用辅助操作套管。大体顺序指肠,然后逐段探查空肠、回肠、结肠,最后探查盆腔。若未发现明显病变时,需将胃向上掀起,切开胃结肠韧带,进入小网膜囊探查。应特别注意易被疏忽的部位,如胃后壁、胃小弯、贲门附近以及十二指肠、结肠的腹膜外部分等。探查时尽量钳夹网膜、系膜、韧带及肠脂垂等部位。小肠探查较复杂和耗时,也可从回盲部开始,用两把无损伤钳交替进行,直至 Treitz 韧带。注意大网膜的位置,大网膜集结处常为病变所在。大网膜和肠系膜上有皂化点是急性胰腺炎的特有表现;肠梗阻时梗阻近端肠管扩张,远端空瘪;癌性腹膜炎时,脏腹膜和壁腹膜上有肿瘤转移灶。

(五)治疗处理

原发病处理遵循基本外科原则,是否在腹腔镜下完成手术,应根据患者病情和术者技术水平决定。

(1)切除病变:如急性阑尾炎行腹腔镜下阑尾切除术,绞窄性肠梗阻、肠坏死行小切口肠切除术。

(2)修补:如十二指肠或胃窦穿孔行腹腔镜下穿孔修补术、早期结肠破裂可行腹腔镜下修补术,病程较长,污染严重的结直肠破裂应转开腹手术并行造瘘手术。

(3)粘连松解:如粘连性肠梗阻行粘连松解术。

(4)若预计行腹腔镜手术操作复杂,耗时较长时,应转开腹手术。

(5)对急诊病例不宜行耗时长的复杂手术。如病变局部感染严重,解剖不清,或为恶性肿瘤时,只行引流、造瘘等姑息手术。

(六)冲洗腹腔

完成治疗性手术后,应尽量将腹腔内的积血、脓液、肠液、粪便、组织碎块、异物等清除干净,用等渗盐水反复冲洗,吸尽积液。吸出积液时可配合体位变化,使液体积存在易于抽吸的部位,如结肠旁沟、盆腔等,也应注意勿在这些部位残留污液。如已有脓肿形成,或炎症局限,吸除脓液后可局部小量冲洗,不要大面积冲洗,以免感染扩散。

(七)腹腔引流

在腹膜炎较重或止血后的病例,需放置腹腔或盆腔引流管,引流管多放至术野附近,从邻近套管孔引出。

(八)关于中转开腹

任何技术都有其局限性,腹腔镜探查和手术目前还不能完全代替开腹手术,中转开腹是为了保证患者安全和治疗效果,在必要时必须果断决策。常见中转开腹原因有:怀疑胰十二指肠等深部病变或损伤;因患者肥胖、腹腔感染粘连严重等导致探查困难;腹腔镜下修补或止血不可靠,或涉及重要血管而暴露不清;预计行腹腔镜手术操作复杂,耗时较长;复杂而广泛的腹腔粘连或肠间粘连,暴露困难,难以彻底探查。

四、腹腔镜胃肠外科急症手术的探索和发展

近年来,随着腹腔镜器械的不断发展,手术技术日益成熟,腹腔镜在腹部外科已几乎没有禁区,在胃肠外科急症诊治中发挥出更大作用。以往嵌顿疝、腹部手术后并发症等腹腔镜

应用的相对禁忌证,已经转化为适应证。

(一)腹腔镜在嵌顿疝诊治中的应用

越来越多的临床研究证实,腹腔镜手术在腹股沟嵌顿疝的应用是安全可靠的。2013年欧洲内镜外科协会(EAES)制定的《腔镜腹股沟疝手术共识》中提出,腹股沟嵌顿疝可以用腹腔镜手术治疗,即使需行肠管切除也可使用补片修补。

用腹腔镜探查腹腔后,部分嵌顿肠管可自行还纳腹腔,或在无损钳辅助下还纳,如不能还纳,可以切开内环松解还纳。与开腹手术相比,腹腔镜手术可更好地观察和判断嵌顿内容物的血运情况,尤其是麻醉后已经回纳入腹腔的内容物,不会漏诊肠绞窄。尽管腹腔镜治疗腹股沟嵌顿疝具有可行性,但在具体应用上还应掌握适应证和禁忌证。

(1)对年老体弱、心肺功能不全、不能耐受全麻的患者,应避免腹腔镜修补。

(2)对术前已明确存在肠管穿孔、腹膜炎的患者,应尽快解除病因,避免使用补片修补,不推荐腹腔镜手术。

(3)部分腹股沟嵌顿疝水肿明显,回纳困难,对于初学者需谨慎选择,并做好中转准备。

非腹股沟区的嵌顿疝(膈疝、膀胱上疝、半月线疝和闭孔疝等)较少见,用腹腔镜探查和治疗具有优势,可探明临床症状不典型的隐匿疝。

(二)腹腔镜胃肠手术后急性并发症的腹腔镜探查

在腹腔镜应用早期,腹腔镜术后急性并发症的处理常选择传统开腹手术,而随着技术的不断成熟与发展,一些常见的术后近期并发症多可通过腹腔镜手术诊治。例如,对于吻合口瘘需行手术治疗的患者,治疗目的主要是充分冲洗、引流和上游肠管造瘘,均可在腹腔镜下完成,使患者在二次手术中仍可从微创手术获益。

腹腔镜手术后腹腔粘连往往并不严重,多不会成为再次腹腔镜手术的障碍。此外,腹腔镜胃癌根治术毕Ⅱ式吻合后,部分病例出现输入袢内疝、旋转、梗阻,也可通过腹腔镜手术明确诊断并进行复位。对于术后疑有机械性肠梗阻的患者,采用腹腔镜手术同样可达到探明病因和相应治疗的目的。需注意的是,在进行上述治疗时,梗阻肠段常影响手术视野及操作,故此类手术的病例选择非常重要。对于急性小肠梗阻伴腹膜炎,腹部平片提示小肠扩张直径>4cm以及远端小肠完全性梗阻的患者,不应选择腹腔镜手术。

(三)迷你腹腔镜在胃肠外科急症诊治中的应用

迷你腹腔镜又称微型腹腔镜或针式腹腔镜,是指直径<3mm的腹腔镜及器械。与传统腹腔镜手术相比,迷你腹腔镜手术具有切口和创伤更小,出血、感染、皮下气肿、切口疝等并发症发生率更低等优点。早期的迷你腹腔镜镜头透光度和清晰度较差,一般仅用于关节镜或内腔镜检查。随着技术的发展和革新,迷你腹腔镜镜头的亮度及清晰度均大幅度提高,除手术视野较小外,5mm腹腔镜已达最高等级高清数字显示的格式标准水平(108OP)。传统腹腔镜(直径10mm)诊断急腹症的准确率为95%~100%,而国外临床实践表明迷你腹腔镜对于急腹症的诊断准确率与传统腹腔镜相近。

尽管迷你腹腔镜的诊断准确率同传统腹腔镜相近,但其治愈率却低于传统腹腔镜,归纳原因如下。

(1)视野障碍,迷你腹腔镜在监视屏幕上仅在中央区域呈现圆形图像,仅占屏幕一半

（如配有变焦摄像头可获得满视野图像），出血和烟雾对视野影响很大。

（2）暴露困难，微型器械钳口小、抓力有限，存在肠胀气或组织粘连水肿时难以获得满意操作。

（3）操作角度特殊，迷你腹腔镜常从侧腹壁置入，与传统腹腔镜从腹正中脐部的视角有所差异，需要视觉适应过程。

（4）吸引困难，微型吸引器吸力较小，遇血块或粪渣、脓苔时难以确保畅通。

（5）器械缺乏，微型腹腔镜器械并无全套的标准腹腔镜器械缩小版，如目前尚无<5mm的钛夹器。因此，当迷你腹腔镜探查发现病变而在治疗遇到困难时，可经脐孔使用标准腹腔镜器械进行操作，或可经脐孔交替使用 10mm 腹腔镜，即改良迷你腹腔镜手术。如遇难以处理的情况，应转为传统腹腔镜手术或开腹手术。

第六章　甲状腺外科

第一节　甲状腺全切除术

一、概述

甲状腺全切除术,即切除所有甲状腺组织,无肉眼可见的甲状腺组织残存;甲状腺近全切除术,即切除几乎所有肉眼可见的甲状腺组织(保留<1g 的非肿瘤性甲状腺组织,如喉返神经入喉处或甲状旁腺处的非肿瘤性甲状腺组织)。而通常所说的一侧腺叶切除术并不宜称作全切除术。

甲状腺由两叶和一个峡部构成,重 15~20g。30%~50%的患者有一个锥状叶。锥状叶自峡部或一侧腺叶向上延伸。如甲状腺癌手术时忽视对其处理,则术后行 ^{131}I 治疗时锥状叶可持续摄取,影响治疗,也不利于术后甲状腺球蛋白(Tg)的监测。甲状腺叶分别位于上部气管和喉前外侧面,而峡部位于环状软骨下方,连接两叶。甲状腺通过后方的悬韧带(Berry 韧带)固定于气管环和环状软骨。

甲状腺的血供主要来源于甲状腺上动脉和甲状腺下动脉。甲状腺上动脉是颈外动脉第一分支,并向甲状腺锥状叶和峡部发出较大的分支。甲状腺下动脉起源于锁骨下动脉的甲状颈干的分支,有部分人还存在甲状腺最下动脉,其直接起源于无名动脉或主动脉弓。

人类通常有 4 个甲状旁腺,10%~15%可能存在 5 个或更多的甲状旁腺,大约 3%的人仅有 3 个甲状旁腺。正常甲状旁腺呈椭圆形、扁球状或球状,外观呈黄褐色,被脂肪组织包绕。甲状旁腺的血液供应来自甲状腺下动脉、甲状腺上动脉及从甲状腺外科被膜内发出的小血管。上甲状旁腺的血液供应由甲状腺上动脉供应,其中 45%的甲状旁腺血供来源于上、下甲状腺动脉的吻合支;33%的甲状旁腺有 2~3 条分支动脉供血。上甲状旁腺通常位于喉返神经与甲状腺下动脉交叉点上方约 1cm 处,约为环状软骨水平处,喉返神经在此处进入咽下缩肌。下甲状旁腺位于甲状腺下极的后侧面,喉返神经与甲状腺下动脉交叉点下方约 1cm 处,最常位于喉返神经前方,较少位于甲状腺外科被膜下,因胚胎迁移范围较广,故其位置变异较大。

喉返神经走行于颈部气管食管旁沟内,直径约 2mm。右侧喉返神经在胸腔内锁骨下动脉水平由右侧迷走神经发出,此后绕此动脉,通过胸部上口上升进入颈部,然后在颈部沿气管食管沟上行。左侧喉返神经在主动脉弓水平由左侧迷走神经向前分出,绕主动脉弓下方外侧,上升入胸廓入口处,在颈部气管食管沟上行。因此种解剖因素,左侧喉返神经进入颈部时较右侧喉返神经更靠近气管。喉返神经在颈部由外侧向内侧上行,穿过甲状腺下动脉后行进于气管旁,然后从咽下缩肌下缘入喉。喉返神经在入喉前 40%~80%可分为前后两支,前支为运动支,支配喉部肌肉,后支为感觉支,分布于喉部黏膜。

0.5%~1%的患者存在喉不返神经,其来源于迷走神经,在环状软骨水平直接入喉。喉不返神经最常发生在右侧,左侧发生喉不返神经很罕见。右侧喉不返神经是胚胎发育变异的结果,神经可直接发自迷走神经干颈段,无在锁骨下动脉的返行过程,直接入喉,即形成喉不返神经。右锁骨下动脉起源于位居中线左侧的主动脉弓,沿食管后走行,如果术前 CT 检查提示食管后锁骨下动脉,则可能出现喉不返神经。

喉返神经和甲状腺下动脉及其分支间解剖关系有许多变异,喉返神经穿过甲状腺下动脉分支之间的占 50%,位于甲状腺下动脉分支后方的占 25%,位于甲状腺下动脉分支的占 25%。寻找喉返神经的解剖标志。

(一)Berry 韧带

Berry 韧带是将录入背面固定于环状软骨与气管前面的较坚韧结缔组织。1888 年,Berry 报道有坚韧的韧带将录入的后内方固定于环状软骨与气管背面,该韧带的后外侧紧贴着喉返神经,甲状腺手术中该韧带的处理十分重要。

(二)Zuckerkandl 结节

1902 年 Zuckerkandl 在其研究论文中报道了甲状腺背面的解剖,认为甲状腺后侧存在首结节或突起,其覆盖在喉返神经前外侧。行腺叶切除术时,于 Zuckerkandl 结节外后侧剥离,将结节向前方翻转,即可发现喉返神经,但 Zudcerkandl 结节剥离较困难,游离神经并向后方牵开,剥离 Zuckerkandl 结节并牵向前方,即可暴露其与气管间的 Berry 韧带。

(三)甲状软骨下角

喉返神经与甲状腺后方沿气管食管沟上行,必定在环状软骨-环状软骨-气管-食管的交界处入喉。甲状软骨下角在术中易于触及,可作为识别喉返神经入喉处的简便但重要的标志。

(四)气管食管沟

除喉不返神经外,喉返神经均走行于气管食管沟内,上段行程紧贴气管,冠状面上一般高于颈总动脉平面。如果在气管食管沟内未找到喉返神经,则应想到喉不返神经的可能,并于环状软骨-气管-食管的交界处寻找,此为喉返神经入喉处。

喉上神经也是迷走神经的一个分支,在甲状腺上极血管上方 2~3cm 处,喉上神经分为内外两支,内支提供喉部声门上区和舌根的感觉,外支支配环甲肌运动。喉上神经外支使声带紧张,提供正常的高音音调。喉上神经外支因与甲状腺上极血管关系密切,术中容易损伤,在大多数患者,喉上神经外支在甲状腺上极血管与上极交叉点 1cm 以上横跨甲状腺上极血管,然后沿咽下缩肌下行,约 20%患者的喉上神经外支在甲状腺上极血管与上极交叉处横跨或紧贴甲状腺上极血管,使其极易受到损伤。因此,术中解剖时,应紧贴甲状腺上极腺体分离,结扎上极血管二级分支,更好的处理是以双极电凝或超声刀凝闭切断上极血管二级分支或属支。

二、手术适应证

2014 年版美国国立综合癌症网络(NCCN)推荐,如果细针穿刺结果为乳头状癌,对于有下列任一情况的患者应行全甲状腺切除术。

(1)有放疗病史。

(2)发现远处转移灶。

（3）双侧结节。

（4）甲状腺被膜外侵犯。

（5）肿瘤直径>4cm。

（6）颈部淋巴结转移。

（7）低分化病理类型 3 与 2013 版相比,增加了低分化病理类型作为手术指征的因素,删除了年龄小于 15 岁或超过 45 岁和侵袭性改变作为手术指征因素。

无上述因素时可考虑行甲状腺腺叶切除或全切除术,如按良性病变行一侧腺叶+峡部切除后,病理诊断为乳头状癌,有下列任何之一者,也应进一步补行甲状腺全切除术。

1）肿瘤直径>4cm。

2）切缘阳性。

3）明显的甲状腺外侵犯。

4）可见的多发病灶。

5）明确的淋巴结转移。

6）明确的对侧病变。

7）血管侵犯。

8）低分化病理类型。

对于滤泡性癌及嗜酸性细胞癌,如有侵袭性及远处转移病变及患者情况需行选择性颈淋巴结清扫术者,都推荐行甲状腺全切除术。甲状腺髓样癌、未分化癌经术前评估手术可改善预后时,争取行全甲状腺切除术。

三、手术禁忌证

有全身性疾病,如严重高血压、冠心病、凝血功能障碍,不能耐受甲状腺全切除术者。

四、术前准备

术前准备包括对疾病的全面了解、掌握和对患者全身情况了解,主要包括:

(一)一般准备

1. 常规检查

（1）术前体格检查包括甲状腺结节大小和特征、是否位于双侧腺叶、气管的位置及颈部淋巴结是否有转移等。重要生命体征,如血压、脉搏、呼吸、体温的记录,血常规、尿常规、凝血功能、肝功能、肾功能、胸片、心电图以及超声和 CT 检查。术前喉镜检查以评估声带情况,特别是对于进展期的甲状腺癌、既往有颈部手术史、声嘶或其他声音改变的患者。

所有甲状腺结节患者均应筛查血清促甲状腺素(TSH)及 FT_3、FT_4 水平以评估甲状腺功能。甲亢甲状腺毒症患者在术前将 FT_3、FT_4 控制到正常水平是很重要的,以预防甲状腺危象发生。

美国甲状腺协会、美国临床内分泌协会和美国国立综合癌症网络(NCCN)均推荐手术前行甲状腺超声检查来确定结节的位置和范围。因术前超声检查不仅可以帮助预测甲状腺结节性质,而且可识别是否合并中央区及侧颈区淋巴结转移,并可指导及时改变手术方法,最大限度减少癌残留和复发。

（2）检查分析有无水电解质紊乱、酸碱平衡失调,有无低蛋白血症,有无贫血,必要时予以纠正。

（3）预防感染，一般甲状腺手术可不用抗生素，对某些疾病如糖尿病，术前合理应用抗生素预防感染。一般预防性应用抗生素可在麻醉成功后，切皮前30min静脉应用一次，若手术时间超过3h可追加一次。

（4）因各种病症服用阿司匹林、非类固醇抗感染药和氯吡格雷的患者应在术前7d停药；服用维生素E和其他影响凝血功能的中草药的患者也应在术前10d停用，而华法林应在术前5d停止服药，以免影响凝血功能。

2.患者准备

（1）手术前6~8h禁食，4h禁水，目的是为了防止在麻醉或手术过程中胃内食物反流出来，吸入肺后引起肺炎。但必要的药物可用少量水服下。

（2）手术前一天晚上应保证睡眠，如果无法安睡，可以在服用地西泮类药物帮助睡眠。

（3）进手术室前，要取下活动性义齿及松动的牙齿，以防麻醉插管时脱落，误入食管或呼吸道。取出(下)眼镜、饰品等交给亲属保管，以防丢失。

（4）要排空大小便进入手术室。

（5）甲状腺手术体位是颈部垫高，头轻度后仰，很多患者不适应这个体位，术前要加强练习，尤其是伴有颈椎病的患者。手术前住院后即应进行头低肩高体位练习，锻炼颈部肌肉、韧带。方法是术前3d开始练习，将枕头垫于肩下平卧，头向后仰，抬高床头5°~10°，时间由短到长，以无不适能坚持2h为宜，目的是减少术中的不适。需要注意的是，餐后2h内应避免练习，防止发生呕吐。

（6）必要的术前训练，训练床上大小便及深呼吸。因为有些甲状腺手术后各种引流等会影响患者的活动，故需要在床上解决大小便的问题，而有效的深呼吸及适当咳嗽可减少术后并发症的发生，应先做预防练习。

(二)术前心理准备

不同患者对其疾病所需要的治疗的心理反应是不同的，帮助患者做好心理准备和临床评估是一名外科医师应当掌握并会应用于实践的。患者术前心理变化主要有恐惧与焦虑，随之的依赖性与自尊心增强。因此，外科医师应主动关心患者，为患者提供有益的建议，以获得患者信心与安全感；给予患者及家属关于疾病的合理解释，取得患者及家属的理解与合作。

(三)甲状腺手术知情同意

医师应充分告知患者癌症病情，提供治疗有关的所有信息，在患者本人和(或)家属充分理解病情并同意治疗的情况下，尊重患者本人的决定权，由患者在知情的基础上自己做出决定。

告知内容包括：目前诊断和病情；手术的目的和必要性，预期可能的结果；预定手术时间、手术方式、所需时间；手术的风险、可能的并发症、后遗症及意外事件的可能性；其他手术方法的有无及治疗结果的对比；术中冷冻病理检查的必要性、风险及对手术方式的影响；关于输血的相关问题，并取得同意。

五、手术步骤

(一)麻醉、体位、消毒铺巾

患者取仰卧位,肩后以软枕垫高使颈部向后伸展,从而使甲状腺更充分暴露。头枕部垫以圆环形头圈以维持头部稳定。患者双上肢应以布单包卷固定于身体两侧。

手术床设置为头高足低,以减少静脉压力。

(二)切口

在胸骨切迹上大约 2 横指处沿正常皮肤皱褶做一横弧形切口,长度可根据甲状腺大小而定,一般 5~6cm。可用细丝线在颈部施压标记皮肤切口位置,可确定切口与颈部弧度高度吻合,并保持对称。也可术前用记号笔标记切口线位置及长度,患者取自然站立位,面朝前方平视,经两侧锁骨胸锁关节内侧上端上方 5mm,作与皮皱平行的线,即为手术切口最佳线。

术前标记出甲状腺结节位置,重要的解剖标志如甲状软骨突起、胸骨切迹和环状软骨,并确认甲状腺结节与这些标志的关系,便于术中定位及确定下一步皮瓣游离的范围。

(三)游离皮瓣

保持皮肤的张力,以手术刀垂直切开皮肤,用电刀切开皮下组织及颈阔肌,向左右分离至胸锁乳突肌边缘,向头侧至甲状腺软骨突起平面,向尾侧至胸骨切迹。注意暴露和保护位于胸骨舌骨肌表面的颈前静脉,必要时可缝扎或结扎和离断。

(四)分离颈前带状肌

颈白线由左右甲状腺筋膜融合而成,沿中线将胸骨舌骨肌左右分开,可显露甲状腺前表面。将胸骨甲状肌从甲状腺表面钝性分离,以甲状腺拉钩向外侧拉开,再钝性分离甲状腺外侧,即可显露甲状腺,向前内侧牵拉甲状腺叶。若甲状腺较大,显露困难,可以横断颈前肌群。

(五)甲状腺血管的处理

甲状腺血管的离断是甲状腺切除术成功的关键,应遵循包膜外血管分离的原则,即血管分离、结扎与离断应尽量贴近甲状腺,细小的血管以双极电凝或超声刀等处理,向背外侧剥离外科被膜,显露甲状腺,如此可很好地保留喉返神经、喉上神经外支及甲状旁腺。

1. 处理甲状腺上极　上极血管的处理在甲状腺切除术中是关键,也相对困难。切断上极血管后,甲状腺切除相对较容易了。有两种方式处理上极血管:一为传统方式分离、结扎和切断;另一方式为借助双极电凝、超声刀等器材凝闭上极血管二级分支或属支,相对更不易伤及喉上神经外侧支。

沿着甲状腺侧叶的外缘用剥离子向上极剥离,以充分显露上极。将甲状腺叶向下内牵引(或在甲状腺右上极处贯穿缝扎一针,便向下内牵引甲状腺上极),再用小拉钩将甲状腺前肌群上断端向上拉开,露出上极。术者以左手拇、示、中指捏住牵向内下方,右手持直角钳由内侧沿甲状腺上动、静脉深部绕至外侧,顶住左示指,向外穿出,在离开上极 0.5~1.0cm 处结扎上极血管。在结扎线与上极间再夹 2 把血管钳,在血管钳间剪断血管,血管残端再缝扎一道。注意此处血管结扎、缝扎要牢靠,否则血管一旦缩回,出血较多,处理困难。处理上极血管时应尽量靠近腺体,以防损伤喉上神经外侧支。继续钝性分离甲状腺上极的后面,遇有血管分支时,可予结扎、切断。将甲状腺轻轻牵向内侧,在腺体外缘的中部可找到甲状腺中静脉,分离后,结扎、剪断将甲状腺向外侧和尾侧牵拉甲状腺上极组织,用蚊式血管钳分开环甲间隙。为避免损伤喉上神经外支,上极血管应靠近甲状腺被膜逐一结扎,另一更为适宜的方式为以双极电凝逐一凝闭并切断甲状腺上动静脉的二级血管分支。同时尽可能保留甲状腺动脉后支,避免损伤甲状旁腺的血供。

2. 处理甲状腺下极　将甲状腺向内上方牵引,沿甲状腺外缘向下极分离,用小钩将颈部皮肤及下端组织向下拉开,露出下极。在少数情况下,此处可能存在甲状腺最下动脉,应一并结扎、切断。只结扎在远离喉返神经,进入真包膜和腺体处的甲状腺下动脉分支。

3. 处理峡部　完全游离甲状腺下极后,将腺体拉向外侧,显露甲状腺峡部,用血管钳由峡部下缘的气管前方向上分离峡部后方,将钳尖由峡部上方穿出。张开血管钳,扩大峡部和气管间的间隙,引过两根粗丝线,分别在峡部左右结扎后在两结扎线之间将其切断。若峡部较宽厚,可用两排血管钳依次将其夹住、切断、结扎或缝扎,并将切断的峡部继续向旁分离,至气管的前外侧面为止。

(六)处理甲状旁腺

首先打开甲状腺外侧的外科被膜,翻起甲状腺背面,仔细辨认甲状旁腺及其血管蒂,轻轻钳夹甲状旁腺的游离缘被膜,暴露甲状腺与甲状旁腺之间的间隙,顺此间隙游离甲状旁腺至其血管蒂处,将腺体及血管从甲状腺表面轻轻推开,这样通常能原位保护甲状旁腺及其血管。术中为保护甲状旁腺血供应尽量在甲状腺外科被膜内结扎切断甲状腺的血管分支,避免结扎切断甲状腺下动脉主干,以保存甲状旁腺的动脉血供和静脉回流。在喉返神经入喉处下方甲状腺与气管之间常有致密的纤维束连接,与甲状腺悬韧带协同将甲状腺叶固定于甲状软骨下角与环状软骨之间的凹陷处,将此纤维束称为"甲状腺蒂",这是甲状腺手术中最难处理的部位,局部连接紧密,其内及周围有很多细小的甲状腺蒂血管,大多数上甲状旁腺的位置即位于甲状腺蒂上缘或前缘,术中必须紧贴甲状腺体小心分束结扎。要注意的是,钳夹甲状旁腺时需轻柔,避免长时间钳夹同一位置以尽量减少对腺体细胞的损伤。甲状旁腺的血管极为细小,肉眼之下难以辨认,过多追踪其来源对血管本身损害较大,极易引起血栓形成及损伤断裂,术中不应刻意分离。手术中和结束前注意观察保留的甲状旁腺血供情况,自甲状腺分离后,如果甲状旁腺颜色变为苍白的棕色,提示严重缺血,需要做甲状旁腺肌肉内自体移植;如果甲状旁腺颜色变为黑色,提示因静脉严重损伤而瘀血,需要在甲状旁腺被膜上作小切口减压,避免因被膜张力过大而变性坏死。

甲状旁腺损伤是甲状腺手术主要并发症之一,其最严重的后果是永久性甲状旁腺功能减退,一旦发生永久性甲状旁腺功能减退,患者甚为痛苦,严重病例可伴喉和膈肌痉挛,引起窒息死亡,钙的代谢也会发生严重障碍,部分患者可能丧失劳动力,还可出现严重的精神症状,多需长期服药,应引起临床足够的重视。

人体中正常的甲状旁腺为淡黄色、淡红色或红褐色,大多数呈球体、椭球体及扁球体,质软,长5~6mm,宽3~4mm,厚2mm,外周多被脂肪组织包裹。

在辨识过程中需与以下组织进行鉴别。

(1)与脂肪组织鉴别:用尖挑开被膜后,分开脂肪组织,可见淡红色、红褐色或淡黄色的甲状旁腺,并有自己的包膜;将组织放入生理盐水中,下沉者为甲状旁腺,上浮则为脂肪组织。

（2）与淋巴结鉴别:淋巴组织多为灰白色,一般无脂肪组织覆盖,多沿静脉表面生长;在长、宽一定的情况下,比甲状旁腺更厚。

甲状旁腺的损伤重在预防,关键在于术中原位保护甲状旁腺及其血管。甲状腺"被膜解剖法",即紧靠甲状腺真被膜解剖,保留甲状腺下动脉至甲状腺被膜间的组织,多可保留甲状旁腺的血供。其意义在于直视下暴露并保护甲状旁腺及血供,在术中明确保留甲状旁腺,从而保证术后甲状旁腺的功能,减少临床并发症的发生。

甲状旁腺手术中采用亚甲蓝溶液静脉滴注,适用于甲状旁腺瘤的定位。目前国内较多应用活性炭(纳米炭团粒)示踪技术显示甲状旁腺,术中或术前在甲状腺实质内注射卡纳琳,可较好地标记出甲状腺及周围淋巴结,而不会使甲状旁腺黑染,可使甲状旁腺较好得以保留。

（七）处理喉返神经

在甲状腺全切除术中喉返神经显露的优势,可大大减少喉返神经损伤。其显露方法主要有三种。

1. 下路途径　即在甲状腺下动脉的下方寻找喉返神经,喉返神经在未跨过甲状腺下动脉以前位于颈血管鞘、气管和甲状腺下动脉三者之间的疏松结缔组织内,通常右侧喉返神经在胸廓入口外侧可找到,而左侧喉返神经在左内侧气管食管沟处,其主干为单一主干,向上方即与甲状腺下动脉形成交叉。在此三角区域内细心解剖一般可发现喉返神经,然后沿喉返神经向上暴露全程。

2. 侧面途径　在甲状腺背面根据喉返神经三角(Simon 解剖三角)寻找神经,Simon 三角的内侧为气管,外侧为颈总动脉,甲状腺下动脉为上界。将腺叶向内侧牵拉,在甲状腺中部外侧气管食管沟内找寻,其在冠状面水平上一般高于颈动脉水平,此方法最常见。

3. 上路途径　即在甲状软骨下角处开始寻找喉返神经,因喉返神经入喉处最为恒定,通常均紧贴环状软骨外侧缘,并在其下方进入喉部。

侧面途径最为常用,一般非肿大的初次手术病例均可应用,但对于巨大甲状腺肿或胸骨后甲状腺肿病例,或现次手术广泛瘢痕形成的情况,侧方显露困难,不适用;上路途径因最恒定,是非常有用且可靠的方法,对巨大肿块或胸骨后甲状腺肿手术特别有用,可根据甲状软骨下角定位寻找,也可用于其他方法找寻失败时以及存在喉不返神经之时。但因其邻近 Berry 韧带和 Zuckerkandl 结节,较易出现,有时分离较困难。下路途径对再次手术最为有益,术中可从下部无瘢痕之处分离显露喉返神经,但分离距离较长,且有损伤下甲状旁腺血供可能,应用相对较少。

侧面途径与下路途径关键在于找到甲状腺下动脉,以其为标志向上下方分离寻找喉返神经。甲状腺肿下动脉多位甲状腺中部,但也可偏上或下方进入甲状腺。向内侧牵拉甲状腺叶,向外拉紧颈总动脉,以蚊式血管钳分离甲状腺下动脉此处纵向条索状组织,多可发现喉返神经。

（八）引流、缝合切口

此时抽出患者肩下垫物,以利患者颈部放松,检查有无出血点,见整个创面无出血,在左、右腺体窝处,分别置直径在 3～5mm 的细引流管,自胸锁乳突肌内缘和切口两角引出并固定。切口逐层缝合。

六、术后注意事项

(一)术后监测生命征

注意血压、脉搏、呼吸及引流情况。

(二)体位麻醉

清醒后由平卧位改为半靠位,以利于引流及呼吸。

(三)术后血钙检测

甲状腺全切除术后次日晨应检查血钙水平,有低钙症状或血钙低于 2mmol/L 患者给予口服钙剂或静脉注射钙剂,补充钙剂治疗后依然有低钙症状者需给予维生素 D 治疗。

第二节　腔镜下甲状腺癌根治术

一、概述

传统的甲状腺手术由于颈部留有手术瘢痕,切断皮神经导致术后颈部不适、感觉异常等,给女性患者造成很大的心理负担,患者对手术的美容效果提出了更高的要求。近年来腔镜手术在许多领域取得了长足的发展,使腔镜技术用于甲状腺手术具备了一定的基础和条件,1996 年 Gagner 等报道了世界上首例腔镜甲状旁腺大部切除术,1997 年 Hussher 等完成了首例腔镜甲状腺腺叶切除术,美容效果满意。随后开始了腔镜甲状腺手术方法的探索,由于颈部间隙狭窄,手术空间小,手术操作和止血均较困难,中转开放手术比例高,当时在美国和意大利等国仅为少数病例施行了此手术,尚不具备推广价值。2001 年 6 月仇明等完成了国内第一例腔镜甲状腺切除术。此后腔镜甲状腺手术在我国迅速发展,截至目前国内约有 200 多家医院已施行了腔镜甲状腺手术。近年来,随着国内外内镜器械与技术的不断发展,内镜甲状腺切除术(ET)越来越得到普及。由于完全内镜甲状腺手术(TET)具有颈部无瘢痕、切口比较隐蔽、美容效果好等优点,容易被患者接受而得以广泛普及与发展。在国内应用最为广泛,所以本章着重详细介绍。

二、腔镜甲状腺切除术的手术方法

目前腔镜甲状腺手术有两种。

(一)完全内镜甲状腺手术

胸乳入路、全乳晕入路、腋路入路、锁骨下入路、腋乳入路、口底入路等。

(二)内镜辅助甲状腺手术

通过悬吊法建立操作空间,有胸骨切迹和锁骨下 2 种径路。胸骨切迹上的腔镜辅助径路,此手术方法为意大利 Mkcoli 首创,由 Bellantone 等首先报道,此手术方法是免 CO_2 气腹,于胸骨切迹上方做一 15～30mm 切口,用常规手术器械钝、锐性分离颈阔肌下间隙,用小拉钩提起皮瓣显露手术野。经小切口伸入腔镜和常规手术器械施行甲状腺手术。此径路操作简单方便,路径短,往往和常规手术配合使用,可避免与 CO_2 气腹有关的并发症,对术者的腔镜外科手术技术要求不高,必要时可延长切口转为传统开放式手术;缺点是术野显露较差,术后颈部留有瘢痕。

三、完全腔镜下甲状腺手术适应证和禁忌证

(一)手术适应证

(1)甲状腺单发或多发结节,结节直径小于或等于5cm,囊性结节可大于5cm。
(2)无外侧区淋巴结转移及局部侵犯的分化型甲状腺癌。

(二)手术禁忌证

(1)有颈部手术史。
(2)甲状腺肿块直径大于5cm。
(3)有局部浸润的恶性肿瘤。
(4)有外侧区淋巴转移的恶性肿瘤。
(5)有颈部放疗史、甲亢和甲状腺炎为相对禁忌证。

四、完全腔镜下甲状腺癌手术

(一)TET手术径路

TET手术径路有胸乳入路、全乳晕入路、腋路入路、锁骨下入路、腋乳入路等,而胸乳入路有以下特点:不要离断颈部带状肌;可同时行双侧甲状腺手术;可以行Ⅵ区及Ⅲ、Ⅳ区淋巴结清扫;合理的手术入路首先面临的问题,结合文献报道及我们的经验,认为经胸乳入路具有手术操作空间大、容易同时处理双侧甲状腺病灶且操作过程中手法自然等优点;同时患者内衣可完全掩盖所有切口,美容效果最佳。我们多采用胸乳入路,而对于对胸部美容效果要求较高的患者也有时采用全乳晕入路。

(二)体位与消毒

全麻插管后,患者采取仰卧位,枕部垫头圈,背部垫背枕,保持头后仰位。可以将中单叠成卷塞入颈后维持颈椎前曲,可以减少术后头晕及颈椎疼痛症状。双腿外展,两腿之间成角45°~60°,绑腿固定。双臂内收于身体两侧,固定。消毒范围上达颌下,外至上臂中部及腋中线,下至脐水平,双腿、腹部均需铺满无菌单。

(三)手术器械

除普通内镜手术器械外,需要用10mm Trocar 1 把、5mm Trocar 2 把,特制注水器、甲状腺分离器、可弯分离器及剥离器、带固定齿无损伤抓钳、专用拉钩、自动归位持针钳、超声刀5mm及机器一套,负压引流瓶。5-0带针可吸收线。自制标本袋制作:用无菌手套,剪去前端手指及手掌部分,仅留用手腕圆筒部分,丝线结扎远端呈漏斗状,近端用圆针及1号丝线在尽量接近边缘处做一圈荷包缝合备用。

(四)术者站位及准备

主刀医师站于患者两腿之间,向左侧身约45°紧靠手术台,扶镜医师坐于患者右腿外侧,拉钩医师可坐于患者身体两侧,器械台及洗手护士位于患者左腿外侧。连接电子镜、电凝

钩、吸引器、超声刀后置于、患者左侧大腿处的储物袋中。超声刀及电凝钩脚踏板置于患者左腿下方地上备用。

(五)手术切口选择

(1)双侧乳晕边缘内上象限(左侧10~11点钟方向,右侧1~2点钟方向)各取一约0.5cm切口,确定双侧切口与对侧胸锁关节连线交叉点位于正中线上。

(2)双侧乳头连线与右侧胸骨旁线交点处做一约1.0cm长纵向切口。因正中线胸骨前方皮下组织致密且于皮下分离时易出血,故取胸骨旁线切口。此切口可根据患者特殊需要适当下移。注意,如果患者体型较为高大,会导致双侧乳晕切口皮下隧道过长,不利于手术操作,术前需做好评估,准备超长Trocar备用。

(六)手术操作

建腔用500mL生理盐水加入1支肾上腺素后,再用此肾上腺素生理盐水100mL加入2支罗哌卡因注射液制作成膨胀液备用。先将少许膨胀液注入3个切口处的皮下组织内。中央切口处可注入多一点。切开中央处切口,用蚊式血管钳撑开皮下组织。用特殊注水器将膨胀液注入皮下组织与肌筋膜之间间隙后向前潜行注射。至胸骨角水平后分别向左、右两个方向,朝双侧胸锁关节方向潜行注射膨胀液,高度超过锁骨水平即可。注射深度位于肌筋膜表面效果最好,此间隙较为疏松且血管网最少,不易出血。同时,观察皮肤需膨胀、隆起,注意如果皮肤出现"橘皮征",则注射深度过浅,如果前进阻力过大,则可能注射深度过深。将剥离器以30°角向前下方刺入皮下组织与肌筋膜之间间隙后,向前潜行制作隧道,同样注意深度,采用"宁深勿浅"的原则,过浅会造成皮肤瘀青或坏死,影响美容效果,违反内镜手术初衷。

用大弯血管钳探入隧道入口,上至胸骨角水平,尽量钝性撑开切口至胸骨角的皮下隧道,以便Trocar进入及标本袋取出。将10mm Trocar刺入隧道,开启二氧化碳气体,流量至最大,压力6~8cmH$_2$O。屏幕上应显示前方左右两个"鼻孔状"隧道口。切开右侧乳晕切口,蚊式血管钳撑开皮下组织后,将带芯5mm Trocar沿切口与对侧胸锁关节连线刺入皮下组织与乳腺表面之间间隙潜行。开始方向尽量与中间隧道平行,以免手术操作时与电子镜Trocar相互影响,接近胸骨角时转向对侧胸锁关节方向,深度同样不能过浅而使皮肤出现"橘皮征",也不能过深刺入乳腺组织。出口应在"鼻孔状"隧道口近端。从左侧Trorar伸入电凝钩,钝性电切游离Trocar出口附近及对侧皮下筋膜,以便对侧Trocar进入。做右侧乳晕边缘切口,同法,插入5mm Trocar后,伸入吸引器向上顶住皮肤帮助扩腔,同时可以开启吸引阀,吸出因电切产生的水蒸气,帮助左侧电凝钩分离。打开双侧5mm Trocar气阀排除水蒸气。可以分别将双侧切口前皮肤丝线缝合一针后系于双侧5mm Trocar排气管上,防止换用手术器械时,Trocar脱出。建腔范围呈倒梯形,上至甲状软骨上缘,外侧至胸锁乳突肌外侧缘,下至胸骨角。分离深度达肌筋膜,应保留完整肌筋膜,达到"上黄(皮下脂肪)下红(肌层)"的效果,这样才能最大限度减少出血。中间到达白线时,由于血管增多,将电凝钩改为超声刀分离。

切除患侧腺叶及峡部左手换用无创抓钳协助超声刀由下至上切开带状肌颈白线至甲状腺,下至胸骨切迹,上至甲状软骨上方右手改用可弯分离器剥离甲状腺显露甲状腺峡部后,仍换用超声刀于峡部近健侧离断甲状腺峡部。左手用无损伤抓钳抓住峡部向外下方牵拉,右手用超声刀切断甲状腺悬韧带，暴露气管，在游离靠近环甲肌的悬韧带时注意将超声刀功能臂朝向外侧，避免损伤环甲肌造成术后患者发声音调降低。在患侧胸锁乳突肌外侧缘，环状软骨水平处用36G粗针刺穿皮肤进入创腔后，穿入专用拉钩，向外牵拉带状肌。首先，向上游离，凝闭，切断甲状腺上动脉前支后。切断甲状腺下极血管。将甲状腺向内下牵引，向外侧游离甲状腺，分离带状肌，切断甲状腺中静脉。注意辨别、保护下极甲状旁腺及其血供。左手用无损伤抓钳抓住甲状腺，向上翻起甲状腺，右手用分离钳轻柔分离下极脂肪组织，寻找并显露喉返神经后。沿甲状腺背侧包膜向上逐渐游离甲状腺。可置入纱条带，隔离喉返神经，避免热灼伤。Chung 等报道 103 例 PTMC 腔镜手术，出现一过性喉返神经麻痹 26 例，高达 25.2%。超声刀对组织的热灼伤可能是喉返神经损伤的原因。全程显露喉返神经至入喉处。向上游离处理甲状腺上极血管背侧支。完整切除患侧腺叶及峡部。将标本袋由中间隧道置入创腔，将荷包缝合线留于体外，将标本、纱条带装入后，收紧荷包缝线，取出标本袋，检查标本上有无可疑旁腺组织，送冷冻切片。注意在分离过程中，应避免超声刀功能臂一侧对着喉返神经，且在超声刀工作时保证距离喉返神经 3mm 以上距离。据文献报道胸乳入路还可清楚显露双侧喉返神经，有利于预防喉返神经损伤。由于腔镜具有视野清晰、局部放大作用，对于手术中的血管、神经及其他重要解剖组织和结构具有很好的分辨能力，可以较清晰地显露喉返神经。

Ⅵ区淋巴结清扫及颈外侧区淋巴结清扫在接近患侧胸锁乳突肌根部刺入第二个特殊拉钩，向外侧牵拉带状肌。第一个拉钩改为向对侧顶住气管显露中央区淋巴结。无损伤抓钳抓起胸骨切迹上方淋巴脂肪组织，向上牵拉，超声刀切断中央区近健侧淋巴脂肪组织，向下游离至胸腺下方显露气管。向外侧游离显露颈总动脉血管鞘后，在显露喉返神经前提下完整游离、切除中央区淋巴结。注意游离至外侧颈总动脉血管鞘时，无损伤抓钳抓取淋巴脂肪组织不能牵引过于用力，否则容易将颈总动脉后方颈交感神经神经干拉起损伤而导致 Hroner 综合征。而超声刀分离至内侧气管旁时也不能牵拉过度，因为内侧血管较多，会导致超声刀凝闭不牢而出血。特别注意最后游离并清除喉返神经后方淋巴结。在胸骨上窝气管旁游离下行喉返神经时，可以采用直角小弯钳分离、显露喉返神经，可以有助于最大限度清扫掉胸骨上窝处淋巴结。注意尽量保护下极甲状旁腺及其血供。如若很难分辨甲状旁腺，可以整体切除后，由标本中找出可疑旁腺组织，切除部分送术中冷冻确诊后，制作成悬浊液注入胸锁乳突肌内种植也可。

外侧区淋巴结清扫我们采用肌间入路清扫外侧区淋巴结，即纵向切开胸锁乳突肌胸骨头和锁骨头之间肌束，牵拉开胸锁乳突肌来显露外侧区淋巴结。由下而上依次清扫Ⅳ、Ⅲ、Ⅱ区淋巴结。注意左右侧颈外侧区清扫有所不同：右侧有颈淋巴干、锁骨下淋巴干及右侧支气管纵隔淋巴干汇成右淋巴导管从前侧注入右侧静脉角。而左侧胸导管自锁骨下动脉、食管之间穿出，绕过左颈总动脉和左侧颈内静脉从后方注入左侧静脉角。应在不同位置分别凝闭右淋巴导管及胸导管，防止乳糜漏。而左侧锁骨下动脉在左侧颈总动脉后方通过，而右侧锁骨下动脉及右侧臂丛神经在右侧前后斜角肌肌间隙间通过，应注意避免损伤。

清除锥状叶及喉前淋巴脂肪组织将标本袋由中间隧道置入创腔，将荷包缝合线留于体外，将标本、纱条带装入后，收紧荷包缝线，取出标本袋，检查标本中有无可疑旁腺组织。腹腔镜技术应用于腹部肿瘤手术以来，Trocar 口出现种植转移的报道不断涌出，其发生原因，目前尚不明确，综合文献报道主要与气体的使用、局部创伤、肿瘤特性及术者的操作水平有关。Kim 等报道第 1 例在腔镜甲状腺切除术后出现甲状腺床及 Trocar 位置种植转移的病例，考虑发生原因与术中对肿瘤不正当的牵拉所致。为了尽可能地减少肿瘤细胞种植转移，我们首先要求外科医生应该具有较熟练的腹腔镜技术，且对局部解剖辨认清楚、手术操作轻柔、动作准确，避免对肿瘤组织的机械性刺激；同时吸取腹部手术经验采用无菌手套来自制取物袋，并且可以适当扩大中间隧道及伤口，尽量避免在取出标本时由于对肿瘤组织挤压而造成肿瘤弥散；此外，还应对手术术野及胸壁穿刺隧道进行蒸馏水及生理盐水反复冲洗，达到术野无瘤效果。

缝合及引流用蒸馏水冲洗创腔及隧道 3 次，嘱托麻醉师将肺膨胀至 $30cmH_2O$ 后，检查有无活动性出血。用 5-0 可吸收带针缝线，由表皮刺入创腔，右手用自动归位针持，左手用分离钳由上至下连续缝合带状肌白线。超声刀剪线后，将针线自表皮穿出。注意可吸收缝线剪为 25cm，且用生理盐水浸透以便打结及缝合。白线下端留约 1.0cm 长缝隙作为置入引流管用。将引流管从健侧 Trocar 伸入，置入白线下端留用缝隙中伸入创腔，对侧用分离钳夹住引流管，撤出引流管 Trocar，丝线表皮固定。撤出所有 Trocar，消毒间断缝合皮肤。连接引流瓶，打开负压阀。

五、手术并发症及预防

开放甲状腺手术的并发症在腔镜甲状腺手术中也可能发生，主要有出血，脂肪液化，皮肤红肿，瘀斑，皮下感染积液，气管损伤，喉返神经、喉上神经损伤，误切甲状旁腺使术后低血钙，甲状腺功能低下，甲亢复发，颈胸皮肤发紧不适感以及与 CO_2 有关的高碳酸血症、皮下气肿、气体栓塞等。由于腔镜的放大作用，术野清晰，操作较传统手术更精细，掌握手术操作技术后，喉返神经损伤、误切甲状旁腺、气管损伤、血管出血等并发症在腔镜甲状腺手术中已很少发生。术中出血多系操作不当，肌肉损伤或超声刀使用不当致血管误伤或缝合不全所致，复发的常见原因是切除得不够，腺体残留的太多等，脂肪液化、皮肤红肿、瘀斑、皮下感染积液等是由于分离手术空间的层次不对，可能损伤了皮下脂肪层，甚至损伤了皮下小血管或真皮层，严重者可引起皮下软组织感染。

许多学者报道了腔镜甲状腺手术常引起喉上、喉返神经损伤，Miccoli 等报道这种并发症发生率可达 2.7%。Lai 等报道 100 例乳晕径路的甲状腺手术，术后 1 例喉返神经损伤，3 例短暂的声音改变。Miccoli 等报道 67 例，术后 2 例发生低钙血症和 1 例暂时发生喉返神经损伤。迄今我们已行腔镜甲状腺手术 150 多例，只有 3 例神经损伤，而且均在一个月内恢复。喉返神经损伤仍是腔镜手术后最常见的并发症，有学者认为，术中利用腔镜的放大作用仔细解剖神经，可以避免损伤神经。有的学者则认为，术中不必常规暴露神经，只要紧贴甲状腺的被膜操作，就可避免损伤神经。我们不主张解剖神经。神经损伤可能与超声刀距离神经太近有关，王存川等认为，超声刀头和喉返神经、甲状旁腺的安全距离至少在 5mm 以上。由于超声刀夹的组织多少和深浅较难把握，且其损伤大多由超声刀的热传导引起，因此，使用超声刀时功能刀头应朝上，不要太深，避免热损伤。这种损伤多为暂时性的，可自行恢复，不需特殊处理。由于 CO_2 的压力一般为 6mmHg，所以与 CO_2 有关的并发症报道很少，Ohgami 等报道 1 例皮下气肿，但范围很小，无气体栓塞。许多学者报道，压力为 6mmHg 时，术中的血流动力学稳定，呼吸末 CO_2 压力正常，血气 PCO_2 低于 40mmHg。动物实验表明，CO_2 压力达到 20mmHg 时才出现与 CO_2 有关的并发症，所以 CO_2 压力在 6mmHg 是安全的。手术并发症与术者的经验及操作熟练程度有关,术中精细的解剖和止血是减少手术并发症的关键。

第三节 颏下入路单孔甲状腺内镜手术

一、概述

自从 Gagner 于 1996 年首次报道内镜甲状旁腺切除术和 Huscher 等于 1997 年报道内镜辅助甲状腺切除术以来,内镜技术在甲状腺外科领域迅猛发展,甲状腺外科手术现已进入内镜时代,并呈现多元化趋势。多种多样的甲状腺内镜手术方式已应用于临床,如颈部、腋下、乳晕、前胸壁,也有锁骨下、胸锁乳突肌前缘入路,甚至一些腋窝-乳晕联合途径,包括腋窝-双侧乳晕途径(ABBA)、双侧腋窝-乳晕途径(BABA)和耳后-脑窝途径(PAA)。最近,完全经口内镜甲状腺切除术也有报道。这些手术的共同目的是获得美观效果或减少手术创伤。然而,哪种术式最能兼顾微创、美容和容易操作呢?这仍有争议。而接受甲状腺手术的患者,特别是年轻或中年妇女,除了关注手术疗效和并发症外,还特别关注颈部的美容效果。2007 年,Terris 等提到了美容甲状腺手术的基本原则,即当不影响手术疗效或患者安全而能完成甲状腺切除术时,美容应该是术前考虑的一个因素。

我们在探索内镜甲状腺切除术的过程中发现要:

(1)传统 Miccoli 手术仍在患者颈部留有瘢痕,影响美观。

(2)经乳晕等途径的术式分离面积大,创伤大。

(3)经口底途径的术式将 Ⅰ 类手术变为 Ⅱ 类,面临伦理学上的不足。而颏下入路单孔内镜甲状腺切除术(TSSPET)改良了 Miccoli 手术,既借助乳晕入路内镜甲状腺切除的单孔、牵引技术的优势,又避免了伦理学问题。其最主要的优点在于同时避免了在颈外区域的广泛分离和在颈部自然状态下的明显瘢痕。

二、适应证与禁忌证

(一)适应证

由于 TSSPET 尚处于发展阶段,目前的手术指征主要包括以下几点。

(1)甲状腺良性病灶伴单侧最大直径 4cm 或最大容积 30mL 的结节,特别是位于峡部或甲状腺腹侧的病灶。

(2)下颌较长、颏下区皮纹明显者。

(3)美容需求强烈,渴望进行这类手术者。

(二)禁忌证

(1)甲状腺恶性肿瘤伴颈部淋巴结转移者。

(2)甲状腺炎患者。

(3)患者颈部有放射史或手术史

(4)伴有其他严重疾病而不能耐受手术者。

三、术前准备

对于甲状腺良性肿瘤,此手术多不需特殊准备,但甲状腺手术术前的一些常规检查仍然需要,包括颈部 B 超检查、CT 检查、细针穿刺细胞学检查(FNAC)、甲状腺功能检查、喉镜声带检查等。另外,术前尚需进行颈部适当后仰训练,以减少术后不适。

四、手术器械

一套常规内镜器械,主要包括电凝钩、手术钳、剪刀、吸引器、分离棒、直径 10mm 30°内镜等。特殊器械包括:超声刀,用于血管的分离和止血;4 个专用经皮小拉钩,用于暴露手术野。

五、手术方法

(一)麻醉与体位

采用气管内插管的全身麻醉。患者取仰卧位,床头可向下倾斜 15°~20°,颈后垫一肩枕,使颈部轻微过伸,头下垂并稍稍转向健侧,以减少下颌对操作器械的阻碍。

(二)手术者位置

手术者、第一助手、扶镜者和器械护士围绕患者头颈部而站。

(三)切口设计

术前患者取直立位,根据颏下区自然皮纹在颌骨与舌骨部位做切口标记,同一水平位做两个毗邻的小切口,分别长 10mm 和 5mm,两者相距 5mm。

(四)手术步骤

通过颏下单孔途径进行甲状腺内镜手术,经两个毗邻的小切口分别插入直径 10mm 和直径 5mm 短的穿刺套管。现以甲状腺腺叶切除术为例叙述该手术步骤。

1. 放置手术器械 在前颈部颏下切口到甲状软骨水平间,用一根薄的分离棒钝性分离皮下组织,建立一条单一的窄的皮下隧道。插入一个直径 10mm 的穿刺套管,充入 CO_2 气体(压力维持在 4~6mmHg),然后置入另一个直径 10mm 的 30°内镜以照明及放大手术空间,另置入一个直径 5mm 短的穿刺套管用于放入手术器械。

2. 分离甲状腺 在内镜视野下,用分离棒和电凝钩在颈阔肌和带状肌(胸骨甲状肌和胸骨舌骨肌)间潜行分离。分离的界限为,从甲状软骨水平下至胸骨上切迹,侧面到胸锁乳突肌中缘。纵形分开颈白线,然后在穿刺针的引导下置入经皮小拉钩,将患侧带状肌拉向患侧,以暴露甲状腺腺叶。必要时需横断带状肌。

3. 切除甲状腺 辨别甲状腺中静脉,用超声刀进行分离,然后逐渐横断甲状腺峡,暴露气管后,分离甲状腺上静脉和 Berry 韧带。应尽量靠近甲状腺腺体,以避免损伤喉上神经。随后,轻轻地向上提起患侧甲状腺腺叶,沿着甲状腺背侧继续向下解剖。这一步和传统的甲状腺手术一样,鉴别和保护甲状旁腺和喉返神经是至关重要的。甲状腺下极血管及其分支被分离后,甲状腺即可被完整地切除。若有指征,也可采用类似的方法切除对侧腺叶。

4. 标本送检 将切除的甲状腺装进一个用塑料手套制成的袋子里,从颈部 1cm 的切口中取出,必要时可将两小切口间连接的皮肤切开取出标本,送病理检查。

5. 缝合 组织和皮肤可靠止血后,用可吸收线间断缝合带状肌,恢复颈白线,通过推结器完成体外打结。最后,检查手术视野有无出血,留置一根直径 5mm 的引流管,经皮肤切口引出。皮下缝合另一个小切口。

(五)关键要点

(1)手术操作需仔细、耐心、轻柔及无血。

(2)需熟练掌握颈部解剖,克服倒置影像的不适。

(3)助手要密切配合,能够娴熟地调节镜头和拉钩。

六、术后处理

术后床头常规备气管切开包,术后6h可给予少量温的半流质饮食,术后第2天拔除引流管。

七、并发症的防治

(一)喉返神经损伤

由于是单孔手术,器械间缺少反拉张力,故这类手术一般不主动寻找与暴露喉返神经,以防增加损伤的风险。但术中对喉返神经的走行及常见的变异部位须了然于胸。

(二)甲状旁腺损伤

上甲状旁腺的位置一般较固定,下甲状旁腺的位置多变化,而该手术从分离甲状腺上极开始,因此在分离甲状腺的起初就要注意保护甲状旁腺及其血供。目前,由于此术式只适用于甲状腺良性肿瘤,因此术中可保留甲状腺背侧指甲大小的部分甲状腺,以减少甲状旁腺的损伤。

(三)出血

在分离颈阔肌与带状肌建立手术空间时,正确分清解剖层次非常重要,可明显减少术中出血另外,合理地应用超声刀也可大大地减少术中出血。

(四)气管损伤

在横断甲状腺峡时,要特别注意气管的保护,以防损伤。因此,要做到潜行分离;使用电凝钩或超声刀进行分离时,尽量长距离慢慢地向下层切开,避免在原处一直向下切割。

八、经验与教训

术前仔细选择合适的患者是非常必要的。因此,术前进行高频彩超、CT和FNAC检查将发挥重要作用;进行手术时需注意以下事项。

(1)如果甲状腺切除术不能做到像传统开放手术那样精确而安全,中转手术是必须的。

(2)该术式与胸乳入路相反,术中需很好地理解内镜下颈部解剖的倒置影像,使用超声刀与电凝钩时需谨慎,以防损伤喉返神经与甲状旁腺的血供。

(3)扶镜者应与术者保持密切配合,并根据手术需要熟练地调节内镜方向。

术中要耐心、细致,尽量减少出血,否则易造成不必要的损伤或中转为开放手术事实上,要取得预期满意的效果,甲状腺内镜手术医师的丰富经验和适当的训练是必不可少的。

九、术式评估与展望

颌下入路单孔甲状腺内镜手术是可行和安全的。该术式取颈部外周小切口,距离甲状腺很近,皮下通道短,皮下分离面积小,不仅创伤相对较小,美容效果也较好,而且避免了乳晕或腋下切口可能给一些女性患者带来的心理不适。同时,手术区域不涉及口腔任何重要器官和组织,而且便于就地中转,手术风险相对较低。

尽管该术式仍在颈部留下一个微小瘢痕,但切口从前颈部移至颏下区,在自然站立位,手术瘢痕易被下颌与皮纹隐藏,因此避免了颈部暴露部位明显的手术瘢痕,其最大的优点在于兼顾创伤与美容。随着手术医师手术经验的积累,手术指征也将进一步扩大,为甲状腺内镜手术的多元化、个体化方案提供了一个选择。

第四节　典型病例

一、左侧甲状腺占位

首次病程录。

(一)病例特点

(1)患者戴某某,男,46岁,已婚。患者因"发现左颈部肿块3天余。"收入肿瘤外科(北区)。

(2)患者无意中发现左颈部一肿块,无明显疼痛,无明显吞咽困难,无进行性增大,在我院行B超检查提示甲状腺左叶包块,今为进一步治疗来我院就诊,门诊以"左侧甲状腺占位"收入院。自发病以来,患者精神状态良好,体力情况良好,食欲食量良好,睡眠情况良好,体重无明显变化,大便正常,小便正常。

(3)体格检查:体温36.4℃,脉搏84次/分,呼吸20次/分,血压140/100mmHg,体重75kg;发育正常,营养良好,自然面容,表情自如,自动体位,神志清楚,查体合作。左侧甲状腺可及一大小约3.5cm×3.5cm质软肿块,无明显压痛,与周围组织边界尚清,随吞咽活动上下移动。

(4)辅助检查:门诊及院外重要辅助检查结果(包括检查项目、医疗机构、日期、结果)我院B超(2017年8月18日)示甲状腺左叶包块。

(二)初步诊断

左侧甲状腺占位。

(三)鉴别诊断

1.甲状腺腺瘤　颈部出现圆形或椭圆形结节,多为单发,稍硬,表面光滑,无压痛,随吞咽上下移动。大部分患者无任何症状,腺瘤增长缓慢。当乳头状囊腺瘤因囊壁血管破裂发生囊内出血时,肿瘤在短期内迅速增大,局部出现胀痛。病理示:腺瘤有完整包膜,周围组织正常有助鉴别。

2.甲状腺癌　甲状腺内发现肿物,质地硬而固定,表面不平,腺体随吞咽上下移动性小,中块增长迅速,常侵犯周围组织而出现声音嘶哑,呼吸、吞咽困难及交感神经压迫引起Horner综合征。病理有助予鉴别。

3.结节性甲状腺肿　结节性甲状腺肿病程早期,甲状腺呈对称、弥散性肿大,腺体表面光滑,质地柔软,随吞咽上下移动。随后在肿大腺体的一侧或二侧可扪及单个或多个结节。当发生囊肿样变的结构内并发囊内出血时,可引起结节迅速增大。病理示:结节性甲状腺肿无完整包膜且界限不清有助鉴别。

（四）诊疗计划

（1）入院后完善相关检查，排除手术禁忌，限期手术。

（2）常规入院宣教。

2017 年 8 月 20 日 11:14 主治医师首次查房记录：今日查房，患者者因"发现左颈部肿块三天余"入院。患者左颈部一肿块，无明显疼痛，无明显吞咽困难，无进行性增大，无发热，无恶心呕吐，二便正常。查体：发育正常，营养良好，自然面容，表情自如，自动体位，神志清楚，查体合作。左侧甲状腺可及一大小约 3.5cm×3.5cm 质软肿块，无明显压痛，与周围组织边界尚清，随吞咽活动上下移动。我院 B 超（2017 年 8 月 18 日）示甲状腺左叶包块。目前诊断：左侧甲状腺占位。鉴别诊断：

（1）甲状腺腺瘤：颈部出现圆形或椭圆形结节，多为单发，稍硬，表面光滑，无压痛，随吞咽上下移动。大部分患者无任何症状，腺瘤增长缓慢。当乳头状囊腺瘤因囊壁血管破裂发生囊内出血时，肿瘤在短期内迅速增大，局部出现胀痛。病理示：腺瘤有完整包膜，周围组织正常有助鉴别。

（2）甲状腺癌：甲状腺内发现肿物，质地硬而固定，表面不平，腺体随吞咽上下移动性小，中块增长迅速，常侵犯周围组织而出现声音嘶哑、呼吸、吞咽困难及交感神经压迫引起 Horner 综合征。病理有助予鉴别。

（3）结节性甲状腺肿：结节性甲状腺肿病程早期，甲状腺呈对称、弥散性肿大，腺体表面光滑，质地柔软，随吞咽上下移动。随后在肿大腺体的一侧或二侧可扪及单个或多个结节。当发生囊肿样变的结构内并发囊内出血时，可引起结节迅速增大。病理示：结节性甲状腺肿无完整包膜且界限不清有助鉴别。予完善相关检查，排除手术禁忌，限期手术。

2017 年 8 月 21 日副主任医师首次查房记录：患者左颈部一肿块，无明显疼痛，无明显吞咽困难，无进行性增大，无发热，无恶心呕吐，二便正常。查体：发育正常，营养良好，自然面容，表情自如，自动体位，神志清楚，查体合作。左侧甲状腺可及一大小约 3.5cm×3.5cm 肿块，质软，无明显压痛，与周围组织边界尚清，随吞咽活动上下移动。辅助检查：我院 B 超（2017 年 8 月 18 日）示甲状腺左叶包块。目前诊断：左侧甲状腺占位。2017 年 8 月 20 血常规、凝血四项、感染四项无明显异常，大肝功+血糖+肾功能六项+大血脂：谷丙转氨酶 44.0U/L↑，谷氨酰转肽酶 90U/L↑；电解质测定：钾 3.12mmol/L↓；甲功七项：甲状腺球蛋白>464.00ng/mL↑，甲状腺素 168.01nmol/L↑；2017 年 8 月 22 日复查电解质测定：钾 3.37mmol/L↓；粪便常规+隐血试验：无异常；甲功七项：甲状腺球蛋白>464.00ng/mL↑；心电图：窦性心律；胸片：气管于 T1 椎体水平轻度右移；甲状腺 CT 平扫：甲状腺左叶低密度影，腺瘤？肝胆彩超：胆囊壁毛糙伴囊壁胆固醇结晶形成；曹主任示：目前诊断"左侧甲状腺占位"鉴别诊断：需病理鉴别诊断。患者低钾血症已予补钾对症处理，甲状腺球蛋白增高考虑桥本甲状腺炎，胸片示气管移位，甲状腺 CT 示左叶低密度影，考虑腺瘤可能，有手术指征，无明显手术禁忌，拟行左侧甲状腺叶切除术，完善相关术前准备，签署手术文书。

2017 年 8 月 23 日术前小结。

简要病情：患者因"发现左颈部肿块三天余"入院。查体：发育正常，营养良好，自然面容，表情自如，自动体位，神志清楚，查体合作。左侧甲状腺可及一大小约 3.5cm×3.5cm 质软肿块,无明显压痛,与周围组织边界尚清,随吞咽活动上下移动。辅助检查:我院 B 超(2017 年 8 月 18 日)示甲状腺左叶包块。2017 年 8 月 20 日血常规、凝血四项、感染四项无明显异常,大肝功+血糖+肾功能六项+大血脂:谷丙转氨酶 44.0U/L↑,谷氨酰转肽酶 90U/L↑;电解质测定:钾 3.12mmol/L↓;甲功七项:甲状腺球蛋白>464.00ng/mL↑,甲状腺素 168.01nmol/L↑;2017 年 8 月 22 复查电解质测定:钾 3.37mmol/L↓;粪便常规+隐血试验:无异常;甲功七项:甲状腺球蛋白>464.00ng/mL↑;心电图:窦性心律;胸片:气管于 T_1 椎体水平轻度右移;甲状腺 CT 平扫:甲状腺左叶低密度影,腺瘤?肝胆彩超:胆囊壁毛糙伴囊壁胆固醇结晶形成;根据病史、症状、体征及相关检查结果,诊断为"左侧甲状腺占位"。相关检查未见明显手术禁忌证,定于明日上午在全麻下行左侧甲状腺叶切除术,术中、术后可能出现:

(1)术中术后出血:术中应操作轻柔,确切止血。

(2)气管软化塌陷,窒息:床边备气管切开包,紧急气管切开。

(3)术中损伤神经、血管及邻近器官,如喉返神经、喉上神经损伤,术后出现饮水呛咳、声音嘶哑,食管、气管损伤,术后甲状腺功能减退、甲状旁腺功能减退可能,需长期口服甲状腺素及补钙治疗。

(4)其他详见甲状腺手术知情同意书,可能的手术风险及并发症已详细告知患者及家属,均表示理解,并签字同意手术。

术前诊断:左侧甲状腺占位。

手术指征:左侧甲状腺占位。

拟施手术名称和方式:左侧甲状腺叶切除术。

拟施麻醉方式:全麻。

注意事项:术中应操作轻柔,确切止血。

手术者术前查看患者情况:患者一般情况可,无明显相关手术禁忌。

2017 年 8 月 24 日术后首次病程记录:患者于今日上午在全麻下行"左侧甲状腺全叶切除术+喉返神经解剖术",术中见肿块位于左侧甲状腺中下级,囊实性,3.5cm×3cm×3cm,质中,与周围组织边界清,予完整切除左侧甲状腺叶,手术顺利,术中送病理:"左"符合结节性甲状腺肿伴出血囊性变。术后患者生命体征平稳,无明显声音嘶哑及饮水呛咳,术后安返病房,予止血补液对症支持治疗,密切观察患者生命体征变化及颈前负压引流管引流情况。

2017 年 8 月 25 日术后第一天病程记录:患者系"全身麻醉下行左侧甲状腺叶切除术"后第一天,患者夜间睡眠可,精神可,饮食可,无恶心、呕吐,无心悸、胸闷,无饮水呛咳,无声音嘶哑,未诉四肢及面部肌肉抽搐麻木不适。查体:T 37℃,P 92 次/分,R 20 次/分,BP 130/77mmHg,颈部切口干燥,无红肿,对皮齐,负压引流管在位畅,术后引出淡血性液 30mL,两肺呼吸音粗,未闻及明显干湿性啰音,全腹部平软,无压痛,肝脾肋下未及。依病情,予停止血治疗,改监测血压,一日二次,密切观察患者病情变化及颈前引流管引流情况。

2017 年 8 月 26 日术后第二天病程记录:患者系"全身麻醉下行左侧甲状腺叶切除术"后第二天。患者夜间睡眠可,精神可,饮食可,无恶心、呕吐,无心悸、胸闷,无饮水呛咳,无声音嘶哑,未诉四肢及面部肌肉抽搐麻木不适,二便正常。查体:颈部切口干燥,无红肿,对皮齐,负压引流管在位畅,昨日引出淡血性液 14mL,两肺呼吸音粗,未闻及明显干湿性啰音,全腹部平软,无压痛,肝脾肋下未及。患者一般情况可,无明显不适,负压引流管在位畅,切口愈合可,予加强切口换药,密切注意患者呼吸及颈前引流管引流情况。

2017年8月27日术后第三天病程记录:患者系"左侧甲状腺叶切除术"后第三天,患者无发热,无恶心呕吐,无心悸胸闷,无饮水呛咳,无声音嘶哑,未诉四肢及面部肌肉抽搐麻木不适,夜间睡眠可,精神可,饮食尚可,二便正常。查体:神清,精神可,颈部切口干燥,无红肿,对皮齐,负压引流管在位畅,昨日引出淡血性液6mL,两肺呼吸音粗,未闻及明显干湿性啰音,腹软,全腹无压痛及反跳痛,肝脾肋下未及,双下肢无水肿。患者术后第三天,一般情况可,无明显不适,负压引流管在位畅,切口愈合可,予定期换药,继观患者病情变化及颈前引流管引流情况。

2017年8月29日副主任医师查房记录:患者一般情况可,未诉明显不适,无发热,无声音嘶哑,无饮水呛咳,饮食睡眠可,二便基本正常,颈前引流管已拔除,查体:神清,精神可,颈部切口愈合好,无明显红肿和渗出干燥,无红肿,两肺呼吸音粗,未闻及明显干湿性啰音,腹平软,全腹无压痛及反跳痛,肝脾肋下未及,双下肢无水肿。今日复查电解质测定:钾3.22mmol/L↓;甲功七项:甲状腺球蛋白>464.00ng/mL↑;血常规、肝肾功能无异常。患者一般情况可,嘱其继续予口服氯化钾缓释片补钾治疗,患者要求今日出院,予办理,出院医嘱:

(1)注意休息,健康饮食。

(2)定期复查甲功七项。

(3)定期复查,不适随诊。

(4)定期换药,择期拆线。

二、左侧甲状腺肿物

2017年12月15日17:29首次病程录。

(一)病例特点

(1)患者杜某某,男,41岁,已婚。患者因"体检发现左侧甲状腺占位两年。"收入肿瘤外科(北区)。

(2)患者两年前体检发现左侧甲状腺占位(具体不详),未予特殊治疗,病程中无明显烦躁易怒,无多汗,无明显吞咽及呼吸困难,近日至江苏省人民医院(2017年12月5日)B超示双侧甲状腺弥散性病变,左侧甲状腺结节,TI-RADS4C类,(2017年12月11日)(左甲穿):考虑为意义不明确的细胞非典型病变涂片细胞量中等,局灶区滤泡细胞具细胞学非典型性,背景见较多淋巴细胞,甲状腺乳头状癌伴慢性淋巴细胞甲状腺炎样背景不除外,今为进一步治疗来我院就诊,门诊以"病症名称"收入院。自发病以来,患者精神状态良好,体力情况良好,食欲食量良好,睡眠情况良好,体重无明显变化,大便正常,小便正常。

(3)体格检查:体温36.5℃,脉搏84次/分,呼吸20次/分,血压130/80mmHg,体重80.0kg;发育正常,营养良好,自然面容,表情自如,自动体位,神志清楚,查体合作。双侧甲状腺未扪及明显肿块,无明显压痛,颈部未及明显肿大淋巴结。

(4)辅助检查:门诊及院外重要辅助检查结果(包括检查项目、医疗机构、日期、结果)江苏省人民医院(2017年12月5日)B超示双侧甲状腺弥散性病变,左侧甲状腺结节,TI-RADS4C类(2017年12月11日)(左甲穿):考虑为意义不明确的细胞非典型病变涂片细胞量中等,局灶区滤泡细胞具细胞学非典型性,背景见较多淋巴细胞,甲状腺乳头状癌伴慢性淋巴细胞甲状腺炎样背景不除外。

(二)初步诊断

左侧甲状腺肿物。

(三)鉴别诊断

1. 甲状腺腺瘤 颈部出现圆形或椭圆形结节,多为单发,稍硬,表面光滑,无压痛,随吞咽上下移动。大部分患者无任何症状,腺瘤增长缓慢。当乳头状囊腺瘤因囊壁血管破裂发生囊内出血时,肿瘤在短期内迅速增大,局部出现胀痛。病理示:腺瘤有完整包膜,周围组织正常有助鉴别。

2. 甲状腺癌 甲状腺内发现肿物,质地硬而固定,表面不平,腺体随吞咽上下移动性小,中块增长迅速,常侵犯周围组织而出现声音嘶哑,呼吸、吞咽困难及交感神经压迫引起 Horner 综合征。病理有助予鉴别。

3. 结节性甲状腺肿 结节性甲状腺肿病程早期,甲状腺呈对称、弥散性肿大,腺体表面光滑,质地柔软,随吞咽上下移动。随后在肿大腺体的一侧或二侧可扪及单个或多个结节。当发生囊肿样变的结构内并发囊内出血时,可引起结节迅速增大。病理示:结节性甲状腺肿无完整包膜且界限不清有助鉴别。

(四)诊疗计划

(1)入院后完善相关检查,排除手术禁忌,限期手术。

(2)根据病理结果确定下一步治疗方案。

(3)常规入院宣教。

2017 年 12 月 16 日主治医师首次查房记录:患者一般生命体征平稳,诉有咳嗽、咳痰,为白色黏痰,无明显鼻塞、流涕,患者已自备外购药物治疗,查体:双侧甲状腺未扪及明显肿块,无明显压痛,颈部未及明显肿大淋巴结,2017 年 12 月 16 日甲功七项:抗甲状腺过氧化物酶抗体 661.60IU/mL↑;乙肝表面抗体(抗-HBs)阴性;乙肝 e 抗体(抗-HBe)阳性;乙肝 e 抗原(HBeAg)阴性;乙肝核心抗体(抗-HBc)阳性;乙肝表面抗原(HBsAg)阳性,考虑为乙肝小三阳,予 HBV-DNA 检查明确目前传染性情况,凝血四项、肝肾功能、电解质结果正常,颈部平扫+增强 CT:甲状腺左叶异常密度;胸片:无异常;耳鼻喉科会诊后考虑咽充血,双侧扁桃体 I°增大,建议喉镜检查。患者左侧甲状腺肿物,目前继续予完善相关检查,嘱患者可口服抗生素,待咳嗽咳痰好转后再行喉镜检查,择期手术。

2017 年 12 月 17 日副主任医师首次查房记录:患者一般生命体征平稳,仍诉有咳嗽、咳痰,为白色黏痰,无明显鼻塞、流涕,症状较前好转,查体:双侧甲状腺未扪及明显肿块,无明显压痛,颈部未及明显肿大淋巴结,腹部彩超:脂肪肝、胆囊壁毛糙;曹主任示:患者目前诊断为左侧甲状腺占位,甲状腺癌可能,拟行手术治疗,目前继续予完善相关检查,积极术前各项准备,待咳嗽咳痰好转后予喉镜检查以进一步了解声带功能情况,限期手术。

2017 年 12 月 20 日日常病程记录:患者无发热,咳嗽咳痰好转,饮食睡眠可,二便正常,无声音嘶哑,无饮水呛咳,无烦躁易怒,无眼睑下垂。查体:神清,精神可,全身浅表淋巴结未及肿大。颈部对称,无抵抗,颈动脉搏动正常,颈静脉正常,气管正中,双侧甲状腺未扪及明显肿块,无明显压痛,颈部未及明显肿大淋巴结。呼吸运动正常,呼吸规整,双肺呼吸音粗,未闻及明显干湿性啰音,心律齐,无杂音,腹软,全腹无压痛、反跳痛,未触及包块,四肢活动自如,双下肢无水肿。患者上感症状较前好转,继续完善相关术前准备,限期手术。

2017 年 12 月 23 日 09:19 术前小结。

简要病情:

(1)患者杜某某,男,41 岁,已婚。患者因"体检发现左侧甲状腺占位两年。"收入肿瘤外科(北区)。

(2)患者两年前体检发现左侧甲状腺占位(具体不详),未予特殊治疗,病程中无明显烦躁易怒,无多汗,无明显吞咽及呼吸困难,近日至江苏省人民医院(2017 年 12 月 5 日)B 超示双侧甲状腺弥散性病变,左侧甲状腺结节,TI-RADS4C 类,(2017 年 12 月 11 日)(左甲穿):考虑为意义不明确的细胞非典型病变涂片细胞量中等,局灶区滤泡细胞具细胞学非典型性,背景见较多淋巴细胞,甲状腺乳头状癌伴慢性淋巴细胞甲状腺炎样背景不除外,今为进一步治疗来我院就诊,门诊以"病症名称"收入院。自发病以来,患者精神状态良好,体力情况良好,食欲食量良好,睡眠情况良好,体重无明显变化,大便正常,小便正常。

(3)体格检查:体温 36.5℃,脉搏 84 次/分,呼吸 20 次/分,血压 130/80mmHg,体重 80.0kg;发育正常,营养良好,自然面容,表情自如,自动体位,神志清楚,查体合作。双侧甲状腺未扪及明显肿块,无明显压痛,颈部未及明显肿大淋巴结。

(4)辅助检查:门诊及院外重要辅助检查结果(包括检查项目、医疗机构、日期、结果)江苏省某院(2017 年 12 月 5 日)B 超示双侧甲状腺弥散性病变,左侧甲状腺结节,TI-RADS4C 类(2017 年 12 月 11 日)(左甲穿):考虑为意义不明确的细胞非典型病变涂片细胞量中等,局灶区滤泡细胞具细胞学非典型性,背景见较多淋巴细胞,甲状腺乳头状癌伴慢性淋巴细胞甲状腺炎样背景不除外。

术前诊断:左侧甲状腺占位。

手术指征:左侧甲状腺占位。

拟施手术名称和方式:甲状腺左叶+峡部切除+左喉返神经解剖+左中央区淋巴结清扫术。

拟施麻醉方式:全麻。

注意事项:注意术中仔细操作,确切止血,尽量避免神经损伤。

手术者术前查看患者情况:患者一般生命体征平稳,精神状态可。

2017 年 12 月 24 日术后首次病程记录:下午在全麻下行甲状腺左叶+峡部切除+左喉返神经解剖+左中央区淋巴结清扫术,术中见甲状腺左叶约 0.9cm×0.8cm×0.7cm 实性灰白结节,界不清,无明显外侵,左上极旁腺、左喉返神经保留完好,左下极旁腺欠清晰,左中央区淋巴结缔组织增厚明显,区域内淋巴结予清扫送检,手术顺利,术后患者安返病房,患者声音无嘶哑,予加强止血、补液、心电监护等对症支持治疗,密切注意颈前引流管引流及呼吸情况。

2017 年 12 月 25 日副主任医师查房记录:患者"甲状腺左叶+峡部切除+左喉返神经解剖+左中央区淋巴结清扫术"后第一天,一般生命体征平稳,体温 37.6℃,无明显切口愈合好,无明显红肿和渗出,颈前引流管引流淡血性液体约 36mL,患者无声音嘶哑,无饮水呛咳,无明显呼吸困难,目前继续予原治疗方案,拔除尿管,停用心电监护,密切注意患者呼吸及引流管引流情况。

2017 年 12 月 26 日主治医师查房记录:患者一般生命体征平稳,无发热,进食半流质可,无声音嘶哑,无饮水呛咳,无明显呼吸困难,颈前引流管在位畅,引流淡血性液体约 29mL,切口愈合好,无明显红肿和渗出,予加强清洁换药,目前继续予原治疗方案,密切注意患者呼吸及引流管引流情况,病情继观。

2017年12月27日日常病程记录:患者"甲状腺左叶+峡部切除+左喉返神经解剖+左中央区淋巴结清扫术"后第三天,无发热,进食半流质可,无声音嘶哑,无饮水呛咳,无明显呼吸困难,颈前引流管在位畅,引流淡黄色液体约12mL,切口愈合好,无明显红肿和渗出,目前继续予原治疗方案,密切注意患者呼吸及引流管引流情况,病情继观。

2017年12月29日日常病程记录:患者一般生命体征平稳,无声音嘶哑,无饮食呛咳,饮食可,两便基本正常,切口愈合好,无明显红肿和渗出,切口引流管已于昨日拔除,术后病理示甲状腺乳头状癌,肿块大小约0.8cm×0.4cm,脉管、神经未见明显癌侵犯,喉前淋巴结(0/2)、气管食管沟淋巴结(0/3)均未见癌转移,患者目前术后一般恢复情况可,今日予办理出院。出院医嘱:

(1)注意休息,加强营养。

(2)左甲状腺素片75~100μg qd。

(3)一月后复查甲功七项。

(4)门诊随诊。

(5)定期换药,择期拆线。

三、甲状腺良性肿瘤

2017年2月7日首次病程记录。

(一)病例特点

(1)患者李某某,女,55岁,已婚。患者因"发现颈部肿块伴进行性增大3年余"收入肿瘤外科(北区)。

(2)患者三年余前无意中发现颈部一肿块,未予重视,也未特殊治疗,肿块有进行性增大,近日至我院行B超检查提示甲状腺右叶近峡部混合性包块,约33mm×17mm,今为进一步治疗来我院就诊,门诊以"右侧甲状腺占位"收入院。自发病以来,患者精神状态良好,体力情况良好,食欲食量良好,睡眠情况良好,体重无明显变化,大便正常,小便正常。

(3)体格检查:体温36.4℃,脉搏72次/分,呼吸20次/分,血压130/80mmHg,体重40kg:发育正常,营养良好,自然面容,表情自如,自动体位,神志清楚,查体合作。颈部及锁骨上未及明显肿大淋巴结,甲状腺右叶及峡部可及一大小约3.5cm×2cm肿块,质中,表面光滑,边界清楚,与周围组织边界清,随吞咽上下移动。

(4)辅助检查:门诊及院外重要辅助检查结果(包括检查项目、医疗机构、日期、结果)我院B超(2017年2月4日)示甲状腺右叶近峡部混合性包块,约33mm×17mm。

(二)初步诊断

甲状腺良性肿瘤。

(三)鉴别诊断

1. 甲状腺腺瘤　颈部出现圆形或椭圆形结节,多为单发,稍硬,表面光滑,无压痛,随吞咽上下移动。大部分患者无任何症状,腺瘤增长缓慢。当乳头状囊腺瘤因囊壁血管破裂发生囊内出血时,肿瘤在短期内迅速增大,局部出现胀痛。病理可确诊。

2. 甲状腺癌 甲状腺内发现肿物,质地硬而固定,表面不平,腺体随吞咽上下移动性小,肿块增长迅速,常侵犯周围组织而出现声音嘶哑,呼吸、吞咽困难及交感神经压迫引起 Horner 综合征。病理有助于鉴别。

3. 结节性甲状腺肿 结节性甲状腺肿病程早期,甲状腺呈对称、弥散性肿大,腺体表面光滑,质地柔软,随吞咽上下移动。随后在肿大腺体的一侧或二侧可扪及单个或多个结节。当发生囊肿样变的结构内并发囊内出血时,可引起结节迅速增大。病理可鉴别诊断。

(四)诊疗计划

(1)入院后完善相关检查,排除手术禁忌,限期手术。

(2)常规入院宣教,健康饮食。

(五)病情评估

手术引起的相关并发症,根据患者病理情况确定下一步手术方式及治疗方案。

2017 年 2 月 8 日主治医师首次查房记录:患者一般情况可,未诉明显不适,查体:颈部及锁骨上未及明显肿大淋巴结,甲状腺右叶及峡部可及一大小约 3.5cm×2cm 肿块,质中,表面光滑,边界清楚,与周围组织边界清,随吞咽上下移动,我院 B 超(2017 年 2 月 4 日)示甲状腺右叶近峡部混合性包块,约 33mm×17mm,2017 年 2 月 8 日大肝功+血糖+肾功能六项+大血脂:肌酐 38.4umol/L↓,载脂蛋白 A 12.01g/L↑,载脂蛋白 B 1.23g/L↑,葡萄糖 12.79mmol/L↑;2017 年 2 月 8 日血常规+超敏 C-反应蛋白:红细胞体积分布宽度-CV 11.9%↓,嗜酸性粒细胞比率 8.20%↑;2017 年 2 月 8 日凝血四项:纤维蛋白原 1.98g/L↓;甲功七项、电解质结果正常,患者目前诊断为右侧甲状腺占位,有目前手术指征,现患者空腹血糖 12.79mmol/L,请内分泌科会诊后建议予长效胰岛素控制,并监测七点血糖变化,待血糖平稳后再予手术,病情继观。

2017 年 2 月 9 日副主任医师查房记录:患者一般情况可,未诉明显不适,查体:颈部及锁骨上未及明显肿大淋巴结,甲状腺右叶及峡部可及一大小约 3.5cm×2cm 肿块,质中,表面光滑,边界清楚,与周围组织边界清,随吞咽上下移动,我院 B 超(2017 年 2 月 4 日)示甲状腺右叶近峡部混合性包块,约 33mm×17mm,曹主任示:患者目前右侧甲状腺占位诊断明确,2 型糖尿病也诊断明确,目前术前各项检查无明显手术禁忌,目前继续予控制血糖变化情况,待血糖控制平稳后限期手术治疗,病情继观。

2017 年 2 月 12 日术前小结。

简要病情:

(1)患者李孝爱,女,55 岁,已婚。患者因"发现颈部肿块伴进行性增大三年余"收入肿瘤外科(北区)。

(2)患者三年余前无意中发现颈部一肿块,未予重视,也未特殊治疗,肿块有进行性增大,近日至我院行 B 超检查提示甲状腺右叶近峡部混合性包块,约 33mm×17mm,今为进一步治疗来我院就诊,门诊以"右侧甲状腺占位"收入院。自发病以来,患者精神状态良好,体力情况良好,食欲食量良好,睡眠情况良好,体重无明显变化,大便正常,小便正常。

(3)体格检查:体温 36.4℃,脉搏 72 次/分,呼吸 20 次/分,血压 130/80mmHg,体重 40kg;发育正常,营养良好,自然面容,表情自如,自动体位,神志清楚,查体合作。颈部及锁骨上未及明显肿大淋巴结,甲状腺右叶及峡部可及一大小约 3.5cm×2cm 肿块,质中,表面光滑,边界清楚,与周围组织边界清,随吞咽上下移动。

(4)辅助检查:门诊及院外重要辅助检查结果(包括检查项目、医疗机构、日期、结果)我院 B 超(2017 年 2 月 4 日)示甲状腺右叶近峡部混合性包块,约 33mm×17mm。

术前诊断:右侧甲状腺占位 2.2-DM。

手术指征:右侧甲状腺占位。

拟施手术名称和方式:右侧甲状腺+峡部切除术。

拟施麻醉方式:全身麻醉。

注意事项:注意术前完善相关检查,排除手术禁忌,本患者有糖尿病,已请内分泌科会诊并予长效胰岛素控制血糖,目前血糖控制情况可,注意向患者及家属交代术中、术后可能出现的并发症,取得理解并签字。

手术者术前查看患者情况:患者术前一般生命体征平稳,精神状态良好,血糖控制情况可。

2017 年 2 月 13 日术后首次病程记录:上午在全麻下行右侧甲状腺叶+峡部切除术,手术所见:右侧颈前区稍隆起,右侧甲状腺稍肿大,与胸骨甲状肌、胸骨舌骨肌等粘连较重,于腺叶下极及峡部探及一肿块,约 7cm×4cm×3cm,边界清,外形规则,囊实性,左侧甲状腺叶与胸骨甲状肌、胸骨舌骨肌等无粘连,未探及肿块及异常。依探查,术中诊断为右侧甲状腺+峡部占位,决定行右侧甲状腺腺叶及峡部切除术,术中快速病理示(右颈部+峡部)结节性甲状腺肿,手术顺利,术后予止血治疗,患者安返病房,切口置负压引流管一根,术后密切注意患者生命体征变化、呼吸情况及引流管引流情况。

2017 年 2 月 14 日副主任医师查房记录:患者系"右侧甲状腺叶+峡部切除术后"第一天,未诉明显不适,无饮水呛咳,无声音嘶哑,进食半流质可,切口愈合好,无明显红肿和渗出,切口引流管引流淡血性液体约 31mL,今日继续予监测七点血糖变化,予精蛋白重组人胰岛素控制血糖变化,病情继观。

2017 年 2 月 15 日主治医师查房记录:患者系"右侧甲状腺叶+峡部切除术后"第二天,未诉明显不适,无饮水呛咳,无声音嘶哑,进食半流质可,切口愈合好,无明显红肿和渗出,切口引流管引流淡血性液体约 22mL,加强切口换药,目前血糖控制情况尚可,继续予监测七点血糖变化,予精蛋白重组人胰岛素控制血糖,病情继观。

2017 年 2 月 16 日日常病程记录:患者系"右侧甲状腺叶+峡部切除术后"第二天,未诉明显不适,无饮水呛咳,无声音嘶哑,进食半流质可,切口愈合好,无明显红肿和渗出,切口引流管引流淡血性液体约 11mL,目前血糖控制情况尚可,病理示"右侧+峡部"符合结节性甲状腺肿,病情继观。

2017 年 2 月 18 日日常病程记录:患者一般生命体征平稳,未诉明显不适,切口愈合好,无明显红肿和渗出,血糖控制情况尚可,切口愈合好,无明显红肿和渗出,引流管已拔出,进食可,无饮水呛咳,无声音嘶哑,冰冻病理示"右侧+峡部"结节性甲状腺肿,目前患者一般恢复情况可,患者及家属要求今日出院,予办理。出院医嘱:

(1)注意休息,糖尿病饮食。

(2)定期换药,择期拆线。

(3)左甲状腺素片 25μg,qd,po。

(4)内分泌科门诊随诊。

（5）一月后复查甲功七项。

四、甲状腺肿瘤

2017 年 3 月 20 日 17:38 首次病程记录。

（一）病例特点

（1）患者孙某某,女,48 岁,已婚。患者因"发现右侧颈部肿块 3 个月"收入肿瘤外科(北区)。

（2）患者 3 个月前体检发现右侧颈部肿块,至滁州市某院行 B 超检查示甲状腺右叶低回声肿块,腺瘤可能,甲状腺左叶囊性结节,大小约 3mm×1.5mm,滤泡结节可能,今为进一步治疗来我院就诊,门诊以"右侧甲状腺占位"收入院。自发病以来,患者精神状态良好,体力情况良好,食欲食量良好,睡眠情况良好,体重无明显变化,大便正常,小便正常。

（3）体格检查:体温 36.3℃,脉搏 72 次/分,呼吸 20 次/分,血压 110/88mmHg,体重 65.0kg;发育正常,营养良好,自然面容,表情自如,自动体位,神志清楚,查体合作。右侧甲状腺下极可及一大小约 3.5cm×2.5cm×2.5cm,表面光滑,活动度可,与周围组织边界尚清,随吞咽活动上下移动。

（4）辅助检查:门诊及院外重要辅助检查结果(包括检查项目、医疗机构、日期、结果)滁州市某院行 B 超检查(2016 年 12 月 22 日)示甲状腺右叶低回声肿块,腺瘤可能,甲状腺左叶囊性结节,大小约 3mm×1.5mm,滤泡结节可能。

（二）初步诊断

甲状腺肿瘤。

（三）鉴别诊断

1. 甲状腺腺瘤 颈部出现圆形或椭圆形结节,多为单发,稍硬,表面光滑,无压痛,随吞咽上下移动。大部分患者无任何症状,腺瘤增长缓慢。当乳头状囊腺瘤因囊壁血管破裂发生囊内出血时,肿瘤在短期内迅速增大,局部出现胀痛。病理示:腺瘤有完整包膜,周围组织正常有助鉴别。

2. 甲状腺癌 甲状腺内发现肿物,质地硬而固定,表面不平,腺体随吞咽上下移动性小,中块增长迅速,常侵犯周围组织而出现声音嘶哑,呼吸、吞咽困难及交感神经压迫引起 Horner 综合征。病理有助予鉴别。

3. 结节性甲状腺肿 结节性甲状腺肿病程早期,甲状腺呈对称、弥散性肿大,腺体表面光滑,质地柔软,随吞咽上下移动。随后在肿大腺体的一侧或二侧可扪及单个或多个结节。当发生囊肿样变的结构内并发囊内出血时,可引起结节迅速增大。病理示:结节性甲状腺肿,无完整包膜且界限不清有助鉴别。

（四）诊疗计划

入院后完善相关检查,排除手术禁忌,限期手术。

（五）病情评估

肿瘤复发可能。

2017 年 3 月 21 日主治医师首次查房记录:患者一般情况可,未诉明显不适,查体:右侧甲状腺下极可及一大小约 3.5cm×2.5cm×2.5cm,表面光滑,活动度可,与周围组织边界尚清,随吞咽活动上下移动,目前积极完善相关检查,排除相关手术禁忌,限期手术。

2017 年 3 月 22 日副主任医师首次查房记录:患者一般生命体征平稳,查体:右侧甲状腺下极可及一大小约 3.5cm×2.5cm×2.5cm,表面光滑,活动度可,与周围组织边界尚清,随吞咽活动上下移动,2017 年 3 月 21 日大肝功+血糖+肾功能六项+大血脂:胱抑素 C 0.49mg/L↓;2017 年 3 月 21 日甲功七项:甲状腺球蛋白 38.62ng/mL↑;2017 年 3 月 21 日血常规+超敏 C-反应蛋白:平均血小板体积 12.8fL↑,大型血小板比率 47.50%↑;电解质、凝血四项结果正常,动态心电图示窦性心律,偶发房早,偶发室早,部分 T 波变化,胸片、肝胆 B 超结果基本正常,耳鼻喉科会诊声带功能正常,目前积极术前准备,限期手术。

2017 年 3 月 23 日术前小结。

简要病情:

(1)患者孙某某,女,48 岁,已婚。患者因"发现右侧颈部肿块三月"收入肿瘤外科(北区)。

(2)患者三月前体检发现右侧颈部肿块,至滁州市某院行 B 超检查示甲状腺右叶低回声肿块,腺瘤可能,甲状腺左叶囊性结节,大小约 3mm×1.5mm,滤泡结节可能,今为进一步治疗来我院就诊,门诊以"右侧甲状腺占位"收入院。自发病以来,患者精神状态良好,体力情况良好,食欲食量良好,睡眠情况良好,体重无明显变化,大便正常,小便正常。

(3)体格检查:体温 36.3℃,脉搏 72 次/分,呼吸 20 次/分,血压 110/88mmHg,体重 65.0kg;发育正常,营养良好,自然面容,表情自如,自动体位,神志清楚,查体合作。右侧甲状腺下极可及一大小约 3.5cm×2.5cm×2.5cm,表面光滑,活动度可,与周围组织边界尚清,随吞咽活动上下移动。

(4)辅助检查:门诊及院外重要辅助检查结果(包括检查项目、医疗机构、日期、结果)滁州市某院行 B 超检查(2016 年 12 月 22 日)示甲状腺右叶低回声肿块,腺瘤可能,甲状腺左叶囊性结节,大小约 3mm×1.5mm,滤泡结节可能。

术前诊断:右侧甲状腺占位。

手术指征:右侧甲状腺占位。

拟施手术名称和方式:右侧甲状腺叶切除术。

拟施麻醉方式:全麻。

注意事项:注意完善相关检查,排除手术禁忌,术中注意仔细操作,确切止血。

手术者术前查看患者情况:患者一般生命体征平稳,精神状态良好。

2017 年 3 月 24 日术后首次病程记录:患者于今日上午在全麻下行右侧甲状腺叶切除术。术中见:右侧颈前区稍隆起,右侧甲状腺稍肿大,与胸骨甲状肌、胸骨舌骨肌等无明显粘连,于腺叶下极探及一肿块,约 3.5cm×2.5cm×2.5cm,边界清,外形规则,囊实性,左侧甲状腺叶与胸骨甲状肌、胸骨舌骨肌等无粘连,未探及结节及异常。依探查,术中诊断为右侧甲状腺腺瘤,决定行右侧甲状腺腺叶切除术,术中快速病理示(右侧)甲状腺符合滤泡型腺瘤,手术顺利,术后患者安返病房,切口内置负压引流管一根,术后予止血、补液等对症支持治疗,予心电监护,密切注意患者生命体征变化,呼吸及引流管引流情况。

2017 年 3 月 25 日副主任医师查房记录:患者系"右侧甲状腺叶切除术"后第一天,无发热,无呼吸困难,生命体征平稳,夜间呕吐一次,呕吐物为胃内容物,考虑患者为麻醉后引起的呕吐,予对症止吐治疗,切口愈合好,无明显红肿和渗出,切口引流管引流淡血性液体约110mL,患者家属诉呕吐时引流液明显增多,考虑有毛细血管破裂出血可能,予加强止血治疗,目前继续予原治疗方案,患者诉咽部疼痛,黏痰不易咳出,予雾化吸入治疗,密切注意患者生命体征变化,呼吸及引流管引流情况。

2017年3月26日主治医师查房记录:患者系"右侧甲状腺叶切除术"后第二天,无发热,无呼吸困难,生命体征平稳,无明显呕吐,咽部疼痛较前好转,切口愈合好,无明显红肿和渗出,切口引流管引流淡血性液体约34mL,目前继续予原治疗方案,密切注意患者生命体征变化,呼吸及引流管引流情况。

2017年3月27日日常病程记录:患者系"右侧甲状腺叶切除术"后第二天,无发热,无呼吸困难,生命体征平稳,无明显呕吐,切口愈合好,无明显红肿和渗出,切口引流管引流淡血性液体约16mL,目前继续予原治疗方案,密切注意患者生命体征变化,呼吸及引流管引流情况。

2017年3月29日主治医师查房记录:患者一般生命体征平稳,切口愈合好,无明显红肿和渗出,引流管于昨日拔除,患者诉左耳部听力下降,请耳鼻喉科会诊后考虑左分泌性中耳炎,予口服药物对症治疗,妇科阴超示子宫质地不均,腺肌病可能,宫颈囊肿,妇科会诊后予TCT检查,一周后等待病理结果,常规病理示右侧甲状腺滤泡型腺瘤,患者目前一般恢复情况可,患者家属要求今日出院,予办理。出院医嘱:

(1)注意休息,加强营养。

(2)定期复查甲功七项。

(3)左甲状腺素片50μg,po,qd。

(4)我科及内分泌科、妇科门诊随诊。

五、结节性甲状腺肿伴腺瘤形成

2017年10月30日17:04首次病程录。

(一)病例特点

(1)患者杨某某,女,43岁,已婚。患者因"体检发现甲状腺占位20天"收入肿瘤外科(北区)。

(2)患者二十天前体检行甲状腺彩超发现右侧甲状腺占位,无明显疼痛不适,无呼吸吞咽困难,无心悸多汗,无消瘦乏力,今为进一步治疗来我院就诊,门诊以"右侧甲状腺占位"收入院。自发病以来,患者精神状态良好,体力情况良好,食欲食量良好,睡眠情况良好,体重无明显变化,大便正常,小便正常。

(3)体格检查:体温36.2℃,脉搏80次/分,呼吸20次/分,血压130/80mmHg,体重70.0kg:发育正常,营养良好,自然面容,表情自如,自动体位,神志清楚,查体合作。右侧甲状腺中下极可及一大小约3cm×3cm质中肿块,表面光滑,与周围组织边界清,随吞咽活动上下移动,左侧甲状腺未及明显肿块,双侧颈部及锁骨上未及明显肿大淋巴结。

(4)辅助检查:滁州市某院(2017年10月26日)甲状腺彩超示:右侧甲状腺包块,左侧甲状腺结节。

(二)初步诊断

右侧甲状腺肿物。

(三)鉴别诊断

1. 甲状腺腺瘤 颈部出现圆形或椭圆形结节,多为单发,稍硬,表面光滑,无压痛,随吞咽上下移动。大部分患者无任何症状,腺瘤增长缓慢。当乳头状囊腺瘤因囊壁血管破裂发生囊内出血时,肿瘤在短期内迅速增大,局部出现胀痛。病理示:腺瘤有完整包膜,周围组织正常有助鉴别。

2. 甲状腺癌 甲状腺内发现肿物,质地硬而固定,表面不平,腺体随吞咽上下移动性小,中块增长迅速,常侵犯周围组织而出现声音嘶哑,呼吸、吞咽困难及交感神经压迫引起 Horner 综合征。病理有助予鉴别。

3. 结节性甲状腺肿 结节性甲状腺肿病程早期,甲状腺呈对称、弥散性肿大,腺体表面光滑,质地柔软,随吞咽上下移动。随后在肿大腺体的一侧或二侧可扪及单个或多个结节。当发生囊肿样变的结构内并发囊内出血时,可引起结节迅速增大。病理示:结节性甲状腺肿无完整包膜且界限不清有助鉴别。

(四)诊疗计划

(1)入院后完善相关检查,排除手术禁忌及其他相关疾病,择期手术。

(2)加强陪护,常规入院宣教。

2017 年 10 月 31 日主治医师首次查房记录:患者因"体检发现甲状腺占位二十天"入院。患者无明显疼痛不适,无呼吸吞咽困难,无心悸多汗,无消瘦乏力,饮食睡眠可,二便正常。查体:发育正常,营养良好,自然面容,表情自如,自动体位,神志清楚,查体合作。右侧甲状腺中下极可及一大小约 3cm×3cm 质中肿块,表面光滑,与周围组织边界清,随吞咽活动上下移动,左侧甲状腺未及明显肿块,双侧颈部及锁骨上未及明显肿大淋巴结。辅助检查:滁州市某院(2017 年 10 月 26 日)甲状腺彩超示:右侧甲状腺包块,左侧甲状腺结节。目前诊断:右侧甲状腺占位左侧甲状腺结节。鉴别诊断:需病理明确诊断。予完善相关检查,相关科室会诊,择期手术。

2017 年 11 月 1 日副主任医师首次查房记录:患者无不适主诉,饮食睡眠可,二便正常。查体:发育正常,营养良好,自然面容,表情自如,自动体位,神志清楚,查体合作。右侧甲状腺中下极可及一大小约 3cm×3cm 质中肿块,表面光滑,与周围组织边界清,随吞咽活动上下移动,左侧甲状腺未及明显肿块,双侧颈部及锁骨上未及明显肿大淋巴结。辅助检查:胸片、心电图结果基本正常;血常规、肝肾功能、电解质、凝血六项、感染四项结果正常,尿常规、粪便常规结果正常。耳鼻喉科会诊了解声带情况无异常;曹主任示:患者目前诊断右侧甲状腺占位左侧甲状腺结节,鉴别诊断:

1. 甲状腺腺瘤 颈部出现圆形或椭圆形结节,多为单发,稍硬,表面光滑,无压痛,随吞咽上下移动。大部分患者无任何症状,腺瘤增长缓慢。当乳头状囊腺瘤因囊壁血管破裂发生囊内出血时,肿瘤在短期内迅速增大,局部出现胀痛。病理示:腺瘤有完整包膜,周围组织正常有助鉴别。

2. 甲状腺癌 甲状腺内发现肿物,质地硬而固定,表面不平,腺体随吞咽上下移动性小,中块增长迅速,常侵犯周围组织而出现声音嘶哑,呼吸、吞咽困难及交感神经压迫引起 Horner 综合征。病理有助予鉴别。

3. 结节性甲状腺肿 结节性甲状腺肿病程早期,甲状腺呈对称、弥散性肿大,腺体表面光滑,质地柔软,随吞咽上下移动。随后在肿大腺体的一侧或二侧可扪及单个或多个结节。当发生囊肿样变的结构内并发囊内出血时,可引起结节迅速增大。病理示:结节性甲状腺肿无完整包膜且界限不清有助鉴别。结合患者病史、临床表现及相关检查,患者右侧甲状腺占位,左侧甲状腺结节,有手术指征,相关检查无明显手术禁忌,拟明日上午行右侧甲状腺叶切除术+左侧甲状腺叶探查术,术中送快速病理,术中术后根据病理情况,行下一步治疗,今日予完善术前准备,签署手术文书。

2017 年 11 月 1 日术前小结。

简要病情:患者杨某某,女,43 岁,已婚,因"体检发现甲状腺占位二十天"入院。体格检查:发育正常,营养良好,自然面容,表情自如,自动体位,神志清楚,查体合作。右侧甲状腺中下极可及一大小约 3cm×3cm 质中肿块,表面光滑,与周围组织边界清,随吞咽活动上下移动,左侧甲状腺未及明显肿块,双侧颈部及锁骨上未及明显肿大淋巴结。辅助检查:滁州市某院(2017 年 10 月 26 日)甲状腺彩超示:右侧甲状腺包块,左侧甲状腺结节,胸片、心电图结果基本正常;血常规、肝肾功能、电解质、凝血六项、感染四项结果正常,尿常规、粪便常规结果正常。根据病史、症状、体征及相关检查结果,诊断为"右侧甲状腺包块,左侧甲状腺结节"。相关检查未见明显手术禁忌证,拟订于明日上午在全麻下行右侧甲状腺叶切除术+左侧甲状腺叶探查术,相关手术风险及并发症详细告知患者及家属,均表示理解,并签字同意手术。

术前诊断:右侧甲状腺占位。

手术指征:右侧甲状腺占位。

拟施手术名称和方式:右侧甲状腺叶切除术+左侧甲状腺叶探查术。

拟施麻醉方式:全麻。

注意事项:术中注意仔细操作,避免神经损伤,对术中、术后可能出现的并发症要取得患者及家属充分理解并签字。

手术者术前查看患者情况:患者一般情况可,无明显手术禁忌。

2017 年 11 月 2 日术后首次病程记录:今日上午在全麻下行右侧甲状腺叶切除+左侧甲状腺叶探查术,术中见:甲状腺右叶中下极一肿块,实性,大小约 3cm×3cm,质中,边界清,包膜完整。左侧甲状腺未探及明显肿块。中央区未见明显肿大淋巴结,遂行右侧甲状腺叶切除+右侧喉返神经解剖术,手术顺利,术中快速病理:(右侧)符合结节性甲状腺肿伴腺瘤形成,局部钙化,术后予加强止血、补液等对症支持治疗,颈前置负压引流管一根,术后患者声音无嘶哑,加强心电监护,密切注意患者生命体征变化及引流管引流情况。

2017 年 11 月 3 日术后第一天病程记录:患者一般生命体征平稳,未诉明显不适,无发热,无呼吸困难,血压、心率正常,切口愈合好,无明显红肿和渗出,切口引流管引流淡血性液体约 48mL,患者进食半流质可,无声音嘶哑,无饮水呛咳,目前继续予原治疗方案,密切注意患者呼吸及引流管引流情况,病情继观。

2017 年 11 月 4 日副主任医师查房记录:患者术后第二天,无发热,血压、心率正常,切口愈合好,无明显红肿和渗出,切口引流管引流淡血性液体约 16mL,今日予加强切口清洁换药,进食可,无明显声音嘶哑及饮水呛咳,目前继续予原治疗方案,密切注意患者生命体征变化及呼吸情况,病情继观。

2017 年 11 月 5 日日常病程记录:患者系"右侧甲状腺叶切除术"后第三天,一般恢复情况可,未诉明显不适,切口愈合好,无明显红肿和渗出,引流管引流淡血性液体约 9mL,进食可,无声音嘶哑及饮水呛咳,目前继续予原治疗方案,明日予拔出引流管,等待常规病理结果,病情继观。

2017 年 11 月 7 日日常病程记录:患者一般生命体征平稳,未诉明显不适,无声音嘶哑,无饮水呛咳,切口愈合好,无明显红肿和渗出,未拆线,引流管已拔除,复查血常规、甲功七项结果正常,今日予办理出院。出院医嘱:

(1)健康饮食,休息两周。

(2)一月后复查甲状腺 B 超及甲功七项。

(3)定期换药,择期酌情拆线。

(4)我科随诊。

第七章　乳腺癌的手术治疗

伴随医疗科学技术的飞速发展,乳腺外科的不断进步,100多年来在手术技术、病理学、生理学和生存质量等不同观点的指导下,乳腺癌的手术方式进行了不断地演变和改善,手术范围也逐渐缩小。手术作为乳腺癌治疗的主要手段,从Halsted"经典"根治术到今天,已经有100年的历史,其中经历了四个历程:19世纪末的Halsted根治术,20世纪50年代的扩大根治术、60年代的改良根治术、80年代的保乳手术。乳腺癌的最佳手术一直是争论和研究的热点。随着医学基础研究的深入,前瞻性临床试验的开展和结果的陆续报道,不断冲击着乳腺外科及有关学科的发展;新理论、新理念、新技术,使乳腺癌的外科治疗向更科学、更合理的方向迈进。

乳腺癌手术方式的选择,由于医疗条件不同在不同地区而存在一定差异,在医疗条件良好的发达城市和发达地区,由于能及时配合术后综合治疗,"扩大超根治切除术"目前已完全弃用,经典根治术也较少使用。单纯乳腺切除术加腋窝淋巴结清扫(Auchincloss术)是最常用的手术方式,保留胸大肌切除口选择及游离皮瓣胸小肌的Patey术也较常用。从美容和减少心理创伤的要求出发,很多人在行Auchincloss术或Patey术,既一期乳房再造以保持美观,在基层医院则仍以经典根治术为主,改良根治术也在逐渐开展。

乳腺癌是一种全身性疾病,手术治疗仅仅是综合治疗的一个重要方面。而化疗、放疗、内分泌治疗及分子靶向治疗等均是不可忽视的治疗手段。

手术方式的选择应根据:①明确乳腺癌的临床分期。②综合权衡患者的医疗条件。③具体因人而异选择手术方式。而国内目前常用以下六类术式。

第一节　乳腺癌扩大根治术

1918年Stibbe通过尸检描绘了内乳淋巴结的分布。至20世纪40年代末,人们认识到乳腺癌的淋巴转移除了腋窝淋巴途径外,内乳淋巴结也是乳腺癌转移的第一站,锁骨上淋巴结和纵隔淋巴结则为第二站。就清扫乳腺癌区域淋巴结这个意义上讲,经典根治术遗漏了一处重要的乳腺淋巴引流区,即内乳淋巴链。基于当时人们对肿瘤的认识还止步在单纯的"局部根治"上,而Halsted手术的疗效渐趋稳定,加上麻醉及胸外科技术的迅速发展,促使Halsted手术受到了"扩大"手术的影响。Margottini(1949年)和Urban(1951年)分别提出了根治术合并胸膜外及胸膜内清扫内乳淋巴结的乳腺癌扩大根治术。Andreassen(1954年)提出了根治术合并清扫锁骨上淋巴结和内乳淋巴结的乳腺癌超根治术。

一、适应证

(1)非特殊类型癌。

(2)无腋窝淋巴结转移的Ⅱ期患者(无论原发癌在何处)。

(3)肿瘤位于乳房内上象限。

（4）肿瘤位于乳头部位。

二、禁忌证

（1）乳腺癌远处转移病例。

（2）一般状况较差,不能耐受手术者。

（3）出现恶病质的病例。

（4）重要脏器功能障碍,不能耐受手术者。

（5）Ⅲ期患者出现下列情况者:乳房超过乳房1/2呈"橘皮样"水肿面积;乳房皮肤出现卫星状结节;癌肿侵犯胸壁;胸骨内淋巴结转移;患侧上肢明显水肿;锁骨上淋巴结转移者;炎性乳癌。

（6）有下列情况之二者

1）癌肿破溃。

2）乳房"橘皮样"水肿面积占乳房1/3以内。

3）癌肿侵犯胸大肌。

4）腋窝淋巴结长径超过5cm。

5）腋窝淋巴结融合粘连,与腋窝组织深部组织及表面皮肤粘连。

三、手术方法与步骤

（一）胸膜外切除内乳淋巴结的扩大根治术（Margottini 手术）

1. 体位　患者取仰卧位,患侧上肢外展,将患侧肩部垫高,充分暴露腋窝。

2. 切口选择　一般采用纵形或横梭形切口,纵形切口上至锁骨下缘中外1/3交界处,下至锁骨中线与肋弓交界处。横切口内至前正中线,外至腋中线。

3. 游离皮瓣　术前可用肾上腺素（1/20万）皮下注射于皮瓣所需游离的区域,减少出血。切开皮肤后,以直钳钳夹皮肤真皮牵拉使所游离的皮瓣位于同一水平面,锐刀刺入皮肤与皮下脂肪之间游离皮瓣。也可运用电刀游离皮瓣。游离范围上至锁骨,内至前正中线,外至背阔肌前缘,下到肋弓及腹直肌上方。

4. 切断　胸大小肌丝线悬吊皮瓣后,充分暴露术野,于锁骨下方保留胸大肌锁骨束,向肱骨游离,在靠近肱骨部自深到浅切断胸大肌肌纤维及筋膜。切断胸大肌后方的喙锁筋膜暴露胸小肌,将胸小肌内外缘游离与深层组织分离,切断胸小肌喙突止点后,臂丛及腋静脉充分暴露。

5. 腋窝组织分离及淋巴结清扫　打开神经血管鞘,将臂丛神经及血管周围的疏松结缔组织自上而下进行解剖分离,切断并结扎部分走向胸壁及乳房的血管及神经。

6. 切除　标本及胸膜外切除内乳淋巴结待腋窝组织分离及解剖结束后,向外游离至背阔肌前缘,切除标本。标本切除后,将第2、第3、第4肋软骨切断,暴露内乳血管,将血管及周围脂肪淋巴组织游离,于第1肋下缘及第5肋上缘切断,不损伤胸膜。

7. 缝合切口　切口消毒,灭菌用水冲洗后给予彻底止血,留置胸壁引流管,缝合切口,外接负压引流,绷带加压包扎。

8. 术后常见并发症

（1）皮瓣坏死:轻度坏死仅见于皮瓣边缘,范围较小,不影响愈合。而坏死范围较大者,应及时清除坏死组织,游离中厚皮片植皮。伴有感染者应用抗感染药物。

(2)皮下积液:部分患者可在术后4~5d出现,少量积液可给予注射器抽吸后绷带加压包扎,必要时适当延长引流管放置时间,甚至重置引流管。

(3)上肢淋巴水肿:建议患者休息时抬高患侧上肢促进上肢体液回流。该并发症术后较为常见,治疗方法也较多,但疗效一般。

(4)皮下积液后感染:极少数患者皮下积液后出现化脓性感染,给予切开通畅引流,同时给予抗感染药物应用。

(5)胸膜损伤:建议给予胸腔闭式引流。

(6)患侧上肢活动受限:建议加强术后功能锻炼。

(二)胸膜内切除内乳淋巴结的扩大根治术(Urban 手术)

(1)体位:患者取仰卧位,患侧上肢外展,肩部垫高充分暴露腋窝。

(2)切口选择:一般采用纵形或横梭形切口,纵形切口上至锁骨下缘中外 1/3 交界处,下至锁骨中线与肋弓交界处。横切口内至前正中线,外至腋中线。

(3)游离皮瓣:术前可用肾上腺素(1/20 万)皮下注射于皮瓣所需游离的区域,减少出血。切开皮肤后,以直钳钳夹皮肤真皮牵拉使所游离的皮瓣位于同一水平面,锐刀刺入皮肤与皮下脂肪之间游离皮瓣。也可运用电刀游离皮瓣。游离范围上至锁骨,内至前正中线,外至背阔肌前缘,下至肋弓及腹直肌上方。

(4)切断:胸大小肌丝线悬吊皮瓣后,充分暴露术野。于锁骨下方保留胸大肌锁骨束,向肱骨游离,在靠近肱骨部自深到浅切断胸大肌肌纤维及筋膜。切断胸大肌后方的喙锁筋膜,暴露胸小肌,将胸小肌内外缘游离与深层组织分离,切断胸小肌喙突止点后,臂丛及腋静脉充分暴露。

(5)腋窝淋巴结清扫及胸膜内切除:内乳淋巴结打开神经血管鞘,将臂丛神经及血管周围的疏松结缔组织自上而下进行解剖分离,切断并结扎部分走向胸壁及乳房的血管及神经。于腋窝及锁骨上淋巴结清扫后,转向胸骨,于患侧第 1 肋间切开肋间肌,暴露内乳血管,结扎后切断,再于第 4 肋间做相同处理,随后切断第 2、第 3、第 4 肋软骨,再纵形切除相应长度之胸骨边缘约 1cm。此块胸壁与内在胸膜一起切除。胸壁缺损可取大腿外侧阔筋膜修补。

(6)切除:标本及胸膜外切除内乳淋巴结待腋窝组织分离及解剖结束后,向外游离至背阔肌前缘,切除标本。

(7)缝合切口:切口消毒,灭菌用水冲洗后给予彻底止血,留置胸壁引流管,缝合切口,外接负压引流,绷带加压包扎。

(8)术后常见并发症

1)皮瓣坏死:轻度坏死仅见于皮瓣边缘,范围较小,不影响愈合。而坏死范围较大者,应及时清除坏死组织,游离中厚皮片植皮。伴有感染者应用抗感染药物。

2)皮下积液:部分患者可在术后 4~5d 出现,少量积液可给予注射器抽吸后绷带加压包扎,必要时适当延长引流管放置时间,甚至重置引流管。

3)上肢淋巴水肿:建议患者休息时抬高患侧上肢促进上肢体液回流。该并发症术后较常见,治疗方法也很多,但疗效一般。

4)皮下积液后感染:极少数患者皮下积液后出现化脓性感染,给予切开通畅引流,同时给予抗感染药物应用。

5)胸膜损伤:建议给予胸腔闭式引流。

6)患侧上肢活动受限:建议加强术后功能锻炼。

人们逐步发现手术范围的扩大的同时,增加了患者术后的并发症,但并没有改善患者的生存期。因此乳腺癌超根治术因术后并发症极大的问题已经被淘汰,乳腺癌扩大根治术也已经极少使用。

第二节　乳腺癌改良根治术

伴随生物学和免疫学研究的逐渐深入,Fisher 首先提出:乳腺癌是一种全身性疾病,区域淋巴结虽在其中具有重要的生物学免疫作用,但并不是癌细胞滤过的有效屏障,而血流扩散更具有重要意义。经过大量的临床观察发现乳腺癌手术后进行联合放疗、化疗、分子靶向治疗等综合治疗,能有效地提高患者的生存率,而患者所受到的医疗风险,相较单纯扩大手术范围所造成的伤害而言大大减少。Patey 和 Dyson 早在 1948 年的报道中就提出了保留胸大肌,切除其筋膜的改良根治术。随后在 1963 年 Auchincloss 进一步提出了保留胸大、小肌的另一种乳腺癌改良根治术。国际协作的前瞻性随机试验比较了改良根治术与根治术的疗效,随访 10～15 年两组后得出结果,并没有统计学差异,但关于形体效果和上肢功能方面,改良根治术均比根治术好。

一、适应证

(1)非浸润性癌或Ⅰ期浸润性癌。

(2)Ⅱ期临床无明显淋巴结肿大者。

二、禁忌证

(1)乳腺癌远处转移病例。

(2)一般状况较差,不能耐受手术者。

(3)出现恶病质的病例。

(4)重要脏器功能障碍,不能耐受手术者。

(5)Ⅲ期患者出现下列情况者:乳房超过乳房 1/2 呈"橘皮样"水肿面积;乳房皮肤出现卫星状结节;癌肿侵犯胸壁;胸骨内淋巴结转移;患侧上肢明显水肿;锁骨上淋巴结转移者;炎性乳癌。

(6)有下列情况之二者

1)癌肿破溃。

2)乳房"橘皮样"水肿面积占乳房 1/3 以内。

3)癌肿侵犯胸大肌。

4)腋窝淋巴结长径超过 5cm。

5)腋窝淋巴结融合粘连,与腋窝组织深部组织及表面皮肤粘连。

三、手术方法与步骤

(一)改良根治术Ⅰ式(Auchincloss 手术)

术中保留胸大肌及胸小肌。皮肤切口的选择及皮瓣游离原则与传统根治术相同。首先行全乳切除(连同胸大肌筋膜一并切除),解剖游离至腋窝后,再行腋窝淋巴结清扫术,清扫范围同传统根治术,保留胸长神经,尽可能保留胸外侧血管,保留胸背血管及胸背神经,最后乳房及腋窝组织一并切除。

(1)体位:患者取仰卧位,患侧上肢外展,肩部垫高充分暴露腋窝。

(2)切口选择:一般采用纵形或横梭形切口,纵形切口上至锁骨下缘中外1/3交界处,下至锁骨中线与肋弓交界处。横切口内至前正中线,外至腋中线。

(3)游离皮瓣:术前可用肾上腺素(1/20万)皮下注射于皮瓣所需游离的区域,减少出血。切开皮肤后,以直钳钳夹皮肤真皮牵拉使所游离的皮瓣位于同一水平面,锐刀刺入皮肤与皮下脂肪之间游离皮瓣。也可运用电刀游离皮瓣。游离范围上至锁骨,内至前正中线,外至背阔肌前缘,下至肋弓及腹直肌上方。

(4)切除:乳房巾钳悬吊皮瓣后,充分暴露术野。自下内开始向上外将乳腺连同其深面的胸大肌筋膜一并分离,直至胸大肌外缘下。

(5)腋窝组织分离及淋巴结清扫:提起胸大肌,暴露术野,清扫胸大、小肌肌间组织,提起胸小肌,打开神经血管鞘,将臂丛神经及血管周围的疏松结缔组织自上而下进行解剖分离,切断并结扎部分走向胸壁及乳房的血管及神经。术中注意保乳胸长神经及胸背血管神经鞘。

(6)切除:标本待腋窝组织分离及解剖结束后,向外游离至背阔肌前缘,切除标本。

(7)缝合切口:切口消毒,灭菌用水冲洗后给予彻底止血,放置胸壁引流管后缝合切口,外接负压引流,绷带加压包扎。

(二)改良根治术Ⅱ式(Patey 手术)

术中保留胸大肌,切除胸小肌。皮肤切口的选择及皮瓣游离原则与传统根治术相同,将乳房游离至胸大肌外缘后,切断胸大肌第4、第5、第6肋胸骨附着点后,向上提起暴露术野,于肩胛骨喙突处切断胸小肌附着点,于胸壁处切断胸小肌附着点,后再行腋窝淋巴清扫,范围同传统根治术。最后乳房、胸小肌及腋窝组织切除后送检。

(1)体位:患者取仰卧位,患侧上肢外展,肩部垫高充分暴露腋窝。

(2)切口选择:一般采用纵形或横梭形切口,纵形切口上至锁骨下缘中外1/3交界处,下至锁骨中线与肋弓交界处。横切口内至前正中线,外至腋中线。

(3)游离皮瓣:术前可用肾上腺素(1/20万)皮下注射于皮瓣所需游离的区域,减少出血。切开皮肤后,以直钳钳夹皮肤真皮牵拉使所游离的皮瓣位于同一水平面,锐刀刺入皮肤与皮下脂肪之间游离皮瓣。现在大多采用电刀游离皮瓣。游离范围上至锁骨,内全前正中线,外至背阔肌前缘,下至肋弓及腹直肌上方。

(4)切除:乳房巾钳悬吊皮瓣后,充分暴露术野。自下内开始向上外将乳腺连同其深面的胸大肌筋膜一并分离,直至胸大肌外缘下。

(5)切除胸小肌及腋窝淋巴结清扫:切断胸大肌第4、第5、第6肋胸骨附着点后,向上提起暴露术野,于肩胛骨喙突处切断胸小肌附着点,于胸壁处切断胸小肌附着点,打开神经血管鞘,将臂丛神经及血管周围的疏松结缔组织自上而下进行解剖分离,切断并结扎部分走向胸壁及乳房的血管及神经。术中注意保护胸长神经及胸背血管神经鞘。

(6)切除标本:待腋窝组织分离及解剖结束后,向外游离至背阔肌前缘,切除标本。

（7）缝合切口：切口聚维酮碘消毒，灭菌用水冲洗后给予彻底止血，留置胸壁引流管，缝合切口，外接负压引流，绷带加压包扎。

四、术后常见并发症

（一）皮瓣坏死

轻度坏死仅见于皮瓣边缘，范围较小，不影响愈合。而坏死范围较大的患者，应及时清除坏死组织，游离中厚皮片植皮。伴有感染者应用抗感染药物。

（二）皮下积液

部分患者可在术后 4~5d 出现，少量积液可给予注射器抽吸后绷带加压包扎，必要时适当延长引流管放置时间，甚至重置引流管。

（三）上肢淋巴水肿

建议患者休息时抬高患侧上肢促进上肢体液回流。该并发症术后较常见，治疗方法也很多，但疗效一般。

（四）皮下积液后感染

极少数患者皮下积液后出现化脓性感染，给予切开通畅引流，同时给予抗感染药物应用。

（五）患侧上肢活动受限

建议加强术后功能锻炼。

第三节　乳腺癌保留乳房手术

乳腺癌保留乳房手术的理论依据是针对乳腺癌是一种全身性疾病。任何手术方式都是局部治疗，不能杀灭体内的所有肿瘤细胞。手术的目的是切除原发灶，提高机体的免疫功能，同时获得肿瘤的组织学类型、分级、浸润程度、激素受体情况及肿瘤的分期等资料，以便于制定术后的辅助治疗。

乳腺癌保乳手术包括象限切除、区段切除、局部切除，加上腋窝淋巴结清扫。保乳手术不仅考虑了患者的生存率和复发率，还兼顾了术后上肢功能和形体美容。极大地改善了患者的生活及生存质量。全世界有几项代表性的前瞻性随机临床试验，对保乳手术与根治术的疗效进行了比较。如米兰国立癌症研究院的临床试验，美国乳腺与肠道外科辅助治疗研究组 NSABPB-06 计划，欧洲癌症研究与治疗组织 EORTC 试验 10801 例，均证实了保乳手术的可行性，同时也肯定了术后放疗的必要性。1995 年早期乳腺癌试验协作组 EBCTCG 曾发表保乳手术加放疗和改良根治术两组疗效对比的 Meta 分析结果：10 年病死率均为 22.9%，10 年局部复发率分别为 5.9% 和 6.2%，两组无统计学差异。中国医学科学院肿瘤医院发表保乳手术 206 例，10 年生存率为 80%，10 年局部复发率为 7.7%，与国外报道相同。目前保乳手术占全部乳腺癌手术，在美国占 50% 以上，新加坡占 70%~80%，日本超过 40%，中国香港占 30%，而中国内地还仅限少数大医院开展。Fisher 认为保乳手术是对 Halsted 学派的挑战，是乳腺癌外科治疗中的一次革命。

但在我国内地,这一比例比较低的主要原因有:

(1)传统的美学观念对保乳的要求不强烈。

(2)医生对保乳的认识观念还没有得到根本性的转变。

(3)早期病例不多及放疗设备的缺乏等。

一、适应证

保乳治疗适应证近年来不断增加,2011 版中国抗癌协会乳腺癌诊治指南进一步扩展了乳腺癌保留乳房手术的适应证。

(1)临床Ⅰ期、Ⅱ期的早期乳腺癌,特别是肿瘤最大直径不超过 3cm,且乳房有适当体积,术后能够保持良好乳房外形的早期乳腺癌患者。

(2)炎性乳腺癌除外的Ⅲ期患者,经术前化疗降期后也可以慎重考虑。

二、绝对禁忌证

(1)同侧乳房既往接受过乳腺或胸壁放疗者。

(2)病变广泛或确认为多中心病灶,难以达到切缘阴性或理想外形。

(3)肿瘤经局部广泛切除后切缘阳性,再次切除后仍不能保证病理切缘阴性者。

(4)患者拒绝行保留乳房手术。

(5)炎性乳腺癌。

三、相对禁忌证

(1)活动性结缔组织病,特别是硬皮病和系统性红斑狼疮或胶原血管疾病的患者,对于放疗耐受性差。

(2)肿瘤直径>5cm 者。

(3)肿瘤位于乳房中央区,乳头 Paget 病。

四、术前谈话

(1)经大样本临床试验证明,初期乳腺癌患者接受保留乳房治疗和全乳切除治疗后生存率和发生远处转移的概率类似。

(2)保留乳房治疗包含肿瘤的局部广泛切除加腋窝淋巴结清扫或前哨淋巴结活检。术后行全乳放疗,还需要配合必要的全身治疗,例如化疗和(或)内分泌治疗。

(3)术后全身辅助治疗与乳房切除术基本相同,但因为需要配合全乳放疗,可能需要增加相关治疗的周期和费用。

(4)相同病期的乳腺癌,保留乳房治疗和乳房切除治疗后均会有一定的局部复发率,前者 5 年局部复发率为 2%~3%(含第二原发乳腺癌),后者约 1%。保乳治疗患者一旦发生患侧乳房复发,仍可接受补充全乳切除术,并仍可获得很好的疗效。

(5)保留乳房治疗可能会影响之前乳房的形状,影响程度因肿块的具体大小和位置而不同。

(6)虽然术前已选择保乳手术,但手术中时仍需根据具体情况可能更改为全乳切除术。

(7)<35 岁的年轻患者有相对高的复发和再发乳腺癌风险。

五、手术方法与步骤

保乳手术包括乳房肿物切除和腋窝淋巴结清扫术。

(一)推荐切口

一般建议乳房和腋窝各取一切口,如果肿块位于乳腺尾部,可考虑采用一个切口。切口方向及大小的选择可根据肿块位置及考虑术后美容效果来选择弧形或放射状切口。肿瘤上方表皮可不切除或仅切除小片。

(二)乳房原发灶切除范围

应包括肿瘤、肿瘤周围 1~2cm 的乳腺组织及肿瘤深部的胸大肌筋膜。活检穿刺针道、活检残腔及活检切口皮肤瘢痕应包括在切除范围内。

(三)对乳房原发灶手术切除的标本

对上、下、内、外、表面及基底等方向进行的标记,在钙化灶活检时,应对术中切除标本行钼靶摄片,以明确病灶是否被完全切除及病灶和各切缘的位置关系。

(四)标本切缘

术中快速冷冻切片检查或印片细胞学检查,需与术后石蜡病理切片核实。

(五)乳房手术残腔处理

止血、清洗,留置 4~6 枚惰性金属夹(例如钛夹)作为放疗瘤床加量照射的定位标记。逐层缝合皮下组织和皮肤。

(六)腋窝淋巴结清扫

或前哨淋巴结活检,根据活检结果决定是否行腋窝淋巴结清扫术。

(七)术中或术后病理报告切缘阳性

需扩大局部切除范围直至达到切缘阴性。虽然对再切除的次数没有严格限制,但当再次扩大切除已经达不到美容效果的要求或再次切除切缘仍为阳性时建议改行全乳切除。

腋窝淋巴结清扫术与根治术相同,原则不小于改良根治术的清扫范围。

六、术后常见并发症

(一)上肢淋巴水肿

建议患者休息时抬高患侧上肢促进上肢体液回流。该并发症术后较常见,治疗方法也很多,但疗效一般。

(二)腋下皮下积液后感染

极少数患者皮下积液后出现化脓性感染,给予切开通畅引流,同时给予抗感染药物应用。

(三)患侧上肢活动受限

建议加强术后功能锻炼。

对于早期乳腺癌患者,在保留乳房的同时可行前哨淋巴结活检,若前哨淋巴结结果阴性,提示不转移则保留腋窝淋巴结,若前哨淋巴结转移则行腋窝淋巴结清扫术。

保乳术后的全乳放疗可以将早期乳腺癌保乳手术后的 10 年局部复发率从 29.2/万降低

至 10/万,所以原则上所有保乳手术后的患者都具有术后放疗适应证。其中 70 岁以上,Ⅰ期激素受体阳性的患者因绝对复发率低,全乳放疗后可能出现乳房水肿,疼痛等不良反应消退缓慢,可以考虑选择单纯内分泌治疗。

第四节　乳房切除术

乳房切除术包括单纯乳房切除术和皮下腺体切除术。单纯乳房切除术需要切除患侧乳房及胸大肌筋膜,而皮下乳腺切除术是指保留乳头及乳晕复合体的乳腺腺体切除术。

一、单纯乳房切除术

(一)适应证

(1)巨大良性肿瘤。

(2)部分交界性肿瘤。

(3)早期乳腺癌患者,或晚期乳腺癌行姑息治疗者。

(4)乳房肉瘤。

(5)乳腺原位癌或微小癌,"湿疹样"癌病变主要在乳头乳晕区的。

(6)乳腺结核,因慢性炎症有广泛瘢痕、窦道,病变破坏大部分乳腺组织,经长期抗结核治疗或非手术治疗不愈者。

(二)禁忌证

(1)乳腺癌远处转移病例。

(2)一般状况较差,不能耐受手术者。

(3)出现恶病质的病例。

(4)重要脏器功能障碍,不能耐受手术者。

(5)Ⅲ期患者出现下列情况者:乳房超过乳房 1/2 呈"橘皮样"水肿面积;乳房皮肤出现卫星状结节;癌肿侵犯胸壁;胸骨内淋巴结转移;患侧上肢明显水肿;锁骨上淋巴结转移者;炎性乳癌。

(6)有下列情况之二者

1)癌肿破溃。

2)乳房"橘皮样"水肿面积占乳房 1/3 以内。

3)癌肿侵犯胸大肌。

4)腋窝淋巴结长径超过 2.5cm。

5)腋窝淋巴结融合粘连,与腋窝组织深部组织及表面皮肤粘连。

(三)手术方法与步骤

切口选择及游离皮瓣同传统根治术,待皮瓣游离后,延胸大肌筋膜前,至上到下,由内向外切除乳房。术中由胸壁通向乳房的血管交通支均应结扎切断。胸骨旁的胸廓内动脉穿支断段常容易回缩,应给以缝扎。乳房切除后并给以彻底止血。

(1)体位:患者取仰卧位,患侧上肢外展,肩部垫高充分暴露腋窝。

(2)切口选择:一般采用纵形或横梭形切口,纵形切口上至锁骨下缘中外 1/3 交界处,下至锁骨中线与肋弓交界处。横切口内至前正中线,外至腋中线。

(3)游离皮瓣:术前可用肾上腺素(1/20万)皮下注射于皮瓣所需游离的区域,减少出血。切开皮肤后,以直钳钳夹皮肤真皮牵拉使所游离的皮瓣位于同一水平面,锐刀刺入皮肤与皮下脂肪之间游离皮瓣。也可采用电刀游离皮瓣。游离范围上至锁骨,内至前正中线,外至背阔肌前缘,下至肋弓及腹直肌上方。

(4)切除乳房:拉钩皮瓣后,充分暴露术野。自下内开始向上外将乳腺连同其深面的胸大肌筋膜一并分离,切除标本。

(5)缝合切口:切口消毒,灭菌用水冲洗后给予彻底止血,留置胸壁引流管,缝合切口,外接负压引流,绷带加压包扎。

(四)术后常见并发症

(1)皮瓣坏死:轻者坏死仅见于皮瓣边缘,范围较小,不影响愈合。坏死范围较大者,应及时清除坏死组织,游离中厚皮片植皮。伴有感染者应用抗感染药物。

(2)皮下积液:部分患者可在术后4~5d出现,少量积液可给予注射器抽吸后绷带加压包扎,必要时适当延长引流管放置时间,甚至重置引流管。

二、皮下乳腺切除术

(一)适应证

(1)乳腺广泛性病变(非恶性肿瘤)需手术切除乳腺。

(2)男性乳房肥大。

(二)禁忌证

乳腺合并炎症,病变性质不明确者需慎重考虑。

(三)手术方法与步骤

(1)乳房下皱襞处做弧形切口或乳房外侧缘做纵向弧形切口。

(2)切口皮肤、皮下组织。

(3)沿皮下脂肪与乳腺腺体间隙游离腺体。

(4)由乳腺的一侧边缘开始分离,进入胸大肌筋膜浅面的乳腺后间隙,将乳腺组织完全切除。

(5)切除全部乳腺组织,保留乳房的皮肤和皮下组织。

(6)创腔仔细止血后,在最低位置另切口置放引流管,外接负压引流器或引流袋。

(7)以胸带或绷带适当加压固定,引流管置放时间7~10d,根据引流液的量与形状调整拔除引流管的时间。

第八章　血管外科

第一节　血栓闭塞性脉管炎

血栓闭塞性脉管炎(TAO)是一种以周围血管炎症和闭塞为特点的疾病,主要累及四肢中、小动静脉,尤以下肢为甚。绝大多数患者为青壮年男性吸烟者。

此病曾称为 Buerger 病。尽管有学者曾提出血栓闭塞性脉管炎是动脉硬化性闭塞症的早期表现,但大多数学者仍认为血栓闭塞性脉管炎是不同于动脉硬化性闭塞症的一种独立的疾病。

血栓闭塞性脉管炎的病因至今尚不清楚,一般认为与吸烟、寒冷、潮湿、外伤、感染、营养不良、激素紊乱、遗传、血管神经调节障碍及自身免疫功能紊乱有关。血栓闭塞性脉管炎主要累及肢体的中、小动静脉。以下肢胫前动脉、胫后动脉、腓动脉、足背动脉和趾动脉最为多见,也可累及上肢桡动脉、尺动脉和指动脉,较少累及较大的动脉如股动脉和肱动脉。伴行静脉和浅表静脉也可累及,但程度较轻。累及心、脑、肠、肾等内脏的血管较罕见。

病理改变的特点是血管全层非化脓性炎症,管壁结构仍然完整。病变呈节段性,节段之间有内膜正常的管壁。病变血管有广泛内皮细胞增生和全层成纤维细胞增生及淋巴细胞浸润。早期即有血栓形成,血栓内含有许多内皮细胞和成纤维细胞。后期血栓机化并伴细小的再管化。病变后期,动脉周围广泛纤维化,常包绕静脉和神经形成纤维条索。受累静脉的病理变化与动脉相似。血管壁的交感神经可发生神经周围炎、神经退行性变和纤维化。血管闭塞的同时,虽可逐渐建立侧支循环,但常不足以代偿。

血栓闭塞性脉管炎的病理生理变化可归纳为中、小血管炎症所产生的局部影响和动脉闭塞所引起的肢体供血不足两个方面。

一、临床表现

(一)疼痛

疼痛是本病最突出的症状。病变早期,由于血管痉挛,血管壁和周围组织神经末梢受到刺激而使患肢(趾、指)出现疼痛、针刺、烧灼、麻木等异常感觉。随着病变进一步发展,肢体动脉狭窄逐渐加重,即出现缺血性疼痛。轻者行走一段路程以后,患肢足部或小腿胀痛,休息片刻疼痛即能缓解,再次行走后疼痛又会出现,这种现象称为间歇性跛行。产生间歇性跛行的机制一般认为是血液循环障碍时,肌肉运动后乳酸等酸性代谢产物积聚,刺激局部神经末梢引起疼痛。也有学者认为,动脉狭窄或闭塞后,动脉压降低,肢体运动时,肌肉收缩所产生的压力超过肌肉内动脉的压力,使局部血流显著减少,从而引起患肢疼痛。重者即使肢体处于休息状态,疼痛仍不能缓解,称为静息痛。此时疼痛剧烈、持续,尤以夜间为甚。患肢抬高疼痛加重,下垂后则略有缓解。患者常屈膝抱足而坐,或将患肢下垂于床旁,以减轻患肢疼痛,形成血栓闭塞性脉管炎的典型体位。一旦患肢发生溃疡、坏疽、继发感染,疼痛更为剧烈。

(二)发凉、皮温降低

患肢发凉、怕冷,对外界寒冷敏感也是血栓闭塞性脉管炎常见的早期症状。随着病情的发展,发凉的程度加重,并可出现动脉闭塞远端的肢体皮肤温度降低。

(三)皮肤色泽改变

患肢缺血常使皮肤呈苍白色,肢体抬高后更为明显。下述试验有助于了解肢体循环情况。

1. 指压试验 指压趾(指)端后观察局部皮肤或甲床毛细血管充盈情况,如果松开后 5s 皮肤或甲床仍呈苍白色或瘀紫色,表示动脉供血不足。

2. 肢体抬高试验 抬高肢体(下肢抬高 70°~80°,上肢直举过头),持续 60s,如存在肢体动脉供血不足,皮肤呈苍白或蜡白色。下垂肢体后,皮肤颜色恢复时间由正常的 10s 延长到 45s 以上,且颜色不均呈斑片状。肢体持续处于下垂位时,皮肤颜色呈潮红或瘀紫色。

3. 静脉充盈时间 抬高患肢,使静脉排空、瘪陷,然后迅速下垂肢体,观察足背浅表静脉充盈情况,如果静脉充盈时间大于 15s,表示肢体动脉供血不足。此外,部分患者受寒冷刺激或情绪波动,可出现雷诺综合征,表现为指(趾)皮肤苍白、青紫、潮红的间歇性改变。

(四)游走性血栓性浅静脉炎

40%~50%的血栓闭塞性脉管炎患者发病前或发病过程中可反复出现游走性血栓性浅静脉炎。急性发作时,肢体浅表静脉呈红色条索、结节状,伴有轻度疼痛和压痛。2~3 周后,红肿疼痛消退,但往往留有色素沉着。经过一段时间,相同部位或其他部位又可重新出现。因此,游走性血栓性浅静脉炎常是血栓闭塞性脉管炎的前驱表现。

(五)肢体营养障碍

患肢缺血可引起肢体营养障碍,常表现为皮肤干燥、脱屑、皱裂,汗毛脱落、出汗减少,趾(指)甲增厚、变形、生长缓慢、肌肉萎缩、肢体变细。严重时可出现溃疡、坏疽。溃疡、坏疽常先出现在趾端、甲旁或趾间,可因局部加温、药物刺激、拔甲、损伤等因素诱发。开始多为干性坏疽,继发感染后形成湿性坏疽。根据溃疡、坏疽的范围可分为三级。I 级:溃疡、坏疽局限于趾(指)部;II 级:溃疡、坏疽超过跖趾(掌指)关节;III 级:溃疡、坏疽超过踝(腕)关节。

(六)肢体动脉搏动减弱或消失

根据病变累及的动脉不同,可出现足背动脉、胫后动脉、腘动脉或尺动脉、桡动脉、肱动脉等动脉搏动减弱或消失。但需注意,约有 5%的正常人足背动脉先天性缺如而不能扪及搏动。尺动脉通畅试验(Allen 试验)可鉴别尺动脉搏动未扪及者动脉体表位置解剖变异和动脉闭塞。方法是抬高上肢,指压阻断桡动脉后,重复握拳数次,促使静脉回流。然后将手放至心脏水平,如果尺动脉通畅,手指和手掌皮肤迅速转为粉红色(40s 内)。反之,只有解除桡动脉指压后,皮色才能恢复正常。尺动脉通畅试验还可了解尺动脉搏动存在者,尺动脉远端通畅情况。方法同上,如持续指压阻断桡动脉后,手指保持苍白色,提示尺动脉远端闭塞。应用同样原理,可以了解桡动脉有无闭塞性病变及桡动脉远端通畅情况。

二、诊断

诊断血栓闭塞性脉管炎不难,但应进一步明确动脉闭塞的部位、范围、性质、程度及侧支循环建立情况。

(一)皮肤温度测定

在一定室温(15~25℃)条件下,肢体温度较对侧相应部位下降2℃以上,表示该侧肢体血供不足。

(二)红外线热像图

红外线热像仪能探测到肢体表面辐射的红外线,并转换成热像图。同时,可用数字表示各采样点的温度。血栓闭塞性脉管炎的肢体红外线热像图可显示患肢缺血部位辉度较暗,出现异常的"冷区"。

(三)节段性测压和应激试验

节段性测压可了解肢体各节段的动脉收缩压。血栓闭塞性脉管炎常表现为患肢腘动脉或肱动脉以下血压降低。如病变仅限于下肢,踝/肱指数(正常值≥1)可反映患肢缺血的严重程度。节段性测压正常者,可采用应激试验,如运动试验、反应性充血试验,早期血栓闭塞性脉管炎患者应激试验后踝压明显下降,踝压恢复时间延长。

(四)脉波描记

采用多普勒血流流速仪和各种容积描记仪均可描记肢体各节段的动脉波形。血栓闭塞性脉管炎的患肢远端动脉波形常表现为单向波,波幅低平,波峰低钝。病变严重时动脉波形呈一直线。

(五)动脉造影

动脉造影可明确动脉闭塞的部位、范围、性质和程度,并可了解患肢侧支循环建立情况。血栓闭塞性脉管炎动脉造影的典型表现为中小动脉节段性闭塞,而在病变的动脉之间,可见管壁光滑的正常动脉。此外,常可显示许多细小的侧支血管。由于动脉造影为创伤性检查方法,可引起动脉痉挛和血管内皮损伤,加重肢体缺血,一般不作为本病的常规检查方法。

根据本病的病程演变,临床可分为三期。

1. 第一期(局部缺血期)　主要表现为患肢麻木、发凉、酸胀和间歇性跛行。足背动脉和(或)胫后动脉搏动减弱或消失。可伴有游走性血栓性浅静脉炎。

2. 第二期(营养障碍期)　除第一期的临床表现外,患肢缺血性疼痛由间歇性跛行转为持续性静息痛。并出现患肢营养障碍表现,如皮肤干燥、无汗,皮色苍白、瘀紫或潮红,趾甲增厚、变形,汗毛脱落,小腿肌肉萎缩等。

3. 第三期(组织坏死期)　除第一、第二期的临床表现外,患肢出现缺血性溃疡、坏疽。开始为干性坏疽,继发感染后转变为湿性坏疽。

三、鉴别诊断

(一)动脉硬化性闭塞症

本病也是常见的肢体动脉慢性闭塞性疾病。多见于中老年,男女均可发病。病变主要累及大、中动脉,尤以腹主动脉下段和髂股动脉最为多见。常可扪及浅表动脉变硬、扭曲。有时可闻及血管杂音。常合并高血压、高血脂、糖尿病和内脏动脉硬化缺血。多无游走性血栓性浅静脉炎。胸腹部平片可显示主动脉弓突出和动脉钙化影,动脉造影显示动脉腔不规则充盈缺损,呈虫蚀样改变,闭塞远端的动脉可经侧支血管显影。病理检查可见动脉中层和内膜均有变性,静脉则不受累。

(二)多发性大动脉炎

多发性大动脉炎多见于青年女性。病变常同时累及多处大动脉,主要侵犯主动脉弓的分支和(或)主动脉及其内脏分支。病变部位常可闻及血管杂音,并可扪及震颤。常有肢体慢性缺血的临床表现,但一般不出现肢体缺血性溃疡、坏疽。动脉造影显示主动脉主要分支开口处狭窄或闭塞。

(三)特发性动脉血栓形成

特发性动脉血栓形成少见。多见于结缔组织疾病、血液系统疾病和转移性癌肿患者。起病较急,主要表现为髂股动脉突然闭塞,可引起肢体广泛性坏死。可伴有髂股静脉血栓形成。

(四)结节性动脉周围炎

本病主要累及中、小动脉,可出现与血栓闭塞性脉管炎类似的肢体缺血症状,但多伴有发热、乏力、关节酸痛等全身症状。病变广泛,常累及肾、心、肝、肠等内脏动脉,出现相应内脏缺血的临床表现。常出现沿动脉行经排列的皮下结节。实验室检查显示高球蛋白血症和血沉增快。活组织检查可以明确诊断。

(五)糖尿病性坏疽

肢体出现坏疽,应考虑到糖尿病性坏疽的可能。以下特点有助于鉴别诊断:三多一少的临床表现,即多饮、多尿、多食和体重减轻;实验室检查显示血糖升高或尿糖阳性。

四、治疗

血栓闭塞性脉管炎的治疗原则是防止病变发展,改善患肢血供,减轻患肢疼痛,促进溃疡愈合。具体方法如下。

(一)一般治疗

坚持戒烟:是血栓闭塞性脉炎的治疗关键。本病的预后很大程度上取定于患者是否坚持戒烟。其他治疗措施能否取得疗效也与是否坚持戒烟密切相关。避免寒冷、潮湿、外伤和注意患肢适当保暖,有助于防止病变进一步加重和出现并发症。但也不宜采用患肢局部热敷,以免增加组织氧耗量,造成患肢缺血坏疽。促进患肢侧支循环建立,增加患肢血供。方法是,平卧位,患肢抬高45°,维持1~2min。然后坐起,患肢下垂床旁2~5min,并做足部旋转、伸屈运动10次。最后将患肢放平休息2min。每次重复练习5回,每日练习数次。

(二)药物治疗

1.复方丹参针剂(丹参和降香,每毫升含生药各1g) 具有改善微循环,增加患肢血供的作用。常用剂量2~4mL,肌内注射,每日1~2次。或将复方丹参注射液20mL加入5%葡萄糖溶液500mL中,静脉滴注,每日1~2次。2~4周为一疗程。

2.金管扩张药 具有解除动脉痉挛,扩张血管的作用。适用于第一、第二期患者。对于动脉完全闭塞的患者,有学者认为血管扩张药不但不能扩张病变的血管,反而由于正常血管的"窃血"作用加重患肢缺血。常用药物有苯甲唑啉(妥拉唑啉)25mg,口服,每日3次,或25mg,肌内注射,每日2次;烟酸50mg,口服,每日3次;盐酸罂粟碱30mg,口服或皮下注射,每日3次。采用动脉内注射妥拉唑啉、山莨菪碱、普鲁卡因等药物能提高疗效,但需反复穿刺动脉,可造成动脉损伤或痉挛,临床应用受到限制。

3. 前列腺素　具有扩张血管和抑制血小板作用。治疗血栓闭塞性脉管炎取得良好效果。常用给药途径为动脉注射和静脉滴注。国内报道采用前列腺素 E_1(PGE_1)$100\sim200$mg,静脉滴注,每日1次,有效率为80.8%。前列环素(PGI_2)具有更强的扩张血管和抑制血小板作用,但因其半衰期短,性能不稳定,临床应用疗效不肯定。

4. 己酮可可　碱能降低血液黏滞度。增加红细胞变形性,使其能够通过狭窄的血管,从而提高组织灌注量。常用剂量为400mg,口服,每日$3\sim4$次。连续服药$1\sim3$个月,或长期服用。国外报道服药后能减轻静息痛和间歇性跛行,促进溃疡愈合。治疗肢体动脉闭塞性疾病有效率达95%。

5. 低分子右旋糖酐　(平均分子量2万~4万)具有减少血液黏滞度、抑制血小板聚集、改善微循环的作用。用法:低分子右旋糖酐500mL,静脉滴注,每日$1\sim2$次,$10\sim15$d 为一疗程,间隔$7\sim10$d,可重复使用。

6. 蝮蛇　抗栓酶是从蝮蛇蛇毒中提取的具有降低纤维蛋白原和血液黏滞度的物质。近年来,我国先后用从东北蛇岛和长白山蝮蛇蛇毒中提纯的抗栓酶和清栓酶治疗血栓闭塞性脉管炎,显效率分别达到64%和75.4%。无明显不良反应。

7. 激素治疗　意见尚不统一。有学者认为激素能控制病情发展,缓解患肢疼痛。国外有报道采用泼尼松龙20mg,动脉注射,治疗血栓闭塞性脉管炎,3d 和7d 内疼痛明显减轻或消失者,分别占43.5%和26.1%。不能施行动脉注射者,采用溃疡、坏疽以上部位的健康组织皮下注射,止痛效果优良者也占37%。

8. 二氧化碳　能使血管平滑肌电活动减弱或消失,使血管壁处于松弛状态使血管扩张。动脉内注射二氧化碳能扩张血管、促进侧支循环建立。一般采用95% CO_2 2mL/kg 股动脉注射,或0.3mL/kg 股动脉注射。每周1次,$4\sim8$次为1个疗程,一般治疗$1\sim2$个疗程。国内报道疗效优良率75.7%。

(三)手术治疗

1. 交感神经节切除术和肾上腺部分切除术　交感神经节切除术能解除血管痉挛,促进侧支循环建立,改善患肢血供。适用于第一、第二期患者。根据病变累及上肢或下肢腘动脉,采用同侧胸或腰第2、第3、第4交感神经节及其神经链切除术。对于男性患者,应避免切除双侧第1腰交感神经节,以免引起性功能障碍。术前应常规进行交感神经阻滞试验,如阻滞后患肢症状缓解,皮肤温度上升$1\sim2$℃以上,提示患肢存在血管痉挛,切除交感神经节后常能取得良好疗效;反之,则说明患肢动脉闭塞,不宜选用交感神经节切除术。由于交感神经切除术主要改善皮肤血供,因此常能使皮肤温度升高,皮肤溃疡愈合,但不能缓解间跛症状。对于第二、第三期患者,有学者认为采用交感神经节切除合并肾上腺部分切除术,能提高近、远期疗效。

2. 动脉血栓内膜剥除术　是将病变动脉的血栓内膜剥除,从而重建患肢动脉血流的手术方法。适用于股腘动脉闭塞,而腘动脉的分支(胫前动脉、胫后动脉和腓动脉)中至少有一支通畅的第二、第三期患者。常用方法有开放法:切开整个闭塞的动脉段,直视下剥离并取出血栓内膜,适用于短段动脉闭塞;半开放法:多处短段切开闭塞的动脉,用剥离器分离血栓内膜后,将其取出,适用于长段动脉闭塞。此外,还有二氧化碳气体剥离法和带囊导管剥离法。由于动脉血栓内膜剥除术治疗血栓闭塞性脉管炎临床适应者较少,远期疗效不佳,现已较少采用。

3. 动脉旁路移植术　在闭塞动脉的近、远端行旁路移植,是另一种重建患肢动脉血流的方法。适应证同动脉血栓内膜剥除术。动脉移植材料多采用自体大隐静脉,膝关节以上也可采用人造血管。由于血栓闭塞性脉管炎病变主要累及中、小动脉,输出道条件往往较差,很少有条件采用动脉旁路移植术。

4. 大网膜移植术　游离血管蒂大网膜移植术能使大网膜组织与患肢建立良好的侧支循环,改善患肢血供,具有明显缓解静息痛和促进溃疡愈合的作用。适用于腘动脉以下三支动脉均闭塞的第二、第三期患者。方法是游离大网膜,将胃网膜右动、静脉与股动脉、大隐静脉或腘动、静脉吻合,然后把经剪裁或未经剪裁的大网膜移植于患肢内侧。近期疗效满意,远期疗效尚不肯定。

5. 静脉动脉化　将闭塞近端的动脉与静脉吻合,使闭塞近端的动脉血转流到患肢的静脉系统,从而改善患肢血供。适应证同大网膜移植术。早年采用动、静脉直接吻合,因动脉血流不能冲开正常静脉瓣膜的阻挡,结果多告失败。近10年来,国内外学者在动物实验的基础上,采用分期或一期动静脉转流重建患肢血液循环获得成功。方法是根据患肢动脉闭塞平面不同,采用股、腘脉与股浅静脉、胫腓干静脉或大隐静脉吻合形成动静脉瘘,使动脉血既能不断向瘘口远端的静脉瓣冲击,又能从瘘口近端的静脉向心回流。经过一段时间(2~6个月)后,瘘口远端的静脉中的瓣膜由于长期承受逆向动脉血流冲击和静脉段扩张而发生关闭不全。这时再将瘘口近端的静脉结扎,就能使动脉血循静脉单向灌注到患肢的远端。国内文献报道疗效满意。

(四)高压氧治疗

高压氧治疗能提高血氧含量,增加肢体供氧量,从而减轻患肢疼痛,促进溃疡愈合。方法是每天在高压氧舱内行高压氧治疗1次,持续2~3h。10次为1个疗程,休息1周后再进行第二疗程。一般可进行2~3个疗程。

(五)其他治疗

1. 镇痛

(1)止痛药:吗啡、哌替啶等止痛药能有效地缓解患肢疼痛,但易成瘾,应尽量少用。解热镇痛药如索米痛、安乃近、吲哚美辛等也可试用,但疗效不肯定。

(2)连续硬膜外阻滞:能缓解患肢疼痛,扩张下肢血管,促进侧支循环建立。适用于严重静息痛的下肢血栓闭塞性脉管炎患者。一般选择第2、3腰椎间隙留置硬膜外导管。间断注入1%利多卡因或0.1%地卡因3~5mL。操作时应严格掌握无菌技术,导管留置时间以2~3d为宜,留置时间过长容易并发硬膜外间隙感染。

(3)药物麻醉:主要药物为东莨菪碱和洋金花总碱,能使患者安睡,疼痛缓解。此中东莨菪碱尚有扩张周围血管、增加心肌收缩力和改善微循环的作用,能增加患肢血流量。用法:

东莨菪碱1~3mg,洋金花总碱2.5~5mg,静脉推注、静脉滴注或肌内注射。每次辅以氯丙嗪12.5~50mg。连续应用3~5d,改为隔日或隔两日一次。一般用药后3~4小时患者清醒。必要时可于用药后5h注射毒扁豆碱0.5mg催醒。

（4）小腿神经压榨术（Smithwich手术）:根据患肢疼痛部位施行小腿下段感觉神经压榨术,能起到良好的止痛效果,70%的患者可得到长期止痛。主要缺点是足部感觉迟钝,常需几个月才能恢复。

2.创面处理

（1）干性坏疽:保持创面干燥,避免继发感染。可用乙醇消毒创面并覆盖无菌纱布保护。

（2）湿性坏疽:去除坏死组织,积极控制感染。可采用敏感的抗生素溶液湿敷或东方1号、金蝎膏、玉红膏外敷。坏疽边界清楚,可行清创术或截趾（指）术。

3.截肢术　足部坏疽继发感染并出现全身中毒症状、肢体剧痛难忍影响工作生活,经各种治疗难以控制,或足部坏疽达足跟、踝关节以上,且界限清楚,可行截肢术。施行截肢术应注意以下两点。

（1）在保证残端愈合的前提下,尽量选择有利义肢安装的较低截肢平面。

（2）截肢术操作过程中应注意保护截肢残端血供,尽可能避免加重患肢缺血的因素。具体措施包括:皮肤、皮下组织和筋膜一层切开,不宜过多游离皮瓣;切断骨膜时应贴近截骨平面,避免向近端过多分离骨膜;肌肉切断平面与截骨平面相同,尽量切断可能坏死的肌肉组织。此外,术中应避免使用止血带。

第二节　血管痉挛性疾病

血管痉挛性疾病主要发生在上肢,通常为掌部小动脉和指动脉的发作性血管收缩。主要症状是疼痛、麻木、凉感,偶尔可发生皮肤溃疡。血管痉挛性疾病可与胶原血管病、动脉粥样硬化、创伤、周围动脉疾病所导致的栓塞等疾病并存,也可能查不到明确的伴随疾病。

一、常见的血管痉挛性疾病

（一）Raynaud现象

Raynaud现象是一种发作性血管收缩,主要见于手指部,偶尔也可见于足部。本病主要见于女性,常在寒冷的条件下或情绪波动的情况下诱发。

1.症状　轻者表现为手指部麻木不适,重者有溃疡形成或坏疽。

（1）手指典型色泽变化顺序

1）苍白:其原因是皮肤血管强烈痉挛。

2）发绀:其原因是血流缓慢,导致血氧饱和度下降。

3）潮红:其原因是反应性充血。

（2）伴随的局部或全身疾病Raynaud现象。最常伴随的疾病是硬皮病。

2.治疗　Raynaud现象的治疗措施如下。

（1）避免手部受冷,注意手部保暖,在极度寒冷的季节戴手套、用取暖器。

（2）戒烟,因为烟草可刺激血管收缩。

（3）酚苄明等α-受体阻滞药有效。硝苯地平等钙通道阻滞药也可选用。利舍平动脉内注射也有效。

（4）控制情绪波动。

（5）一般不主张做交感神经切除术,因为交感神经切除术不能解除指部血管闭塞。

（二）Raynaud 病

Raynaud 病与 Raynaud 现象很相似,但 Raynaud 病不伴有其他全身疾病,且很少发生坏疽。70%的患者是年轻女性一般为两侧对称性发病。本病的治疗与 Raynaud 现象也相仿,80%的患者用非手术疗法有效。对症状严重、手部功能有障碍、内科治疗无效的患者,交感神经切除术可能有效,因为这种患者指部血管只痉挛没有闭塞。

（三）Raynaud 冷过敏

冷过敏发生于冻伤之后。冻伤的部位呈浅蓝色伴灼痛。内科治疗一般有效,偶尔需要行交感神经切除术。

二、伴发疾病

（1）冷球蛋白血症或冷血细胞凝集素病是免疫球蛋白 M 抗体引起的自体免疫性疾病,又称为"冷血凝集素病"或"冷凝集素病"。其特点是在较低的温度下,这种抗体能作用于患者自身的红细胞,在体内发生凝集,阻塞末梢微循环,发生手足发绀症或溶血。在体外,抗体与抗原发生作用的最适宜温度是 0~4℃,在 37℃或 31~32℃以上的温度,抗体与红细胞抗原发生完全可逆的分解,症状迅速消失。本综合征可以是特发性的或继发于淋巴组织系统的恶性肿瘤或支原体属肺炎及传染性单核细胞增多症等病毒感染。

（2）黏液性水肿。

（3）麦角中毒。

（4）血小板增多症。

（5）巨球蛋白血症。

（6）职业性手部反复损伤,如石匠。

（7）神经受压综合征,如腕管综合征。

（8）动脉受压综合征,如胸廓出口综合征。

三、血管痉挛性疾病的诊断

下列检查有助于进一步证实血管痉挛的存在。

（1）多普勒检查测定肘部或腕部的血压。

（2）指动脉体积描记检查。如果指动脉体积描记值降低或不随温度变化而变化,提示动脉有闭塞。如果温度增高后指动脉体积描记值增高,提示血管痉挛。

（3）颈部或腋部听诊闻及血管杂音提示血管闭塞。动脉造影对明确有无血管闭塞极为重要。在动脉造影期间可向动脉内注入血管扩张剂,然后再次注入造影剂。如果此时血管扩张、血流增加,则强烈提示血管痉挛性疾病。

第三节　腹主动脉瘤

腹主动脉局限或者弥散性扩张、膨出称为腹主动脉瘤(AAA)。临床上腹主动脉瘤累及的部位一般在肾动脉水平以下的腹主动脉和髂动脉,而将累及肾动脉或(和)肾动脉以上内脏动脉的腹主动脉瘤称为胸腹主动脉瘤。

一、病因和病理

动脉硬化、外伤、感染、动脉炎症和动脉壁发育不良等,都会引起腹主动脉瘤。研究表明,铜缺乏症、基质金属蛋白水解酶活性增加和某些遗传倾向与腹主动脉瘤密切相关。腹主动脉瘤是动脉壁和血流动力学因素相互作用的结果。动脉硬化是腹主动脉瘤最常见的病因,占全部病例的95%以上,约10%的腹主动脉瘤患者伴有髂动脉及下肢动脉硬化性闭塞症。男性肾动脉以下腹主动脉因为缺乏中层滋养血管,特别容易形成动脉硬化性动脉瘤。一般认为,男性、老年、家族史、吸烟、高血压病、高脂血症、下肢动脉硬化闭塞症和冠状动脉硬化性心脏病等是患腹主动脉瘤的危险因子。

二、病理改变

主要表现为内膜消失、弹力纤维和胶原纤维断裂、降解和损伤。几乎所有腹主动脉瘤腔内都有血凝块。血凝块可机化、感染和脱落。血凝块脱落可引起远端动脉栓塞。彩色多普勒超声扫描随访腹主动脉瘤,发现瘤体直径平均每年增长3.8mm。

三、临床表现

(一)腹部搏动性肿块

这是腹主动脉瘤最常见最重要的体征。多数患者无自觉症状,偶尔患者自己或被医生检查时发现在脐周或中上腹的搏动性包块。肿块多位于左侧腹部,具有向着多方向的搏动和膨胀感。如果肿块上界与肋弓之间能容纳4横指常提示病变在肾动脉水平以下。如无间隙,则提示动脉瘤多位于肾动脉水平以上。同时腹部触诊也是诊断腹主动脉瘤最简单而有效的方法,其准确率在70%左右。虽然触知腹部搏动性肿块可确诊腹主动脉瘤,但瘤体的大小和范围还尚需其他辅助检查来确定。肿块表面可以压痛,可听到收缩期杂音或/和扪及震颤。部分肥胖、腹腔积液及查体不合作的患者,可导致腹主动脉瘤触诊的失败。

(二)疼痛

疼痛是腹主动脉瘤较为常见的临床症状,约在1/3的患者表现出疼痛。其部位多位于腹部脐周,两胁部或腰部,疼痛的性质可为钝痛、胀痛、刺痛或刀割样痛。一般认为疼痛是瘤壁的张力增加,引起动脉外膜和后腹膜的牵引,压迫邻近的躯体神经所致。巨大的腹主动脉瘤侵蚀脊柱时也可引起神经根性疼痛。值得注意的是,突然的剧烈腰痛往往是腹主动脉瘤破裂或急性扩张的特征性表现。破裂性腹主动脉瘤几乎100%都有剧烈腹痛的表现。腹主动脉瘤急性扩张引起的疼痛特点与其破裂极其相似,只是急性扩张时出现的疼痛多不伴有低血压或休克。正因疼痛的表现如此重要,故把腹主动脉瘤突然出现腹痛视为最危险的信号,因此疼痛是和手术适应证紧密联系在一起的。

(三)压迫

随着腹主动脉瘤瘤体的不断扩大,可以压迫邻近的器官而引起相应的症状,临床上比较多见。

1.肠道压迫症状 这是腹主动脉瘤最常压迫的器官。由于十二指肠的活动度较小,因受到压迫可早期出现症状。可表现出腹部不适,饱满感,食欲下降,重者会出现恶心、呕吐、排气排便停止等不全或完全性肠梗阻等症状。多半误诊为胃肠道的其他疾病,延误了腹主动脉瘤的早期诊断。

2. 泌尿系受压迫症状　由于腹主动脉瘤压迫或炎症性腹主动脉瘤侵犯到输尿管时可以出现输尿管的梗阻,肾盂积液,并且泌尿系结石的发病率也随之增高。可出现腰部的胀痛,甚至向腹股沟区放射的剧烈腹痛,并且可伴有血尿。由于解剖学的关系,左侧的输尿管更易受累。

3. 胆管压迫症状　临床上比较少见。患者多表现为肝区的不适和厌油腻食,严重者可出现周身皮肤和巩膜的黄染,小便赤红,大便为陶土色。生物化学检查呈梗阻性黄疸的改变。

(四)栓塞症状

腹主动脉瘤的血栓,一旦发生脱落便成为栓子,栓塞其供应的脏器或肢体而引起与之相应的急性缺血性症状。如栓塞部位为肠系膜血管,表现为肠缺血,严重者可引起肠坏死。患者出现剧烈的腹痛和血便,继而表现为低血压和休克以及全腹的腹膜刺激症状。栓塞至肾动脉,则可引起肾脏相应部位的梗死,患者表现为剧烈的腰痛和血尿。栓塞至下肢主要动脉时,则出现相应肢体的疼痛,脉搏减弱以至消失,肢体瘫痪,颜色苍白以及感觉异常等。

(五)破裂

腹主动脉瘤破裂是一种极其危险的外科急症,病死率高达50%~80%,因此有人形容腹主动脉瘤是埋在人体内的一颗炸弹,随时可以引爆。动脉瘤的直径是决定破裂的最重要的因素。根据 LaPlace 定律,管壁的负载压力与瘤体的半径呈正比。瘤体的直径越大,则其破裂的危险性越大。资料表明,腹主动脉瘤5年内的破裂率为:瘤体直径在4cm 以内者10%~15%,5cm 以内者20%,6cm 者33%,7cm 以上者为75%~95%。根据腹主动脉瘤的破裂率与瘤体直径的曲线关系,把直径在6cm 以上者称之为危险性动脉瘤。但近年来大量的影像学观察表明,当腹主动脉瘤的直径达到5cm 时,其破裂的危险性即明显增加,这一观点已得到血管外科界的共识。

腹主动脉瘤破裂出现的临床症状及其持续时间,决定于其破裂的具体情况。一般来说,一个典型的腹主动脉瘤破裂具有以下3联征:突然出现的剧烈或弥散性腹痛,低血压甚至失血性休克及搏动性腹部肿块。

四、诊断

大多数腹主动脉瘤可通过体格检查触及腹部搏动性肿块做出初步诊断。如果肿块上极与剑突之间有3~4横指距离,提示瘤体位于肾动脉水平以下。较瘦者,通过腹部触诊大致可了解腹主动脉瘤的大小,而在肥胖的患者则比较困难。

彩色多普勒超声检查可以明确有无腹主动脉瘤、瘤的部位和大小,可作为筛选和随访的主要方法。CT 扫描对诊断腹主动脉瘤有肯定价值,能发现很小的腹主动脉瘤、主动脉壁的钙化、瘤内血栓及动脉瘤破裂形成的腹膜后血肿。而 CTA 则能立体显示动脉瘤及其远近端动脉的形态,特别是能明确动脉瘤与肾动脉的关系。MRA 诊断腹主动脉瘤的作用与 CTA 大致相同。在上述三种检查不能做出腹主动脉的诊断或者不能明确动脉瘤与肾动脉及各内脏动脉的关系时,应做 DSA 检查。DSA 无疑可提供腹主动脉最直接的影像,但瘤体内有血凝块时,不能正确显示瘤腔的实际大小。

五、鉴别诊断

腹主动脉瘤需与后腹膜肿瘤和来源于胃肠道、胰腺和肠系膜的肿瘤进行鉴别。

六、治疗

自 1952 年 Dubost 完成首例腹主动脉切除以来,动脉瘤切除和人造血管原位移植术曾是治疗腹主动脉瘤唯一有效的方法。腹主动脉瘤的选择性切除术手术病死率已从早期的 9%~39% 下降至近年来的 5% 以下。腹主动脉瘤切除术后 5 年生存率已从早年的 50% 上升至70%。手术不仅安全,而且改善了患者的生活质量,腹主动脉切除人造血管移植术患者基本上享有同年龄人的寿命。20 世纪 90 年代以来血管腔内治疗是治疗腹主动脉瘤的创伤小、恢复快的一种新方法,在国内已经广泛开展,疗效肯定。

(一)手术指征

原则上所有腹主动脉瘤患者都应接受手术治疗。患者的年龄和伴随疾病不是手术的绝对禁忌证。直径小于 4cm 的腹主动脉瘤可暂时用超声随访,如果增大较快,应考虑手术。直径大于 5cm 的腹主动脉瘤应尽早手术。患者有较剧烈的背痛等动脉瘤趋于破裂的征象时/应立即手术。腹主动脉瘤破裂者,必须急诊手术以挽救生命。

(二)术前准备

腹主动脉瘤者多为老年高危患者,合并症较多,术前应做全身各系统的检查。若有异常发现,应予以充分的评估和最大限度地纠正。吸烟者应于手术前 2 周起戒烟。麻醉可选用硬膜外麻醉联合全身麻醉。手术开始前静脉注射一个剂量的预防性抗生素,以后每 6 小时用一个剂量,共 2 次,如无特殊指征,不需再用。

(三)手术方法

手术的方法是阻断瘤体近远端动脉后剖开瘤体,将人工血管吻合于正常的动脉,恢复血流通畅。

1. 肾动脉下的腹主动脉瘤的手术方法

(1)切口:患者取仰卧位,腰下垫高。选用腹部正中切口、起自剑突向下达耻骨联合。

(2)探查:进腹腔后探查腹腔内各脏器、腹主动脉瘤的大小和范围及其近端主动脉,远端髂总、髂内、外动脉等。

(3)显露动脉瘤:将大网膜和横结肠推向上方,小肠纳入塑料袋内置于切口的右侧,切开后腹膜,向上达十二指肠第四段的左侧,胰腺下缘,向下至髂动脉。显露肠系膜下静脉,并予以牵开或结扎、切断。

(4)游离动脉瘤:显露左肾静脉,并向上轻轻地牵引以利于近侧主动脉(瘤颈)的显露。在动脉瘤的上方分离腹主动脉的前侧,并延伸至两侧。分出界线后,可用手指轻柔地插入腹主动脉后方,绕过一牵引带,以备安置动脉钳,此时需注意勿损伤腰动脉及右侧下腔静脉。以同样方法分离两侧髂动脉及肠系膜下动脉。

(5)切开动脉瘤:在阻断主动脉前,先对患者进行全身肝素化(静脉注射肝素 1mg/kg)

或在瘤腔内注入含肝素 20mg 溶液。先后钳夹主动脉和两侧髂动脉。纵向切开动脉瘤前壁,清除瘤腔内的血块和变性的内膜等组织,可见腰、骶中动脉开口出血,用纱布垫或手指暂时压迫止血,随后逐一缝扎止血。试暂钳夹肠系膜下动脉,如见乙状结肠的血供仍良好,则可结扎或在瘤腔内缝合动脉开口;如见乙状结肠的血供不良,则需沿瘤壁切取肠系膜下动脉,缝合于移植的人造血管壁上。

(6)吻合:在动脉瘤颈部环状切断主动脉或其前半周,注意勿损伤下腔静脉。以同样方法处理髂动脉,注意勿损伤髂静脉。选用直径、长度合适的人造血管。主动脉用 3-0 线,髂动脉用 5-0 线做端端吻合;先主动脉,后髂动脉。移植分叉型人造血管时应保持主干与两支之间的自然分叉角度:即主干宜短,因为主干过长,移植后两支易扭曲成角,影响肢体血供。当一侧髂血管移植完毕,先后缓慢地松开髂、主动脉血管钳,使血块等能由人造血管的另一支冲出,然后将血管钳移至人造血管的另一支上。血液由腹主动脉经人造血管流入一侧髂动脉以恢复一侧下肢的血流。用同样方法,吻合人造血管的另一支与髂动脉。

(7)缝合:将残留的腹主动脉外壁缝合包裹在人造血管之外,缝合后腹膜,逐层缝合腹壁各层组织。术毕,须立即检查两下肢动脉搏动,如疑有动脉栓塞,即做下肢动脉造影,确诊后,再作下肢动脉探查取栓。

2. 肾动脉上的腹主动脉瘤的手术法 胸腹主动脉瘤手术时需同时进入胸、腹腔,手术范围大,需暂时阻断腹腔动脉、肠系膜上动脉、两侧肾动脉和肋、腰动脉的血液供应,可影响这些重要内脏和脊髓的功能,因此手术危险性大,手术病死率也高,术前必须作好充分准备。下面介绍 Crawrord(1974 年)法,如下。

(1)切口:患者取右侧斜 60°,卧位,两下肢置伸直位,选用经左侧第 6 或第 7 肋间隙胸腹联合切口。

(2)动脉瘤切除和人造血管移植:将降结肠、脾、胰体尾、肾等翻向右前侧以显露动脉瘤的左后侧,阻断胸主动脉和两侧髂总动脉血流,在左肾动脉右侧的动脉瘤壁上纵向切开,植入造血管于动脉瘤腔内与胸主动脉作端端吻合。于肾动脉、肠系膜上动脉和腹腔动脉相应部位的人造血管上做卵圆形开窗,逐个由上而下与内脏动脉进行补片状侧端吻合。每完成一个吻合后,可将阻断人造血管的动脉钳移向下方,使该内脏血流畅通。最后,将人造血管的另一端与腹主动脉或两侧髂总动脉作端端吻合,将动脉瘤外壁包裹、缝合于人造血管外。

3. 腹主动脉瘤破裂的手术方法 紧急暂时止血法有下列四种。

(1)膈下腹主动脉阻断法:进入腹腔后,在腹主动脉瘤近侧主动脉处安置弧形压迫止血器,或用手指直接压迫,或用夹纱布的海绵钳压迫腹主动脉前壁,并推向后面的椎体;然后,再从胃小弯处分离,在主动脉裂孔部位腹主动脉上安置动脉钳。

(2)动脉瘤颈阻断法:进腹后,术者用手指自破裂口或瘤体前上壁切口进入,伸向瘤颈,以利于瘤颈的显露和钳夹。

(3)球囊导管阻断法:经股动脉插入气囊反搏导管,向上至动脉瘤近端腹主动脉,迅速于囊内注入 50mL 左右等渗盐水。堵塞腹主动脉内腔以控制出血,然后送往手术室。

(4)胸主动脉阻断法:进入胸腔,迅速用手指钝性分离,捏住或用动脉钳夹住降主动脉以控制出血,然后再进入腹腔。在控制主动脉血流后,需同时控制两侧髂总动脉的血流。待腹主动脉瘤部位显露改善后,再将主动脉钳向远侧移动,钳夹在肾动脉下方主动脉上,迅速恢复患者的有效血容量后,按上述方法,切开动脉瘤,做人造血管移植术。

（四）手术并发症

（1）腹腔内出血：发生率<5%，基本上都来自主动脉近端吻合口。

（2）急性肾衰竭：选择性腹主动脉瘤切除术后发生率约2.5%，而动脉瘤破裂急诊手术后发生率高达21%。急性肾衰竭的发生与下列因素密切相关。

1）术前有无肾功能损害。

2）术中有无低血压和低血压时间的长短。

3）术中是否阻断肾功能血流。

（3）假性动脉瘤：吻合口不牢靠，血液外漏可形成假性动脉瘤。人造血管感染形成的动脉瘤常发生在人造血管与动脉的吻合口处。术后假性动脉瘤的发生率在5%以下。

（4）急性心肌梗死：发生率不高，围内报道为2.8%，但常致命。

（5）肺部感染和急性呼吸功能不全：70%的腹主动脉瘤患者有长期吸烟史和慢性支气管炎史，30%患者有慢性阻塞性通气障碍，手术创伤、大量出血和大量输血、输液等都会加重急性肺损伤，术后患低氧血症和肺部感染。

（6）下肢动脉缺血：较常见，往往由于动脉瘤附壁血栓脱落或血管阻断性损伤引发的血栓形成引起。

（7）乙状结肠缺血和截瘫等：发生率不高，然而一旦出现，预后较差。

（五）破裂腹主动脉瘤的手术原则

腹主动脉瘤破裂的诊断一旦确立，应立即将患者送手术室，必须避免因烦琐的辅助检查延误手术时机。手术的关键是控制动脉瘤近端的主动脉。大部分病例可以在肾动脉水平以下解剖出动脉瘤近端的主动脉而控制血流。少数病例因血肿广泛，必须在膈肌下方暂时阻断主动脉，待解剖出肾动脉下方的主动脉后再移除膈下的主动脉钳。手术开始前即从一侧股动脉向主动脉插入一根球囊阻断导管，也是一种阻断主动脉的稳妥有效的方法。其余手术步骤与选择性腹主动脉瘤切除相同。

（六）腹主动脉假性动脉瘤的处理

损伤、感染或其他原因引起腹主动脉局部破裂，形成动脉周围搏动性血肿称为腹主动脉假性动脉瘤。若不及时处理，假性动脉瘤将破裂导致患者死亡。外伤性腹主动脉假性动脉瘤可采用主动脉缝合法修补，或将破裂的动脉段用人造血管置换。用修补法处理感染性腹主动脉假性动脉瘤效果不佳，常于术后短期内复发。通常采用的方法是局部彻底清创，切除病变的动脉段后行原位人造血管移植术，也可采用腔内治疗。

七、预后

由于手术技术、麻醉、监护技术的进步及良好血管移植材料的问世，使腹主动脉瘤手术疗效令人满意。择期病死率已从20世纪50年代的15%以上降至目前5%以下，某些医疗中心，病死率已可降至2%以下。腹主动脉瘤的手术后远期疗效满意，5年后的生存率为58%，10年后为30%。未接受手术治疗的腹主动脉瘤患者，有40%死于动脉瘤破裂，30%死于其他疾病，而仅30%的患者能存活到5年。这些资料表明腹主动脉瘤的患者，应尽早进行手术治疗。

第四节　血管移植

动脉或静脉闭塞后,又无足够的侧支循环供给缺血的肢体,则必须行血管重建术。血管重建术的常相方法是血管旁路转流术,所用材料有生物血管和合成血管两种。

一、生物血管

(一)自体静脉

本法是将人体某一部位的静脉取下后移植到另一部位,行血管旁路来取代闭塞的动脉或静脉。自体静脉移植后的远期通畅率比合成血管高,因此,在有可能的情况下应尽可能用自体静脉移植。

(1)自体大隐静脉的可取长度几乎与下肢等长,其管径为 2~8mm,因此,仅适用于小口径血管移植。

(2)大隐静脉动脉化后,其静脉壁会增厚。尽管大多数大隐静脉动脉化后,通畅良好,但有少部分因内膜和中层损伤形成增生纤维组织,长期的异常增生造成狭窄。

(3)动脉化的静脉吻合口处动脉粥样硬化的发生率为 2%~15%。

(4)应用阿司匹林等血小板抑制剂可提高远期通畅率。

(二)自体动脉

本法是将人体某一部位的动脉的一端切断后吻合到另一部位闭塞的动脉远侧。如小儿肾动脉狭窄时,可将髂内动脉吻合到狭窄的肾动脉远侧。

(三)同种异体血管

本法是从一个人身上取下的静脉,然后移植至另一个人身上。

(1)同种异体动脉这种动脉在移植后很容易变性,临床上很少应用。

(2)同种异体静脉本品在经过蛋白降解消化或冷冻处理后,降低了抗原性,可用于移植。如不经处理,由于组织相容性屏障和 ABO 血型屏障的存在,会发生免疫排斥反应。

(3)人脐静脉本品目前已用于临床。本品经戊二醛处理,消除了其抗原性。本品外周包有 Dacron 聚酯网,目的是防止移植后动脉瘤的发生。临床结果显示无论用作下肢血管重建还是血液透析通道,本品都有甚佳的远期通畅率。

(四)异种血管

本品取自动物,经特殊处理后使其不具抗原性。临床上最常用的是经双醛淀粉处理后的牛颈动脉。这种血管已广泛用于下肢血管重建和血液透析通道,效果满意。但是有 3%~6%的患者会发生动脉瘤。

二、人造血管

(一)种类

人造血管由高分子或合成材料制成,分织物和非织物两种。织物主要指涤纶和真丝涤纶人造血管,其可分为编织和针织。非织物主要指聚四氟乙烯人造血管。人造血管来源广,有不同的口径和长度供选用,适用于大中血管移植。用于中小动脉移植后,血栓栓塞率高,远期通畅率比较低。

1. **涤纶血管**　主要用于主动脉和髂动脉等大血管替换,效果满意。但是,本品用于四肢血管替换容易发生栓塞。涤纶血管有编织和针织两种。

(1)编织涤纶血管:编织涤纶血管结构致密、网孔度小,从而阻止了周围组织向内长入。缺点是不能织成各种分支,需要另行缝接,需预凝处理。

(2)针织涤纶血管:针织涤纶血管结构较疏松、网孔度大。与编织涤纶血管相比,周围组织容易向血管内长入,容易形成比较稳定的假性血管内膜。能织成各种分支。但这种血管需要用未肝素化的血做预凝处理,以减少移植时的渗血。

(3)毛绒型涤纶血管:它与编织涤纶血管的特性相同,其管壁上具有的孔隙结构由纤维交错嵌叠组成,理论上有利于假性血管内膜的附着、阻碍假性血管内膜向管腔内脱落。

2. **膨体聚四氟乙烯血管**　本品由 PTFE 树脂制得。

(1)由于本品带有氟原子,在该聚合物的表面形成强大的负电荷,因此,网孔度小。血液中的蛋白凝集后可黏附于该血管表面,在其表面形成一层薄的、与血管内面粘连不甚紧密的假性血管内膜。不需预凝处理。

(2)该血管的外面有时还有一层加强层,从而使这种血管的强度增加,不易破裂也阻止了周围组织向内长入。

(3)对下肢血管而言,PTFE 血管比涤纶血管效果好,仅次于大隐静脉,是二线移植替代物。

(二)存在的问题

(1)目前临床上所叫的合成纤维人造血管都不能形成真正的血管内膜

1)假性血管内膜主要由 A 细胞、血小板、红细胞碎片与纤维蛋白等结合而成,就其本质而言是一种血栓。因此,容易发生血栓形成、容易因血源性细菌种植而发生感染。

2)在吻合口附近内皮细胞仅能爬行 1~2cm,该区域称血管翳。

(2)一旦有菌血症嫌疑时,应毫不犹豫地预防用抗生素,防止细菌在假性血管内膜上种植。

第九章　腹股沟疝的腹腔镜腹膜前技术

腹腔镜腹膜前技术在腹股沟疝的应用是治疗手段的拓宽,在腹腔镜下于腹膜前间隙放置网片加强腹横筋膜是其治疗的基本模式。腹腔镜的腹膜前技术包括:经腹腹腔镜腹膜前腹股沟疝修补术和完全腹膜外腹腔镜腹膜前间隙腹股沟疝修补术,其基本原理是 Nyhus 手术和 Stoppa 手术的延伸。一直以来,人们都将腹腔镜下的腹股沟疝手术等同于腹股沟疝的微创手术,其实两者是完全不同的概念。腹腔镜下的腹股沟疝腹膜前技术应在全麻下进行,需要 CO_2 气腹技术,分离的创面更大,并且手术时间更长;而开放性腹股沟疝无张力修补术可以在局部麻醉下进行,不需要 CO_2 气腹技术,也没有对组织造成大的创伤,手术时间更短。因此至少可以肯定,腹腔镜技术在腹股沟疝的手术上并非微创技术。另外,腹腔镜技术需要昂贵的设备,也不符合卫生经济学原则。因此,开展腹股沟疝腹腔镜手术首先需要正确地评价腹腔镜在治疗腹股沟疝时的价值。

第一节　经腹腹腔镜腹股沟疝腹膜前修补术

经腹腹腔镜腹股沟疝腹膜前修补术(TAPP)主要的技术原则是进入腹腔,切开腹膜,游离足够的腹膜前间隙,放置网片进行腹股沟疝的腹横筋膜成形术。

一、手术步骤

(一)麻醉

采用静吸复合全麻,也有学者出于经济考虑采用硬膜外阻滞麻醉。

(二)体位

患者取 10°~15°头低脚高平卧位,术者站于患侧的对侧,助手于患侧持镜,监视器放于患者脚侧的正中位置。

(三)套管穿刺部位

常规置入 3 个套管,脐部置入 10mm 套管,放入腹腔镜镜头,双侧腹直肌外侧平脐水平,分别置入 5mm 套管为操作孔。单侧腹股沟疝患侧操作孔应比健侧略高,3 个穿刺孔呈扇面分布,双侧疝 3 个穿刺孔可以在同一水平。穿刺孔的位置根据术者的操作习惯和设备条件,可以灵活改变。

(四)腹腔探查

注意观察腹股沟疝的部位、大小、内容物,注意对侧有无隐匿疝,腹腔、盆腔及其他器官有无病变。

(五)建立腹膜前间隙

首先需要辨认 5 条腹膜皱襞。中间为脐正中皱襞,是中线的标志;脐内侧皱襞位于其外侧,脐内侧皱襞与脐正中皱襞间的腹膜下为膀胱;脐内侧皱襞外为脐外侧皱襞,其下为腹壁下动静脉。回纳疝内容物,粘连带可以用电钩切断。在疝缺损的上缘用电钩或带电剪刀在脐内侧韧带与髂前上棘之间切开腹膜(图9-1),游离腹膜的上下瓣,注意辨认腹壁下动静脉、股动静脉和死冠。不要切开腹横筋膜,内侧游离至腹直肌后的Retzins间隙耻骨联合后,外侧至腰大肌和髂前上棘,上方至联合腱上2cm以上,下方至Cooper韧带下2cm(图9-2)。

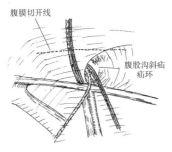

图9-1　腹膜切开示意图

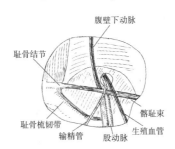

图9-2　腹膜切开后游离显露的解剖标志

(六)疝囊的处理

直疝疝囊在游离腹膜前间隙时就与腹壁分离,直接回纳。小的斜疝疝囊可直接游离回纳,大的斜疝疝囊无法完全回纳腹腔,可以切断疝囊,远端旷置。在放置网片后缝合腹膜的疝环缺损。多数股疝疝囊可以回纳,如无法回纳可以向内侧或上方切开股环,避免向内侧切开股环,否则有损伤股动静脉的可能。实在无法游离疝囊,也可以切断疝囊,远端旷置。

(七)输精管(或子宫圆韧带)腹壁化

将输精管(或子宫圆韧带)从腹膜上向外侧游离一定距离,以避免放置的网片发生卷曲。游离距离不同的学者有不同的标准,一般为6cm。女性子宫圆韧带与腹膜粘连比男性更为紧密(1),需要耐心分离。

(八)网片的放置

网片的大小一般为10cm×15cm,根据患者的体型,也可以选用15cm×15cm,可以适当对网片进行剪裁,但是不能剪开网片让输精管通过。应将网片卷成圆管状,通过套管放入,将网片放入腹膜前间隙并展开,完全覆耻骨肌孔。将网片钉合于耻骨疏韧带、陷凹韧带和腹直肌,其他部位可酌情钉合固定。应注意壁下动静脉、股动静脉和神经的走行,避免钉合。也可以采用生物蛋白胶和缝合固定。

(九)关闭腹膜连续缝合

关闭腹膜,注意横断疝囊的部位必须缝合,以免发生术后肠粘连、肠管被腐蚀等严重并发症。

(十)缝合

撤出器械,放出CO_2,缝合关闭脐部穿刺孔。

二、术后处理

(1)术后进行生命体征监护及吸氧,一般要求至少6h。

（2）术后进食时间视手术情况而定，一般术后 6h 可以恢复进半流质饮食。由于手术进入腹腔，对肠管有一定的干扰，部分患者需要分离肠管与疝囊的粘连，这时需要适当延长进食时间。

（3）术后第 1 天可以预防性应用抗生素。

（4）术后 24h 拔除导尿管。

（5）提倡早期下床活动。

（6）术后避免剧烈运动，尤其是网片未固定的病例。

三、手术相关问题

（一）吻合支

部分患者腹壁下动脉和闭孔动脉间有一吻合支，出现率约为 77%，有时较为粗大，称为异常的闭孔动脉支。通常在股静脉内侧耻骨梳韧带的后面通过，损伤时可以电凝止血。其为两个动脉的吻合支，有时闭孔侧的一端可能缩回而不易发现，术后出现阴囊血肿，甚至死亡，因此又称此吻合支为"死冠"。手术操作要求精细，严密止血，保持术野的整洁是发现潜在问题的关键。

（二）网片的大小和固定问题

通常要求选用 10cm×15cm 的网片，网片过小是复发的重要因素。网片至少应覆盖耻骨肌孔外 2cm 以上，在内环口位置，应该超过内环口外侧 6cm。通常的做法是用钉合器对网片进行钉合固定。目前很多学者建议使用生物蛋白胶固定网片，可以避免钉合带来的血管损伤及钉合神经引起的神经痛。也有学者主张不固定网片，并认为免钉合患者术后恢复较快，并发症更少。但是在麻醉复苏时，必须用手按压手术部位，以免患者在复苏时由于挣扎和呛咳使网片被腹压推移鼓起，造成术后即刻复发。有学者认为疝环大于 4cm 时需要固定网片，小于 4cm 则不需要固定。也有学者认为除双侧直疝外，其他类型的疝均不需要固定。由于复发通常在内侧因此内侧固定较为重要，并且应使网片超过中线至少 2cm。目前没有证据表明固定与不固定在疗效、并发症和手术时间上存在差异。进行钉合固定时，需要注意"死亡三角"与"疼痛三角"，前者指腹壁下动脉与精索血管之间的区域，损伤股动脉和静脉将造成非常严重的后果；后者指输精管和髂耻束之间的区域，有腰丛的分支通过，包括：股外侧皮神经、生殖股神经的生殖支和股支、股神经，以股外侧皮神经和生殖股神经的股支最为表浅，容易损伤，注意避免钉合和破坏其前面的脂肪组织是保护的主要手段。

（三）对侧隐匿疝的处理

TAPP 手术的优点之一是可以探查对侧腹股沟疝，发现隐匿疝的可能。但是我们一直在混淆一个问题，鞘突并不等于隐匿性斜疝。我们没有足够的依据鉴别鞘突与隐匿性斜疝，除了先天性斜疝外，鞘突与斜疝的病因也无直接的关系。直疝三角和股环的轻微凹陷本身与该部位的隐匿疝也很难鉴别。因此我们之前说的发现隐匿疝的优势，并同时进行 TAPP 手术尚缺乏依据。

（四）双侧腹股沟疝同时手术

在国内，双侧腹股沟疝的 TAPP 手术，采用两张 10cm×15cm 的网片，在 Reidzius 间隙两张网片部分重叠,这种做法并不合适,至少不规范。TAPP 手术作为腹膜前技术之一,在同时进行双侧腹股沟疝的手术时,应该遵循 Stoppa 手术的原则,采用一张足够大的完整网片,同时覆盖双侧耻骨肌孔及以外的区域。

四、术式的评价

(1)人们很自然地将腹腔镜腹股沟疝修补术看作是微创手术,甚至一些外科医生也有类似的观点,这是错误的。腹腔镜技术相对于开放性手术而言,在腹股沟疝的手术上风险更大,手术创伤也较大。主要依据如下。

1)腹腔镜手术采用的静吸复合全麻比开放性手术的局麻或硬膜外麻醉风险大。

2)腹腔镜手术没有手指的触觉比开放性手术更容易造成副损伤。

3)腹腔镜手术分离腹膜前间隙的范围更大,不利于术后的恢复,手术创伤比开放性手术大。

4)为了制造操作空间而使用的 CO_2 气腹技术也可能引起高碳酸血症等特殊并发症。

5)腹腔镜下腹股沟疝手术时间较长少数技术非常娴熟的专家可以迅速完成手术,但并不能代表医生的整体水平。

6)一些临床研究认为腹腔镜腹股沟疝手术具有疼痛轻、恢复快的优点,也带有很大的主观性。开放性的无张力修补术切口一般为 4~6cm,与腹腔镜的 3 个穿刺孔相比,对身体的损伤并无很大区别。因此 TAPP 手术相对于开放性手术而言,并非微创手术。科技总是在发展的,作者并非反对新技术的开展,只是认为作为专业医生应该有专业和独立的判断,而不应受到一些有广告和暗示性质的论断的影响,不应该把"微小切口技术"等同于"微创技术"。腹腔镜只是一种辅助器械,我们所做的仍然是疝修补手术作者认为,TAPP 手术的优点是其对体表的破坏小,因此具有较好的"美容"效果,可以用于一些对体表有特殊要求的患者,如演员等,并不能以微创为理由去大力推广。

(2)手术的疗效:TAPP 手术是一种腹膜前技术,使用的网片足够大,可完全覆盖耻骨肌孔及其外足够的区域,因此手术具有合理性,也具有较好的疗效,复发率与开放性的腹膜前技术没有区别。传统上认为腹腔镜手术具有较高的复发率,可能与技术因素上的学习曲线有关,而并非术式本身的问题。

(3)手术并发症:腹腔镜手术的并发症与开放性手术相比,有人认为总体并发症比开放性手术高,有人认为与开放性手术相同,也有人认为比开放性手术总体要低。这取决于术者的技术水平和技术条件,但可以肯定的是,腹腔镜手术的严重并发症比开放性手术发生率高。腹腔镜技术的主要缺点是会发生罕见但具有毁灭性影响的并发症也会出现 CO_2 气腹相关的特殊并发症。

(4)手术的技术因素:TAPP 手术是一种腹腔镜技术,当然也具有腹腔镜技术固有的限制,设备及技术要求高,在我国目前的社会和经济条件下无法广泛推广,也不具备卫生经济学的优势。有下腹部手术史可能造成腹腔严重粘连,会限制 TAPP 的进行。CO_2 引起的高碳酸血症,可能造成一些有心肺基础疾病患者严重的手术并发症。

(5)腹股沟疝合并慢性腹痛:由于 TAPP 手术进入腹腔,因此有其独特的优势,可以对腹腔进行探查,尤其是合并慢性下腹部疼痛的患者,有时会发现一些慢性的盆腔疾病。

五、手术适应证与禁忌证

(一)适应证

首先应该明确,腹腔镜手术不是为了微创,而是使用腹腔镜进行的一种腹膜前修补术,其修补原理和开放性手术是一脉相承的。各种类型的腹股沟疝,如:斜疝、直疝、股疝、复发疝等,对体表的外观有较高要求者,均为合适的适应证。腹股沟疝合并慢性腹痛也是 TAPP 手术合适的适应证,可以同时对腹腔及盆腔进行腹腔镜探查。在目前的技术条件下,腹股沟疝的急诊情况,有些学者尝试使用 TAPP 技术,但这只是一种尝试,有条件时可以选择性地开展。

(二)禁忌证

有心肺疾病等不适合 CO_2 气腹的患者及下腹部严重粘连者不适合 TAPP 手术。

第二节 完全腹膜外腹腔镜腹膜外间隙腹股沟疝修补术

完全腹膜外腹腔镜腹膜外间隙腹股沟疝修补术(TEP)与经腹腹腔镜腹股沟疝腹膜前修补术同样是腹腔镜下的腹膜前技术,只是手术入路不同。TAPP 经腹腔切开腹膜进行腹膜前间隙的游离,而 TEP 没有进入腹腔,直接进入腹膜前间隙,腹膜前间隙游离完成后,其他步骤与 TAPP 手术基本相同。

一、TEP 与 TAPP 的不同

TEP 与 TAPP 的不同主要是腹膜前间隙的建立,主要操作包括以下的技术。

(一)Phillips 技术

与其他腹腔镜手术一样建立气腹,在脐下将穿刺套管(Trocar)穿刺进入腹腔,于腹腔镜的监视下在两侧的腹直肌外缘各做 5mm 的小切口,用 Kelly 血管钳钝性分离,穿过腹壁肌层和腹横筋膜到达腹膜前间隙。置入 5mm 套管,建立腹膜外气腹。然后将脐下的套管和腹腔镜镜头逐渐退出,见到腹膜外脂肪后将 Trocar 和镜头引入新的腹膜前间隙。

Phillips 技术主要的特点是进入腹腔,3 个套管的穿刺位置基本平脐水平,腹膜前间隙的游离基本是在直视下完成的。

(二)Mckeman 技术

Mckeman 技术包括手工法和球囊法。

1.手工法 在脐下做长 20mm 的切口,逐层切开直至腹直肌。钝性分离腹直肌见到腹直肌后鞘,在腹直肌前鞘缝普理灵线 1 根,用手指或分离子向耻骨联合方向分离形成隧道,将 10~11mmHasson 套管针插入隧道,用留置缝线固定。放入腹腔镜镜头,镜头上带有 5mm 的钝性探测器,可以探测周围 2cm 的范围。用探测器分离腹膜前间隙至耻骨联合和 Cooper 韧带,然后建立腹膜外气腹,保持压力在 12mmHg 以下。

2.球囊法 置入套管的方法与手工法相同。在套管内置入透明的球囊,通过腹腔镜镜头,可以在直视下观察球囊扩张形成的腹膜前间隙。

完成腹膜前间隙的初步分离后,置入另外两根套管。在耻骨联合上 1 横指处穿刺置入 5mm 套管,在脐与耻骨联合中间位置穿刺置入另一个 5mm 套管或 10mm 套管。

Mckermm 技术主要的特点是,无论手工法还是球囊法,基本上是在直视下完成,套管的穿刺孔在腹部正中线。

(三)Dulucq 技术

在耻骨联合上方 4cm 腹部正中线处用气腹针穿刺,盲穿 Retzius 间隙,充气建立腹膜外间隙气腹。设定压力为 $1 \sim 15mmHg$,CO_2 流量为 1L/min。调整气腹针朝向,指向不同的方向,扩大腹膜外间隙,充气 1.5L 后停止充气。然后在脐下做长 10mm 的切口,逐层切开,置入 10mm 套管,放入腹腔镜镜头。

Dulucq 技术主要特点是,气腹针初步的腹膜前间隙为非直视下操作,增加了副损伤的风险。除了 3 个 Trocar 穿刺孔外,另外多了建立腹膜外间隙气腹的穿刺孔,增加了感染的风险。

(四)Bringman 技术

在脐下做小切口,逐层切开进入腹膜前间隙。然后用手指游离腹膜前间隙,可以触及耻骨及耻骨梳韧带,并适当向左右侧游离形成腹膜前间隙。在脐部穿刺孔的两侧,在手指的引导下置入 5mm 套管,最后在脐下置入 10mm 套管,放入腹腔镜镜头。

Bringman 技术的主要特点是,用手指先大体游离腹膜前间隙,由于手指触觉较为灵敏,副损伤发生率低,然后再置入套管。

(五)直接镜推法

在脐下做长约 10mm 的切口,逐层切开,钝性分离腹直肌。见到腹直肌后鞘后,将镜头对准耻骨联合方向,在直视下可见到网状的疏松结缔组织,用镜头钝性分离腹膜前间隙,然后置入 10mm 套管。也可以先置入套管,然后再用镜头分离腹膜前间隙。

主要特点是在直视下操作,可以避免副损伤,简单易行。

在国内使用最多的是直接镜推法,条件允许的医院也使用以气囊进行分离的 Mckeman 技术。作者所在医院也曾使用气囊进行腹膜前间隙的分离,但是由于气囊价格较高,并且由于医保的限制,无法大规模推广。其他的腹膜前分离技术,在国内应用较少。

二、套管的穿刺技术

习惯上将脐下置入腹腔镜镜头的套管称为第一套管,其他两个套管分别称为第二和第三套管。第一套管的位置是恒定的,不同的是第二和第三套管的位置。TEP 手术在腹膜外间隙的狭小空间内进行操作,因此对套管的穿刺部位要求较高,同时也与手术者的操作习惯有直接关系。

(1)第一套管的穿刺位置在脐下。不能在脐部穿刺,脐部腹壁层次不清,容易进入腹腔。另外腹部白线位置各层次融合,也不容易分清。因此如果是单侧的腹股沟疝,可以适当偏向患侧。

(2)第二和第三套管位于脐与耻骨联合的腹部正中线位置。第二套管位置位于上 1/3 与中 1/3 交界处,第三套管位置位于中 1/3 与下 1/3 交界处,这是国内较常用的位置法。但这种位置有时有器械相互干扰的缺点。

三、手术步骤

除了腹膜前间隙的分离技术有差别外,TEP 手术的其他步骤无明显的差别。以直接镜推法为例,手术主要步骤如下。

(1)麻醉,患者体位,主刀、第一助手、器械护士及监视器位置等,均与 TAPP 手术相同。

(2)在脐下做长 1cm 的切口,因腹壁白线处层次不清,切口可略偏患侧。逐层切开直至腹直肌后鞘,用 Veress 针建立气腹。将 10mm Trocar 穿刺进入腹膜前间隙,同时向骨盆方向推进。通过套管插入腹腔镜镜头,在镜头直视下建立腹膜前间隙。

(3)在脐的外侧腹直肌外侧缘和脐下各做长 5mm 的切口,在腹腔镜的监视下穿刺进入腹膜前间隙。然后放入弯钳和剪刀,继续完善腹膜前间隙的分离。采用钝性和锐性结合的方法,内侧分离 Retzius 间隙的中线至对侧 2cm,下端分离至耻骨梳韧带下 2cm,上方至少在联合腱上 2cm。

(4)直疝的疝囊,在分离腹膜前间隙时与腹横筋膜分离。小的斜疝也可以完全从精索上游离,大的斜疝疝囊,可以在确认无疝内容物后结扎,然后切断,疝囊的远端旷置。小的股疝疝囊可以完全游离下来,有时需要部分切开股环以游离疝囊。

(5)将输精管(子宫圆韧带)从腹膜上游离下来,使输精管(子宫圆韧带)腹壁化,一般要求的长度是 6cm。

(6)全面检查腹膜前间隙,确认解剖标志,出血点予电凝止血。

(7)修到网片,国内一般采用 10cm×15cm 的网片。早期的手术一般将网片剪出缺损通过精索,缺损部分钉合固定于腹壁。目前一般不主张剪开网片,只要输精管足够长的腹壁化即可完全放置网片。将网片卷成卷烟状从脐部的 Trocar 置入。

(8)将网片展开使之平整,并完全覆盖耻骨肌孔外 2cm,外侧超过内环口 6cm。网片根据术者的习惯可以固定或不固定。注意事项与 TAPP 手术相同。

(9)在腹腔镜的直视下撤出器械,缝合关闭脐下穿刺孔,其余两个穿刺孔可以不缝合。

四、术后处理

与 TAPP 相同。

五、手术相关问题

与 TAPP 不同的是,TEP 除采用 Phillips 技术外,其他技术没有探查腹腔及发现隐匿疝的优势,TEP 手术的注意问题与 TAPP 相同。

六、手术的评价

与 TAPP 手术不同的是,TEP 建立腹膜前间隙的技术要求更高,并且建立的腹膜前间隙后手术空间更小,因此手术难度较大、学习曲线稍长。两者同属于腹腔镜下的腹膜前间隙修补技术,但是 TAPP 手术进入腹腔,对腹腔有一定的影响,有产生腹腔粘连可能;TEP 除 Phillips 技术外,对腹腔内没有直接的影响。除此以外,TEP 的评价与 TAPP 手术相同。

七、手术适应证与禁忌证

理论上,TEP 手术与 TAPP 手术相同,具有广泛的适应证。但是 TEP 在技术上要求更高,因此有下腹部手术史的患者,特别是前列腺手术史,或者复发疝,腹膜前间隙的建立更加困难,适应证应该更加严格。巨大的腹股沟疝 TEP 手术操作也较困难,也应慎重考虑。

第三节　TAPP 与 TEP 的选择问题

TAPP 手术与 TEP 手术被称为是腹腔镜腹膜前修补术的金标准,手术效果也基本没有差别。如果是一般的腹股沟疝,可以选择其中的一种术式,也有人认为 TEP 是首选的术式。怎样选择手术,不同的学者有不同的理解,目前尚无统一的标准,术式的选择取决于术者的临床经验。

一、一般的开展顺序

一般的开展顺序是先开展 TAPP 手术,积累一定的经验后再开展 TEP 手术。至于如何选择手术,还是应该根据手术者的经验。

二、慢性腹痛的诊断与治疗

慢性腹痛的诊断与治疗是疑难的临床问题,相当棘手。腹股沟疝合并慢性腹痛是 TAPP 手术独特的适应证,通过腹腔镜的探查有可能发现慢性腹痛的病因,进行确切的诊断。它对慢性腹痛诊断的准确率已经达到相当理想的水平。TAPP 在诊断的同时可进行相应的处理,对于女性患者优势更加明显。

三、有下腹部手术史的患者

有下腹部手术史的患者是 TAPP 手术和 TEP 手术的相对禁忌证。但是毫无疑问,这时采用 TEP 手术无疑难度更大。因此如果需要采用腹腔镜技术的腹膜前修补术,建议采用 TAPP 手术。如果采用 TEP 手术,术中遇到困难时,也应该改为 TAPP 手术。

四、巨大的腹股沟疝

巨大的腹股沟疝疝环直径大,TEP 手术操作困难,容易损伤疝囊。另外,也易在无意中损伤疝囊的内容物,特别是肠管。由于 TAPP 手术进入腹腔,可以在直视下操作,而 TEP 手术没有直视下操作的优势,在结扎和切断疝囊时也无法直接观察到疝内容物,肠管损伤的可能性更大。文献报道肠管损伤的发生率为 0.15%,这可能造成严重的后果。另外疝囊与其他层次粘连也会造成游离时困难,因此建议选择 TAPP 手术。

五、腹股沟嵌顿疝

对于腹股沟的嵌顿疝,一般建议用开放性的技术。但是随着腹腔镜技术的发展,逐渐有学者将腹腔镜技术用于嵌顿疝。一般采用的是 TAPP,可以从腹腔内进行疝内容物的回纳,甚至肠管切除吻合,但在目前的技术条件下应将其定性为一种尝试。虽然也有关于 TEP 手术在腹股沟嵌顿疝的应用报道,在手术中切开疝囊壁拉出疝内容物后再缝合腹膜。但其技术要求高,更重要的是对疝囊内嵌顿物活性的判断和处理上有很大的困难。如果需要进行 TEP 手术,建议采用 Phillip 技术,这样可以进入腹腔观察。

第四节　单孔完全腹膜外腹腔镜腹膜外间隙腹股沟疝修补术

随着腹腔镜技术的发展,单孔腹腔镜技术在外科领域中得到广泛应用。尤其在胆囊切除术时应用较多,近年也在腹股沟疝的腹膜前技术中得以应用。主要用于儿童腹股沟斜疝内环高位结扎术。2009 年 Rahman 报道了第一例单孔腹腔镜经腹腹膜前间隙网片植入术,随后出现了单孔的 TEP 手术。Agrawal 和 Jacob 分别报道了 16 例和 3 例单孔的 TEP 手术。国内作为一种尝试也有零星开展。作者也参观了一些手术,并做了初步尝试,但尚未大规模开展。

手术技术与 TEP 手术类似,其美容效果更好。但是单孔手术操作困难,各器械平行进入术野,难以形成操作三角,相互影响更加明显,手术时间也更长。主要的设备是多孔套管,有 3 个相互隔开的孔道。关节连动杆是可弯曲的操作杆,分别置入腹腔镜镜头和操作器械。由于国内条件的限制,也有学者自制简易的器械,使用 50mL 的注射器和橡胶手套制成简易的多孔套管,采用普通腹腔镜器械进行手术。也有学者采用胆道外科的操作镜或者宫腔镜进行。手术时在脐下做 2cm 的切口,逐层切开直至腹直肌后鞘。然后置入多孔套管,进行腹膜前间隙的游离,作者习惯使用直接镜推法初步建立腹膜外间隙,然后用带电凝的剪刀进一步游离腹膜前间隙。其他放入网片及网片的展开与普通 TEP 手术类似,只是操作更为困难。

单孔 TEP 手术一般只限于经验丰富的医生开展,主要用于小的斜疝和直疝。当然随着经验的积累和器械的发展,相信其适应证将进一步扩展。

第十章 子宫肌瘤微创治疗

第一节 子宫肌瘤的血管解剖

子宫肌瘤是新生的肿瘤,从周围的肌层中获得血管,吸收血液,主要依靠双侧的子宫动脉和新生的肿瘤血管为肌瘤提供终端营养。当血流被中断时,无完善的储备交通血管网为其供血,从而导致肌瘤的急性缺血缺氧。除此,异常的静脉引流会导致肌瘤有出血倾向。一些研究已证实子宫肌瘤有数目众多的畸变、薄壁的静脉血管。

一、数字减影血管造影

数字减影血管造影(DSA)显示子宫动脉呈螺旋状扭曲,肌瘤越大,动脉越粗。在动脉早期显示子宫动脉主干增粗、弯曲,在动脉末期见细小动脉显影。实质期可见同侧大部分瘤体染色,双侧染色的瘤体勾画出整个肌瘤的大小及形状,肿瘤染色明显,排空延迟。研究报道子宫肌瘤的DSA造影发现:①子宫动脉多数呈纡曲形态,部分患者起始段较细,长约2cm,内径1~2mm,中间段较起始段粗约2倍,内径3~5mm;②子宫动脉与髂内动脉、膀胱上、膀胱下动脉、阴部内动脉成角复杂,正位结合斜位可分为:60°以内;60°~90°;90°以上。

子宫肌瘤主要由双侧子宫动脉供血,部分患者卵巢动脉也参与供血,在肌瘤处形成两组大小不同的血管网,分别称之为外层血管网和内层血管网。外层血管网又称大血管网,位于子宫肌瘤的表面,即子宫肌瘤的假包膜层内,它是由子宫动脉的分支血管构成,肌瘤越大、血流越丰富,则血管越粗大。在DSA影像上表现为纵横交错的血管网络,血管之间有交通支存在。内层血管网又称小血管网,位于肌瘤的内部,是从外血管网上新生的细小动脉,向肌瘤的深部生长,为肌瘤提供血液,在DSA影像上表现为细小的、弥散的血管网。DSA动态造影中,在动脉期,首先是外层血管网的显影,然后在实质期是内层血管网的显影,勾画出子宫肌瘤的轮廓,越大的子宫肌瘤越容易观察到此种现象。

(一)子宫肌瘤的血供类型

根据在DSA影像上双侧子宫动脉向子宫肌瘤供血的限度,将子宫肌瘤的血供分为三种类型,分型标准如下: Ⅰ型(一侧动脉供血为主型):一侧子宫动脉伴/不伴同侧卵巢动脉的供血量显著超过肌瘤瘤体的1/2。Ⅱ型(双子宫动脉供血均衡型):双侧子宫动脉伴/不伴同侧卵巢动脉的供血量分别约为肌瘤瘤体的1/2。Ⅲ型(单纯一侧子宫动脉供血型):肌瘤的血供全部或几乎全部源自一侧子宫动脉,且卵巢动脉不参与供血。Ⅳ型(卵巢动脉供血型):肌瘤主要由双侧或单侧卵巢动脉供血。

(二)子宫肌瘤的血流丰富限度

根据在DSA下实质期肌瘤血管相对正常子宫肌层的染色限度将肌瘤的血流量分为四型。

(1)极富血流型:肌瘤外层血管网较为粗大、内层血管网细密丰富,染色限度明显深于子宫肌层,子宫肌瘤的血管网极其致密。

（2）富血流型:肌瘤外层血管网粗大,内层血管网模糊呈片状或絮状,染色深于子宫肌层,子宫肌瘤的血管网较密。

（3）一般血流型:外层血管网清晰,内层血管网不明显,染色较子宫肌层略深,肌瘤的血管网深浅不一。

（4）非富血流型:外层血管网细小,内层血管网呈雾状,染色与子宫肌层相同或略浅,子宫肌瘤的血管网模糊不清。

二、CTA 数字化三维模型

在 CT 血管成像(CTA)数字化三维模型中,子宫肌瘤缺乏血管交通支的支持,其供血血管主干通常为子宫动脉主干发出的异常分支。子宫肌瘤供血血管在肌瘤的表面形成粗大的外层血管网,呈"抱球状"。肌瘤血管的分支垂直进入肌瘤内部,在子宫肌瘤的内部形成致密的毛细血管网为肌瘤供血,而无子宫体的结构化血管网。

(一)子宫肌瘤的血供来源类型

根据子宫肌瘤动脉血管网数字化三维模型中子宫动脉和卵巢动脉对子宫肌瘤的血供情况将子宫肌瘤的血供来源分为 4 型:Ⅰ 型(一侧动脉供血为主型):一侧子宫动脉伴/不伴同侧卵巢动脉的供血量显著超过子宫肌瘤瘤体的 1/2。Ⅱ 型(双侧动脉供血均衡型):双侧子宫动脉伴/不伴同侧卵巢动脉的供血量分别约为子宫肌瘤瘤体的 1/2。Ⅲ 型(单纯一侧子宫动脉供血型):子宫肌瘤的血供全部或几乎全部源自一侧子宫动脉,且卵巢动脉不参与供血。Ⅳ 型(卵巢动脉供血型):子宫肌瘤主要由双侧或单侧卵巢动脉供血(图 10-1)。

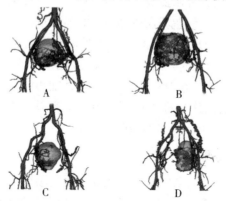

图 10-1　子宫肌瘤动脉血管网数字化三维模型中四型血供来源类型

A. Ⅰ 型(一侧动脉供血为主型);B. Ⅱ 型(双子宫动脉供血均衡型);C. Ⅲ 型(单纯一侧子宫动脉供血型);D. Ⅳ 型(卵巢动脉供血型);蓝色:子宫肌瘤

(二)肌瘤的血流丰富限度

调整血管浓密限度,可见在极富血流型中,子宫肌瘤动脉血管网明显先于子宫动脉血管网显影;在富血流型中,肌瘤与宫体血管网几乎同时显影;在一般血流型,子宫肌瘤动脉血管网显影稍落后于子宫动脉血管网显影;在非富血流型,子宫肌瘤动脉血管网显影在子宫动脉血管显影之后。利用重建软件分割子宫肌瘤动脉血管网数字化三维 M 中肌瘤血管和宫体肌层血管,瘤体和宫体,计算子宫肌瘤与子宫体肌层单位,体积内的血管容积比(下文用 RV 表示),公式为:单位血管容积比(RV) = (肌瘤血管容积/肌瘤体积)/(宫体肌层血管容积/宫体体积)。肌瘤的血流丰富限度可分为 4 个等级:极富血流型:肌瘤的外层血管网粗大呈网织状、内层血管网丰富、致密,肌瘤血管密度明显强于宫体血管密度,极富血流型肌瘤 RV 约为 3 以上;富血流型:肌瘤的外层血管网较粗大、内层血管网成片絮状,肌瘤血管密度比宫体密度稍大或相近,RV 为 1 ~ 3;一般血流型:肌瘤的外层血管网明显、内层血管网深浅不一,肌瘤血管密度较宫体稍小,RV 为 0.1 ~ 1;非富血流型:肌瘤的外层血管网细小、内层血管网疏松呈点雾状,肌瘤血管密度明显较宫体小,RV 约为 0.1 以下。

三、电镜铸型

2003 年,Walocha 等结合血管铸型及电子显微镜技术对肌瘤的血管系统进行分析,发现小肌瘤缺乏血管结构,而大于 1cm 的肌瘤有极为致密的"血管囊"包绕,为其供血。

第二节　子宫肌瘤的大体解剖病理

一、子宫肌瘤的类型和解剖特点

子宫肌瘤按生长部位,分为子宫体肌瘤和子宫颈肌瘤,前者多见,约占 90%,后者少见,仅占 10% 左右。

有学者曾报告 415 例患者中,子宫体肌瘤占 96.4%,子宫颈肌瘤占 3.6%;郭振仪等报告 749 例患者中,子宫颈肌瘤占 4.6%。在各类子宫肌瘤中,以壁间肌瘤最为常见,约占 60%,浆膜下肌瘤次之,占 20% ~ 30%,黏膜下肌瘤占 10% ~ 20%。阔韧带肌瘤一般统计在浆膜下肌瘤内。子宫肌瘤可以单个存在,而多数常为 2 ~ 3 个以上肌瘤,即一个子宫上可能存在 2 个以上肌瘤,同时也可能存在两种以上类型的肌瘤,如肌壁间肌瘤可同时存在浆膜下肌瘤或黏膜下肌瘤,甚至一个子宫上存在三种类型的子宫肌瘤,称为子宫多发性肌瘤。

(一)子宫体肌瘤分类

子宫体肌瘤多发生于子宫底部,其次于子宫后壁,发生于子宫前壁者较少,很少发生于子宫侧壁。子宫肌瘤有多发性趋势,有时在同一宫体各部位存在大小不等的肌瘤。

子宫肌瘤有不同的生长方式,肌瘤一般开始发生于子宫的肌层内,由于它生长发展中具有离心性的特点,可以向周围均匀发展,也可向一个方向发展。这个生长发展很大限度上取决于周围组织阻力的大小,一般肌瘤是向阻力较小的方向发展。根据它生长发展的方式以及与子宫壁的关系,而形成了 4 种类型:肌壁间肌瘤(或称间质肌瘤)、黏膜下肌瘤、浆膜下肌瘤(或称腹膜下肌瘤)及阔韧带肌瘤(或称韧带内肌瘤)等。

阔韧带肌瘤系位于子宫侧壁的肌瘤向外突出至阔韧带内,它与浆膜下肌瘤一样是肌瘤向子宫壁外突出,因此也可划归浆膜下肌瘤一类。考虑到它在增长与发展中可能造成骨盆内的解剖的变动以及特殊的临床表现与手术的困难性,将它单独列为一类更为合理,更能引起重视。

1. 肌壁间肌瘤　肌壁间肌瘤是最常见的类型,肌瘤位于子宫肌层内,周围有正常子宫肌组织所包绕。肌瘤可为单个或多个,大小不一,如果肌瘤小,子宫的形状仍保持正常;如肌瘤大,子宫则往往变形。壁间肌瘤使子宫增大,子宫腔随之扩大变形,子宫内膜面积也因之扩大。由于子宫内膜面积增大,加上有肌瘤存在的子宫的血循环受到干扰及子宫收缩受到影响,患者常出现月经量增多与经期延长等临床表现。

2. 浆膜下肌瘤 肌壁内靠近子宫表面的肌瘤,增大时逐渐向子宫表面突出,最终肌瘤表面仅覆盖一层浆膜时称为浆膜下肌瘤。当肌瘤继续向浆膜下生长,形成仅有一蒂与子宫相连而形成有蒂浆膜下肌瘤。浆膜下肌瘤往往不出现症状,即使较大的浆膜下肌瘤一般也无明显症状。有蒂浆膜下肌瘤可以发生扭转,多为慢性扭转,急性扭转少见。一旦发生急性扭转则与卵巢囊肿蒂扭转相似,产生急性腹痛。有蒂浆膜下肌瘤发生扭转后,由于血循环受阻,偶尔可能发生坏死及脱落,如与大网膜或肠系膜粘连,附着于上,血液供给转而主要来自大网膜或肠系膜等处而形成寄生性肌瘤或游离性肌瘤。

3. 阔韧带肌瘤 阔韧带肌瘤又称韧带内肌瘤。当子宫侧壁的肌壁靠外侧时,生长发展向外突出,肌瘤由于位于侧壁,因此向外突出于阔韧带内,而形成阔韧带肌瘤,一侧的肌瘤长大后可将子宫推向对侧。

增大的阔韧带肌瘤可充填整个骨盆腔,不但可影响患者的排尿及排便功能,而且也可压着盆腔血管及输尿管或使其位置发生改变,给诊断与手术带来一定困难。原则上,阔韧带可划归浆膜下肌瘤一类,但由于上述原因另划一类在临床诊断及处理上有一定意义。

4. 黏膜下肌瘤 当肌瘤位于子宫肌壁偏内侧,接近子宫腔时,在子宫肌瘤生长发展过程中,肌瘤向阻力较小的宫腔发展,逐渐向宫腔内突出,最后其表面仅覆盖一层薄薄的子宫内膜,此时即称子宫黏膜下肌瘤。有时整个肌瘤完全突出于宫腔之中,仅以一蒂与子宫壁相连,称之为有蒂黏膜下肌瘤。有蒂肌瘤在宫腔内如异物引起反射性子宫收缩,由于重心关系,久而久之根蒂逐渐变长变细,最终可通过子宫颈管而被推挤于子宫颈口外,甚至偶有突出于阴道口外。突出宫颈口外或阴道口外的肌瘤,由于血供不足表面常可发生坏死,感染出血,并偶尔由于根蒂的牵拉,而发生不同限度的慢性子宫内翻。

子宫黏膜下肌瘤虽比上述肌壁间及浆膜下肌瘤少,但却十分重要。因为黏膜下肌瘤一般均有明显的出血症状,即使较小的黏膜下肌瘤有时也可发生月经过多或不规则子宫出血。

(二)子宫颈肌瘤

子宫颈肌瘤比子宫体肌瘤为少,而且以单个肌瘤较常见。

1. 子宫颈肌瘤生长位置 子宫颈肌瘤与子宫体肌瘤一样,可以向各个方向发展。位于子宫颈壁内的肌瘤,长大后可以使子宫颈外形发生改变,肌瘤所在的宫颈一侧增大,而对侧被压变薄,子宫颈外口伸张变平呈新月形。肌瘤向前发展到膀胱后方,使膀胱受压或将膀胱推向上移位,尿道拉长;向后则突向宫颈与直肠间;向侧方可突入韧带内形成韧带内肌瘤。

2. 子宫颈肌嵌顿 子宫颈肌瘤不论向哪个方向发展,由于它位于盆腔内,长大后必然嵌顿于骨盆内,出现压迫症状,导致排尿或(和)排便困难,并使盆腔内发生解剖上的变动,给手术带来困难。

3. 子宫颈黏膜下肌瘤 子宫颈肌瘤向颈管内突出而形成宫颈黏膜下肌瘤。子宫颈黏膜下肌瘤长大后一般不造成盆内嵌顿,而是突出于宫颈外口,逐渐形成蒂而突出于阴道内,甚至阴道口外,表面常发生坏死,出血与感染。

二、子宫肌瘤的大体解剖形态

子宫肌瘤的大小、数目及生长的部位可以极不一致,而使子宫的大小与形态殊异。

(一)子宫肌瘤的大小

肌瘤可以小如粟米,这种小的肌瘤结节,称为种子肌瘤。大多数肌瘤为 2~5cm 直径大小,肌瘤可以大到数十厘米,充满整个腹腔,文献内报告的世界上最大肌瘤重 13.605kg(30磅)。作者发现的最大肌瘤重 4.3kg。但目前已很少见。

(二)子宫肌瘤的数目

子宫肌瘤可以是单个的,但多数是多个且为多种类型的,称多发性肌瘤。多发性肌瘤一般不超过 10 个,但也有超过数十个。北京协和医院曾报道在一个子宫上摘除了 320 个肌瘤。多发性子宫肌瘤可使子宫形状改变。

(三)子宫肌瘤的形态

子宫肌瘤一般为球形或近乎球形。肌瘤无真性包膜,肌瘤生长过程中压迫周围肌纤维而形成假包膜。因此,肌瘤与周围的组织界限分明,肌瘤也因而易于手术剥出。

(四)子宫肌瘤的质地

子宫肌瘤一般较周围组织为硬,但硬度也有一定差异,肌瘤的硬度取决于其中所含肌组织与纤维组织的比例,纤维组织成分越多,肌瘤越硬,颜色也较苍白,反之则较软,颜色也接近正常的肌组织。肌瘤发生退行性变后一般较未发生退行性变者软。

(五)子宫肌瘤的切面观

切开子宫肌壁,肌瘤周围肌组织缩变,而肌瘤切面突出于表面。肌瘤切面颜色呈灰白色或略带红色,颜色深浅取决于肌瘤的血循环状态和肌组织与纤维组织的比例。肌瘤切面平滑肌束纵横交织,呈旋涡状纹理及编织样结构。较大的肌瘤,有时为多个肌瘤结节聚合在一起,可呈不规则形状。

第三节　子宫平滑肌瘤的显微镜下特征

一、子宫平滑肌瘤的一般镜下特征

子宫平滑肌瘤典型的是由平滑肌分化的细胞组成的良性肿瘤。镜检时肿瘤的平滑肌细胞为大小一致的长梭形、纺锤形、细胞界限不清楚,细胞核呈温和一致的长杆状,核的两端圆钝,状似雪茄烟,染色质细小,分布均匀,可见小核仁,有丰富纤细的嗜酸性细胞质。瘤细胞因走向不同,常显示纵横交错,排列成编织的束状或旋涡状,失去正常肌层的层次结构。肌瘤的横切面,瘤细胞呈圆形或多边形,细胞质嗜酸红染,核仁位于中央或偏中央位,圆或卵圆形,无或极少核分裂象,一般<3 个/hpf。除极小的肌瘤结节外,一般在肌束之间有或多或少的纤维组织。偶尔纤维组织成分增加,甚至超过肌纤维成分,而似纤维瘤,则称为肌纤维瘤或纤维肌瘤。肿瘤对周边正常肌层的压迫,常可见受压肌组织萎缩形成分界清楚的"包膜",因它并非真正的纤维性包膜而称之为假包膜。

二、子宫平滑肌瘤的退行性变

常见的退行性变有以下几种类型:萎缩、透明变性(或称玻璃样变)、黏液变性、囊性变、红色变性、脂肪变性、坏死、钙化、感染及化脓等。

(一)萎缩

妇女绝经后,子宫肌瘤往往停止生长,肌瘤的体积也相应萎缩变小。镜检可见肌瘤的平滑肌细胞体积缩小,数目减少,而间质内纤维组织增生,往往可见散在的透明变性。偶尔可发现有钙盐沉着,而逐渐发展成肌瘤钙化。

(二)透明变性

透明变性(玻璃样变)是最常见的退行性变,除较小的肌瘤外,一般的肌瘤都可能发生不同限度的透明变性。这种退行性变常由于肌瘤缺血使肌细胞逐渐萎缩,而代之以纤维组织增生,并进而发生纤维细胞胶原化,其过程是逐渐缓慢形成的。肌瘤愈大,退变常愈广泛和明显。因此,含纤维组织成分较多的肌瘤,透明变性也较明显。即使肌细胞多的肌瘤,往往也可见散在小区域的透明变性。

肌瘤的切面,透明变性的区域常失去肌瘤特有的漩涡状纹理,而代之以灰白、色浅、均质的外观,质地较硬。透明变性可呈散在的斑块,也可融合成大片,甚至整个肌瘤几乎全部发生透明变性。镜检透明变性区呈半透明均匀的粉红色的区域,失去正常的组织结构,仅有极少数的细胞分布或仅见散在肌细胞岛,与未变性的组织区分明显。偶尔透明变性可呈现一种特殊的形式,该处细胞除核以外的细胞质和细胞膜已不清楚,而核呈波浪形的平行排列,形成"栅栏状",类似神经鞘瘤。此外,在严重的透明变性时,常有液化而形成大小不等的囊性变。

(三)黏液变性

黏液变性或称黏液样变,较为少见。特征是在肌瘤的纤维基质内出现嗜碱性,染成淡蓝色的黏液样物质,黏液增多时可形成黏液湖将肌细胞分隔开。黏液变性的肌细胞无不典型性改变,也无核分裂象,肌瘤的边界清楚,可与黏液性平滑肌肉瘤区别。

(四)囊性变

囊性变或称假囊性变,往往是透明变性的进一步发展,偶尔可继坏死后发生,但也可独自发展而成。

常在透明变性区域,因透明变性易于液化,形成大小不等的囊腔,腔内充满草黄色清亮的液体或血性液,囊腔可融合形成大囊,致使肌瘤质地变软呈囊性。有人认为是黏液变性的进一步发展,形成囊性变,腔隙内由清液或血性液代替黏液,并融合成大囊。镜检:囊性变的腔壁由纤维构成,并无上皮细胞的衬附,因此,实际上是一种假性囊肿。

(五)脂肪变性

脂肪变性是肌瘤中较为少见的一种变性。常继发于透明变性或坏死后,故常与其他变性如透明变性、黏液变性等合并存在。镜检:可见肌瘤内出现散在的小圆形细胞,在细胞的细胞质内出现小圆形空亮的脂滴空泡,脂滴融合成大滴后可将细胞核推挤向细胞的边缘。可用特殊染色来辨认(冷冻切片,脂滴嗜苏丹染色成橘黄色或橘红色)。脂肪变性严重时可聚集成片,肉眼可见呈淡黄色的区域。大片脂肪变性应与真正的子宫脂肪瘤或脂肪平滑肌瘤相区别,后者可见真正的脂肪细胞。

(六)红色变性

红色变性或称肉样变性,为变性肌瘤的肉眼所见,是子宫肌瘤的一种特殊类型的坏死。多发生在妊娠期或产褥期,也可见于非妊娠妇女有蒂肌瘤的扭转或嵌顿。子宫肌瘤发生红色变性时,可伴有突然全身不适,发热、恶心、呕吐及小腹痛,检查时肌瘤变大,局部张力增加,有触痛。发生于妊娠或产褥期者,症状较非妊娠时严重。

红色变性时,肌瘤变大,质软;肌瘤切面为暗红色或肉红色,较干燥,无光泽,呈弥散性暗红色坏死样,中央部分尤为明显,酷似半生半熟的牛肉:镜检:因坏死限度不同,病变也不完全一样。一般在坏死仍保持肌瘤的影像,唯细胞核消失,严重时则组织结构完全模糊。主要改变为高度水肿,血管明显扩张,充血,在坏死的周围尤为明显。瘤组织内和肌细胞间可见广泛的出血及红细胞溶解,肌组织呈凝固性坏死,核常溶解消失,细胞质淡染,但细胞的轮廓仍隐约可见,此外,还可能见到静脉血栓形成及灶性的透明变性。

红色变性的机制尚不完全了解。Gebhard(1989年)最初报道此种变性后,随即有许多作者对其发生机制感兴趣。Faulkner报道在红色变性初期,壁薄的血管扩张、充血,继后很多血管发生破裂,红细胞渗入肌纤维之间,瘤组织发生水肿。此外,他还发现红色变性前,有时也存在透明变性。因此,他认为红色变性是由于透明变性发生出血性梗死所致。目前,一般认为其发生机制是在妊娠期或产褥期等情况下,肌瘤生长迅速压迫假包膜内的静脉,或由于有蒂肌瘤的扭转、嵌顿使静脉回流受阻,而动脉血流供应尚正常,使肌瘤内血管增加,压力增高,血管扩张、充血,血管壁透性增加,进而血浆和红细胞渗出血管进入组织引起组织水肿与渗血,使肌瘤体积变大,染色变淡。最后导致壁薄的小动脉血管破裂出血及红细胞溶解,形成红色变性。

(七)坏死

坏死可发生在任何类型的肿瘤。多由于血液供应不足或重度感染后发生组织的坏死。常见于有蒂肌瘤的扭转或黏膜下肌瘤嵌顿于子宫颈口或脱出于宫颈口外。后者往往伴发感染性坏疽。肉眼检查坏死区失去肌瘤固有的粉白色及带韧性的编织状结构,代之以黄色或油灰样区域。镜检:轻者形成散在的坏死灶,坏死的肌纤维可溶解液化,出现小的裂隙,重者可发生成片的梗死。坏死区肌瘤组织的细胞坏死崩解,被无定形结构的粉红色物质替代,有时或仅见剩余细胞的影像。

(八)钙化

子宫肌瘤内出现钙化并不少见,最易发生在血液循环障碍时,因此常见于绝经后,继肌瘤萎缩后发生;也可发生于根蒂较细的浆膜下肌瘤;此外,子宫肌瘤透明变性或坏死后也可发生钙化。在多发性肌瘤中仅见于少数或个别的瘤体出现钙化。

子宫肌瘤的钙化可为散在的或弥散的。一般常见的为部分性钙化,即散在呈砂粒状或片状,切开时常有砂粒感的阻力,肌瘤的瘤体质地变硬。如钙化严重时,肌瘤可渐次全部钙化,肿瘤坚硬如石,曾称为"子宫石",十分罕见。镜检:钙化区大小不等,呈圆形或不规则或层状分布的紫蓝色。偶尔在钙化的基础上可发生骨化,形成片状的骨质。肌瘤的继发性钙化或骨化,可用 X 线检查发现。

(九)感染及化脓

子宫黏膜下肌瘤最易受到感染,因为生殖道的细菌极易因此而侵入。黏膜下肌瘤表面覆盖的黏膜很薄,由于缺血、坏死,黏膜可能脱落形成溃疡,细菌可由此向肌瘤的深部侵入,也可发生胺化,形成单个或多个脓肿。镜检:在肌瘤的肌纤维细胞和肌束间可见明显的中性粒细胞浸润,重者变性坏死的肌组织被中性粒细胞分解的蛋白溶解酶溶解液化形成脓肿。刮宫、流产或分娩后黏膜下肌瘤较易发生感染。当黏膜下肌瘤脱出宫颈口时,感染常更明显和严重。一般来说,浆膜下和肌壁间肌瘤发生感染的可能性很少。浆膜下肌瘤可由于附件的炎性疾病而受波及,炎症开始于肌瘤的浆膜面,而后深入肌瘤的本身。

子宫平滑肌瘤由于缺血等因素,可以发生上述的某种退行性变,也可同时发生两种或两种以上的退行性变。

长有肌瘤(除肌瘤很小)的子宫,其血管均有明显的改变(动脉及静脉)。血管数目增多,管腔扩大,血管的行径与方向随肌瘤所在部位、大小与数目有所不同,虽然子宫的血管有如此显著的改变,但肌瘤本身却不存在丰富的血管,小的肌瘤甚至无明显的血管,而仅有毛细血管。肌瘤的血管来自邻近正常的肌组织,往往只有 1 根或数根动脉从不同的方向穿过假包膜进入肌瘤,然后分支进入肌瘤的中心,穿透假包膜进入肌瘤的动脉一般都不大,即使大的肌瘤也如此。因此,较大的肌瘤常常因缺血而易发生退行性变。

一般以下几种情况可导致肌瘤的血液供应障碍。

(1)子宫肌瘤周围包膜内的血管,由于肌瘤逐渐增大而受压与牵张影响血流供应,导致肌瘤组织缺血。

(2)有蒂的肌瘤,随着肌瘤的增大,根蒂变长变细,从而影响其中的血管,使血液供应减少。尤其当发生蒂扭转或嵌顿时,血流障碍更为明显。

(3)子宫肌瘤还可由于体内性激素减少,而使血液供应减少。

子宫肌瘤的血管经假包膜进入肌瘤,分支达肌瘤中心,因此,缺血往往先发生在肌瘤的中心部位。较大的肌瘤一般均可发生不同限度的退行性变。退行性变的类型与限度取决于缺血的轻重与缓急。

第四节　子宫平滑肌瘤病的病理与临床

一、概述

子宫肌瘤病(UL)或弥散性子宫平滑肌瘤病(DUL)于 1979 年 Lapan 和 Solomon 首次提出,此后陆续有报道。综合以此名称命名的子宫肌瘤病或弥散性子宫平滑肌瘤病,实际两者还是有些异同之处。

(一)相同之处

(1)UL 与 DUL,实际均是介于良性子宫肌瘤和恶变或子宫肉瘤之间的形态。

(2)1994 年石一复、赵承洛等和 2003 年世界卫生组织(WHO)有子宫平滑肌瘤病理组织分类中均称中间型子宫平滑肌瘤。

（3）这类子宫肌瘤虽尚未属恶性肿瘤，但有恶性肿瘤的生物学行为，如转移、弥散、复发等。

（4）一般子宫肌瘤特殊病理类型中，也有一定的描述和记载，如静脉内平滑肌瘤，腹膜弥散性平滑肌瘤（DPL）也基本与之相符，子宫肌层及浆膜和内膜均有大小不等肌瘤，也可有腹膜弥散或不同时间后出现静脉内转移，均有良性增生性子宫平滑肌细胞组成。

（5）术前均难做出诊断，影像学有助诊断。

（6）均似多发性子宫肌瘤的大体诊断可能。

(二)差异之处

（1）子宫肌瘤病，似可包含的范围很大，凡子宫肌瘤引起的病症从广义讲，均可统称为子宫肌瘤病。

（2）国内朱燕宁将子宫平滑肌瘤包含静脉内平滑肌瘤病和腹膜弥散性平滑肌瘤；国内外现大多称为弥散性子宫平滑肌瘤病。

二、弥散性子宫平滑肌瘤病的病理特点

(一)大体观

（1）是一种特殊的子宫弥散性改变。

（2）子宫弥散性对称性增大，浆膜面大小不等的圆形突起。

（3）子宫体全层被无数边界清楚的子宫平滑肌瘤累及肌层弥散增厚，子宫浆膜和内膜也可被大小不等的肌瘤累及。肌瘤直径大小 0.5～3cm，呈融合性、平滑肌瘤结节，肌瘤切面呈旋涡状或编织状，子宫内膜可见大量黏膜下肌瘤，使宫腔变形。

（4）静脉内平滑肌瘤病者盆腔可见大小等样的蚯蚓状、长带状肿物，来自子宫，延及宫旁、盆腔静脉血管。

（5）腹膜弥散性平滑肌瘤病可见腹膜弥散性生长，易误认为恶性肿瘤。

(二)镜下所见

（1）边界大多不清，呈融合状，也可见边界清弥散生长在全肌层。

（2）与多发性子宫肌瘤相似，但不同肌瘤可有不同的病理结构，但同一肌瘤结构内所有细胞均是单克隆来源。认为是良性肿瘤性疾病，是多发性子宫肌瘤的一种增生性状态。

（3）肌瘤结节和周围正常肌瘤内有血管周围平滑肌细胞增生现象，肌瘤中心可见坏死，毛细血管交织呈网状。

（4）免疫组化可见孕激素受体（PR）含量明显高于周围正常肌层，而雌激素受体（ER）及Ri-67 表达在两者之间无差异。

（5）孕激素可使子宫平滑肌瘤病生长迅速。

（6）静脉内平滑肌瘤病肿瘤系为梭形平滑肌瘤细胞组成，常有玻璃样变。

（7）腹膜、弥散型平滑肌瘤病均为分化良好的平滑肌细胞组成，混有数量不等的胶原纤维，成纤维细胞。

三、弥散性子宫平滑肌瘤病的临床特点

（1）月经异常，以经量增多常见。

（2）子宫增大，典型为均匀性、弥散性增大，子宫可达如孕 3~4 个月大小。

（3）伴有腹痛，盆腔压迫等。

（4）不孕。

四、弥散性子宫平滑肌瘤病的影像学诊断

（1）B 超可见子宫均匀性弥散性增大，不均匀回声，肌层肥厚。

（2）肌层见弥散性小肌瘤，直径常小于 3cm。

（3）MRI 可见肌瘤内缺血坏死，明显不同于正常肌层。

五、弥散性子宫平滑肌瘤病的治疗

（一）手术方式

由于子宫平滑肌瘤病几乎发生于整个子宫肌层，甚至浆膜或内膜面均有小肌瘤，所以最佳的治疗方法是子宫全切除术。

若要做子宫肌瘤逐个剔除，似有取之不尽及取之不完的现象，其原因如下。

（1）有的子宫肌瘤甚小，难以发现。

（2）子宫肌瘤弥散性增长，若做剔除，则子宫上也易致"千疮百孔"，术后易致粘连，或腔穴内出血、渗血。

（3）子宫肌瘤也可边界不清，出现融合现象，有时难剔清，日后有复发可能。

（4）易致大出血，并发症及术后粘连。

（5）也易致周边正常子宫肌层组织损伤。

（6）剔除后的子宫肌层，切口及瘢痕过多，日后即使妊娠，也易发生子宫破裂（中孕或晚孕，或分娩过程中）。

（7）剔除子宫黏膜下肌瘤，易致与子宫腔贯通，内膜损伤，缝合后易致子宫腺肌症，或宫腔粘连，腹痛、月经异常或闭经等。

（8）易致宫腔变形，影响孕育。

（二）保守治疗

由于上述本病的病理改变，累及子宫面广，所以最佳治疗方案仍以子宫全切除术为安全。但确有部分年轻、未生育者，则也可在严密观察下行保守性治疗，其方法如下。

（1）宫腔形态正常无变形，子宫内膜无明显受损者，可单独使用 GnRH-a 治疗，可使子宫和肌瘤结节缩小，应至少治疗 3 个月以上，再予观察；也可使用米非司酮治疗。

（2）宫腔形态异常，有黏膜下肌瘤者，可采用宫腔镜下肌瘤切除，恢复宫腔形态，并联合 GnRH-a 治疗，已具有上述处理后成功妊娠的报道。应按高危妊娠处理。

（3）子宫动脉栓塞术，对部分患者控制子宫和肌瘤，改善症状，缩小瘤体有助，但其妊娠成功率还须积累更多资料。

（4）若宫腔形态正常，子宫增大不明显，可考虑试行辅助生育技术，但辅助生育技术、促排卵药等对子宫肿瘤均有一定的促进作用，必须密切随访观察。

（三）经验与看法

子宫平滑肌瘤病，子宫肌瘤病变或弥散性子宫平滑肌瘤病，自 1979 年首次提出至今三

十余年,国内外均因命名不统一而出现不同称谓,对临床医师来说主要对子宫肌瘤中的特殊类型子宫肌瘤很少见,又对病理学不熟悉,所以似乎是新病名,其实国内外病理学中均已有描述。

1994 年作者曾经总结交界性子宫平滑肌瘤,也实是病理学中的特殊类型子宫肌瘤,其中的少数种类即现今所称的子宫肌瘤病;2003 年 WHO、2004 年中国肿瘤学会也均在子宫肌瘤特殊病理类型中提及这类子宫肌瘤病。

作者也遇见二十余年前因多发性非弥散性子宫平滑肌瘤行子宫次全切除者,一切正常,二十余年后体检发现肺部下野较密集的直径 1~2cm 病灶,患者自述无任何症状,胸腔镜活检为子宫平滑肌瘤,再与 20 年前子宫肌瘤标本对照,组织学相同,后采用米非司酮服用 3 个月余,肺部病灶均消失。作者也曾遇多例静脉内子宫平滑肌瘤,腔静脉栓塞,住入胸外科行手术"治疗,在腔静脉内取出腊肠样瘤栓,病检结果也与原手术相同。也有临床医师对大体标本不重视或不熟悉,若能根据病史、体征、影像学检查、病理大体观和镜下所见,会对子宫平滑肌瘤病理类型中的特殊类型予以关注,结合现今"子宫平滑肌瘤病"的启用,易对本类疾病的诊治引起重视。

总之,子宫平滑肌瘤病,弥散性子宫平滑肌瘤病,或子宫肌瘤病等虽有其病理和临床表现,有别于常见的子宫肌瘤,但与子宫肌瘤有许多相同之处或本身即是同类或早有描述的疾病,所以其归属、命名等尚有商榷之处,认识、看法等可各抒己见,后逐步统一命名。

第五节　临床表现

子宫肌瘤是女性最常见的盆腔肿瘤。相当一部分子宫肌瘤患者没有任何症状,只是通过妇科检查或经 B 超检查发现患子宫肌瘤。子宫肌瘤的临床表现与肌瘤的位置、大小及并发症相关,常见有子宫出血、压迫症状、腹部肿块、复发性流产等。

一、症状

在 35 岁以上的子宫肌瘤患者中,无症状者占 40%~50%。子宫肌瘤的症状主要取决于肌瘤生长的部位、大小及有无变性,而与肌瘤生长部位的关系最大。多数子宫肌瘤患者因有症状而前来就医。

(一)阴道流血

子宫肌瘤最常见的症状是阴道流血,主要表现为月经量增多,经期延长,通常周期正常,有时表现为月经周期缩短或不规则阴道流血。阴道流血以黏膜下肌瘤最多见,其次为肌壁间肌瘤,浆膜下肌瘤一般不会引起阴道流血。多发性子宫肌瘤更易发生异常阴道流血。

每个月经周期的失血量超过 80mL 称为月经过多。目前,临床上尚无准确评估月经量的方法。患者通常与自己既往的月经量进行比较,而做出是否月经过多的判断。因此,医生应仔细询问患者月经期使用卫生巾的情况,包括卫生巾的总量,每日更换卫生巾的次数及月经血浸透卫生巾的程度等,从而对患者的月经量进行粗略估计。

子宫肌瘤导致阴道流血的原因可能有:

(1)子宫增大、变形使子宫腔内膜面积增加,行经时子宫内膜剥离面大,修复时间相应较长,从而导致月经量增多,经期延长。

（2）肌瘤会影响子宫的正常收缩，使子宫出血不能得到及时、有效的控制。

（3）黏膜下、肌壁间、浆膜下肌瘤均可使其邻近的静脉受压，导致子宫内膜静脉充血、扩张，从而引起月经量增多。

（4）长有肌瘤的子宫，其生长因子，包括碱性成纤维细胞生长因子（bFGF）、血管内皮生长因子（VEGF）和血小板衍生生长因子（PDGF）表达异常，使子宫血管生成异常，血管结构不同于正常子宫，容易发生月经过多。

（二）腹部肿块

部分子宫肌瘤患者因自己偶然触及下腹部肿块而前来就诊。当子宫肌瘤逐渐长大，使子宫超过妊娠 3 个月大小或超出盆腔时，才易被患者从腹部触及，在清晨空腹且膀胱充盈时较为明显。肿块多位于下腹正中，实性，可活动，无压痛，生长缓慢。

（三）压迫症状

由于盆腔内的空间有限，当子宫肌瘤增大到一定程度，就会对周围器官产生压迫，从而出现相应症状。子宫前壁肌瘤突向膀胱生长并压迫膀胱时，患者可自觉耻骨联合上方不适，或出现尿频、尿急，严重时甚至发生排尿困难、尿潴留或充溢性尿失禁。子宫后壁肌瘤，特别是生长于子宫体下段或子宫颈的巨大肌瘤，向后压迫直肠，可引起肛门坠胀感、便秘甚至排便困难。少数情况下，增大的子宫肌瘤可同时压迫膀胱和直肠，使患者排尿和排便均出现问题。此外，阔韧带肌瘤或宫颈巨大肌瘤向侧方生长压迫输卵管，使尿路发生梗阻，造成输卵管扩张甚至肾盂积水。极少数情况下，子宫肌瘤压迫盆腔淋巴管及静脉血管，影响下肢及会阴部淋巴、静脉回流，导致下肢水肿、静脉曲张，严重时可发生外阴水肿。

（四）疼痛

文献报道，20.4%的子宫肌瘤患者有下腹痛症状。子宫肌瘤导致腹痛的可能原因如下。

（1）子宫黏膜下肌瘤刺激子宫收缩，引起阵发性下腹痛，偶见子宫黏膜下肌瘤由宫腔内向外排出，使宫颈管扩张而引发疼痛。

（2）子宫黏膜下肌瘤发生溃疡、感染。

（3）巨大子宫肌瘤压迫盆腔神经和血管，使患者出现疼痛感

子宫肌瘤患者出现急性腹痛的常见原因有子宫肌瘤红色变性和子宫肌瘤蒂扭转。子宫肌瘤红色变性是肌瘤的一种特殊类型坏死，多见于妊娠期或产褥期，其典型临床表现为剧烈腹痛伴发热、恶心呕吐，血白细胞计数升高，妇科检查发现肌瘤局部压痛明显。子宫肌瘤蒂扭转多见于浆膜下肌瘤，以突然出现的下腹疼痛为主要临床表现，如不合并继发感染，一般无发热。

此外，子宫肌瘤患者出现疼痛，部分是因合并盆腔其他疾病，如子宫腺肌病、子宫内膜异位症所致，因而，此疼痛具有周期性、进行性加重的特点，可伴有肛门坠胀感。此外，合并慢性盆腔炎、慢性阑尾炎或其他消化系统疾病者可能有长期慢性腹痛的表现。

（五）阴道排液

白带增多和阴道异常排液多见于子宫黏膜下肌瘤。子宫肌瘤使子宫内膜表面积增加，子宫内膜腺体分泌量进而增多，导致患者出现白带增多的症状。当子宫黏膜下肌瘤发生感染时，可见大量脓性白带分泌；如发生溃疡、出血、坏死，可产生大量血性或脓血性有恶臭味

的阴道排液。

(六)不孕气流产

在 2%～3% 的不孕症患者中,子宫肌瘤是导致不孕的唯一因素。Meta 分析结果表明,不破坏宫腔形态的子宫肌壁间肌瘤会降低体外受精-胚胎移植(IVF-ET)助孕的临床妊娠率和活产率,提示子宫肌瘤可能干扰胚胎着床,导致胚胎流产。子宫肌瘤导致不孕或流产的机制至今尚不明确,其可能原因如下。

(1)位于子宫角部的肌瘤阻塞输卵管开口,影响精子和受精卵的转运。

(2)刺激子宫收缩,影响内膜生长,导致宫腔局部微环境紊乱,黏膜下肌瘤发生感染等,均可对胚胎着床及早期发育产生不利影响。Bulletti 等报道,与未处理组相比,在进入 IVF 周期前,手术处理子宫肌瘤能明显改善助孕结局,累积活产率分别为 12% 和 25%($P<0.05$),进一步证实子宫肌瘤对妊娠会产生负面影响。

(七)继发性贫血

一项回顾性研究发现,在 1665 例接受宫腔镜检查的大量月经出血患者中,有 259 例(15.6%)患子宫黏膜下肌瘤。阴道流血是子宫肌瘤患者最常见的临床症状,而长期月经过多或不规则阴道流血可致不同程度的失血性贫血。重度贫血多见于子宫黏膜下肌瘤,可出现头晕、气急、心悸、面色苍白等症状或体征。目前,中重度贫血少见,多数患者的贫血症状轻微,仅血常规检查提示轻度贫血(90g/L≤血红蛋白<110g/L)。

(八)红细胞增多症

1953 年,Thomson 等首次报道了由子宫肌瘤导致的红细胞增多症。该病较罕见,除子宫肌瘤本身的临床表现外,患者多无其他症状。主要的诊断依据是血红细胞计数与血红蛋白增高,但找不到除子宫肌瘤外引起红细胞增多症的其他原因。在切除子宫肌瘤后,血红细胞计数和血红蛋白降至正常。目前认为,子宫肌瘤伴发红细胞增多症是由于肌瘤组织的平滑肌细胞分泌促红细胞生成素所致。除子宫肌瘤外,肝细胞癌、肾细胞癌、肺癌等恶性肿瘤均可分泌促红细胞生成素而导致红细胞增多症的发生。

(九)其他

子宫肌瘤患者还可出现高血压、低血糖症的相关临床症状,但均为罕见。文献报道,合并高血压或低血糖症的子宫肌瘤患者在切除子宫肌瘤后,其高血压或低血糖症状完全消失,表明子宫肌瘤可能导致高血压或低血糖的发生,应在临床中应引起重视。

二、体征

子宫肌瘤的体征取决于肌瘤的大小、位置、数目及有无变性。通常情况下,经妇科检查或腹部检查,可发现肌瘤具有以下特点:①与子宫具有一定的联系或邻近;②硬度与子宫相似或稍硬。

(一)妇科检查

窥阴器暴露阴道及宫颈后,注意观察阴道内有无肿物,宫颈大小、外观有无异常,再行双合诊,必要时行三合诊检查。子宫浆膜下肌瘤,子宫呈不同程度增大,表面呈结节状突起,凹凸不平,肿块的硬度与子宫肌壁相似或较硬,如肌瘤发生除钙化外的变性,则质地变软甚至呈囊性,如肌瘤钙化,则触之感质硬。子宫肌壁间肌瘤,由于其所在的位置不同,子宫可能均匀性增大,也可因肌瘤偏向一侧而使子宫的对称性发生改变。子宫黏膜下肌瘤位于宫腔内,故子宫呈均匀性增大,表面光滑,质地中等,活动度好。若带蒂黏膜下肌瘤脱出宫颈外口,可于宫颈外口处见到表面光滑的粉红色肿物,边界清楚;也可见表面充血、水肿,甚至形成溃疡;伴感染、坏死的肿物,有脓性分泌物自阴道排出。子宫颈肌瘤,可见宫颈局部增大或均匀增粗呈桶状,如脱出宫颈外口,则与前述的带蒂黏膜下肌瘤相似;当肌瘤在宫颈管内生长且足够大时,宫颈可有明显的移位及变形,子宫体被推向腹腔,居于肿瘤之上方。

(二)腹部检查

子宫增大超过 3 个月妊娠子宫大小时,可于下腹正中或耻骨联合上方扪及。肿物多呈实性、质地中等、活动、无压痛,如为多发性子宫肌瘤,则其形态不规则。

第六节　诊断与鉴别诊断

一、诊断

对于有临床症状的子宫肌瘤,根据病史及妇科检查不难诊断,而辅助检查有利于对诊断困难者明确诊断。目前,随着超声影像学的飞速发展和在妇产科领域的广泛应用,在临床上结合病史、妇科检查和超声检查能对绝大多数子宫肌瘤做出正确诊断。

(一)病史

子宫肌瘤好发于 40 岁左右的育龄期女性。仅 1/3 的子宫肌瘤患者具有临床症状,常以月经过多、不规则阴道流血、下腹部肿块和膀胱、直肠的压迫症状为主诉,可伴发贫血,多数患者一般情况良好。

(二)体格检查

检查时应注意患者的一般情况及有无贫血貌。若肌瘤增大超出盆腔,可在行腹部检查时触及肿块。

(三)辅助检查

1. 探针探测　若无盆腔、宫颈和阴道炎症,经阴道宫颈严密消毒后,用无菌的子宫探针由宫颈进入宫腔,探测宫腔深度、方向,探针进入有无阻碍、有无绕行感等,可为肌壁间肌瘤及黏膜下肌瘤诊断的参考。在基层设备条件简陋时可使用。宜谨慎操作,以防子宫穿孔发生。

2. 诊断性刮宫　目前,宫腔镜检查是可疑宫腔或宫颈管内疾病时的首选检查方式,但在基层单位,诊断性刮宫仍用于子宫黏膜下肌瘤的诊断。诊断性刮宫是从宫腔内刮出宫内膜或病变组织进行病理检查,以明确宫腔内有无病变。对于阴道不规则流血的患者,可考虑行诊断性刮宫,根据病理检查结果来判定阴道流血的原因,常见有子宫内膜息肉、子宫黏膜下肌瘤、子宫内膜增生、子宫内膜癌等。

3. 超声检查　超声检查是临床上最常用的子宫肌瘤辅助诊断方法,也可用于鉴别子宫肌瘤与其他盆腔包块或病理情况,如子宫腺肌瘤、卵巢实性肿瘤、妊娠子宫等。超声检查可明确肌瘤的部位、大小和数目及有无变性。一般情况下，子宫肌瘤在超声影像图上表现为边界清楚的低回声区。

4. 腹腔镜检查　大多数情况下，依靠病史、妇科检查和超声检查能对子宫肌瘤做出正确诊断，一般不需要行腹腔镜检查。事实上，随着腔镜技术在妇产科临床的广泛应用，腹腔镜手术已成为治疗子宫浆膜下、肌壁间肌瘤的最主要手术方式，而不是作为一种常用的检查手段。当超声或其他检查无法确定子宫或子宫旁实性肿块的性质和来源时，可通过腹腔镜检查来明确诊断。腹腔镜检查具有直观、准确的特点，应仔细观察肿块的部位、数目、大小及与周围组织的关系等，并可立即施行手术治疗。

5. 宫腔镜检查　宫腔镜检查是诊断宫腔和宫颈管内疾病的重要方法，可在直视下观察宫腔内病变，取活检行病理查，并可同时切除子宫黏膜下肌瘤。宫腔镜下取活检行病理检查是诊断宫腔疾病的最准确方法。

6. 其他影像学检查　除超声检查外，CT 和 MRI 也可用于子宫肌瘤的诊断，但在临床中应用较少。MRI 是诊断和定位子宫肌瘤的最准确的影像技术，分辨率高，可检出 0.5cm 大小的病灶，对肌瘤退行性变，如玻璃样变、钙化均可清晰显示，能比较准确地鉴别子宫肌瘤与子宫腺肌瘤、附件肿块等。由于 MRI 的费用较高，在临床中的应用不如超声广泛。此外，有时在子宫输卵管造影检查时，可发现子宫黏膜下肌瘤在子宫腔内呈充盈缺损的影像学表现。少数情况下，在腹部平片上可见到发生钙化的子宫肌瘤图像。

(四)病理学检查

随着前述辅助检查手段在临床的应用，目前术前诊断子宫肌瘤的准确率基本能达到100%，但病理组织学检查仍然是诊断子宫肌瘤的"金标准"。

二、鉴别诊断

一般情况下，子宫肌瘤的诊断比较容易，但临床表现不典型者的诊断可能有困难，需要抓住各相关疾病的特点，结合病史、体格检查和辅助检查结果进行综合分析，做出鉴别诊断。

(一)妊娠子宫

妊娠子宫与子宫肌瘤可能都有子宫增大，因此，对经妇科检查发现子宫增大的育龄妇女，首先要排除妊娠。妊娠者有停经史、早孕反应，子宫质软；子宫肌瘤患者无停经史、早孕反应，子宫质硬，如诊断不甚明确，可通过尿或血 β-hCG、超声检查行进一步鉴别诊断。妊娠者经超声检查可发现宫内孕囊或胎儿征象，而不是子宫肌瘤的声像表现。

(二)卵巢肿瘤

卵巢囊肿与子宫肌瘤的鉴别较易，卵巢囊肿多位于附件区，呈囊性，与子宫不相连，不随子宫移动而活动；子宫肌瘤多位于下腹正中，质地较硬，与子宫相连，随宫颈移动而活动。值得注意的是，位于子宫一侧的带蒂浆膜下肌瘤发生变性，质地变软时，与卵巢囊肿容易混淆，可通过超声检查进行鉴别。如该肌瘤发生蒂扭转，可出现和卵巢肿瘤蒂扭转相似的表现，此时极易误诊。

卵巢实性肿瘤与子宫浆膜下肌瘤不易鉴别，特别是当卵巢肿瘤与子宫发生粘连时，以卵巢恶性肿瘤多见。子宫肌瘤多见于 30~50 岁的女性，而卵巢恶性肿瘤多见于老年女性，如患者为绝经后妇女，要首先考虑后者卵巢恶性肿瘤的常见体征有：宫旁组织增厚、变硬，阴道后穹窿及盆腔内质硬结节、肿块,腹腔积液征阳性,此外,还可通过测定血清肿瘤标志物,如CA125、AFP、HE4等以及影像学检查进行鉴别。

(三)子宫腺肌病

子宫腺肌病与子宫肌瘤相似,好发于育龄期女性,表现为月经过多、经期延长,妇科检查可见子宫增大。主要的鉴别点在于子宫腺肌病患者痛经明显,为继发性痛经,且进行性加重;妇科检查见子宫均匀增大,但一般不超过孕3个月大小,质地坚硬,子宫在月经期可能略增大,经后缩小。子宫肌瘤患者一般无痛经,子宫多呈不规则增大,质韧。超声检查是鉴别子宫腺肌病和子宫肌瘤的常用手段,子宫腺肌病的超声声像图特征为:子宫均匀增大呈球形,子宫肌壁增厚,腺肌瘤表现为边界不清、无包膜的不均质强回声区,其内可见小的液性暗区散在分布。

(四)盆腔子宫内膜异位症

卵巢子宫内膜异位囊肿可与子宫致密粘连,双合诊检查仿佛触及呈局部突起的增大子宫,与子宫肌瘤不易区分。子宫内膜异位症患者多有痛经病史,而子宫肌瘤患者一般无痛经。妇科检查时可发现卵巢子宫内膜异位囊肿呈囊性,活动受限;而子宫肌瘤质地较硬,活动度好。此外,对子宫内膜异位症患者行三合诊检查可扪及宫骶韧带增粗或结节,并有触痛。诊断不明确时,可通过血清CA125、超声检查行进一步鉴别。

(五)子宫内膜癌

子宫内膜癌是妇科三大恶性肿瘤之一,其常见症状为不规则阴道流血,妇科检查可见子宫增大,需与子宫肌瘤鉴别。子宫内膜癌好发于老年妇女,常表现为绝经后阴道流血或血性白带,子宫均匀增大,质软。晚期子宫内膜癌可出现消瘦、贫血、发热等全身症状,妇科检查可发现子宫增大、固定,于盆腔内可扪及不规则结节,不易与子宫肌瘤混淆。通过超声检查、CT、MRI及分段诊断性刮宫可进一步鉴别。

(六)子宫肉瘤

子宫肉瘤发生于50岁左右的中老年妇女,其发病率低,但生长迅速,呈高度恶性,主要表现为不规则阴道流血,妇科检查见子宫增大,质软或硬,表面不规则。如肉瘤组织从宫颈外口脱出,可见息肉样赘生物,呈红色,质脆,触之易出血。如绝经后妇女出现阴道流血,且子宫在短期内明显增大,应考虑诊断为子宫肉瘤。可通过影像学检查和诊断性刮宫来鉴别子宫肉瘤和肌瘤,但需注意的是,对于肉瘤组织未侵犯子宫内膜者,诊断性刮宫会出现漏诊。

(七)宫颈癌

宫颈癌有阴道流血、阴道排液的症状,妇科检查可见阴道内肿物,需与子宫肌瘤鉴别。宫颈癌的典型症状是接触性出血,也可表现为不规则阴道流血,出血量可多可少;子宫肌瘤的阴道流血通常具有周期性,表现为月经量增多,月经期延长。宫颈癌的常见症状有白带增多或阴道排液,可呈血性,伴腥臭;当癌组织溃烂、坏死、感染时,阴道排液呈脓性,伴恶臭,脱出宫颈口的子宫黏膜下肌瘤或宫颈黏膜下肌瘤发生感染时也有类似症状,不易鉴别,可进一步行妇科检查和宫颈脱落细胞学检查。妇科检查如见阴道内肿块呈菜花样,质脆,触之易出血,表面溃烂,宫颈管增粗、质硬,宫旁组织变硬,则支持宫颈癌的诊断;如肿块表面光滑,质地不硬,宫颈管质地中等,宫旁组织质软,则更符合子宫肌瘤的诊断肿块组织活检可明确诊断。

(八)盆腔炎性包块

盆腔炎性包块可因炎症与,子宫紧密粘连,分界不清,妇科查体时易将其与子宫肌瘤混淆首先通过病史对二者进行鉴别,盆腔炎性包块患者通常有急性或慢性盆腔炎病史,如为结核性包块,可能有月经量少甚至闭经,不孕,低热、盗汗等症状以及其他器官的结核病病史。此外,炎性包块可为双侧,常有压痛。超声检查见盆腔内低回声区,形态常不规则,其内可见分隔,与子宫有一定界限,可据此与子宫肌瘤鉴别。

(九)慢性子宫内翻

慢性子宫内翻的临床表现类似于子宫黏膜下肌瘤,主要是阴道流液、不规则阴道流血,妇科检查可发现阴道内肿块。慢性子宫内翻患者常有急性子宫内翻的病史,妇科检查时可在阴道内肿块上找到输卵管开口,双合诊检查触不到子宫体,据此可与子宫肌瘤鉴别。由于蒂短的子宫黏膜下肌瘤可在脱出宫颈口的过程中引起子宫逐渐内翻,因此,当发现子宫黏膜下肌瘤脱出到阴道内时,应注意检查是否同时合并子宫内翻。

(十)子宫畸形

子宫畸形患者一般不出现月经异常,常因不孕等其他妇科疾患就诊。双子宫或双角子宫在未合并阴道、宫颈的畸形时,妇科检查可发现子宫形态失常,容易将一侧宫体误认为是肌瘤,必要时经超声检查可明确诊断。

(十一)子宫肥大症

子宫肥大症的病理改变是子宫平滑肌细胞肥大和结缔组织增生,其临床表现为经量增多,经期延长,子宫增大,应与子宫肌瘤鉴别。子宫肥大症常见于经产妇,妇科查体见子宫均匀增大,通常为6~10周大小,表面光滑,超声检查和诊断性刮宫均无阳性发现。

(十二)子宫内膜息肉

子宫内膜息肉和子宫肌瘤均有经量增多,经期延长或不规则阴道流血的症状,应予以鉴别。前者妇科检查一般无阳性发现,而子宫肌瘤可有子宫增大,表面呈结节状突起等表现。子宫内膜息肉的声像图表现为内膜线上的强回声光团,无包膜;而子宫肌瘤为中低回声团块,有包膜,边界清晰。对于子宫黏膜下肌瘤,诊断性刮宫或宫腔镜检查可明确诊断。

(十三)功能失调性子宫出血

功能失调性子宫出血简称功血,其临床表现为阴道异常流血,应与子宫肌瘤鉴别。妇科检查、超声检查、诊断性刮宫或宫腔镜检查均无阳性发现,则不考虑子宫肌瘤的诊断。

(十四)子宫腺肌瘤

子宫肌瘤超声是有包膜的、是周边环状血流,而子宫腺肌瘤无包膜,血流在内部为主。

第七节　经腹子宫肌瘤手术

经腹子宫肌瘤手术包括肌瘤剔除术及子宫切除术,可经腹部也可经阴道进行,也可行内镜手术(宫腔镜或腹腔镜)。随着内镜技术的发展,很多经腹肌瘤剔除术、子宫切除术逐渐由腹腔镜手术取代。术式及手术途径的选择取决于患者的症状、肌瘤的部位、大小、患者的年龄、对生育的要求、经济状况及医师的手术技能等综合因素。

一、适应证

(1)单个子宫肌瘤直径≥5cm。

(2)肌瘤较大或者数量较多,使整个子宫增大超过2.5个月妊娠子宫大小。

(3)临床症状明显者,如月经量明显增多,经期明显延长,甚至月经紊乱,患者失血过多而致不同限度的贫血。

(4)有不同限度的压迫症状:如肌瘤过大压迫膀胱引起尿频,子宫侧壁肌瘤突向阔韧带压迫输尿管引起输尿管扩张或肾盂积水,过大的子宫后壁肌瘤压迫直肠引起肛门或腰骶部坠胀感,排便困难,甚至便秘。

(5)肌瘤有蒂扭转(发生感染时需先控制感染)。

(6)特殊部位的子宫肌瘤:如宫颈肌瘤、阔韧带肌瘤无保留子宫要求者。

(7)确诊的黏膜下肌瘤。

(8)确诊不孕原因在于肌瘤压迫输卵管或使宫腔变形者。

(9)可疑合并卵巢肿瘤可能者。

(10)绝经后肌瘤不但不缩小,反而增大者。

(11)子宫肌瘤生长较快,直径增长大于1cm/年。

(12)怀疑恶变者。

(13)药物治疗无效者。

(14)某些子宫交界性子宫肌瘤或特殊组织学类型的子宫肌瘤。

(15)某些复发、转移的子宫肌瘤。

二、各种手术方式

(一)肌瘤剔除术

40岁以下年轻妇女,希望保留生育功能,或者虽无生育要求仍要求保留子宫者;肌瘤较大;月经过多,药物治疗无效;有压迫症状;因肌瘤造成不孕者;黏膜下肌瘤;肌瘤生长较快但无恶变者,均可考虑子宫肌瘤剔除术。经腹子宫肌瘤剔除术适用于:

(1)年轻而希望生育患者,争取生育机会。

(2)浆膜下子宫肌瘤。

(3)单个或多个肌壁间肌瘤。

(4)如肌壁间肌瘤过大并突向宫腔,腹腔镜手术困难或禁忌者。

(5)特殊部位的子宫肌瘤,如宫颈肌瘤、子宫峡部肌瘤和阔韧带肌瘤。但若合并盆腔感染或怀疑有肌瘤恶变者,不宜行此式。

(二)子宫切除术

经产妇,无生育要求;多发性子宫肌瘤,子宫超过3个月妊娠大小;症状明显;保守治疗失败;肌瘤切除后复发;肌瘤生长较快,恶性变可疑等,均应考虑手术切除子宫。子宫切除术有子宫全切除术、子宫次全切除术、筋膜内子宫切除术等。

1. 经腹子宫全切除术　子宫全切除术是将子宫体和子宫颈一并切除。适用于患者无生育要求,子宫≥12 周妊娠大小;月经过多伴失血性贫血;肌瘤生长较快;有膀胱或直肠压迫症状;保守治疗失败或肌瘤剔除术后复发及疑有恶变者。

(1)优点:根治病变的子宫,切除了有可能发生宫颈病变甚至癌变的子宫颈组织,可免除将来发生宫颈残端癌的威胁。

(2)缺点

1)卵巢的血液供应至少有 1/2 来自子宫动脉上行支,更有 10% 的女性其卵巢血液主要由子宫动脉供应。子宫全切除术结扎附件及子宫动脉后,卵巢血液循环可能受到影响,可导致卵巢功能早衰,从而使更年期症状、动脉粥样硬化或冠心病提早来临。

2)子宫全切除术由于切除了宫颈,从而导致没有宫颈黏液分泌及润滑,破坏了阴道解剖的完整性,加之卵巢分泌雌激素减少,部分患者会在术后出现阴道干涩、性生活疼痛,从而导致性生活质量下降。

3)子宫全切除术切断了子宫的各组韧带,破坏了盆底结构的完整性,主韧带和宫骶韧带切断可明显增加阴道穹窿脱垂的发生率。

4)子宫全切除术时,由于泌尿系统与子宫颈的解剖关系,使得膀胱及输尿管损伤的发生率增加,同时,子宫切除可使营养膀胱的血管和支配膀胱的神经损伤,也会造成膀胱解剖位置和张力改变,可能影响膀胱功能。

2. 经腹子宫次全切除术　子宫次全切除术又称阴道上子宫切除术,即将子宫颈阴道部以上的子宫切除。适用于年龄较轻、宫颈光滑且排除癌变者;患者一般情况危急,需要争取时间抢救者;患者有严重内科合并症不能耐受全子宫切除术;盆腔严重粘连切除宫颈有困难者。

(1)优点

1)次全子宫切除术具有操作简单,手术时间短,手术损伤及并发症少的优点。

2)子宫次全切除不切除子宫颈,保留了盆底的完整性,使支持盆底的韧带组织不受影响,避免了全子宫切除术后穹窿脱垂的发生。

3)盆底结构完整,保留宫颈使阴道不缩短,宫颈管仍可分泌黏液,有利于保持性生活质量。

4)子宫次全切除可避免损伤膀胱及输尿管,保留宫颈及完整的盆底结构,没有损伤支配膀胱的神经,使膀胱功能不受影响。

(2)缺点:保留的宫颈可能发生病变,部分患者出现宫颈子宫内膜异位症、子宫内膜残留、慢性宫颈炎、宫颈残端肌瘤及宫颈不典型增生甚至有 1%~2% 会发生宫颈癌;而宫颈残端癌由于术后盆腔局部解剖的变异,盆腔粘连,无论行放射治疗或手术治疗均较有完整子宫者困难,而且效果也差,尤其发现晚期的残端癌。

3. 经腹筋膜内子宫切除术　筋膜内子宫切除术指游离子宫体和切断子宫血管后,子宫颈峡部以下的操作在子宫颈筋膜内进行的子宫切除。适用于无慢性宫颈炎的子宫肌瘤患者,年龄小于 40 岁,对阴道长度要求较高者。

术中应熟悉宫颈组织结构及膀胱、直肠的解剖关系,正确分离宫颈筋膜是手术成败的关键,操作要点是牵拉子宫,环形切割筋膜厚度为 2~3mm,尽量用刀柄下推筋膜,必要时可刀片与宫颈垂直下刮筋膜。

（1）优点

1）腹式筋膜内子宫切除术不需要下推膀胱达穹窿部，所以减少了损伤膀胱的机会，由于膀胱剥离面小，减少了出血、血肿形成及感染的概率。

2）由于未切断主韧带及宫骶韧带，所以避免了输尿管的损伤，提高了手术的安全性，很适合宫颈肥大的子宫全切术。

3）盆腔内筋膜包括主韧带、宫骶韧带及耻骨尿道韧带，它们与相应部位的宫颈、膀胱底部、尿道及直肠相连接，配合盆底的肌肉构成了坚固的盆底，使其他脏器保持在正常位置，保持盆底组织结构和功能的完整性，减轻了术后盆底脏器和组织的脱垂及膨出。

4）筋膜内手术未切断子宫动脉下行支，阴道血供未受影响，有利于阴道残端愈合，减少了局部炎症反应。

5）筋膜内子宫全切术未切断主韧带，可避免术中阴道残端侧角与切断的主韧带之间未缝扎或缝扎不牢所致的阴道流血。

6）由于保留了宫颈筋膜，术后阴道深度缩短不明显，这样有利于正常性生活，保证了患者的生活质量。因此，筋膜内子宫全切既保证了患者术后性生活质量，又切除了易发生病变的宫颈。

（2）缺点：卵巢血液循环受到影响，可能导致卵巢功能早衰。

4. 三角形子宫次全切除术　为了尽量减少破坏盆腔解剖结构，保留良好血供，提出三角形子宫切除术，即采用倒三角形切除子宫体，保留部分宫体组织，不切断子宫动脉，术毕形成一小子宫，以减少术后并发症的产生。主要适用于子宫肌瘤的年轻患者。但子宫创面相对较大，出血较多，故应视具体情况方可选用。因创面大，出血多，实际临床应用甚少。

三、特殊类型的子宫肌瘤手术

（一）宫颈肌瘤

宫颈肌瘤是子宫肌瘤的一种特殊类型，由于缺少临床症状，较小时不易诊断，发现时肌瘤常较大，直径达 10cm 以上，嵌顿于盆腔或阴道内，给手术带来困难。由于宫颈周围解剖关系复杂，术中易造成膀胱、输尿管或直肠损伤。其手术步骤如下。

1. 开腹及圆韧带处理　同一般腹式子宫全切术，但巨大宫颈肌瘤膀胱向上移位，打开腹膜时要注意避免损伤膀胱。圆韧带应于子宫角部与腹股沟管之间附件前方寻找。

2. 处理卵巢血管　由于宫颈肌瘤将宫体上推，使骨盆漏斗韧带变短，其中的卵巢动、静脉和输尿管均迂曲，互相靠近，所以在处理卵巢动、静脉时要打开骨盆漏斗韧带，外侧尽量靠近侧腹膜上下分离卵巢动、静脉并游离输尿管，充分暴露卵巢血管。直视下钳夹并仔细检查所提起的组织中确认无输尿管时再切断、缝扎。如保留卵巢应打开阔韧带前后叶，用手指分离卵巢血管，切断卵巢固有韧带即可暴露肿瘤再寻找输尿管。

3. 推开膀胱肌瘤　位于宫颈前唇时，膀胱位置往往较高，但其与宫颈间组织疏松易于分离。推开膀胱暴露出瘤体，沿瘤体将周围组织推开至肿块下极。位于宫颈后唇的肌瘤要先推离直肠，使肌瘤与周围组织全部游离。

4. 处理子宫血管　正常情况下子宫动脉位于子宫颈内口水平约 2cm 与输尿管交叉处。宫颈肌瘤时向上推移输尿管，尤其向两侧突出的宫颈肌瘤输尿管常附着于肌瘤表面，多发性肌瘤时输尿管甚至穿越肌瘤间隙而过，输尿管与子宫血管明显移位。将子宫动、静脉和输尿管分开,直视下钳夹,切断子宫血管,双重缝扎。

5. 处理主韧带　此时应自输尿管、子宫动脉交叉处继续向下游离输尿管达膀胱入口处,输尿管往往附着于肿瘤表面,组织较疏松,以拉钩将膀胱、输尿管向侧下方牵拉,在其内侧钳夹,切断主韧带。

6. 宫颈肌瘤者　阴道上段常过度扩张瘤体下界低于阴道穹窿部,达阴道中段,应纵向切开阴道前壁,沿穹窿环形切除子宫,切不可沿瘤体下界环切,易过多切除阴道,使阴道缩短。有时对于较大宫颈肌瘤致子宫下段解剖结构变异,可先行肌瘤剔除,再行子宫切除。

(二)阔韧带内子宫肌瘤

阔韧带内子宫肌瘤分真性和假性两种。真性阔韧带肌瘤与子宫不相连,肌瘤生长在阔韧带前后叶腹膜之间;而假性阔韧带肌瘤实际上就是浆膜下肌瘤的特殊类型,从子宫侧壁长出,向阔韧带生长。术中区别真性或假性肌瘤甚重要,有利于避免子宫血管及输尿管损伤。手术适用于阔韧带肌瘤较大,有压迫症状;增大迅速有恶变倾向者;与实性卵巢肿瘤难以区别者;或年轻须保留生育功能者手术可根据具体情况,分别做肌瘤剔除术和(或)同时做子宫次切术或子宫全切术。术后认真检查子宫及阔韧带内血管、输尿管,剪除多余腹膜,闭合瘤腔。术中宜仔细,熟悉解剖关系,认真辨认管状物,切勿随意切割。

第八节　经典腹式子宫肌瘤手术

一、经腹全子宫切除术

(一)手术步骤

(1)体位:取仰卧位。

(2)切口:取下腹横切口或纵切口,切口长度视子宫体积而定。

(3)依次切开皮肤、皮下、筋膜,钝性分离腹直肌,剪开腹膜入腹腔,保护皮肤。

(4)探查:明确子宫大小、肌瘤生长的位置、双侧卵巢输卵管的状况,探查盆腔其他器官、盆壁,子宫颈周围,骶主韧带,明确盆腔内状况;上腹部做必要探查。

(5)排垫肠管。

(6)提起子宫,显露左侧圆韧带,距离子宫 3cm 使用 7 号丝线缝扎圆韧带,切断圆韧带。

(7)显露左侧子宫固有韧带和输卵管间质部,钳夹、切断、7 号丝线双重缝扎卵巢固有韧带及输卵管。同法处理右侧圆韧带和固有韧带及输卵管。

(8)剪开膀胱返折腹膜,下推膀胱至穹窿,显露双侧子宫动脉上行支。

(9)显露左侧子宫动脉上行支,于子宫峡部水平与水平面呈 45 度、紧贴子宫体钳夹、切断子宫动脉上行支,7 号丝线双重缝合结扎止血。

(10)处理骶主韧带紧贴子宫颈由子宫动脉切缘向下钳夹、切断、缝扎左侧宫旁组织,达阴道侧穹窿。

(11)同法处理右侧子宫动脉和宫旁组织,至阴道右侧穹窿。

(12)用干纱布保护宫颈周围组织,环切阴道穹窿,切除子宫。台下剖视子宫。

(13)四把 Allis 钳分别钳夹阴道左右穹窿及阴道前后壁,聚维酮碘纱布消毒阴道。

（14）可吸收线连续褥式缝合阴道壁,手术创面可以腹膜化,冲洗盆腹腔,检查有无出血可关腹。

（15）依次缝合腹膜、筋脉、皮下脂肪、皮肤。

（二）注意事项

（1）详细探查,避免遗漏位于子宫体外的肌瘤。

（2）注意保护输尿管处理骨盆漏斗带、卵巢固有韧带、子宫动脉及子宫主韧带时距离输尿管较近,容易误夹、误扎输尿管,手术中需要尽可能贴近子宫颈钳夹血管与韧带,必要时将输尿管解剖显露后再钳夹、缝扎。

（3）注意保护膀胱下推膀胱需达到子宫颈外口以下阴道前穹窿的位置,膀胱下退后使用湿纱布将膀胱保护后再放置腹壁直角拉钩或马蹄形拉钩,不宜使用“S”型拉钩,也不宜过于用力提拉拉钩,防止长时间压迫损伤膀胱。

（4）注意保护直肠遇子宫直肠窝有炎症或子宫内膜异位症时,常常会将直肠前壁粘连与阴道后壁及子宫颈甚至子宫后壁,将子宫直肠窝封闭。手术时一定需要先松解粘连处理合并病变,将子宫直肠窝的形态恢复,尚可进行进一步手术操作。

（5）为了预防子宫切除后的阴道穹窿脱垂,可以在缝合阴道残端时对宫颈阴道环的解剖结构进行一定限度的恢复。缝合阴道残端时注意缝合阴道筋膜,将两侧骶主韧带缝合于阴道残端。

（6）注意术后残端出血的预防手术后血管出血的主要原因是血管结扎线松解滑脱,常见的出血部位依次是固有韧带/输卵管、骨盆漏斗韧带、子宫动脉,手术结束时应该将各主要血管结扎线显露,用镊子适度牵拉结扎线,如果发现有松动、及时补扎。

二、经腹次全子宫切除术

（一）手术步骤

（1）切除子宫体于子宫峡部环切宫颈,切除子宫。

（2）消毒宫颈残端。

（3）可吸收线连续缝合宫颈。手术创面可以腹膜化,冲洗盆腹腔,检查有无出血可关腹。台下剖视子宫。

（4）依次缝合腹膜、筋脉、皮下脂肪、皮肤。

（二）注意事项

进入腹腔后详细探查盆腹腔,明确有无子宫颈肌瘤、阔韧带肌瘤,是否合并子宫腺肌病,避免遗漏位于子宫体外的肌瘤。其余注意事项同经腹全子宫切除术。

三、经腹子宫肌瘤剔除术

（一）手术步骤

（1）体位:取仰卧位。

（2）切口:取下腹横切口或纵切口,切口长度视子宫体积而定。

（3）依次切开皮肤、皮下、筋膜,钝性分离腹直肌,剪开腹膜入腹腔,保护皮肤。

（4）探查:明确子宫大小、肌瘤生长的位置、双侧卵巢输卵管的状况,探查盆腔其他器官、盆壁,子宫颈周围,骶主韧带,明确盆腔内状况;上腹部做必要探查。

(5)排垫肠管。

(6)若能够将子宫切口实施手术最佳,必要时可于子宫颈峡部水平捆绑止血带,以减少术中出血。

(7)于所要切除的肌瘤包膜内注射 1∶5 缩宫素生理盐水混合液 20~60mL,切开肌瘤包膜,显露瘤体,分离肌瘤包膜,结扎或缝扎止血,切除瘤体。可吸收线缝合瘤腔。

(8)依次切除肌瘤,在切开的瘤床内仔细触摸,有无小肌瘤。

(9)确认创面无出血,将子宫放回盆腔,冲洗,做必要的防粘连处理。

其余步骤同经腹全子宫切除术。

(二)手术注意事项

(1)注意探查,避免遗漏肌瘤。

(2)子宫切口选择:根据子宫肌纤维走行,原则上宫体部位选用纵切口,子宫峡部以下选择横切口。

(3)将瘤腔完全闭合:缝合时要分层缝合子宫黏膜肌层、肌层和浆膜肌层;选用缝线应具有较大张力,确保创面良好闭合。

(4)手术后使用缩宫素促进子宫收缩,可使用 3 天。

第十一章　妇科腹腔镜手术

第一节　腹腔镜盆腹腔粘连松解术

一、概述

盆腹腔粘连是常见的病理现象,由于产生粘连的原因不同,粘连的部位、严重限度不同,患者可以表现出相关临床症状,如肠梗阻、慢性腹痛,不孕等;但是,多数患者并无明显症状。现代女性盆腹腔粘连发生率较高,与生殖道炎症疾病、子宫内膜异位症等发生率升高有关,剖宫产也是造成盆腹腔粘连的常见因素。

粘连松解是较早介入的腹腔镜手术方式之一;当然,多数情况是在腹腔镜诊断检查时被发现的一些无症状、粘连限度较轻的患者。在腹腔镜手术发展过程中,盆腹腔粘连或盆腹腔手术史患者一度被视为腹腔镜手术的禁忌证,主要因为受限于腹腔镜技术困难。目前,盆腹腔粘连已经从腹腔镜手术禁忌证中删除。与此相对,分离粘连成为妇科手术腹腔镜的基本技巧之一。

所以,妇科医生常应该熟悉粘连的发生机制,使用最佳技术进行粘连松解术,使用合适的方法和药物预防或减少粘连的发生。

二、粘连的形成机制

手术损伤、创面渗出、炎症反应(包括子宫内膜异位症)是粘连形成的主要因素。组织损伤或炎性反应,机体纤维蛋白溶解系统被激活,使黏附延缓 72~96h(纤维渗出),然后发生间皮修复。研究发现,纤维蛋白沉积是术后粘连形成的第一步,是腹膜纤维蛋白形成与纤维蛋白溶解能力之间的平衡被打破的结果。导致粘连形成的主要原因不是纤维蛋白溶解活力下降,而是纤维蛋白形成能力增强所致。

三、粘连的分类

(一)根据粘连形成的原因,可将粘连分为以下几类

1. 炎性　粘连各种原因导致的腹膜炎症是盆腹腔粘连的主要因素。炎性物质渗出,产生大量渗液。在这些渗液中,含有大量纤维蛋白原和细胞成分。在疾病愈合过程中,炎性物质吸收,结果产生粘连。导致盆腔粘连的最常见疾病是盆腔炎性疾病,最常见病因是衣原体、支原体和淋球菌感染。这类粘连主要集中在盆腔,表现为输卵管周围粘连和子宫直肠窝的粘连。其次是在升结肠与腹壁、膈肌和肝脏之间形成琴弦样粘连。外科阑尾炎虽然也比较常见,但其所形成的粘连主要在腹腔的回盲部周围而不是在盆腔。

2. 手术后　粘连有腹部或盆腔手术史,术后粘连发生率达到55%~100%。术后粘连最常见的是大网膜与腹壁切口粘连,呈条索状或带状,也可以位于腹部切口之外,包裹术野器官、肠粘连、附件粘连等。

值得重视,剖宫产已经成为女性盆腹腔粘连的常见原因,粘连多见子宫下段与腹壁切口

粘连,此处也正是膀胱附着位置,在粘连松解时,特别注意膀胱损伤。

3. 内异症性 粘连子宫内膜异位症所形成的粘连,本质上是炎性粘连,但与急性炎症后形成的粘连有很大不同。主要表现为卵巢、输卵管和子宫后壁之间的粘连,严重者侵犯直肠、乙状结肠、膀胱、输尿管,再严重者导致子宫直肠窝或子宫膀胱窝封闭。子宫内膜异位症所致的粘连往往形成致密瘢痕,分离时,容易引起出血,是妇科腹腔镜手术的重点与难点。

4. 癌症 粘连因癌症转移而引起脏器之间的粘连,视癌症的类型、转移限度不同,其致密度也不相同。

(二)根据粘连形成的形状,可将粘连分为以下几类

1. 带状或条索状粘连 盆腹腔手术后大网膜与腹壁之间的粘连、肠管与其他脏器或大网膜之间形成的粘连多见带状或条索状粘连。这种粘连很容易分解,一般不引起出血。

2. 致密粘连 子宫内膜异位症、弥散性腹膜炎、大型手术及晚期癌症后的粘连,多属于这种类型。分离时很容易引起出血和渗血。是比较难以处理的粘连类型。

3. 疏松粘连或膜状粘连 急性和亚急性炎症期间形成的粘连,术后不久形成的粘连以及慢性炎症后形成的膜状粘连。这种粘连很容易分离。

四、手术腹腔镜粘连松解术

除不孕症患者外,在妇科很少对患者单独进行粘连松解术。粘连松解多数作为其他妇科手术的附加手术,因暴露术野需要,不是手术的主要目的,适当粘连松解,可以帮助建立良好的腹腔镜手术视野。当然,对于盆腔炎粘连、内异症粘连或肿瘤粘连等进行粘连松解,其本身就是手术的组成部分。

粘连松解常用单极电刀、双极电凝或 PK 刀结合剪刀、超声刀进行。

妇科腹腔镜手术常用的粘连松解术介绍如下。

(一)大网膜与腹壁切口粘连

大网膜与腹壁切口粘连是盆腹腔手术史患者常见的粘连。粘连多分布切口下方,呈膜状或条索状。当置入内镜即可发现,粘连往往干扰手术视野,甚至看不到盆腔脏器,需要必要的松解,方能进行手术操作。简单、轻度的膜状粘连直接采用电凝分离即可。粘连面积广泛者,可以转动内镜方向,寻找视窗,大致看清楚腹腔内结构,直视下做辅助操作孔穿刺,然后进行粘连松解。大网膜粘连有时候可以附带肠管粘连,这种情况下,松解粘连要特别细心,找到肠管的界线,使用吸引器做钝性分离,直视下、避开肠管用双极电凝或 PK 刀离断粘连组织。值得指出,怀疑有肠损伤应该术中仔细观察,必要时,做修补手术。此外,手术结束前,要检查大网膜残端和腹壁创面,观察有无活动性出血。

(二)盆腔膜状粘连

盆腔膜状粘连常见于轻度内异症、慢性盆腔炎等疾病。多见附件、子宫与周边腹膜或肠管形成粘连。对于没有血管形成的膜状粘连,直接使用剪刀将粘连剪开,如在输卵管子宫粘连,或肠管子宫后壁粘连松解手术中,剪刀最好紧贴子宫壁而不要贴着输卵管或肠管,以免误伤输卵管或肠管。对含有血管的粘连,先使用电凝或超声刀进行分离。松解卵巢周围粘连时,可以使用有齿钳抓取卵巢固有韧带,不要抓取卵巢皮质、输卵管系膜或输卵管。松解输卵管周围粘连时,尽量使用无损伤钳抓取输卵管;提起圆韧带有助于暴露粘连的输卵管;

伞端的粘连,使用无损伤抓钳提起骨盆漏斗韧带可以帮助暴露术野。松解直肠粘连时,则要尽量将肠管向后推,使用举宫器将子宫向前推,以充分地暴露子宫与肠管间的粘连。在松解粘连过程中,术野出血,可用双极电凝或 PK 刀止血(图 11-1)。

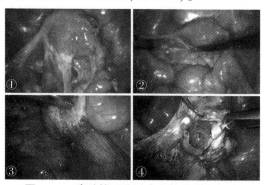

图 11-1　腹腔镜下盆腔内异症粘连松解术

①子宫后壁与肠管粘连;②盆底腹膜粘连;③、④卵巢内异症与盆壁粘连

(三)腹壁切口与子宫下段粘连

腹壁切口与子宫下段粘连多见于剖宫产手术史或妇科盆腔手术史患者,粘连往往为肌性,十分致密。需要钝性或锐性结合联合分离,可以使用吸引器做做钝性分离,肌性部分采用 PK 刀或双极龟凝,然后剪断,分离时要紧贴子宫面进行,尽量保证腹膜完整,避免膀胱损伤。

(四)盆腔广泛致密粘连

盆腹腔广泛致密粘连多见于严重盆腔炎、重度子宫内膜异位症、子宫肌腺症患者。分离采用钝性锐性结合进行。吸引器是最好的分离工具,可以在分离同时冲洗吸引,保持术野干净;需要离断的粘连最好使用双极电凝或 PK 刀,先电凝后离断;分离直肠子宫后壁粘连要从开始侧面,横行走向,沿盆壁腹膜向下推进,并尽量保证腹膜完整,助手随时活动举宫器做解剖指示,以子宫骶韧带为标记,达到盆底。该分离手法可以减少和避免肠管损伤。切忌直接从中间下推粘连部分,否则十分容易发生肠管损伤。卵巢窝致密粘连患者,分离要紧贴盆壁腹膜进行,牵引卵巢固有韧带,或卵巢漏斗韧带,尽量避免夹持卵巢组织,分离时要尽量不撕破腹膜,遇到创面出血,止血需避免输尿管损伤。松解粘连肠管、膀胱等重要脏器周围的致密粘连,容易发生损伤。因此,对于有剖腹手术、重度子宫内膜异位症或盆腔炎患者,术前要行肠道准备,一旦发生肠道损伤,争取一期修复。膀胱损伤也可在镜下进行一期修补,术后保留导尿管 7~10d。对于难以识别盆腔脏器界限,缺乏腹腔镜手术经验者建议放弃腹腔镜手术,中转剖腹为宜。

五、预防术后粘连

与剖腹手术比较,腹腔镜手术后粘连相对较少、限度较轻。减少术后粘连可以提高手术质量。损伤、出血、炎症等是导致粘连的重要原因,所以早年的研究中,主要集中在术后抗感染、止血和等方面;近年,针对创面渗出、渗血,或针对抑制纤维细胞生长、促进创面愈合,研发大量的预防术后粘连产品并应用于手术,如羧酸甲基纤维素(减少创面渗血)、羧酸甲基壳聚糖(抑制成纤维细胞生长)、胶原蛋白(促进创面愈合)等。初步临床研究认为此类产品有明显的预防或减少术后粘连作用;但是确切效果缺乏必要的循证医学支持。

基于外科手术学原则,预防术后粘连最有效的方法是减少手术组织损伤、减少创面渗血或渗液、预防术后感染。考虑到腹腔镜手术的特点,有助于预防和减少术后粘连发生。腹腔镜手术大量使用电凝止血操作,导致周边组织热损伤,增加术后创面炎性物质渗出,引起创面粘连;止血不彻底,少量创面渗血,形成盆腔积血积液,进而引起纤维性包裹、包块;然而,电凝烧灼止血过度,局部焦痂多,增加瘢痕粘连。因此,在腹腔镜手术中,仔细、合理止血,减少手术创伤;手术结束前反复清洗盆腹腔;证实术野出血停止的最简单方法是在盆腔内留置大量清亮的生理盐水,让子宫、附件在清亮的液体中悬浮起来;有活动性出血者,可以见到出血"飘血"现象,这种方法有助于发现和寻找出血部位和出血点,然后再进行止血。对于手术创面较大者,放置腹腔引流管对于预防术后粘连有一定的作用。

六、手术评价

生殖道感染、盆腔子宫内膜异位症是导致女性盆腹腔粘连发生率升高的主要原因,剖宫产也是造成盆腹腔粘连的常见因素。盆腹腔粘连已经不作为腹腔镜手术的绝对禁忌证,粘连松解术是腹腔镜基本操作之一;术者掌握镜下粘连松解技术可以使得大部分手术在腹腔镜下顺利完成,减少中转剖腹。粘连松解是盆腔炎、内异症、剖宫产术后常用操作,熟练掌握腹腔镜下粘连松解技巧,理解腹腔镜手术特点,可以减少术后粘连,避免盆腹腔脏器损伤并发症。预防术后粘连的主要手段是减少手术创伤、减少创面渗血渗液、预防术后感染。术后留置腹腔引流管对预防术后严重粘连有一定价值。

第二节　子宫腺肌病的腹腔镜手术

子宫内膜侵入子宫肌层达一个高倍视野以上称为子宫腺肌病。以往认为它是一种内在性子宫内膜异位症,而现在多数认为它是一种独立的疾病。子宫腺肌病的发病率呈逐年上升趋势,成为危害生育期妇女一种常见而难以治愈的疾病,目前认为其发生发展与体内激素水平、流产、分娩、宫内节育器放置、免疫学因素及遗传学因素等关系密切。子宫腺肌病的发病机制尚未完全明了,普遍认为是子宫内膜"突破"基底层"侵入"子宫肌层生长并引起相应的临床症状,即子宫内膜侵入学说,其他包括血管、淋巴管弥散、上皮化生等。典型的临床症状为继发性痛经,进行性加重、月经量异常(经过多、月经周期紊乱)、排尿及排便障碍(多见经期大便次数增加),影响生育功能,严重影响育龄女性生活质量。近年来,可能受到婚育模式改变的影响,腺肌病的发生率有所升高,并呈现年轻化趋势。

一、病因和发病机制

(一)危险因素

早期有学者研究认为,妊娠对于子宫腺肌病具有保护作用,妊娠期间机体内孕激素分泌明显增加,异位子宫内膜在大量孕激素的持续作用下发生蜕膜样变,以致坏死萎缩。但是,多次妊娠和分娩过程中相关妊娠损伤和并发症,如不协调宫缩、难产、胎盘粘连、胎盘植入、人工剥离胎盘及剖宫产、子宫切口处理不当及子宫肌层机械创伤等,致使内膜基底细胞增生并侵入子宫肌层,反而导致此病发生。多数资料显示,人工流产是子宫腺肌病独立危险因素,宫内节育器放置与子宫腺肌病的发生也有不可忽视的作用。

(二)性激素

1. 雌激素　与子宫肌瘤、子宫内膜癌和乳腺癌一样,子宫腺肌病也被认为是一种雌激素依赖疾病。体内高水平雌激素尤其是子宫内膜局部高雌激素水平对子宫腺肌病的发生、发展有诱导促进作用。切除卵巢、绝经和应用抑制卵巢功能的促性腺激素释放激素类似物及抑制雌激素合成的芳香化酶抑制药等,能够有效阻止子宫腺肌病的发展。与正常子宫内膜相比,位于肌层内的内膜类似基底层子宫内膜,对孕激素缺乏反应,常处于增生期。

2. 孕激素　一般认为,妊娠期间体内孕激素水平增高,可使异位的子宫内膜发生蜕膜样变从而萎缩坏死,对子宫腺肌病来说是保护性因素,进一步推断妊娠本身对肌腺症具保护作用,而且异位的子宫内膜多为基底层内膜孕激素受体含量极少,对孕激素敏感性不佳,故认为孕激素对子宫腺肌病的促成作用不大。动物试验证实,孕激素通过刺激芳香化酶的产生,导致子宫腺肌病病灶中雌激素的合成进一步增加,以此协同雌激素共同诱发子宫腺肌病发病,单纯孕激素也可单独诱发子宫腺肌病的发生。

作为雌激素依赖型疾病,众多学者试图通过雌激素受体(ER)和孕激素受体(PR)的研究来明确雌、孕激素和子宫腺肌病的关系。有研究表明,异位子宫内膜组织中 α-ER 表达减少而 β-ER 表达相对增加,后来的基因水平的研究也证实了这一点。另有研究表明,异位的子宫内膜间质细胞中 PR,尤其是 $PR\beta$ 明显减少,导致旁分泌缺乏,PR 的减少似乎是应用孕激素治疗的子宫腺肌病患者形成孕激素抵抗的促成因素。上述资料提示,雌、孕激素在子宫腺肌病的发生发展过程中起到协同作用,两者关系十分密切相关。

3. 催乳素　动物实验已经证实高催乳素水平可引起子宫腺肌病,且注射催乳素形成小白鼠子宫腺肌病的模型已经建立。有研究认为,高血清催乳水平具有拮抗缩宫素作用,抑制宫缩,或其本身有抑制子宫肌细胞作用;长期持续刺激会造成子宫肌细胞变性易使内膜侵入;较高的催乳素水平还可能使子宫基层催乳素受体增多,从而增强催乳素的生物学效应,可加快雌激素与病灶的结合,最后病灶内雌激素与催乳素相互作用促使子宫腺肌病的发生。

4. 绒毛膜促性腺激素(HCG)和黄体生成素(LH)　利用原位杂交技术和组化技术研究子宫肌腺症异位内膜腺体中 HCG 或 LH 受体基因 mRNA 和受体蛋白表达,发现两者明显高于正常原位子宫内膜,提示子宫内膜侵入子宫肌层形成肌腺症可能与子宫内膜腺体中 HCG/LH 受体有着不容忽视的关系。有关绒毛膜促性腺激素、黄体生成素与肌腺症方面的研究尚缺乏,确切的机制有待进一步探讨。

(三)免疫学因素

子宫肌腺症的发生与机体免疫反应异常有着密切的关系,伴有局部及全身细胞免疫和体液免疫功能异常,主要表现为免疫球蛋白、补体和外周血自身抗体水平明显升高、细胞表面抗原的表达增强及巨噬细胞数量增多等。但是免疫学改变与宫腺肌病发生发展的确切关系尚无定论。

1. 体液免疫　子宫腺肌病患者外周血中抗组蛋白抗体、磷脂类抗体水平及补体 C_3、C_4 水平均较正常育龄妇女高,机体免疫-内分泌系统是维持子宫内膜生理功能正常最重要的调节因素,目前的发现可以肯定人体免疫-内分泌系统参与了子宫腺肌病的发生发展,是否作为独立致病因素仍无法确定。

2.细胞免疫　生殖道局部细胞免疫异常与子宫腺肌病发生发展密切相关。

(1)自然杀伤(NK)细胞：细胞表面存在杀伤细胞激活受体和抑制受体。研究发现,子宫腺肌腺症患者杀伤细胞抑制受体表达增加,使 NK 细胞杀伤能力减弱,且减弱的限度与子宫腺肌病的疾病严重限度相关。

(2)子宫腺肌病肌层中巨噬细胞数量明显增加,通过激活辅助性 T 细胞和 B 细胞,发挥抗原提呈作用,促进子宫内膜侵入肌层。

(3)T 细胞被激活后分泌大量细胞因子加速该病的发生发展,子宫腺肌病患者体内Th1、Th2 细胞比例失衡及 Th2 细胞相关因子分泌与子宫腺肌病的发生发展有密切关联。

(四)细胞凋亡、增生、浸润及血管生成

1.细胞凋亡　子宫腺肌病的异位内膜中多种因素抑制细胞凋亡,促进异位内膜增生入侵。BCL-2 表达抑制程序性细胞死亡,阻碍或延迟正常细胞的分化,从而延长细胞的寿命。BAX 与 BCL-2 之间存在较强的负相关,两者共同打破了细胞凋亡的平衡,使细胞凋亡减少,持续增生,使子宫腺肌病异位内膜长期增生。FAS 蛋白为肿瘤坏死因子受体家族,与其天然配体 FASL 结合可造成 FAS 途径的细胞凋亡。研究表明,子宫腺肌病内膜组织中 FAS/FASL比例失衡,FAS 表达下调而 FASL 表达上调,对异位内膜组织逃避免疫监视有一定关系。

2.细胞增生　Ki-67 等细胞增生相关蛋白/因子在子宫腺肌病异位内膜中表达呈持续性而非随月经周期改变,这种异常表达,提示异位内膜组织增生。TGF-α、TGF-β 等细胞增生相关细胞因子在异位内膜中的表达显著高于在位正常内膜中,可能与发病等有关。

3.细胞浸润　基质金属蛋白酶(MMP)是一组参与细胞外基质降解的酶。子宫腺肌病异位内膜 MMP 表达显著高于在位内膜,降解异位内膜周围子宫肌层包括基膜在内的细胞外基质成分,破坏了阻止子宫内膜侵入的天然屏障,促进子宫内膜侵入子宫肌层。

4.血管生成　血管生成是子宫内膜侵入肌层生长的必要条件,异位内膜 VEGF 表达显著升高。动物试验已证明发病早期子宫内膜间质细胞沿血管分支侵入肌层。标记血管形态图像分析子宫腺肌病患者异位内膜平均血管密度、面积明显高于在位内膜。

(五)遗传因素

遗传因素在子宫腺肌病发病中有重要作用,多种遗传学缺陷已被报道,如 CPY19 基因240G/G 多态性,染色体 7p15.2、q21.2、q31.2 等多个区域存在缺失,更多的异常基因方面信息有待深入研究,可以为日后子宫腺肌病的发病机制研究及基因治疗提供强有力的理论支持。子宫腺肌病病因和发病机制极为复杂寻找易感缺陷基因是近期研究的热点。

(六)子宫内膜/肌层界面

子宫内膜/肌层界面(EMI)是近年提出的新概念。EMI 定义为子宫内特殊解剖学区域,即基底层子宫内膜及内 1/3 子宫肌层组成,胚胎来源于苗勒管组织。MRI 显像提示在内膜层(高信号)和肌层(中等强度信号)之间存在低信号带状区域,即 EMI,而且可以见到该区域特征性的蠕动收缩活动。通过连续式磁共振影像分析可见子宫腺肌病存在 EMI 区收缩活动异常现象,表现为收缩强度、方向及频率紊乱。此外,还可以见到子宫内膜基底层连续性中断影像,可能是子宫内膜侵入基底层的结果。

生理学研究表明，EMI肌层有雌孕激素受体表达，受卵巢激素调节而发生周期性变化，主要生理功能是调控非孕期子宫收缩。外周肌层不受卵巢激素周期变化调节，与孕期和分娩期子宫的收缩有关。非妊娠期子宫收缩活动具有重要的生理作用，与月经排出及胚胎着床等生理功能密切相关。月经期子宫收缩，收缩波方向自宫底向宫颈，排出经血及内膜碎片，闭合血管。收缩异常或消失，则不能排出月经、关闭血管。子宫收缩无序可致痛经，排卵期收缩异常可致不孕，蠕动波消失，或收缩节律异常可致胚胎种植失败。

二、病理特征与临床特点

临床上，子宫腺肌病见有两种生长方式：由子宫腔内向浆膜面生长，发病可能与子宫内膜基底层受损有关；另一种是由子宫浆膜面向内浸润性，可能由盆腔内异症子宫浆膜面种植引起。组织病理学表现为两种形式：弥散型和局限型。弥散型较为常见，子宫多呈均匀性增大；局限型又称为子宫腺肌瘤，异位子宫，内膜在肌层局部区域集中生长并形成肿块，但是与周围的肌层无明显分界。腺肌病依赖性激素生长，少数恶变。引发痛经机制十分复杂，主要与以下因素相关：受月经周期影响子宫肌层内出血、局部环境炎性改变，前列腺素、白介素-1、白介素-6、TNF-α等炎性细胞递质升高，刺激子宫引起痉挛收缩。此外，腺肌病患者多数存在盆腔器官粘连，可引起的牵涉性疼痛。手术治疗是目前临床治疗子宫腺肌病主要方式。本病20%~50%合并盆腹腔子宫内膜异位症，约30%合并子宫肌瘤，合并盆腔粘连也很常见。子宫腺肌病已成为临床上导致不孕、痛经的重要原因。

痛经和月经过多是子宫腺肌病的主要临床症状，少数患者不孕。查体子宫增大，多为均匀性，较硬，一般不超过12周大小，否则可能合并子宫肌瘤；子宫腺肌瘤表现为非对称性增大。根据症状和体征可做出初步诊断，依靠辅助检查可进一步明确诊断，诊断的"金标准"仍然是病理学诊断。超声检查是协助诊断子宫腺肌病最常用的方法，超声扫描显示子宫增大，肌层增厚，后壁更明显，内膜线前移。病变部位为等回声或回声增强，其间可见点状低回声，病灶与周围无明显界限。子宫肌层内的小囊样回声是最特异的诊断指标，彩色多普勒超声观察子宫肌壁间的异位病灶内呈星点状彩色血流流信号，可探及低流速血流，病灶周围极少探及规则血流。MRI诊断子宫腺肌病的特异性优于阴道超声。MRI可以显示子宫内存在界线不清、信号强度低的病灶，加强影像可有信号强度高的病灶，内膜与肌层结合区变宽，大于12mm。宫腔镜检查子宫增大，有时可见异常腺体开口。腹腔镜检查见子宫均匀增大，前后径更明显，子宫较硬，外观灰白或暗紫色，有时浆膜面突出紫蓝色结节。腺肌病患者血清CA125水平明显升高，阳性率达80%（子宫肌瘤CA125阳性率为20%），CA125水平和子宫大小呈正相关。病理诊断是子宫腺肌病的金标准。

三、治疗

(一)期待治疗

对无症状、无生育要求者可定期观察。

(二)药物治疗

药物治疗子宫腺肌病疗效只是暂时性的，适合于年轻有生育要求、近绝经期者或不接受手术治疗的患者。常用药物有达那唑、孕三烯酮、GnRH-a等。GnRH-a假绝经治疗期间可以使子宫缩小，患者闭经、痛经消失；但是停药后痛经症状常常很快复发。也有采用放置左炔诺黄体酮宫内节育器(曼月乐)治疗子宫腺肌病,部分患者痛经及月经过多等症状得以缓解。

子宫腺肌病合并不孕患者临床处理比较棘手,尚缺乏明确而有效的处理方案。单纯性弥散性子宫腺肌病可以使用 GnRH-a 治疗 3~6 个月,停药后有一定妊娠率;局限性子宫腺肌病也可考虑手术挖除部分病灶,术后也有一定的妊娠率。药物和手术治疗无效者或年龄较大患者,应及时使用助孕技术。

(三)手术治疗

1. 治疗原则　手术治疗是主要的治疗方法,其中子宫切除是根治性手术。对年轻需要保留生育功能者,可以进行病灶切除或者子宫楔形切除,也可辅助行子宫神经去除术、骶前神经切除术或者子宫动脉阻断术。无生育要求伴月经量增多者,可进行子宫内膜去除术。

2. 手术指征　腺肌病患者出现以下情况要考虑手术治疗。

(1)痛经、贫血等症状严重,药物治疗不能缓解。

(2)子宫体积>10 孕周,或已经出现盆腔压迫症状。

(3)合并盆腔其他部位子宫内膜异位症。

(4)明确腺肌病是导致生育问题。

3. 手术种类　手术可以通过剖腹或腹腔镜进行。手术治疗方式主要有 2 种。

(1)保留生育功能手术:病灶局部切除,缓解症状,适合年轻要求保留生育力或要求保留子宫患者。子宫动脉阻断、子宫骶骨神经离断术、骶前神经切断术也常常用于保留生育力手术;保留生育力手术常常需要多种手术联合。

(2)根治/半根治性手术:切除子宫和双侧附件,适合病症严重已生育患者。

(四)放射介入治疗

文献报道,采用发射介入方法栓塞子宫动脉治疗腺肌病有效。主要适合于年轻需要保留子宫患者。

(五)辅助生育治疗

对不孕患者可先用 GnRH-a 治疗 3~6 个月,再行助孕治疗,对病变局限或子宫腺肌病者,可先行手术+GnRH-a 治疗,再行助孕治疗。

四、腹腔镜手术分类

腹腔镜手术已经成为子宫腺肌病的常用手术。

(一)保留生育力手术

子宫腺肌病保留生育功能手术需求不断增加,这是与发病年龄年轻化、医师和患者对子宫的生理作用有了更深入的认识、微创手术技术进步等因素有关。保守治疗的主要目的是去除病灶、缓解症状、增加妊娠率。主要有子宫腺肌病病灶挖除术、病灶消融术(射频、超声聚焦)、腹腔镜下子宫动脉阻断术、放射介入子宫动脉栓塞术。保守手术的远期效果有待于循证医学研究证实。

1. 腹腔镜子宫腺肌病/瘤部分切除术操作步骤和要点　子宫腺肌病病灶挖除术:适用于年轻、要求保留生育功能的患者。子宫腺肌瘤能够挖除大部分病灶,改善症状、增加妊娠机会。弥散型子宫腺肌病做病灶大部切除术后妊娠率也较低。术前可使用 GnRH-a 治疗 3 个月，缩小病灶利于手术。手术部位注射稀释的神经垂体素减少手术出血。联合子宫神经切除术和子宫动脉阻断术可以增加疗效。

（1）常规腹腔镜操作基本程序：膀胱截石头低脚高体位、Trocar 穿刺、放置举宫器。

（2）腹腔镜下探查：使用举宫器有助于子宫充分暴露，详细了解盆腹腔器官情况，重点观察子宫及与周边组织器官的关系；腺肌病患者往往合并卵巢巧克力囊肿、盆腔腹膜病灶、后壁粘连致子宫直肠凹封闭、前壁粘连致子宫膀胱凹封闭，粘连往往是致密瘢痕。根据探查制定具体操作步骤和手术方式。

（3）切开设计：使用单极电凝或 PK 刀，选择子宫腺肌瘤最突出部位，沿病灶边缘逐层切开子宫肌层，注意切口设计，要考虑到子宫缝合修复操作。切开过程中，明显的、较大的血管出血，应该电凝止血。为了减少手术出血，可以预先在病灶外缘注射催产素或血管加压素，药物作用后可见子宫收缩，颜色苍白。

（4）切除腺肌瘤：助手用有齿深抓钳，抓住腺肌瘤组织，看清腺肌瘤与周围正常组织界限，用电刀或 PK 电针切除腺肌瘤，尽可能多切除病灶组织，在切除腺肌瘤过程中，往往贯通宫腔，故腺肌瘤基底部切除时要看清边界，尽量不要贯通宫腔。患者如果有生育要求则病灶切除范围不可过大，以免影响子宫瘢痕愈合及愈合质量。

（5）创面处理：切除后子宫创面要检查，对于病灶明显的部位可以再行切除。创面使用 PK 刀或电凝烧灼。

（6）修复子宫：用 0 号合成线连续或间断缝合伤口，如果瘤窝较深或通宫腔，需要双层缝合创面，依次缝合子宫内膜和浆肌层，缝合时尽量不可留有无效腔，否则会导致积血、感染，影响创面愈合。

（7）标本取出：大块组织可以使用粉碎器将其粉碎成条状取出。

（8）清洗盆腹腔后，放置盆腔引流管。

2. 腹腔镜子宫动脉阻断术操作步骤和要点　子宫动脉阻断：近年来，有不少作者报道用放射介入治疗技术，栓塞子宫动脉，或采用腹腔镜下子宫动脉阻断术治疗子宫腺肌病。初步观察显示，近期效果明显，月经量减少约 50%，痛经缓解率达 90% 以上，子宫及病灶体积缩小显著，彩色超声提示子宫肌层及病灶内血流信号明显减少。但该技术治疗还有一些并发症尚未解决，远期疗效尚待观察，对日后生育功能的影响还不清楚，待于进一步积累经验。

常规腹腔镜基本操作程序如下。

（1）手术解剖途径设计：选择程氏三角，即圆韧带、卵巢固有韧带—漏斗韧带及髂外血管组成的三角区，内切开侧腹膜，游离暴露输尿管。

（2）解剖分离子宫动脉：辨认髂内动脉，沿髂内动脉前干细心分离，遇到髂内动脉前干解剖困难者，可以在腹壁下牵引脐动脉作为指示，子宫动脉多数起于髂内动脉第一支，向前向内走行，达宫颈旁，子宫动脉距离子宫颈内口水平 2cm 处，横行跨过输尿管而达子宫侧缘，此处可以见到其下方穿过的输尿管，即"水在桥下过"结构，然后分成宫体支和宫颈支。镜下子宫动脉直径约 3mm，迂曲，有明显搏动。

（3）子宫动脉阻断：一般采用用 PK 刀或双极电凝闭合子宫动脉，也可以采用钛夹夹闭。双侧子宫动脉阻断后子宫发生短暂休克，质地变软，颜色瘀紫。

3. 保守手术评价　保留生育力手术疗效也备受争议。一般认为：

（1）单纯行子宫腺肌病部分切除术是一种姑息手术，对于缓解症状疗效有效，临床多数用于症状严重、病灶明显、年轻未生育者；术后疗效与切除病灶体积有关，病灶切除范围越广泛，手术后缓解疼痛与减少复发的效果越好，但是子宫壁缺损越大对今后妊娠及其妊娠结局不利。

（2）腺肌病的病理特征决定了手术切除病灶仅仅部分病灶，手术也不能去除子宫腺肌病发生的致病因素，对于残留病灶，多数学者认为，术后需要配合 GnRH-a 等药物治疗。

（3）随着微创技术的进步，诸如子宫动脉阻断及子宫神经阻断技术被用于腺肌病保留生育力手术，短期观察认为，这些技术可以提高症状缓解率，降低术后复发率，对于已有生育的年轻女性来说，是一种值得尝试的手术方式；在局部病灶切除前实施子宫动脉阻断，可以有效减少手术中创面出血。上海市杨浦区中心医院研究显示，子宫动脉阻断可以提高手术质量、减少手术出血，提高术后月经过多、痛经等症状缓解率，而且可以减少术后复发率，治疗机制见子宫肌瘤章节。对于未生育的女性来说，这些技术目前还缺乏必要的循证医学依据支持。腺肌病患者保留生育力手术是目前需要研究的课题。

4.腹腔镜保守性手术治疗子宫腺肌病疗效综合评价　上海市杨浦区中心医院妇产科 2003—2009 年：对 182 例子宫腺肌病患者施行腹腔镜下子宫腺肌病病灶部分切除联合子宫动脉阻断及子宫骶神经阻断手术治疗，对其中 179 例患者做 3 年随访，对患者临床主要症状缓解情况及术后生活质量进行了全面评价。采用月经失血图视觉模拟评分表（VAS）、阴道超声测量子宫体积、WHOQOL-BREF 量表分别对患者术后月经状况，子宫体积大小及生活质量变化进行术后 3 个月，术后 12 个月及术后 36 个月的随访研究。本组患者无严重手术并发症及术后并发症，3 例术后症状复发，并要求做子宫切除术（1.6%）。平均手术时间（135.8±25.6）min。平均术中出血量（86.1±36.3）mL，术后平均最高体温（37.8±0.3）℃，术后排气时间及住院时间分别为（1.9±0.5）d 和（7.7±2.5）d。采用月经失血图-视觉模拟评分表（VAS）法计算月经量，结果患者月经量评分由术前的（86.l±36.3）mL 下降至术后 3 月的（55.3±20.4）mL，术后 12 月的（56.3±18.7）mL 和术后 3 年的（57.6±15.6）mL，和术前比较均有显著差异（均 $P<0.01$），提示术后月经量显著减少。阴道超声法计算子宫体积，发现患者术后子宫体积呈进行性缩小，由术前的（218.5±31.7）cm^3 缩小至术后 3 月（151.8±33.6）cm^3，术后 12 月（95.1±13.2）cm^3 和术后 36 月（91.2±18.6）cm^3，和术前比较均有显著差异（均 $P<0.001$）。痛经评分情况术前的（7.7±1.8）mL 下降至术后 3 月的（3.5±1.5）mL，术后 12 月的（4.5±1.6）mL 和术后三年的（4.3±1.5）mL，和术前比较均有显著差异（均 $P<0.001$），提示术后痛经症状明显缓解。术后生活质量随访，术后 36 月的生理、心理和社会方面环境及总体评分均优于术前，有显著差异（t 分别为 10.6、9.7、9.9、6.2 和 8.9；均 $P<0.01$）。本组研究结果显示，腹腔镜下子宫腺肌病病灶部分切除联合子宫动脉阻断及子宫骶神经阻断治疗子宫腺肌病具有较好的疗效，能够有效减少月经量、缓解痛经症状，同时明显提高术后患者术后质量；该方法可以作为年轻、临床症状严重、腺肌病病灶明显、希望保留子宫患者治疗选择。

（二）根治性或半根治性手术

1.手术指征　适用于药物治疗无效，症状严重，病灶明显，年龄较大无再生育要求或放弃生育要求者，可行半根治性或根治性手术，即切除子宫和（或）一侧或双侧卵巢。

2. 手术方式　子宫切除术是子宫肌腺病的主要治疗方法,也是循证医学证实唯一有效的方法。有研究表明,腺肌病主要见于子宫体部,罕见于宫颈部位。因此,子宫次全切除术有时也用于临床。目前,临床常用的手术方式是腹腔镜下全子宫切除(TLH),或阴道辅助腹腔镜下全子宫切除(LAVH),也有部分患者选择腹腔镜下次全子宫切除(LCH)或筋膜内子宫切除术(CISH)。对于45岁以下,宫颈无明显病变(宫颈细胞学检查无异常),子宫峡部后壁及直肠膀胱无明显病灶累及患者,可以选择子宫次全切除并保留一侧或双侧附件。对于年龄近绝经期,病灶广泛,症状明显患者应该做全子宫切除。

3. 腹腔镜根治性或半根治性手术操作要点

(1)解剖复位:多数合并盆腔腹膜内异症,病灶往往累及卵巢、输卵管、直肠、乙状结肠、膀胱、甚至输尿管,并引起盆腹腔不同限度的粘连,导致盆腹腔器官移位。因此,腺肌病手术开始第一步往往是松解粘连,盆腹腔器官解剖复位。

(2)钝或锐结合分离粘连:腺肌病患者盆腹腔粘连的性质多数是致密瘢痕样改变,分离需要钝或锐结合,最好使用新一代手术能源,如PK刀、结扎速、超声刀等;最常见也是手术过程中最困难的是子宫直肠粘连,严重者直肠子宫陷凹完全致密粘连、封闭,其次是卵巢与子宫后壁致密粘连(卵巢窝部位)。盆腹腔广泛、致密紧密粘连给手术带来很大困难。在分离粘连过程中,常常发生血管损伤或创面大面积渗血,直肠、结肠、膀胱等周边脏器损伤,卵巢窝分离及出血止血操作容易发生输尿管损伤。

(3)慎重处理宫颈旁结构:严重腺肌病或子宫峡部病灶明显、宫颈肥大患者,手术处理宫颈旁组织、子宫主韧带、子宫尤其困难。此处除了有子宫动静脉、输尿管解剖结构,还有丰富的、相互联网的阴道、膀胱、直肠、子宫静脉丛,手术操作稍有不慎,即可发生出血,而出血止血由极易导致输尿管损伤。笔者的经验是,腺肌病手术操作前要充分预判宫颈旁结构,考虑手术处理有困难者,可以先从盆壁侧腹膜入口,即程氏三角,解剖分离子宫动脉和输尿管,并阻断子宫动脉主干,然后进行子宫切除操作,分步处理宫颈旁组织,并随时观察输尿管位置,规避输尿管损伤。

(4)盆腔深部病灶或腹膜广泛病灶的处理:发现盆腔深部病灶,应该仔细处理,病灶侵入肠管、膀胱、输尿管者,根据病情可以考虑行肠段切除、膀胱部分切除、输尿管移植等手术,尽量清楚病灶,缓解术后症状,避免术后复发。对于腹膜广泛病灶种植者,可以行盆腔腹膜切除术。

(5)术前肠道清洁灌肠,预防使用抗生素:当手术发生肠管、膀胱损伤时可以争取一期修复。

(6)术后使用GnRH-a:理论上,手术很难做到彻底切除内异症病灶,因此,术后可以考虑使用3个或3个以上的GnRH-a治疗,预防和减少术后复发。

(三)其他辅助手术

1. 骶前神经切除术　子宫内膜异位症常常伴有顽固性痛经,药物等保守治疗无效时可以考虑做神经外科手术,在骶骨岬水平切除骶前神经,可以阻滞大部分支配子宫的神经,达到缓解顽固性痛经的目的。多数情况下,骶前神经切除术仅仅作为其他手术的辅助方法。手术操作要点如下。

(1)熟悉盆腔内脏神经支配:内脏痛觉神经传导通路主要经过交感和部分副交感神经纤

维丛。骨盆漏斗韧带中的肾脏神经丛和主动脉神经丛发出的交感神经主要支配卵巢和输卵管;子宫、直肠、膀胱的神经支配主要来自肠系膜神经丛,通过骶前和腰前区交感神经丛,相当于 L_5 和 S_1 之间的腹主动脉分叉尾侧,该区域神经丛统称腹下上丛或骶前神经;该神经丛继续向下呈网状分散成左右两束,即腹下下丛或腹下神经。宫颈后区密集分布神经纤维形成子宫阴道丛,神经来源于 S_{2-4} 盆腔内脏神经,膀胱、直肠的神经支配与子宫有较多的同源。

(2)骶前神经解剖、切除:骶前神经切除术需要良好的盆腔解剖显露,经腹手术往往需要大切口;近年来该手术可以采用腹腔镜技术完成,手术创伤明显减小。手术垂直剪开骶骨岬处腹膜,7~10cm,腹主动脉分叉尾部至 Douglas 陷凹,向外侧分离腹膜下疏松结缔组织,游离至输尿管,继续向外侧分离至髂内血管,剪开髂内血管鞘膜,游离髂内血管,剥除血管间结缔组织。因为乙状结肠系膜影响,剥离左侧后腹膜组织较右侧困难,助手尽量将直肠、乙状结肠拉向左侧,暴露直肠上动、静脉及其分支,在血管下面向输尿管方向剥离,完成剥离后,带有神经的骶前结缔组织位于头尾两端和邻近组织相连。切断和结扎接近主动脉分叉的头侧附着组织,注意保护骶中动、静脉。然后从骶骨面剥离腹下下神经的两个尾侧带,至少切去5cm组织带,以保证手术效果。

(3)创面彻底止血、可以使用止血纱布等填塞,3-0 可吸收合成线缝线连续缝合后腹膜。

(4)手术评价:神经切除术很少单独进行,经常辅助其他手术进行,如子宫悬吊术、粘连松解术、腺肌病病灶切除术、盆腹腔子宫内膜异位病灶切除。文献报道,骶前神经切断术的疗效为 70%~90%。导致手术失败的原因可能与选择病例不当或神经丛切除不完全有关。手术出血是该手术的并发症,由于盆腔血管常常有异常情况,易发生手术出血,甚至严重出血。此外,切除神经丛之后,偶尔可能发生暂时性膀胱感觉障碍。

2. 子宫骶韧带或神经阻断术骶前神经切断术　有一定的手术难度,基于宫颈后区密集分布神经纤维(子宫阴道丛),并主要支配子宫、阴道感觉神经;近年来,有医师采用子宫骶韧带或神经阻断术,辅助治疗顽固性痛经。手术操作步骤如下。

(1)常规腹腔镜基本操作程序。

(2)子宫骶韧带或神经解剖:助手用举宫器将子宫向腹前壁、对侧举起,充分暴露子宫直肠凹及盆侧壁,使子宫骶韧带有一定的张力。沿子宫骶韧带外侧切开腹膜,辨认输尿管走向,分离骶韧带外侧疏松组织后,找到骶神经,在连接子宫体处,用 PK 刀或双极电凝阻断子宫骶韧带或神经。

(3)手术评价:子宫骶韧带切断术早期被用于原发性痛经患者的手术治疗。子宫疼痛症状需要脏器交感感觉神经传导,支配子宫的感觉神经源于骶前神经丛,神经沿子宫骶韧带、主韧带和阔韧带向子宫延伸,支配子宫的神经在接近子宫旁组织的时候已经比较纤细,手术时无法将其分离,手术时需要连同骶韧带一并阻断。理论上,阻断骶韧带或神经仅仅是子宫的部分神经,因此该手术的疗效可能有限。

3. 圆韧带缩短术　折叠和缩短圆韧带可以纠正子宫位置异常,将后倾后屈的子宫纠正为前倾前屈位,因此也常用于腺肌病手术治疗中。据文献介绍,圆韧带缩短术的解剖学纠正效果较好,术后复发率仅 3%~8%,而术后症状缓解率较低,仅 50%~67% 的患者术前症状得以缓解或减轻。因此,圆韧带缩短术多数作为附加手术应用,而不作为独立手术。圆韧带缩短的手术方法有多种介绍,有医师直接将圆韧带腹腔段做折叠式缝合,达到缩短圆韧带之目的,此法手术操作十分方便,但是纠正效果不是十分理想。下面介绍两种经典的圆韧带缩短手术。

（1）Simpson 法：此法也称圆韧带腹直肌腱鞘固定术。钝性剥离腹膜至腹股沟内环区。在髂前上棘水平，离中线外侧 2~3cm 处做一个穿刺切口穿过腹直肌鞘，经腹膜外到达腹股沟内环，打开腹膜，钳夹住圆韧带；将圆韧带拉到腹直肌鞘外，用 1-0 不吸收合成线间断缝合 2~3 针，将圆韧带固定于腹直肌鞘膜上。达到维持子宫充分前屈位置。

（2）McCall 法：在子宫后壁中部浆膜做 1cm 垂直切口，达肌层。经子宫后壁切口锐性分离（剪刀）浆膜下，造成一条浆膜下隧道，邻近卵巢固有韧带下方，于无血管区自后而前贯穿阔韧带前后叶，距离圆韧带与子宫连接处 3cm 处，夹住圆韧带并将韧带向隧道内牵引，达到子宫后壁切口，用 1-0 不吸收合成线间断缝合，将圆韧带襻固定于子宫后壁。此法不显露浆膜创面；韧带与子宫后壁隧道切口接触面广，可以得到较好的支持牵引，维持子宫前屈位置（图 11-2）。

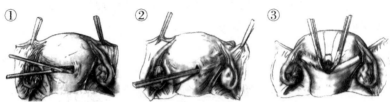

图 11-2　圆韧带缩短术（McCall 法）示意图

①子宫后壁中部浆膜做 1cm 垂直切口；②打通浆膜下隧道；③将韧带向隧道内牵引并固定于子宫后壁

（四）盆腹腔粘连松解术

子宫腺肌病患者往往伴有盆腹腔粘连，尤其是子宫直肠陷凹粘连，需要做粘连松解术。

1. 盆腔粘连　分离直肠子宫陷凹部分封闭时，直肠膨起与宫底韧带粘连并与子宫相连。部分封闭表示腹膜下有深层种植病灶，使直肠位置改变。当直肠子宫陷凹完全封闭时，常与周围器官粘连。使用举宫器便于伸展和分离粘连。手术尽可能恢复子宫的解剖。盆壁粘连往往涉及输尿管、血管，必须辨认解剖后才能分离。致密粘连带有血管时，先用器械将粘连带挑起，确认无邻近组织在内后电凝切断。对透亮无血管的粘连可用剪刀将其分离，如致密粘连应钝锐性结合分离，血管处应电凝后剪断。估计分离有困难可以选择程氏三角区入路，从盆侧壁解剖分离输尿管和血管，避免和减少手术误损。

2. 子宫直肠陷凹腹膜切除术　子宫直肠凹陷腹膜切除手术适应于盆腔腹膜广泛子宫内膜异位症伴有疼痛（痛经），子宫严重后屈患者。1969 年，Jamain 等首先介绍道格拉斯陷凹腹膜切除术的方法。包括剥离切除陷凹腹膜、子宫峡部后壁腹膜和直肠前壁腹膜。切除腹膜后，再行两侧子宫骶骨韧带折叠缩短，以纠正和维持子宫位置。手术操作要点如下：从盆侧壁切开阔韧带后叶腹膜，向下至子宫后壁宫骶韧带附着处，向内至直肠前壁腹膜。剥离整个盆底区域腹膜。分离宫颈后壁腹膜易出血，可以采用电凝止血；剥离直肠前壁腹膜也容易出血，出血多表明操作已深入肌层，止血要谨慎，避免直肠损伤。陷凹腹膜彻底剥离后，可以用 1-0 合成线将两侧子宫底韧带做折叠式缝合缝合 2~3 针，缩短骶韧带有利于维持子宫前屈位置。缝合关闭腹膜，盆腔放置引流管。

第三节　子宫内膜异位症的腹腔镜手术

子宫内膜异位症(简称内异症)是指子宫内膜组织(腺体和间质)在子宫内膜以外的部位出现、生长、浸润、反复出血,可形成结节、包块,引起疼痛、不孕等。内异症是生育年龄妇女的常见病与多发病,其发病率为 10%~15%,且近年有上升趋势。腹腔镜在内异症诊断和治疗中占有重要的地位,目前认为腹腔镜手术是诊断和治疗内异症的"金标准"和首选治疗手段,它可以对内异症同时进行临床分期并给予适当的治疗。尤其是近年来腹腔镜设备的不断更新和临床经验的不断积累,使大部分手术均能在腹腔镜下完成。

一、腹腔镜在内异症诊断和治疗中的优势

(1)手术视野暴露清晰,看到典型病灶即可诊断内异症,对可疑病灶可进行病灶的活组织检查。

(2)可以较全面地观察到盆腔内病变情况,并且有助于发现微小病灶,为临床分期提供依据。

(3)腹腔镜下分离盆腔组织粘连较彻底,出血少,盆腔激惹小,术后粘连减少,比开腹手术更利于提高术后妊娠率和受孕时间。

(4)术后切口疼痛轻,住院时间缩短,对机体的免疫功能影响较小,腹部瘢痕小,可加快患者的痊愈和康复。

二、腹腔镜手术在内异症中的适应证和禁忌证

(一)手术适应证

(1)盆腔痛需手术者。

(2)子宫内膜异位症伴不孕者。

(3)卵巢内膜样囊肿直径<3cm 药物治疗无效,或直径>5cm 者。

(4)浸润性生长的内膜异位症如直肠阴道隔的子宫内膜异位症。

(5)泌尿道或消化道子宫内膜异位症伴梗阻。

(二)手术禁忌证

腹腔镜治疗内异症无绝对禁忌证。相对禁忌证为盆、腹腔严重粘连。

三、腹腔镜手术前、后处理

(一)术前准备

术前准备中最重要的内容是准确评估病情的严重限度,充分地与患者或家属沟通,并获得理解和知情同意。此外,还要评估手术的风险、手术损伤特别是泌尿系统与肠道损伤的可能性以及腹腔镜手术转开腹手术的可能;对深部浸润型内异症,特别是病变累及阴道直肠部位者,应做好充分的肠道准备;有明显宫旁深部浸润病灶者,术前应检查输尿管和肾脏是否有异常,必要时需泌尿外科及普通外科的协助。

(二)术后处理

子宫内膜异位症腹腔镜手术后仍有一定比例的复发率,由于手术方式不同,复发率也不

一致,保守性手术的复发率较高,手术后应定期随访,以发现复发及时处理,一般 3 个月随访 1 次,在随访过程中应了解症状有无缓解,尤其是痛经限度有无减轻;同时妇科检查和 B 超了解盆腔内情况,实验室检查包括血清 CA125,抗子宫内膜抗体测定对判断复发有一定帮助,如发现子宫内膜异位囊肿复发应根据病情决定是选择药物治疗还是再次手术。

四、腹腔镜手术种类和方法

腹腔镜手术创伤小,对腹腔内脏器干扰少,术后粘连轻,被认为是治疗子宫内膜异位症的首选手术治疗方法。其手术治疗是在微创的前提下,通过切除病灶,分离粘连,恢复盆腔解剖结构,达到缓解症状,促进生育,减少复发的目的。

(一)盆腔粘连分解术

子宫内膜异位症常伴有不同限度的盆腔粘连,手术从分离粘连开始。手术中应充分分离粘连,这是保证安全、彻底切除异位病灶的关键。简单透亮的无血管的片状或条状粘连可以用剪刀或单极将其切断分离。致密粘连则应采用钝锐结合分离的方法,逐一分离粘连,必要时连同病灶一并切除,如遇有血管性粘连可先电凝后再切断。对于输尿管、肠管及血管附近的粘连必须分辨清楚解剖结构后再分离。分离时主要采用超声刀,超声刀具有凝固和切割的双重功能,且对周围组织损伤小,能达到止血和分离的目的。

1. 松解卵巢　使用抓钳抓起卵巢向上提起,找到卵巢与阔韧带及子宫骶骨韧带粘连的界面,一般比较容易辨认,沿此界限分离卵巢,边分离,边冲洗。辨认困难时,可用吸引器头向上方对卵巢用力,将卵巢从阔韧带上分离,必要时用剪刀剪开致密粘连,遇明显出血时需用双极电凝止血。分离时,始终要注意输尿管走向,卵巢充分游离后即远离输尿管,可大大减少其损伤的机会。

2. 松解肠粘连　肠粘连厚薄不一,血管化限度不等,粘连带宽窄差异大。可用无齿抓钳将需要分离的肠管牵拉开,形成分离面,然后用超声刀或剪刀靠近盆腔器官处将其切开。

(二)腹膜型内膜异位症手术

腹膜型病变子宫内膜异位(PEM)目前常用的方法有激光汽化、烧灼或电凝等,还可以直接切除病灶。①激光汽化:国内常用的是光导纤维激光、CO_2 激光和半导体激光。可以对病灶进行凝固、炭化、止血等。易于控制凝固深度,对周围组织损伤小。其中新型的半导体激光体积小,易于操作,且具有凝固、汽化、切割等功能,更适合临床应用。②电凝:单极或双极电凝器。单极电凝的深度不易控制,且电凝后组织反应大,易引起术后粘连或脱痂出血。双极电凝把电流局限于两极之间,可凝固细小的病灶或血管,较为安全。③切除:凝固、汽化效果不佳或需活检取材时可切除病灶。小的病灶可直接用剪刀或超声刀切除,大的病灶多在病变局部浆膜下注入无菌生理盐水将腹膜与周围组织分离后再切除。小的切口可以不处理,大的则需缝合关闭。

1. 浅表腹膜内异　病灶小而浅表的病灶多用单或双极电凝、热凝或汽化处理。手术方法为抓钳提起病灶部位的腹膜,电凝、热凝或汽化病变部位腹膜,电凝范围包括病变组织及其周围 1~2cm 的正常组织。内凝必须至一定深度,连续烧灼可以由浅至深破坏病灶,也可以用点状内凝器向病灶处做加压凝固-或用活检钳去除病灶后再凝固。单极电凝烧灼异位病灶有效但不够安全,双极电凝安全但对深度病灶不够有效。

2.3mm 以上腹膜内异　病灶对于较大的或电凝固效果不确切的病灶以切除为首选。手术步骤是抓钳提起病灶部位的腹膜,用剪刀或超声刀从切开腹膜开始沿病变周围进入疏松的结缔组织内直到看到脂肪为止。然后用探针、冲洗液或激光分离这些层面,切除病变组织。切除后立即取出病灶组织。如标本太大,可切碎或置入标本袋内取出,避免强行从穿刺口拉出,造成今后穿刺口内膜异位症种植。腹膜异位病灶切除后留下的腹膜或浆膜的缺损并不需要缝合,因为腹膜的缺损可通过上皮化而愈合,缝合反而会引起缺血,从而使大网膜、肠曲和邻近器官粘连与手术部位发生粘连。靠近子宫血管及主韧带静脉丛的内异灶最好采用电凝法,而不要用剪刀剪,以免引起出血。

3. 子宫骶骨韧带处异位种植　病灶对位于阔韧带后叶区域的病灶,在进行处理前必须辨认清楚输尿管位置及走向,对避免其损伤是非常重要的。首先剪开侧盆壁腹膜,钝性分离,游离输尿管。若腹膜增厚,寻找输尿管较困难,可将切开的腹膜拉开,用剪刀或利用水分离法的灌注压力进行分离,在辨清病变周围组织的解剖关系后,直视下电凝或切除病灶。

4. 膀胱上表浅异位种植　病灶膀胱子宫内膜异位症如果病灶表浅,也可用水分离与汽化法或切除法治疗。通过水分离,将种植灶下的膀胱浆膜和肌层间的蜂窝组织分离,环行切除病灶,向缺损内注入液体,用抓钳抓起病灶将切除。手术时经常用水冲洗,除去碳痂,看清汽化或切除深度,确保病灶未累及膀胱肌层和黏膜层。

(三)卵巢型内膜异位症手术

卵巢型内膜异位症(OEM)可形成囊肿,称为子宫内膜异位囊肿(内异症囊肿)。根据囊肿大小和异位病灶浸润限度分为:Ⅰ型:囊肿直径<2cm,囊壁有粘连、解剖层次不清,手术不易剥离。Ⅱ型:又分为 3 个亚型,ⅡA:内膜种植灶表浅,累及卵巢皮质,未达卵巢内异症囊肿壁。常合并功能性囊肿,手术易剥离;ⅡB:内膜种植灶已累及卵巢内异症囊肿壁,但与卵巢皮质的界限清楚,手术较易剥离;ⅡC:内膜种植灶穿透卵巢内异症囊肿壁并向周围扩展,囊肿壁与卵巢皮质粘连紧密,并伴有纤维化或多房腔。囊肿与盆侧壁粘连,体积较大,手术不易剥离。对不同类型的卵巢内异症手术方法略有不同。

1. 浅表的或直径<1cm 的卵巢内膜异位症　对浅表的卵巢子宫内膜异位症可采取切除、汽化或内凝破坏术,直径<1cm 的内膜样囊肿可采用活检加内凝,或激光直接汽化将其破坏。卵泡液的出现或无色素组织的出现表明病灶完全切除。

2. Ⅰ型卵巢子宫内膜异位　囊肿此类内膜异位囊肿往往纤维化与粘连很难将其完整剥离。有两种手术方法。

(1)卵巢子宫内膜异位囊肿穿刺术

1)抓钳抓取囊肿。

2)于囊肿最突出点进行穿刺,吸出囊内液体,将囊内及盆腹腔内彻底冲洗干净。

3)电凝或激光破坏囊壁。

4)也可用腹腔镜穿刺针吸出囊内液体并冲洗囊腔后,囊内注入无水乙醇,注意防止乙醇外渗而破坏周围组织。

(2)卵巢子宫内膜异位囊肿切除术

1)用抓钳提起子宫–卵巢固有韧带。

2)抬起操纵杆将宫底压向阴道直肠穿窿。

3)用活检钳抓起内膜异位病灶并切除,创面用激光或内凝止血,内凝时必须加压达到一定的深度3~4mm,以破坏活检后残留的异位灶,卵巢表面的缺损不需缝合(图11-3)。

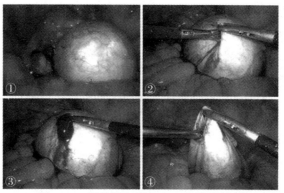

图11-3 腹腔镜卵巢巧克力囊肿剥出术

①右侧卵巢巧克力囊肿;②,③囊肿表面剪开;④吸引清洗旗内巧克力液

3. ⅡA型卵巢子宫内膜异位 囊肿此类大小的卵巢子宫内膜异位症通过组织纤维宿主反应而形成纤维性包裹从而易于剥离,故采用囊肿剥除术。

步骤如下。

(1)暴露患侧卵巢,用抓钳抓持。

(2)内凝器在囊肿表面做一宽0.5~0.8cm的凝固带。

(3)抽吸囊液,囊腔内用生理盐水冲洗。

(4)剪开囊壁,仔细检查囊内壁,以排除恶性可能,有可疑时术中送快速冷冻切片检查。

(5)用活检钳钳夹囊壁,有齿爪钳抓持囊肿表面皮质,剥离囊壁,在近卵巢门及子宫卵巢韧带处必须注意避免引起血管撕裂而出血。

(6)内凝卵巢剥离创面,仔细止血。

(7)生理盐水冲洗卵巢创面,检查出血点并止血。

(8)卵巢缺口小可以不缝合而自行愈合,但创面大时应缝合以重建卵巢。

4. ⅡB型卵巢子宫内膜异位 囊肿此类卵巢内膜样囊肿的粘连较重,但除异位结节附着处外,囊壁容易从卵巢皮质及间质剥离。手术方法见ⅡA型卵巢子宫内膜异位囊肿。

5. ⅡC型卵巢子宫内膜异位 囊肿此类卵巢内膜样囊肿粘连致密而广泛,剥除困难。囊肿在分离粘连时几乎均破裂,容易造成污染。因此,在手术过程中:

(1)分离粘连,恢复患侧卵巢原有的解剖位置,用抓钳抓持卵巢。

(2)吸引器在囊肿无血管区穿刺抽吸囊液,生理盐水反复加压冲洗,通过囊壁反复扩张和缩小,促使囊壁与周围组织分离。

(3)如未分离,可在卵巢间质与囊肿之间注射5~20mL乳酸林格氏液,用抓钳抓住囊壁基底将其从卵巢中剥除。

(4)如果仍不成功,可用抓钳从穿刺部位卵巢皮质分离囊壁,用两把抓钳提起卵巢,在中间切开即可找到囊壁的界限,也可以切除一部分与囊壁附着的卵巢组织指导找到分界层次,剥离囊肿。

(5)手术过程中,必须仔细检查囊内壁,以排除恶性可能。

（6）在近卵巢门处的部分囊壁可用内凝固破坏并止血。

（7）卵巢表面缺口较大者,应用可吸收线缝合一针或数针以关闭囊腔。

6.附件切除术　用于卵巢组织已完全被异位内膜组织破坏的较大的卵巢内膜样囊肿。如果囊肿切除后遗留下来的卵巢很少或没有卵巢组织,且粘连严重无法行卵巢部分切除的情况下,可以选择该术式,这里介绍蒂部内套圈套扎法。具体步骤如下。

（1）抓钳提起卵巢,认清盆壁上的输尿管走形,暴露囊肿蒂部。

（2）抓钳穿过内套圈抓住附件上提,并向中线方向牵拉,使套圈套入附件蒂部,扎紧。

（3）一般需行 2~3 个内套圈套扎蒂部较为安全。

（4）最后应在距离套扎部位 1~1.5cm 的部位剪断蒂部。

（四）深部浸润型内异症手术

深部浸润型内异症（DIE）是指病灶浸润深度>5mm,可以位于盆腔的任何地方。DIE 在盆腔分布广泛,形态各样。临床上,多数病灶位于后盆腔如宫骶韧带、子宫直肠窝、阴道直肠隔,可以侵犯阴道穹窿、直肠或者结肠壁。因此,一般所说的 DIE 多指后盆腔 DIE,表现为宫骶韧带变粗、缩短和结节,子宫直肠窝变浅或者消失,直肠窝深部或者阴道直肠隔结节。侵犯结直肠者,可伴有受侵肠道壁僵硬结节;侵犯阴道穹窿可看到及触及阴道穹窿的触痛结节。

子宫直肠窝的病变可向两侧侵犯,累及骶韧带,形成质地较硬的结节,加上周围纤维组织增生,瘢痕形成,使得骶韧带增粗、挛缩,并与侧盆壁腹膜粘连,牵拉输尿管失去正常解剖形态,增加了手术难度及并发症发生的危险性。MRI 检查有助于判断病灶和直肠阴道的关系及侵犯周围器官的深度。膀胱镜检查和直肠镜检查对有膀胱或者结直肠受累状况判断有一定价值。明显宫旁受累的 DIE 患者,应该进行双肾超声波检查了解肾盂输尿管积水,必要时进行静脉肾盂造影明确梗阻部位以及肾血流图检查估价肾功能受损情况。

DIE 与疼痛症状关系密切,对药物治疗不敏感,手术是主要的治疗手段。恢复解剖、保护脏器是手术成功的两大要点。涉及肠管或者输尿管的粘连分离尽量不用能量器械。与其他类型的内异症比较,DIE 更需要在术前进行全面的评估,以制定合理的治疗方案和正确估价患者的预后。手术前详细了解病史、症状的严重性、病变浸润的深度和范围及受累器官解剖和功能状况,然后设计合理的治疗方案,分析患者的手术难度及可能发生的并发症。由于 DIE 位于腹膜外盆腔深处,常合并盆腔广泛粘连,解剖变异,手术的彻底性及安全性均受到影响。

内异症的生物学特征决定,完全切除病灶仅仅是理论上的概念。所以,手术的原则是保证手术在安全的前提下,尽量切除病灶,否则要适当调整手术的范围,避免过分手术致严重并发症。手术治疗的目的是改善患者的生活质量,病灶完整切除对预后、生育能力、疼痛的改善相关。能否完整切除病灶取决于病灶侵犯限度及医师的手术经验。文献报道,手术切除阴道直肠隔病灶后,术后短期痛经、慢性盆腔疼痛、性交痛等疼痛症状缓解率分别为59%、87%和77%。DIE 主要手术并发症是直肠损伤、直肠瘘、出血和输尿管损伤等。即使手术经验丰富的医师,并发症仍可高达 10%。因此,DIE 手术要权衡手术效果和并发症。

1.阴道直肠隔 DIE　直肠阴道隔的病灶,需切除子宫骶骨韧带、宫颈后、阴道后与直肠前及侧壁表面上的内膜异位结节的纤维组织,可与后穹窿切开联合进行。手术方法如下:为了更好地认清解剖关系及组织分界,可令助手站在患者两腿之间,一手将硬性带弯度的举宫器向上举,同时做直肠和(或)阴道检查。如果卵巢影响视野可将其暂时缝合到前外侧腹壁上,分离输尿管至宫旁输尿管隧道处,确认其位置和走行;看清正常解剖后,分离腹膜粘连,打开盆底筋膜,将直肠游离,进入直肠阴道间隙。切除子宫直肠窝部位的 DIE 病灶,并切除受累的部分阴道壁;在腹腔镜下用 0 号可吸收缝线"8"字缝合关闭阴道后穹窿。术中若遇粗大血管出血,可用双极电凝、血管夹或缝合止血。如果切除病灶后发现已达肠黏膜层,要用 3-0 或 4-0 可吸收缝线间断缝合加固肠壁。直肠病变广泛时,可以同时行乙状结肠镜检查,指导医师操作,排除肠穿孔的可能。手术结束前向子宫直肠陷凹内注入冲洗液,再往直肠内灌气,镜下观察子宫直肠陷凹处,如见气泡表明有肠穿孔,需行修补或肠切除吻合术。直肠或子宫直肠陷凹粗糙面不必再腹膜化,切除病灶分别行病理检查。

腹腔镜下,阴道直肠陷凹 DIE 的处理要点如下。

(1)如果有盆腔粘连和卵巢内膜异位囊肿,应先处理,以保证手术野不被这,些病变遮挡。

(2)分离输尿管并向外侧推开。如果侧盆壁有粘连,输尿管走行不清,则在盆腔入口附近髂总动脉触摸辨认。

(3)分离直肠结肠侧窝,将直肠及结肠推开。

(4)输尿管及直肠推开后,可以切除宫骶韧带结节;锐性及钝性分分离阴道直肠隔,为避免直肠损伤,可在阴道内放置纱布卷将后穹窿上顶,同时直肠内放入探子或卵圆钳将直肠向后推,如果阴道穹窿有病灶则从腹腔镜切入阴道,将病灶切除并缝合创口。

对于累及肠道的 DIE 的内异症,如果直肠壁浸润表浅,可以单纯切除直肠表面病灶,如果浸润较深,可直接行直肠前壁切除及缝合术。仅当肠壁全层浸润伴有直肠狭窄者,切除病变肠断行吻合术。肠道内异症病灶切除术手术难度较大,肠穿孔或直肠阴道瘘等并发症发生率较高。因此,有肠道切除术可能者最好和外科共同完成手术。

2.输尿管 DIE 输尿管子宫内膜异位症的发病相对少见,其结局是病灶逐渐包裹输尿管下段,导致输尿管梗阻、肾积水,影响肾功能。输尿管病灶的发生与 DIE 病灶大小相关,对于 3cm 以上的子宫直肠陷凹处 DIE 病灶,术前应通过静脉肾盂造影检查明确是否已发生肾盂积水及肾功能异常。根据病变情况及输尿管梗阻限度,施行粘连松解或部分输尿管切除及吻合术。

输尿管粘连松解及异位种植病灶切除:有医师采用水压分离技术,解剖、分离、暴露输尿管;即在侧盆壁腹膜下注射生理盐水或乳酸林格液(可以通过吸引器头沿输尿管走行向后腹膜内加压注水),形成腹膜下水垫;然后分离输尿管。局部腹膜细小病灶可以电灼处理,病灶较大者可以直接切除;深部病灶植入腹膜下结缔组织形成瘢痕,松解瘢痕组织后切除病灶。

输尿管有梗阻者,术前可膀胱镜下放置输尿管支架"J"管,送至输尿管阻塞处,作为术中的指示,术后保留输尿管支架 1~3 个月。静脉注射靛胭脂,以证明近端输尿管通畅。远端输尿管围绕导管横行切断阻塞的输尿管段,行输尿管吻合术或输尿管膀胱移植术。

3.膀胱 DIE 膀胱子宫内膜异位症需根据病灶的大小,施行病灶切除或部分膀胱壁切除。子宫内膜异位症累及膀胱肌层而累及黏膜时可行腹腔镜手术。如果子宫内膜异位症侵犯膀胱全层,要切除病灶,重建膀胱。术中同时行膀胱镜检查及双侧输尿管插管,用抓钳在中线处提起膀胱顶部,在子宫内膜异位结节外 5mm 处切除病灶。切开腹壁标本用长抓钳从腹腔镜的手术操作孔取出体外。因 CO_2 充盈膀胱,其内部结构清晰可见。再次检查输尿管及膀胱黏膜,用 4-0 可吸收线缝合膀胱全层,间断或连续缝合,打结。最后行膀胱镜检查有无渗漏。术后留置导尿管 5～14d,留置时间长短取决于病灶大小、组织状况和膀胱造影结果。

(五)盆腔神经切除术

对于内膜异位症手术来讲,还有 2 个手术就是所谓的减轻神经疼痛手术,即腹腔镜子宫骶韧带神经切除术(LUNA)和腹腔镜骶前神经切除术(LPSN)。理想的神经切除手术仅仅阻断盆腔器官的感觉神经,而其他神经不受影响。子宫体主要受交感神经支配,而宫颈主要受副交感神经支配,盆腔的痛觉传入神经与之相伴而行。交感神经纤维与子宫动脉,髂动脉及肠系膜动脉伴行,通过骶内脏神经丛进入骶前神经干形成骶前神经。LPSN 和 LUNA 切除盆腔神经的通路而达到止痛的目的。但这种手术并不能解除两侧下腹痛,因为来自附件痛觉传入神经,通过卵巢丛,经过骨盆漏斗韧带,进入胸主动脉和肾丛(图 11-4)。

1.腹腔镜骶前神经切除术　将子宫向上向前举起,并将肠管拨至腹腔。辨认骶骨岬,可用冲洗吸引管或操作钳轻叩以证实。提起骶岬上的腹膜,超声刀纵向切开腹膜。在腹膜与脂肪组织间隙分离。上达腹主动脉分叉上 2cm,下至骶岬,并向两侧方分离,右侧达右髂总动脉、右输卵管,左侧至左髂总动脉、乙状结肠系膜根部的直肠上动脉或痔动脉。提起腹主动脉前方的脂肪组织、超声刀横断,继续分离两侧髂总动脉表面的脂肪组织,并使该块脂肪组织向远端游离与骶岬水平,上钛夹后,超声刀切断。切除的神经组织送病理检查,冲洗创面并止血,后腹膜不必关闭。

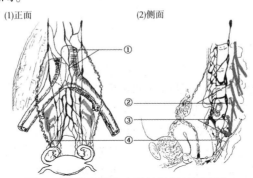

(1)正面　(2)侧面

图 11-4　盆腔器官内脏神经解剖示意图

①交感干及交感神经节;②腰 4、腰 5 神经;③骶 1、骶 2 神经;④盆腔内脏神经

2.腹腔镜子宫骶韧带神经切除术　上举子宫,暴露子宫骶骨韧带的解剖位置及输尿管走行,如粘连重输尿管看不清,则应解剖输尿管。剪开子宫骶骨韧带外上方的阔韧带后叶腹膜,暴露韧带外侧的直肠旁区,游离子宫骶骨韧带上端,电凝或超声刀切断,切除的范围约 2cm 长,0.8cm 深。有骶韧带结节或者骶韧带明显增粗、挛缩者,同时切除骶韧带至宫颈后方。由于输尿管与子宫骶韧带并行,手术时应小心,以免伤及输尿管和韧带旁的静脉。手术中可用举宫器牵引子宫,有助于定位韧带。

(六)腹腔镜子宫切除术

子宫内膜异位症,尤其是子宫腺肌症是施行子宫切除的适应证。若与卵巢切除同时进行,可以彻底治疗子宫内膜异位症,即所谓的"根治性"手术。在某些内异症患者,行卵巢切除后子宫已没有其他功能,同时行子宫切除可减少内异症的复发。但尚无证据显示子宫切除可以确保内异症得以痊愈及防止复发。由于子宫内膜异位症可导致严重的盆腔粘连,使子宫、卵巢、肠管和膀胱粘连在一起。为避免伤及肠管、输尿管和膀胱,切除子宫前应先仔细对盆腔粘连进行分解,在处理子宫各韧带前辨认并分离输尿管走形是必要的。通常分离自骨盆边缘起,在输尿管上方打开盆侧壁腹膜,抓住并提起腹膜,推开输尿管并游离,直至主韧带水平。在处理子宫血管时,尽量缩短电凝时间,防止输尿管电热损伤。手术时可使用举宫器推举子宫,是子宫血管远离输尿管,减少输尿管的损伤。

五、腹腔镜手术治疗内异症常见并发症及处理

(一)出血的处理

因内膜异位症往往造成盆腔粘连,在分离粘连时极易出血。如果仅为创面渗血,可用生理盐水冲洗创面即可达到止血。若为明显血管出血,则要用电凝或超声刀止血,其中以双极电凝止血最好。另外还可以采用创面缝合止血法,但内膜异位灶形成的瘢痕很难用缝合止血法,多采用电凝止血。

(二)器官损伤的处理

对于盆腔粘连严重的内膜异位症,在分离粘连时极易损伤肠道、膀胱和输尿管。肠道损伤可行修补术,如修补术不满意可行端端吻合术。输尿管损伤可以采用吻合或输尿管膀胱植入术,术后于输尿管内放置双J管支架,以免输尿管狭窄。膀胱损伤可直接性膀胱修补术。

六、手术评价

由于腹腔镜手术较剖腹探查术具有术中出血少、术后胃肠影响小、患者恢复快、粘连小等优点,在子宫内膜异位症治疗中,目前已基本取代传统的剖腹手术,可应用于几乎所有需做手术治疗的内膜异位症患者。但腹腔镜手术的操作比较复杂,尤其是在处理严重粘连或深部病灶时难度更大。对于AFSIV期的内异症患者,特别是子宫直肠陷凹完全封闭者,要行病灶切除或根治性手术,极有可能损伤输尿管、肠管或大血管,则优选开腹手术。故手术应遵循个体化原则,对不同年龄、不同病变及机体情况采取不同的方法和途径。因此,子宫内膜异位症的腹腔镜手术者必须具有较丰富的腹腔镜手术经验和良好的腹腔镜手术技巧,方能避免或减少手术并发症的发生。目前,有关内异症的手术治疗疗效虽有的尚不尽如人意,但腹腔镜因其微创特点,已成为治疗内异症的首选术式,随着腹腔镜技术的发展,腹腔镜可以成功用于所有分期的内异症并达到良好的治疗效果。

第十二章　单孔腹腔镜技术在泌尿外科的应用

第一节　单孔腹腔镜肾上腺切除术

肾上腺由于位置深，开放手术创伤大，暴露困难。而腹腔镜手术下能够巧妙地游离周围器官，清晰地显露出肾上腺的血管，因此随着腹腔镜技术的发展，腹腔镜肾上腺切除术已经成为肾上腺切除的"金标准"。单孔腹腔镜相对传统腹腔镜更微创、更美容，在肾上腺手术领域独具优势。本节中，我们将结合肾上腺的解剖特点，详细介绍单孔腹腔镜肾上腺切除的手术步骤、要点及手术中常见问题的处理。

一、肾上腺解剖

肾上腺是腹膜后脏器，位于双侧肾的上极内侧上方。肾上腺有着独特的金黄色，这利于术中辨认肾上腺。肾上腺位于肾周筋膜内，周围包绕着肾周脂肪。每个肾上腺都有三个动脉分支供应，分别为肾上腺上动脉、中动脉和下动脉，依次起源于膈下动脉、主动脉和肾动脉。由于左右肾上腺毗邻下腔静脉和主动脉不同，导致肾上腺中动脉和下动脉的位置有所差异。肾上腺中央静脉左右汇入各不相同，左侧汇入肾静脉，右侧汇入下腔静脉后方。

两侧肾上腺的毗邻脏器各不相同。右侧肾上腺上方为肝，左侧肾上腺上方为脾。右侧肾上腺内侧为下腔静脉，左侧肾上腺内侧为主动脉。右侧肾上腺前方为十二指肠、胰头、升结肠等脏器，左边肾上腺前面为胰尾及降结肠等，两侧肾上腺下方均为肾上极。

肾上腺周围有三个相对无血管平面。第一个平面为位于肾上极与肾上腺底部的平面。第二个平面位于肾上腺外侧的肾周脂肪和肾周筋膜之间。第三个平面是肾上腺背侧与腰大肌之间的平面。

在组织学上，肾上腺分为皮质和髓质。皮质又分成球状带、网状带、束状带，由于各个带内分泌功能的不同，使得不同起源的肾上腺肿瘤具有各自的内分泌功能特点。肾上腺髓质主要分泌儿茶酚胺。

二、单孔腹空镜肾上腺切除术患者的选择

术前选择合适的患者进行手术，将有效减少甚至避免可能的围术期并发症。尤其对于新开展单孔腹腔镜技术的医生来说，选择合适的患者显得尤为重要。单孔腹腔镜肾上腺切除术理想的患者特征包括：体型相对瘦的，没有腹腔手术史的，一般情况良好的。良好的术前评估和术前准备是手术顺利进行的保证。由于单孔腹腔镜手术相对传统腹腔镜手术难度大，进行单孔腹腔镜肾上腺切除术的医生必须首先能够熟练完成普通腹腔镜肾上腺切除术除了患者的一般情况，病变的大小也是需要关注的。在开展单孔腹腔镜肾上腺切除术的早期，由于肿瘤体积增大会导致操作空间减少，因此大于4cm的肾上腺肿瘤被认为是一个相对的手术禁忌证。现在的研究表明：只要没有局部浸润，6cm的肾上腺肿瘤仍可选择单孔腹腔镜手术。当然，如果伴有局部浸润，那么难度将显著增大。在此，笔者推荐肿瘤直径小于6cm及良性病灶作为单孔腹腔镜肾上腺切除术的选择适应证。

(一)手术绝对禁忌证

局部浸润的恶性肿瘤,直径大于 10cm 或有增加恶性风险的良性肾上腺肿瘤;无法控制的嗜铬细胞瘤,严重的心肺功能紊乱、凝血障碍和高血压。

(二)手术相对禁忌证

腹部手术史导致术区粘连;严重肥胖;有肿瘤扩散高风险的恶性肿瘤。

三、手术前准备

(一)围术期药物处理

1. 嗜铬细胞瘤　术前口服 α 受体阻滞药 10～14 天,并控制心率等。

2. 库欣病　术前予以补偿糖皮质激素,术后逐渐减量,直至垂体及对侧肾上腺功能恢复后停止使用替代药物。

3. 原发性醛固酮增多症　术前 2～3 周口服螺内酯,使血压降至正常水平,并将血钾控制在正常水平。

(三)体位、入路的选择

(1)和普通腹腔镜手术一样,单孔腹腔镜肾上腺切除术中患者取完全侧卧:患侧在上。通过宽胶带固定体位。

(2)入路的选择可参考本章第一节内容,但如果患者腹壁脂肪厚,肿瘤体积大,选择经脐入路可能会有一定难度。总体来说,经腹腔入路相对于经后腹腔入路更便于控制血管,更有利于控制手术中的风险。但经后腹腔入路对腹腔没有干扰,尤其适合腹部手术病史的患者。

(四)Port 的安置

经腹入路一般选择经脐或者肋缘下,取一个 2～3cm 的切口,依次切开皮肤、皮下组织、腹直肌前鞘,钝性分离腹直肌,小心打开腹直肌后鞘及腹膜,进入腹腔。运用商用的 Port 置入辅助器将内环置入腹腔。然后按照说明将外部 Port 盖好,连接气腹,可从 Port 的通道中置入腹腔镜及器械进行手术。经腹膜后入路和普通后腹腔镜手术相似,在通过手指及气囊建立腹膜后腔后,置入 Port 内环,安装好 Port 即可进行腹腔镜观察和手术操作。

四、经腹腔入路的标准术式(以左侧肾上腺切除为例)

(1)手术器械的准备。

(2)Port 置入:注意切开皮肤及腹膜的大小要合适,太大容易使 Port 脱落,太小不利于 Port 置入和手术操作。

(3)进入腹腔后观察解剖标志:于降结肠外侧结肠旁沟的 Toldt 线切开,在肾周筋膜及融合筋膜之间进行分离。结肠旁沟打开范围为脾膈韧带至肾中下部即可。在将结肠游离推向内侧的过程中,确认正确的平面很重要,不当的操作会诱发出血,使得视野不清,进一步影响解剖标志及层次的识别。此过程中切勿损伤肠系膜,万一导致系膜穿孔等需手术中予以修补。在肾周筋膜外分离直至肾蒂部位。过早打开肾周筋膜会造成出血和视野不清。结肠推向内侧后要良好地显露肾上极(图 12-1)。

(4)进一步游离脾周围,打开脾结肠韧带、脾肾韧带。在大部分患者,这些结构打开后,脾就可以翻向视野内上方。并仔细将胰尾与肾周筋膜之间游离。

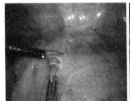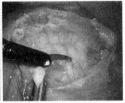

图 12-1　左侧 Toldt 线切开及游离结肠

（5）打开肾周筋膜前层，暴露左肾静脉。在打开肾周筋膜前层后，可用拉钩在切口上方将肾推向外上方，提供游离肾蒂的张力（图 12-2）。

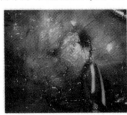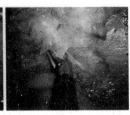

图 12-2　顺着肠系膜和肾周筋膜的平面分离至肾静脉

（6）在左肾静脉被充分游离后，离断左肾上腺中央静脉。在离断左肾上腺中央静脉时需要保持一定的张力。游离出左肾上腺中央静脉并予以 Hem-o-lok 夹闭后离断。在肾上腺中央静脉离断后，顺着肾静脉上游打开至肾上极与肾上腺底部的平面进行游离。这个部位分离可用 Hem-o-lok 夹闭或者超声刀进行打开，如碰到出血，可以用压迫方法进行止血。在肾上腺上极游离时要小心膈下动脉供应肾上腺的多个分支，处理肾上腺上侧时，超声刀或者多个 Hem-o-lok 都是很好的选择。另外，在肾上极和肾上腺底部分离时，碰到异位的肾动脉分支也并不罕见，因此术者要时刻警惕，防止意外损失血管。

（7）然后继续分离肾上腺周围组织。在离断肾上腺中央静脉后，肾上腺背侧和腰方肌之间的无血管空间可以充分游离。在肾上腺外侧被打开后，肾上腺可以提起进行游离。此时由于脾被充分游离，不会遮挡视野，使得肾上腺有很好的操作空间。

（8）在外侧肾上腺的小血管和组织用 Hem-o-lok 彻底离断后，左侧肾上腺彻底游离。

（9）取出标本，放置引流。肾上腺标本通过腹腔镜取物袋取出。在确认没有活动性出血及器官损伤的情况下，放置肾上腺区域引流管。如果发现还有小的肾上腺动脉出血，应用 Hem-o-lok 夹闭。

（10）关闭切口及术后随访。移除 Port 后，逐层关闭切口。患者术后 18 个月时腹部切口愈合情况。

（11）右侧经腹单孔腹腔镜肾上腺切除术：在右侧经腹单孔肾上腺切除术中，肝外侧的三角韧带需要打开以便将肝推开显露肾上腺。腹膜需要在肝下缘打开，然后显露下腔静脉。

注意点：右侧肾上腺的中动脉从下腔静脉后面进入肾上腺，并且离腹腔神经节很近，使得结构更加复杂。右侧肾上腺动脉由于分支多，血管小，应用 Hem-o-lok 或者超声刀进行分离均可达到很好的效果。右侧肾上腺中央静脉汇入下腔静脉的位置常偏后方，而且比较短，需要进一步显露下腔静脉才能游离、夹闭、离断。

五、经后腹腔入路的标准术式(以右侧肾上腺为例)

(1)Port 置入:全身麻醉后,将患者取健侧卧位。在患侧腋中线第 12 肋缘下平行皮纹取 2.5on 皮肤切口。依次切开皮肤、皮下组织。纯性分离肌层,打开腰背筋膜。用手指在腰背筋膜内面推开肾旁脂肪。置入气囊,注气 800mL,保持 5 分钟。取出气囊后,安装单孔 Port。连接气腹机,置入腹腔镜及操作器械。

(2)清除腹膜外脂肪:在肾周筋膜外清除腹膜外脂肪,锐性分离腹膜外脂肪的营养血管,将腹膜外脂肪推向髂窝。

(3)打开肾周筋膜:在肾周筋膜切开后,应在肾周脂肪和肾周筋膜间进行游离,这是一个相对无血管平面。通过钝性分离为主,结合锐性分离,直至膈肌顶。可以很快在手术初期暴露出肾上腺。

腹膜后缺乏明确的解剖标志,良好地清除腹膜外脂肪可以使腹膜后操作空间增大,并且能显示腹侧的腹膜返折线。在腹膜返折线的背侧打开肾周筋膜。

(4)游离肾上极周围脂肪:通过游离肾上极周围脂肪,可以增大操作空间,使得肾上腺操作更加容易。游离肾上极周围的脂肪还有利于显露肾上极与肾上腺之间的平面。在肾上腺外上方,用 Hem-o-lok 或者超声刀离断膈下动脉发出的肾上腺上动脉分支,游离肾上腺外上方。

(5)游离肾上极与肾上腺之间平面:在右侧肾上腺与肾上极平面分离时,在内侧可能会碰到右肾动脉发出的肾上腺下动脉,应注意在可能遇到血管的区域预先使用 Hem-o-lok 夹闭再离断,以减少出血。

(6)游离肾上腺中央静脉:在肾上极腹侧向内侧游离出下腔静脉。贴着下腔静脉外侧缘向上游离,直至发现右肾上腺中央静脉。右肾上腺中央静脉较短,应予以 Hem-o-lok 双重夹闭后,远端可用钛夹夹闭,然后离断。

(7)游离肾上腺背侧与上极:离断肾上腺中央静脉后,将肾上腺提起从肾上腺背侧游离至膈肌顶部。再继续沿右肾上腺上极向腹侧游离。或者直接从肾上腺中央静脉上方游离至肝下缘,然后再向外侧游离肾上腺上侧。肝下缘处有数支肝短静脉汇入下腔静脉,勿损伤致使出血。

(8)取出标本,彻底止血后放置术区引流。左侧经腹膜后肾上腺切除术特点:在游离出左肾上腺中央静脉之前需要游离左肾蒂静脉。游离左侧肾上腺可先游离腹侧面、外侧面,再游离与肾上极交界层面,最后游离上极与内侧面。

六、总结

相对于传统腹腔镜肾上腺切除术,单孔腹腔镜肾上腺切除术创伤小,瘢痕小,术后疼痛轻,但操作难度大,手术时间有所延长。随着外科技术的进步,外科医生对单孔腹腔镜手术技术的熟练,单孔腹腔镜肾上腺切除术会更加成熟。

第二节　单孔腹腔镜肾切除术

2007 年,在墨西哥召开的第 25 届世界腔道泌尿外科大会上,Rane 等报道了首例单孔腹腔镜肾切除术。此后单孔腹腔镜技术在泌尿外科领域迅速推广,在包括肾部分切、UPJ 成形等各种术式上得到应用。肾切除术作为单孔腹腔镜技术在泌尿外科开展最早的术式,已经发展成熟,得到了泌尿外科医生的认可。本节中,我们从经腹及经腰两个入路来介绍单孔腹腔镜肾切除术的手术步骤及手术要点。

一、单孔腹腔镜肾切除术患者选择

首先患者需满足手术适应证,能够耐受手术,能够接受手术类型转变。其余情况术者可根据患者的一般情况,病灶周围的情况,再结合术者自身的手术经验进行把握。

(一)手术适应证

单孔腹腔镜肾切除术主要用于三个方面:无功能肾切除、肾肿瘤根治性切除,活体供肾的切除。

(二)手术禁忌证

绝对禁忌证包括严重的心肺疾病、凝血功能障碍及全身其他疾病使得不能耐受手术。严重的感染性无功能肾、肾肿瘤侵犯肾周筋膜外、肾癌合并腔静脉癌栓等。过度肥胖、腹部手术史导致腹腔粘连及同侧肾的既往手术史等为相对禁忌证。

二、手术入路的选择

国际上肾切除手术常用的两种入路:经腹腔入路和经后腹腔入路。两种入路各有优缺点,但对于特定的患者,某种入路可能更加适合。入路的选择主要考虑三个方面的情况:患者的病情、术者熟悉的入路及患者的意愿。

三、手术步骤

下面分别以右侧为例介绍经腹腔入路单孔腹腔镜肾切除术,以左侧为例介绍经后腹腔单孔腹腔镜肾切除术。

(一)经腹腔单孔腹腔镜右肾切除术手术步骤

(1)患者体位及 Port 位置:患者取完全左侧卧位,用宽胶带固定体位,升高腰桥。常规消毒铺单后,根据患者腹部情况选择 Port 位置。通常较瘦者可以选择经脐入路,而皮下脂肪多,或者由于既往腹腔手术史等导致手术难度增大者,笔者建议行肋缘下置入单孔 Port,这样直接面对手术野,操作角度小,便于操作。右侧经脐置入 Port 位置:在脐上缘水平取弧形切口长约 2.5cm。右侧经肋缘下切口可在脐水平上 3cm 经腹直肌行纵向切口长约 2.5cm。患者体型较胖时,切口可稍偏向外侧。

(2)安装单孔 Port:右侧单孔腹腔镜肾切除术由于肝遮挡肾上极,常需要四孔 Port,便于术中置入拉钩挡肝脏。

(3)安装好 Port 后,置入腹腔镜观察腹腔,了解腹腔内情况,病灶周围粘连情况等。

(4)沿 Toldt 线打开右侧结肠旁沟,将升结肠和结肠肝曲游离从肾周筋膜上游离下来。通过钝性、锐性分离相结合,完全游离升结肠和肝曲对后续手术过程的显露很有帮助。

(5)肝的游离:在行经腹单孔腹腔镜右肾切除术时,肝游离和牵拉的好坏对右肾上极的术野暴露起着决定性作用。靠近肝侧打开肝三角韧带,游离肝,勿损伤膈肌。进一步可借助"金手指"拉钩或者抓钳向上推肝,锐性分离肝下缘的腹膜,显露肾上极。保留肾上腺时分离应贴着肾上极游离。肝游离及肾上极的显露也可以在十二指肠游离之后进行。

（6）将升结肠向内侧游离，显露深部的十二指肠。十二指肠降部位于右侧肾蒂前方，其外侧有结缔组织和肾周筋膜相连。通过 Koch 手法游离十二指肠。

（7）向内侧游离十二指肠后，显露下腔静脉及右肾静脉。此时要小心锐性分离下腔静脉表面的结缔组织。左手可用张开的抓钳向外侧上方推肾，以提供张力。

（8）在下腔静脉右侧游离肾下极内侧，寻找到右侧输尿管。此时注意右侧生殖静脉直接从前面汇入下腔静脉。在游离肾下极内侧时应注意，勿损伤右侧生殖静脉。挑起右侧输尿管及其周围的肾周脂肪，向下游离肾下极至输尿管跨髂血管处。此处肾周脂肪薄弱，和外侧距离近，宜在此离断输尿管及肾周筋膜、脂肪囊。

（9）沿下腔静脉右侧缘分离，显露右肾静脉。右手用抓钳向外侧推肾，为游离肾静脉提供张力。通常在肾静脉下方与腔静脉的夹角处游离肾静脉后面的肾动脉。

（10）游离右肾动脉：右肾动脉位于腔静脉、肾静脉后方。术中根据术前 CTA 结果进行有针对性的游离。如果肾动脉有多支，应逐支进行游离。游离以钝性为主，锐性辅助，逐步推进的原则。切忌一次性钳夹大量软组织进行锐性分离，极易导致血管损伤、术中大出血。游离出肾动脉后用 Hem-o-lok 夹闭、离断，阻断所有肾动脉后才能阻断肾静脉。此时也可暂不离断肾动脉，待静脉阻断、离断后再处理肾动脉（图 12-3）。

（11）阻断所有肾动脉血流后，可用直角钳夹闭肾静脉，观察静脉远端是否充盈，进一步确认肾所有动脉均已阻断。静脉阻断也用数个 Hem-o-lok 或辅以钛夹阻断，注意靠近腔静脉侧的要确切，防止 Hem-o-lok 滑脱。

（12）游离肾周背侧及外侧：离断输尿管（图 12-4）。肾蒂血管都离断后，在右手抓钳的帮助下，贴着腰大肌表面游离肾背侧直至外侧腹壁。然后在肾下极肾周脂肪相对薄弱处离断输尿管，并在肾外侧分离直至将整个肾标本游离。

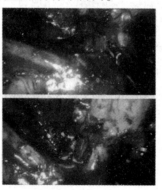

图 12-3　游离右肾动脉

（13）将肾标本装入标本袋中，延长 Port 切口取出。彻底止血后，留置肾窝引流管，并逐层关闭切口。患者术后腹部切口愈合情况。

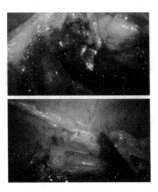

图 12-4　游离肾周背侧及外侧、离断输尿管

(二)经后腹腔单孔腹腔镜左肾切除术手术步骤

(1)置入单孔 Port 和清除腹膜外脂肪,识别解剖标志:腹膜返折、肾周筋膜。

(2)打开肾周筋膜:应在腹膜返折线的背侧打开肾周筋膜,防止损伤腹膜。进入肾周筋膜内后可见肾周筋膜与肾周脂肪间的幻色网状纤维组织。靠肾周筋膜背侧面贴着腰大肌前方,向肾蒂方向游离。范围应从膈顶直至肾下极。

(3)腹膜后入路首先遇到的应该是肾动脉:肾动脉的位置判断方法主要依靠几点:通过吸引器等感知肾动脉的搏动点;或根据肾上极、肾下极的位置判断肾蒂的位置;或者通过术前 CTA 情况来判断肾动脉位置。也可以选择在肾下极游离出输尿管,通过沿输尿管向上直至显露出肾动脉或者肾静脉。在接近肾动脉时,可用吸引器钝性分离辅助显露。

(4)游离左肾动脉:阻断肾动脉血流,用数个 Hem-o-lok 或者辅以钛夹夹闭肾动脉后离断,注意肾动脉近端应该至少保证两个以上 Hem-o-lok 或钛夹,防止脱落。

(5)游离肾静脉。左侧肾静脉有左生殖静脉、左肾上腺中央静脉汇入,应注意保护。左肾静脉还常有腰静脉从背侧汇入。应防止损伤致出血。由于游离肾蒂血管时肾被推向腹侧,肾静脉严重成角,如再合并腰静脉分支,此时应较其他情况下更贴近肾一侧夹闭、离断肾静脉,防止从肾静脉、腰静脉交界处夹时闭损伤肾静脉。

(6)游离肾周腹侧。贴肾周筋膜内,靠肾周腹侧面游离肾周脂肪囊。注意保护左侧肾腹侧的胰尾、降结肠等脏器。

(7)游离肾上极。如果保留肾上腺,应贴着肾,由外侧向内,越过肾上极后向内下方游离肾上极。在右手器械的牵拉下,暴露肾的内侧面,将肾"剥离"下来。

(8)游离肾下极,夹闭输尿管后离断。

(9)完全游离肾标本,置入标本袋,延长原单孔 Port 切口取出标本。彻底止血后留置肾窝引流管。

四、总结

尽管最近的研究发现单孔腹腔镜肾切除术相比传统腹腔镜肾切除术手术时间更长,改变手术方式的可能性更大,但由于单孔腹腔镜肾切除术术后疼痛轻,恢复时间短,术后体容损毁少,而且相比传统腹腔镜肾切除术在围术期并发症、术中出血及术后肾功能等情况没有差别,单孔腹腔镜肾切除术受到泌尿外科医生及患者的青睐。

第十三章　前列腺手术

第一节　等离子体经尿道前列腺切除术

1998年,英国Gyrus公司发明了一种全新的等离子体技术(技术)用于前列腺切除,由于它由一个丁作电极和一个回路电极组成,故称之为双极汽化,或TUBVP,或PKVP,也有人称之为第三代TURP设备。该技术2000年试用于临床,2001年引进中国,并迅速在基层医院推广应用。等离子体双极汽化切除的原理不同于单极汽化,单极汽化的原理是单极射频将高能量热能传导至靶组织,产生瞬间高热,使得组织细胞内有机成分迅速炭化,而组织细胞内的水分迅速煮沸蒸发,从而使得靶组织迅速分解汽化。其特点为射频电极可迅速对组织加热,使靶组织接触面温度超过400℃,沿电极加热点构成的轨迹产生切割、汽化作用;有较深的热穿透,对切割的靶组织可产生2~3mm厚的凝固层,此即单极汽化止血效果良好的机制。但这种热穿透常伴有一定的周围组织热损伤,如前列腺包膜外的性神经损伤等。而双极汽化并非加热过程,其电流通过工作电极与回路电极产生回路而释放射频能量,射频能量将导体递质(通常为盐溶液)转化为一围绕电极的高聚焦等离子体区,等离子体区是由高电离颗粒构成,这些电离颗粒具有足够的能量将靶组织内的有机分子键打断,其结果是靶组织被融为基本分子和低分子随即被破碎和汽化。靶组织表面温度40~70℃,术后创面凝固坏死脱落的程度减少,可破碎一定量的组织,根据电切祥的形态产生不同的汽化效果和切除量。等离子双极汽化治疗前列腺增生症需要等离子汽化发生器和前列腺切割器,等离子汽化发生器的外形近似于高频电刀,而前列腺切割器近似于前列腺切镜。治疗时的操作方法也与TURP相似,但是由于采用双极回路,无须负极板,能有效地防止闭孔神经反射,减少对前列腺包膜及包膜外勃起神经的损伤,有利于保护术后勃起功能,因此比较安全。灌流液体也可以使用一般的生理盐水,不会引起稀释性低钠血症,去除了引起TURS的危险因素,降低了机体电解质代谢紊乱的发生率,有效地防止TURS的发生,大大提高了手术的安全性,同时也节约了灌流液体费用。目前,这一技术已经在我国许多地区开展应用,取得了满意的治疗效果。总之,等离子汽化切除具有切割精确、周围组织热穿透较浅、凝固层均匀、不产生炭化和止血效果好等特点。

一、术前准备

同TURP术前准备,由于使用生理盐水作为工作递质,TURS的并发症大大减少,手术适应范围远大于TURP,后者一般适用于小于60g的腺体。由于PKVP独特的双极设计,无须负极板,可避免电流通过人体对心电活动的影响,因此对安装有心脏起搏器的患者比较安全。良性前列腺增生患者一般年龄较大,手术风险也较高,即使使用等离子双极电切仍有大量冲洗液的吸收,特别是切破包膜的情况下大量冲洗液的吸收可能会诱发或加重患者心肺功能的不全,故手术前应详细检查了解心、肺和肾的状况,包括血尿常规检查、血生化检查、出凝血时间、胸片和心电图、泌尿系统B超,充分评估心肺肾功能。测定膀胱残余尿,必要时做尿流动力学检查,了解膀胱逼尿肌功能和膀胱出口梗阻程度。常规做直肠指检,血PSA水平和B超检查,初步排除前列腺癌。B超结合直肠指诊评估前列腺的大小。若血肌酐水平高提示肾功能有一定程度损害,则需留置导尿管持续引流膀胱,等待肾功能改善并稳定之后再择期手术。严重的心肺疾病无法耐受手术麻醉及尿道狭窄,急性泌尿系感染,全身出血性疾病严重未控制的糖尿病,精神不正常不能配合治疗等情况仍应禁忌手术。

二、手术步骤及并发症预防

(一)手术步骤

手术步骤与TURP类似,主要有三种方法。

1. 常规三分区法(膀胱颈区、前列腺中区和尖部)

(1)先于6点处切取纵向标志沟,可采用先定起点或先定止点切除法。

(2)于12点处顺时针沿膀肌颈部切取膀胱颈部前列腺增生组织,暴露内括约肌。对于主要以中叶增生者可先切取中叶增生组织,再从12点处开始上述切除。

(3)切除前列腺包膜内中部组织。一般从1点处顺时针、再从11点处逆时针切除,再切除12点处腹侧组织。

(4)修整前列腺尖部组织,可采用推切的方法。这一步很重要,应小心操作,切除不够影响手术效果,切除过多则有损伤外括约肌引起真性尿失禁的危险。

2. 分隔切除法

(1)先于6点处切出纵向标志沟,定止点切除,达到足够深度作为标志。

(2)于12点处再切出另一条纵向标志沟,达包膜将腺体分隔两叶(中叶增生者除外)。

(3)分别从1点和11点处沿包膜在腺体间切一纵沟达到接近6点处,前方达精阜,后方达膀胱颈,将两侧叶分隔孤立。

(4)中叶增生者先于中叶与两侧叶之间切出纵沟隔离中叶,完全切除中叶,再于12点处切除成一纵沟,余下步骤同前述。

(5)用袢或鞘从精阜上缘沿包膜将分隔的腺体分别剥离,向膀胱翻卷,剜除至膀胱颈时保留腺体,再将腺体切碎。在几乎是无血情况和不顾及包膜的情况下,分别将隔离的两侧叶切除。

(6)最后于前列腺尖部进行修整性切除。有人认为分隔切除法最大的优点是阻断了腺体的血供,最大限度地避免了TUVP和TURP最常见的出血、视野不清等关键问题,加快了手术进程,减少了手术误伤和并发症。

3. 前列腺腔内剜除 国内刘春晓等首创等离子体前列腺腔内剜除术,取得良好疗效。介绍如下。

(1)增生腺体逆行剥离:以精阜为标志,于该处以点切结合电切逆推方式找到增生腺体与外科包膜的间隙,用袢将中叶及两侧叶腺体组织向膀胱颈方向逆行剥离。若遇阻力较大,可用电切镜镜鞘将腺体上推、剥离,此时可见腺体向膀胱方向上翻,剥离面可清晰见到血管走行,有炎症者也可见腺液、纤维粘连带、前列腺结石等,用切割袢电凝剥离面血管,点切纤维粘连带。将腺体剥离至近膀胱颈环形纤维处停止剥离,以免腺体完全脱入膀胱内。若腺体较小,将增生腺体完全剥离;若腺体较大,先剥离一侧叶。切除一叶腺体后再剥离剜除另一叶,最终将整个腺体除5点、7点两处与膀胱颈连接外的其他部分完全与外科包膜分离

（游离），类似带蒂肿物状态。

（2）腺体组织的切除：已被逆行剥离的腺体，仅有少许组织和膀胱颈部相连，血供已断，周围标志清晰，可快速、由浅入深地切除。对于较大的腺体，切除一侧叶后再剥离另一侧叶，分步切除之。

（3）修整创面、彻底止血：本方法增生腺体与外括约肌分界清楚，不需要再修整尖部，主要是彻底将包膜面止血，清除碎块。在关闭冲洗的情况下，彻底电凝出血点。术毕冲洗组织碎块，再次检查创面并止血，留置三腔导尿管引流。

（二）并发症预防

1. 置镜　将带有闭孔器的切除镜鞘蘸上润滑剂，插入尿道后缓缓推进。如尿道外口狭窄，可用剪刀将腹侧剪开少许以求扩大尿道外口。在通过水平球部尿道与膜部垂直段之间的弯曲要注意角度变化，避免暴力。如不能通过，将切除镜鞘拔出，用 F24～F26 金属尿道探条扩张尿道后，再放置镜鞘一般多较容易；或在直视下将切除镜鞘置入膀胱。总之，勿使用暴力，以免造成尿道假道、穿孔，甚至穿破直肠等损伤。如中叶增生显著或膀胱颈后唇抬高明显，应将接目镜端下压，使接物镜端上抬或在直视下，使电切镜越过增生的中叶或抬高的膀胱颈后唇进入膀胱。

2. 术中保持冲洗液流出通畅　术中应时刻注意冲洗液留出通道的通畅问题，注意观察下腹部张力，对有膀胱造瘘管的患者这个问题比较容易解决，在没有造瘘管时，如果连续灌注时因回流孔被尿道包裹或者血块阻塞而出水不畅，将导致膀胱内压力急剧增高，继发大量冲洗液被吸收，影响水电解质平衡和心肺功能。一旦发现，应及时排空膀胱，冲洗血块或调整电切镜位置，必要时膀胱造瘘。

3. 尿道括约肌的保护　前列腺尖部的处理是个细腻的过程，尿道括约肌段和它前方的精阜必须重视，在后面对精阜近侧的重视容易做到，因为它能看得见。而侧叶比精阜低；在此水平要注意精阜，不能切得太低。同时腺体的突起部分必须完全切除。切割过度，易损伤外括约肌造成尿失禁；切割过少，则残留腺体多，造成术后排尿不畅，会直接影响手术效果，也可能成为将来复发梗阻或血尿的原因。为避免伤及尿道外括约肌，应强调保持精阜的完整。切割两侧叶尖部组织时，自始至终采用先定终点切割法，保护精阜及外括约肌免遭切割损伤，并采用中深度切割或浅切的方法。在精阜远侧切割尖部时，应避免水平方向切割过深，大的前列腺，腺体的尖部常常超过精阜较多，按压直肠能使这些腺叶下极重新隆起并能更好地看清精阜。有时候通过此法发现的残留前列腺组织的数量是惊人的，切割尖部时需要特别小心；每次均应做浅层切割，直至膜部尿道呈圆形或椭圆形张开，通常即可获得满意的排尿效果。

4. 输尿管开口的保护　有时增生明显的前列腺中叶可将输尿管开口向颈口方向牵拉，此时要特别注意输尿管口容易受到的威胁。术前靛胭脂静脉内注入后蓝色的喷射可提示是输尿管口部位，甚至是在有很多小梁的膀胱里。在术中，靛胭脂可再次注入显示输尿管。

5. 保持前列腺包膜完整　在术中要求将增生的腺体切除干净，又不可电切过深，损伤被膜，以免造成穿孔，液体外渗。因此必须学会对术中切面各种组织解剖形态的辨认。等离子较电切的优点也在于等离子切割包膜时可自动识别，表现为切割包膜或者瘢痕样纤维组织时等离子可自动不发生，但在实际手术中这种情况切破包膜的情况仍时有发生，因此仍因重视前列腺组织、包膜的识别及切割的深度。窥镜下前列腺组织切面为黄白色或灰白色,呈细小颗粒状,如豆腐渣样。增生腺体组织内有时可见到大小不等的结节。切开潴留的导管,有时可见黏稠灰黄色分泌物,如同挤牙膏样溢出。膀胱颈背侧 3~9 点处,见到明显的白色环状纤维表示切面已到内括约肌,在腹侧常不易见到,此时不应继续切割膀胱颈,以免术后造成膀胱颈挛缩排尿困难。切割接近被膜时,尤其在尖部,相当部分患者中可见到棕色或棕黄色、小米粒至高粱米粒大小前列腺结石被冲出,有时在切开的组织囊腔内可见到多发大小不等的结石,表明切割深度已接近被膜。前列腺被膜切面色白或粉白色、光滑、较致密,出血的血管断面一般清晰可见,容易止血。如再深切被膜即将破时,纤维呈白色网状。被膜切破穿孔后,可见到较粗、稀疏的纤维束和黄色的脂肪组织。镜下脂肪组织呈细小颗粒泡沫海绵状如果此处有静脉窦(丛)出血存在,常不易电凝止血。

6. 保持视野清晰 术中保持清晰地视野是手术成功的保证,关键在于保持前方流出道通畅和及时止血。前列腺增生可将前列腺部尿道拉长,因此我们建议分 2 段切除前列腺,首先切除增生最明显堵塞通道的中叶或侧叶,切除要按顺序进行,切忌东一榔头西一棒无序进行,切割完一个部位,待止血完善后,再切割下一部位,避免切割创面太大,出血过多;多处出血,易造成手术视野模糊,影响操作。内镜手术野的无血状态比开放手术时更重要。每次切割后出血点的止血并不是浪费时间。术野的清晰是快速前进和没有危险的保证。每次切割后,仔细观察切面,一秒时间就够了。红色的喷射和搏动的小动脉必须马上凝固。凝固大血管并不总是容易的。必须将凝固碾按压在血管附近的组织上,使血管壁彼此黏附在一起。凝固就是把切口近端的血管壁"焊接"在一起。主要是不能有出血,在了解动脉搏动性喷射的基础上,尽快找到源头。如果因太分散不能发现源头的话,可能是来自对面窝腔壁的动脉喷射的反射。不要直接凝固静脉裂口,这样只能让裂口扩大。只需凝固附近组织来压迫静脉即可。调节电凝电流的强度到刚好使组织比现凹陷,无论如何不要太强烈,静脉出血在切除后通过带气囊的导尿管的压迫会自行止住的。

7. 低压止血 动脉搏动性出血在术中一般容易发现,静脉性出血在持续冲洗的较高压力下往往看不到,尽管静脉性出血在术后通过导尿管压迫可自行止住,但术中有效止血可缩短术后持续冲洗的时间,手术结束前可将持续冲洗液调小或者关闭,此时可以见到静脉性出血呈烟雾样渗出,有时也可以发现小动脉出血。

8. 前列腺碎块冲洗 前列腺碎块的残留术后将会堵塞导尿管,继而持续冲洗不畅,诱发血块形成或膀胱痉挛,术毕应用 Ellik 冲洗器反复冲洗膀胱内前列腺组织碎块,直至无碎块吸出。

9. 检查控尿机制 将汽化切除镜从膜部尿道渐渐退入球部尿道时,可观察到外括约肌的环状缩小,再从球部尿道渐渐进入膜部尿道,可见到环状张开。退出汽化切除镜,膀胱内注入 200mL 冲洗液,在耻骨上手压膀胱可见尿流喷出,提示外括约肌功能良好。

10. 留置三腔导尿管持续引流膀胱 要求口径足够大,气囊充盈后不压迫尿管不影响引流。以 F22 为适宜,也可选择 F24 或 F20。

三、术后并发症及处理

(一)出血

术后出血可分为早期出血和晚期出血。术后数小时或当日的早期出血是 PKVP 手术常遇到的并发症之一,主要原因是术中止血不彻底,遗漏个别小动脉,或者焦痂脱落小动脉重新开放,或者或电切过深切开静脉窦(丛)。如果小动脉出血,冲洗液颜色常较鲜红、血色较深,流入引流瓶(袋)中的冲洗液可很快凝固成血块。有时出血十分凶猛,血块阻塞导尿管或膀胱血块填塞,下腹胀满,膀胱和前列腺窝的充盈可造成更为严重的出血。患者可出现脉搏细速、面色苍白、出冷汗、血压下降的失血性休克的表现,血色素进行性下降,此时膀胱冲洗往往无效,应迅速输血,补充血容量,同时当机立断,迅速将患者送到手术室手术止血。麻醉后下重新放置电切镜,用 Ellik 冲洗膀胱前列腺窝内血块,用电切环拨去覆盖在前列腺窝创面上的血凝块,直视下仔细寻找出血点并电凝止血,动脉出血电凝止血后,冲洗液马上变清亮,重新留置导尿管持续冲洗,如果出血凶猛,视野模糊无法进一步止血,应紧急行开放手术止血。有时电凝痂皮脱落也导致术后 1~2 天出现大出血,一旦出现失血性休克,导尿管堵塞或者膀胱填塞,血色素进行性下降等大出血征象应立刻决定手术止血。对于术后 4~5 天的持续性出血,是否手术止血应慎重判断,如果导尿管不通畅,膀胱内大量血块,血红蛋白进行性下降,等待观察往往浪费时间和导致大量失血,此时麻醉下电切镜探查仍不失为好的选择,尽管术中不一定找到出血点,但清除膀胱前列腺窝内血块后大部分出血可自行停止,术后留置导尿持续冲洗。术后拔除导尿管后 3~5 天患者排尿出现的中度血尿,如果没有明显血块,不影响排尿,可嘱其多饮水血尿一般可自行停止。术后 2~4 周突发的大出血有时可引起膀胱填塞,排尿困难,这种出血常常与术后前列腺窝感染,大面积焦痂脱落,或者不适当的活动如骑自行车;或饮酒,进食刺激性食物;或大便秘结,排便用力过度有关。血块一旦形成排出困难,最终导致前列腺窝及膀胱不能很好收缩引起严重出血。急诊处理原则是留置 F22/24 导尿管,膀胱冲洗血块,如有大血块无法冲洗出,可等待其溶解后慢慢分次冲出,期间可膀胱持续冲洗保持引流通畅,同时抗感染治疗。一般 2~4 天后拔除导尿管。

(二)膀胱痉挛

膀胱痉挛是前列腺术后常见的早期并发症之一,发生率为 40%~100%,发作时患者有强烈的便意及急迫排尿感,下腹部阵发性痉挛疼痛,膀胱持续冲洗滴数减慢、停止、发生逆流或冲洗液不自主从尿道口溢出,严重者出现屏气、出冷汗,呈阵发性出现,十分痛苦,持续数分钟,程度不一,反复膀胱痉挛易导致继发性出血和冲洗管堵塞,且延长膀胱冲洗时间和拔管时间,严重影响患者术后恢复。对合并心脏疾患患者发作严重者可导致心脏意外,危及患者生命,膀胱痉挛的发生可能与以下因素有关,膀胱颈部组织切除过深过多;膀胱的交感神经主要分布在膀胱三角区、颈部、后尿道、前列腺及精囊腺位置,膀胱造瘘管放置过低触及三角区或导尿管气囊内注水过多对膀胱颈部及三角区造成压迫刺激或因过度牵引尿管,造成膀胱颈部压力过大而引起膀胱频繁收缩,发生痉挛;术后出血形成的血凝块,堵塞引流管,冲洗不畅,造成膀胱充盈和刺激膀胱收缩导致痉挛,膀胱痉挛可加重出血,二者相互促进;冲洗液温度过低刺激膀胱平滑肌也可引起膀胱痉挛。患者的精神焦虑、紧张也是诱发或加重膀胱痉挛的重要因素。部分膀胱痉挛与便秘有关,此外咳嗽致腹压增高也可诱发膀胱痉挛。

预防措施:术中对膀胱颈部组织电切时勿过深、电凝勿过多;术后 25~30℃ 冲洗液可使痉挛发生率明显降低,术后运用硬膜外镇痛泵或静脉镇痛泵是预防膀胱痉挛最有效的手段;膀胱痉挛一旦发生,首先应检查导尿管持续冲洗是否通畅,膀胱内残留血块往往是膀胱痉挛的重要诱发因素,因此冲洗膀胱,确保导尿管通畅,尽量冲出残留血块,如果血块过大无法冲出,可先保持尿管通畅,待血块溶解后再行冲洗,如果导尿管堵塞必要时更换导尿管。此外消除患者紧张情绪,积极配合治疗,指导患者掌握自我缓解的方法,即做深呼吸、全身放松、分散注意力等。在冲洗液颜色不深的情况下尽量减少导尿管牵引的力量有时也可缓解膀胱痉挛的发生。在采取上述措施后膀胱痉挛大部分可缓解,如仍然顽固发生,可酌情使用盐酸托特罗定,双氯芬酸钠盐酸利多卡因等药物常可取得满意疗效。

(三)尿失禁

经尿道前列腺术后尿失禁通常是由于膀胱逼尿肌和(或)尿道括约肌功能障碍引起,其类型可分为为短暂性或急迫性尿失禁及完全性尿失禁。急迫性尿失禁与逼尿肌反射亢进,或膀胱因长期尿潴留,致膀胱壁肥厚及肌小梁形成,使膀胱壁僵硬顺应性降低有关;部分患者术后前列腺窝局部炎性水肿,刺激外括约肌关闭机制暂时性失灵。此类尿失禁一般无须特殊治疗,除抗感染治疗外,加强盆底肌训练、直肠电刺激疗法,尿频、尿急症状显著者,可口服黄酮哌酯类或托特罗定等以减轻膀胱刺激症状,一般可在数天至数周内症状逐渐缓解,恢复正常排尿。PKVP术后永久性尿失禁发生率低,主要原因为切割过深损伤了外括约肌。表现为术后不能控制排尿,尤其站立位时,尿液不自主流出。预防的关键在于电切精阜周围的尖部腺体时应用先定终点切割法,保护好精阜与外括约肌。永久性尿失禁一旦发生,无论在生活上或精神上,均给患者造成极大痛苦,治疗比较困难,目前尚无明确可靠的治疗方法。

(四)排尿不畅或尿潴留

常见原因有尿道狭窄和神经源性膀胱。尿道狭窄是前列腺增生术后常见的并发症,常发生于术后1个月,表现为仍排尿困难、尿线细或尿潴留。可发生于尿道各个部位,最常见于尿道外口及膀胱出口处狭窄。尿道外口狭窄原因包括尿道外口较小,镜鞘过粗而长时间压迫缺血;捆扎牵引Foley导尿管的纱条长时间压迫尿道外口致局部缺血、坏死、溃烂、瘢痕愈合形成狭窄,诊断容易,外观可见尿道外口狭小,排尿困难,可针对病因进行预防,如术中发现尿道外口狭小,可选用较细的镜鞘或作尿道外口腹侧切开。初学者暴力进镜插破前尿道或膜部尿道形成假道也可导致尿道狭窄,因此术中进镜,动作一定要轻柔,切忌使用暴力,如进镜困难,可先行尿道扩张或直视下放入电切镜。尿道外口或前尿道狭窄的治疗主要采用尿道扩张,疗效满意,但需定期扩张,依据狭窄程度,1~2周定期扩张至F20~F22,1个月后可延长间隔时间。膀胱出口处狭窄常见于术后膀胱颈挛缩,多由于颈部切割过深,内括约肌环状纤维组织切除过多,症状一般出现在术后2~3个月后,渐进加重,表现为排尿困难,尿线细而无力,排尿时间延长,治疗采用尿道镜下冷刀切开挛缩的膀胱颈,如瘢痕组织较多,可再次等离子切除;对于前列腺术后尿道狭窄,重点在于术中术后预防,一旦发生积极采取有效措施及早治疗,以免造成患者更大痛苦。对于拔导尿管后当日或次日患者出现排尿不畅或尿潴留,要排除是否电切不够,前列腺尖部有组织残留。但必须与糖尿病、中风引起的神经源性膀胱相鉴别,必要时再次留置导尿管数天,尿流动力学检查或尿道测压试验有助于鉴别,如确实有前列腺组织残留可再次经尿道切除之,神经源性膀胱需要行膀胱造瘘。

(五)附睾炎

围术期抗生素的应用使得附睾炎的发生率大大降低,但仍有少数发生,一般出现在术后1~4周,表现为阴囊肿胀、疼痛,严重者高热。原因在于尿道内细菌,经射精管及输精管逆行感染附睾引起。治疗主要是急性期抗感染治疗,抬高阴囊,局部热敷或理疗。

(六)性功能障碍

主要有逆向射精、不射精或性欲低下等改变。逆向射精是由于尿道内括约肌关闭不全,射精时精液不排出体外而进入膀胱;精阜射精管损伤可引起不射精;预防的关键在于术中膀胱颈不宜切除过多,勿损伤精阜。术前对有性生活的患者应交代清楚发生这些并发症的可能性,以解除患者术后思想上的顾虑。治疗上无生育问题者不必治疗,有生育要求者,可试用麻黄素治疗,有时有效。由于等离子电切时靶组织表面温度大大降低,前列腺尖部两侧神经血管束受到热损伤机会很小,术后阳痿可能与手术所造成的精神创伤有关,治疗除心理疏导外,辅之以口服磷酸二酯酶抑制剂,阴茎海绵体内注射罂粟碱类药物或阴茎假体等方法。

(七)深静脉血栓形成与肺栓塞

PKVP 患者术中取截石位,双下肢在支架上卡压时间过长,下肢及盆腔易发生深静脉血栓,冲洗液外渗也可导致盆腔深静脉梗阻血栓形成,老年人血黏度高,术后长时间卧床,活动少也是深静脉血栓形成的主要原因,深静脉血栓形成好发于小腿或腘静脉等处,一旦发生表现为患肢肿胀疼痛,站立与行走时加重,小腿后方、腘窝、腹股沟韧带下方有压痛等。下肢彩色多普勒可以明确诊断。栓子脱落引起肺栓塞是深静脉血栓最严重的并发症,可引起患者猝死,往往来不及抢救。深静脉血栓形成重在预防和及时发现,包括术后多活动腿部、使用弹力袜子、腿部按摩、术后早日下地活动、避免常规使用止血药物等。

第二节　腹腔镜前列腺增生切除术

前列腺增生是在年长男性常见的泌尿科疾病。大部分患者可采用药物治疗。如出现手术绝对适应证,包括顽固或复发尿潴留、膀胱出口梗阻导致肾积液或功能受损、膀胱结石或憩室、复发尿路感染及前列腺增生复发出血等,则需要手术治疗。手术也适用于相对适应证,包括药物治疗无效或有不良反应,或残余尿量严重等。经尿道前列腺电切术仍是移除前列腺增生腺体手术的金标准。可是,增生腺体的体积很大时,经尿道前列腺电切术并发症的风险就会增高。当电切所需的时间延长,就会增加失血及冲洗液的吸收。因此,当前列腺增生腺体很大,尤其是伴有多发性膀胱结石时,开放前列腺摘除手术,仍有一定的地位。为减少开放前列腺摘除手术切口的痛楚,现已发展了一些技术,无须经大切口,也可达到摘除增生腺体的效果。经尿道的技术有经尿道钬激光前列腺剜除术及经尿道双极前列腺剜除术。绿激光前列腺汽化术也可安全而有效地清除大体积的增生腺体。效仿开放前列腺摘除手术的微创技术,也有所发展,包括传统腹腔镜、机械臂辅助腹腔镜及单孔腹腔镜前列腺增生切除术。本文集中讨论传统腹腔镜前列腺增生切除术,并略述其他腹腔镜技术的要点。

一、术前准备

术前要确认手术的适应证,并与患者解释手术的必要性。要作直肠指诊及量度前列腺特异抗原以合理排除前列腺癌的可能。如有怀疑,术前应作经直肠超声引导前列腺穿刺活检,排除前列腺癌的诊断。如排尿症状可能由逼尿肌无收缩造成,舒缓膀胱出口梗阻的手术便没有帮助,因此就有需要用尿动力测试加以确定。

要与患者商讨各种移除前列腺增生腺体手术的选择。经直肠超声量度前列腺增生体积对计划手术十分重要。一般来说,腹腔镜前列腺增生切除术应保留在前列腺增生腺体体积在 60mL 以上方才使用。有腹股沟疝的患者可在同一腹腔镜经路做疝修补。之前曾做腹腔镜腹股沟疝修补的患者,再行腹膜前游离会很困难。之前曾接受下腹或盆腔手术的患者,经腹膜进行腹腔镜会变得不容易。腹腔镜切除术的并发症,包括可能改开放手术,要向患者说明。之后,患者可以签署手术知情同意书。

患者术前要由麻醉科医师评估。遇有会影响患者术后康复的复合病变,例如贫血、糖尿病或慢性梗阻性肺疾病等,都要在术前加以改善。正在使用抗血小板或抗凝血药物的患者要在术前适当期间停药,以减低出血的风险。安装了心脏起搏器的患者需要由心脏专科医师术前调校起搏模式,以避免术中受电刀电流干扰。尿路有感染时,应按培养结果用抗生素治疗。因膀胱出口梗阻而肾功能衰退的患者术前要从膀胱导尿,以改善肾功能。5α 还原酶抑制剂可用来减少经尿道前列腺电切术的失血,但它在腹腔镜前列腺增生切除术中的作用仍未证实。

手术前一天,要配血以准备术中失血。患者要术前禁食,作肠预备排空直肠。深静脉栓高危患者要接受预防深静脉栓的治疗。

二、手术步骤与并发症预防

(一)手术步骤

在诱导麻醉时,注射针对一般尿道致病菌的预防抗生素。患者进行全身麻醉及松弛肌肉。作维生指标及心电图监控。放置静脉插管以备术中补液输血,有需要可放置中央静脉插管或动脉插管。

患者仰卧置 Lloyd-Davies 体位(髋关节及膝关节屈曲较少的改变截石位)。在压力点加好护垫。双腿佩戴气动压力装置,以预防静脉栓塞。手术床调校至头向下斜的 Trendelenberg 位。要支托好头颈肩膊,防止患者下滑。剃除下腹毛及阴毛,应紧贴于皮肤消毒之前进行。皮肤用含碘水溶皂液消毒,之后铺好手术布。放置 14F~16F 导尿管,引流至收集器内。

做一脐下 2cm 横切口,加深至腹直肌前鞘膜。在鞘膜由中线起向横切 1cm。以手指做钝性游离,在腹直肌中缘进入腹直肌及后鞘膜间的间面,然后继续向下游离,在鞘膜弓状线下进入腹膜前空隙。在腹膜前空隙内放入水囊扩张器(有现成制品 1 也可手套手指及抽吸管自制),注入 1 升生理盐水进一步发展腹膜前空隙。水囊扩张器可保持膨胀 1~2 分钟,以压停轻微出血。现成制品中也有可容许内镜监控下发展腹膜前空隙的水囊扩张器。扩张完成后,收缩及移除水囊。经切口将气囊套管放入腹膜前开展了的空间,并在气囊注入 20~30mL 空气将套管位置固定。经套管注入二氧化碳膨胀腹膜前空间,并将压力保持在 12~15mm 汞柱。之后经气囊套管放入腹腔镜检查及进一步扩张胀腹膜前空间。以内镜监控在下腹每侧于脐至髂前上棘之间放入 5mm 及 10mm 套管各一。之后放入工具将耻骨后脂肪移除,以充分暴露盆内筋膜。

最早开展这项手术的专家建议在前列腺两侧剪开盆内筋膜,以暴露腺尖的背静脉及腺基两侧的侧蒂。如此则可将背静脉及侧蒂缝扎,使之后的游离时出血减少。之后,有其他专家示范了无须这样控制血管,仍可安全地切开前列腺包膜及剜除增生腺体。剪开盆内筋膜已不再是例行步骤。

有不同形式的前列腺包膜切口,被建议用来移除增生腺体。这包括经腹腔镜 Millin 手术以及经膀胱颈中央纵切。在腹腔镜 Millin 手术中,前列腺包膜就像在开放 Millin 手术中被横向切开。合并使用剪刀及超声刀,将增生腺体从外科包膜内剜除,再以电灼及缝扎止血。之后将三角区推进前列腺包膜内,缝合固定。在腹腔镜下以此经路暴露增生腺体颇为困难。

另一方面,经膀胱颈中央纵切则可更好暴露增生腺体,技术上也更容易。采取此径路时,要以手术工具探索或牵扯导尿管观察水囊位置来辨认膀胱颈。有怀疑时可经尿道放入金属探子来辨认膀胱颈对上的膀胱前壁。在膀胱颈对上中央行纵向切开膀胱。切口向下伸延,切开膀胱颈及前列腺外科包膜。包膜全层在中线切开至耻骨前列腺韧带附着处,以暴露增生腺体前面。将前列腺上膀胱黏膜环绕膀胱颈切开,从切口深入至外科包膜及增生腺体间切面。将外科包膜切缘由增生腺体向两侧游离拉开。用缝线将每侧切缘的膀胱颈牵引向同侧的 Cooper 韧带(耻骨梳韧带)。另一方法,可以在腹腔镜监控下从体外用直针经皮穿入缝线牵引。要用大型有齿手术钳牵引增生腺体,也可在增生腺体穿入缝线,以便用钳牵引。合并使用剪刀及超声刀进一步将增生腺体从包膜分离。助手可伸手指入患者直肠将特大的增生腺体从前列腺窝中推出以协助手术分离。可以用双极电灼或缝线止血。钬激光可以用作切割,也可用来止血。要用一条硬塑胶管经其中一个 5mm 套管引入激光光纤。为方便手术解剖,可将部分增生腺体先行割下,放置一旁。将增生腺体从前列腺窝完全分开后,要以剪刀切断增生腺体与膜尿道的仅余连系,以减少因牵引对远端括约肌造成的损害。经完全分离了的增生腺体放置于前列腺窝之外。之后对前列腺窝作进一步止血。将膀胱颈的黏膜伸入前列腺窝,用可吸收缝线固定,使前列腺窝再三角区化。

外科包膜前方用可吸收线连续缝合。经尿道放入 24F 有 80mL 水囊的止血导尿管。先将水囊注入 10mL 胀起,然后拉入前列腺窝。在适当位置后,向水囊继续注水直至它胀大紧贴前列腺窝内壁,以有效压止细小的静脉出血。然后继续向上用可吸收线缝合膀胱颈及膀胱前壁的切口。切口完全缝合后以温的生理盐水经导尿管灌洗膀胱,以测试有无渗漏。

分离了的增生腺体可以用以下其中一种方法取出。可以将它纳入标本袋中再经扩大了的脐下切口取出,也可以放在标本袋中然后用绞碎器绞碎吸出。此外,也可以用剪刀剪成小块,才放进标本袋中,就可以不用扩大脐下切口,也能取出体外。最后这方法既高效率,又无须购置昂贵的绞碎器。

之后,经一侧套管切口放入引流管,留置于耻骨后空隙。用可吸收缝线缝合脐下及各套管切口。术后继续用生理盐水经导尿管灌洗膀胱直至洗出液转淡红色。导尿管留置至术后两周,待前列腺包膜及膀胱完全愈合。引流管到停止引出时可以移除。

(二)并发症预防

1. 预防与体位有关的损害　腿部支托要放好护垫以避免挤压腓神经,引致术后足下垂。要稳妥固定患者肩膊臂部,以防止患者在置于深度倾斜的 Trendelenberg 体位时滑下。双腿穿上充气裤子作间歇按压,以预防在较长的手术期间形成深静脉血栓。患者上身用暖气毯包裹以预防低温症。

2. 预防与电灼有关的损害　电灼回路电极板要与皮肤有良好接触,以避免电流在皮肤表面集中,烧伤皮肤。应避免使用含乙醇的消毒剂,因为所挥发出来的气体,会被电灼刀的火花点燃。金属工具穿过金属套管时会形成同轴导电体的电容结构,若使用电灼时间较长,会造成电荷积聚,引致危险。如患者装有心脏起搏器,在术前要由心脏科医生将它重新设定,以免受电灼电流干扰。有蒂器官悬空时不应施加单极电灼,以免伤害供血的血管。

3. 预防感染 将剃毛步骤延迟到消毒皮肤前一刻,可减少皮肤切口感染。在诱导麻醉时使用广谱抗生素,有助对抗尿路常见革兰阴性菌,预防切口及深层感染。术前若有尿路感染应按培养结果治疗。减少组织创伤、减少使用电灼及充分止血避免形成血肿,都是进一步降低伤口感染机会的有效方法。

4. 预防进路时血管及脏器的损伤 如果患者之前曾在腹膜前部位动手术或曾接受放射治疗,要打开及扩张腹膜前空隙,会变得困难及危险,应该避免。脐下套管用开放方法放入,其他套管则在腹腔镜监控下插入,这样就可大大减低创伤腹壁下动脉、髂外动脉、膀胱、腹膜以至肠管的风险。以导尿管排空膀胱,在分开腹膜前空隙或插入套管时,膀胱就较不容易受损。深度倾斜的 Trendelenberg 体位,在插入套管时有助将肠脏移离危险的位置。

5. 预防二氧化碳有关的并发症 将吹入气压保持在 15mmHg 以下,可预防吸收过多二氧化碳。麻醉医生要经常监测血液二氧化碳水平。有慢性阻塞性肺疾病而通气有困难的患者,高碳酸血的风险较高,可能不适宜作腹腔手术。Trendelenberg 体位有助防止气栓走到心脏及肺部。

6. 预防腹膜内积聚压力 腹膜内积聚压力,会影响腹膜前空隙塌陷,妨碍手术进行。要避免弄穿腹膜如发觉腹膜内积聚了气体,可用静脉插管在脐上位置经皮插入,以舒解腹膜内的压力。如在腹膜可以见到小孔,应用剪将小孔剪大,使腹膜内及腹膜前压力一致,避免腹膜前空隙塌陷。

7. 预防前列腺包膜出血及穿破 一些专家建议先行缝扎供应前列腺的主要血管,以减少分离增生腺体时的失血。对前列腺包膜及增生腺体有效牵引有助准确分离这两结构,减少穿破包膜的风险。

8. 预防取出标本引致的并发症 绞碎器容易损害到其他腹腔脏器,要小心使用。要替代绞碎器,可以用剪刀在体内将标本剪碎,将剪出碎片逐一放入标本袋中,就不用扩大切口,也可以经脐下切口取出。这样,就可以避免绞碎器可能造成的伤害。

三、术中并发症及处理

(一)进路引致的并发症

用球囊扩张腹膜前空隙时如有球囊破裂,要将扩张器移出,再换入新的扩张器继续扩张直至完成为止。之后放入腹腔镜及夹子,检查球囊破裂时有无遗下碎片,并将碎片取出。腹膜前进路未能成功建立时,应改用经腹膜进路。入套管时创伤腹壁下动脉,造成出血,可用双极电灼、钛夹或缝扎方法止血。缝线可用直针经套管伤口穿,再用腹腔内工具穿出。损伤了较大的髂外血管时,会有严重出血,通常须要改开放手术止血。膀胱及肠管的创伤,一般都可在腹腔镜下修补。

(二)游离增生腺体的并发症

游离增生腺体时前列腺窝内活跃的动脉出血一般可用双极电灼或缝扎控制。遇有急剧的静脉出血,要经一 10mm 套管放入纱布,填塞前列腺窝。将患者置于深度倾斜的 Trendelenberg 体位,以降低静脉压。缝扎大的出血点。以黏膜伸入前列腺窝(再三角区化)以减少出血表面。可用留置导尿管膨胀的球囊塞压前列腺窝止血。游离增生腺体时若损及输尿管口,可经套管在输尿管插入双弯支架管处理。如损及输尿管高于壁内段,就可能要改开放手术作输尿管膀胱吻合术。创伤直肠机会不高,若有发生可经腹腔镜修补。若直肠创伤严重可能需要做近端结肠造口保护。

四、术后并发症及处理

(一)术后出血

术后早期出血(反应性出血)由血管痉挛转松弛或血凝块脱落造成。应先评估患者血流动力的状态。如有休克,要以足够补液及输血抢救。正接受抗凝血药或刚接受大量输血的患者,要测定血凝因子并弥补任何不足。冲洗液呈深红色时,可将导尿管球囊加胀,并牵引导尿管,以加强对前列腺窝的塞压作用。如这样仍未能控制出血,要将患者送回手术室做膀胱镜检查及电灼止血。经膀胱镜仍未能止血时,就应考虑开放手术止血。若患者麻醉风险过高,不适宜再动手术,可考虑采用介入放射学方法,对髂内动脉进行选择性栓塞止血。

(二)血块尿潴留

患者由导尿管导尿或流出冲洗液重度染血,引致导尿管被血块梗阻,会造成尿潴留。可先试经导尿管冲洗,如仍未能消除梗阻,应移除堵塞了的导尿管,然后用吸引管或金属管尝试从膀胱清除血块。如仍未能成功,要将患者送回手术室做膀胱镜检查及清除血块。作膀胱镜时,要检查前列腺窝有无出血点,并以电灼止血。清除血块后,放置新的三腔导尿管,继续冲洗膀胱。要检验患者血红蛋内水平,并矫正贫血。

(三)拔导尿管后尿潴留

通常到预计膀胱及前列腺包膜切口完全愈合后,才会拔除导尿管。拔管后患者未能排尿,可能是由于尿道括约肌痉挛或膀胱收缩力未完全恢复造成。可再放置导尿管让括约肌及逼尿肌多休息数天。之后第二次拔管后大多能成功排尿。持续不能排尿,可能是由血块、前列腺碎片或黏膜瓣造成梗阻。要安排膀胱镜检查。经膀胱镜可清除血块及组织碎片,也可经尿道切除造成梗阻的黏膜瓣或残余增生腺体。经膀胱镜排除机械性膀胱出口梗阻后,如患者仍未能排尿,应教导他自己间歇性清洁导尿方法,免除留置导尿管。可安排于数周后,待手术伤口完全愈合,作尿流动力学检查以分析顽固尿潴留的功能性成因。

(四)引流管持续漏尿

尿液可能经膀胱或前列腺包膜的伤口渗漏,由引流管流出。漏尿可以凭引流液测得高肌酸酐而确诊。要留置导尿管较长时间,以让膀胱或前列腺包膜的伤口充分愈合。可对导尿管施加低压吸引(低于10厘米水压力)以减少漏尿。当引流停止,应做膀胱造影以确定伤口完全愈合及再无漏尿,然后才拔除导尿管。漏尿一般无须手术介入处理。

(五)套管切口并发症

二氧化碳可经套管切口渗入皮下组织,形成在套管切口周围的外科性气肿。这一般会自行消退,不需特别处理。套管切口旁形成的血肿,通常可保守处理。若有腹腔脏器经套管切口疝出,就要用手术还原及修补。

(六)伤口感染及脓毒症

伤口附近蜂窝织炎在取伤口拭子培养后要以抗生素治理。伤口感染如有积脓则需要敞开清理敷裹。脓毒血症发高热可能由盆腔脓肿引起。有临床可疑症状应以影像学检查确定。盆腔脓肿可以在影像引导下经皮穿刺引流。若脓肿因直肠损伤造成,需要做近端结肠造口保护,以免进一步感染。

(七)继发性出血及尿路感染

患者于手术后两周可能因尿路或前列腺窝感染出现排尿困难、刺痛或血尿,可能更会有尿潴留的情况。要给患者补充足够水分,以维持良好尿量。采集尿液作细菌培养后,可按经验开始抗生素治疗。出血通常会自行歇止。严重出血要用三腔导尿管留置膀胱进行冲洗。

(八)尿失禁

拔除导尿管后即时出现尿失禁的情况并非罕见。要安慰患者,向他说明大部分患者都会逐渐回复正常。如尿失禁与压力有关,原因大多是括约肌减弱。应指导患者作盆底肌肉训练,以加强远端尿道括约肌的控制力。有尿失禁伴有尿急的感觉时,要排除尿路感染。患者可接受膀胱训练以更有效松弛括约肌。如要考虑抗毒覃碱药治疗紧迫性尿失禁,应先用超声检查排除有过多的残余尿。如术后小便失禁持续超过六个月,应做尿动力测试以计划进一步治疗。

(九)普通手术后并发症

一般手术后会有的并发症,诸如肺部感染、心血管病、深静脉栓、中风或麻痹性肠梗阻等,都可能发生,要按情况处理。

(十)远期泌尿科后遗症

(1)持续尿失禁:患者可能有之前述及的持续尿失禁,应按尿动力学检查结果处理。括约肌失效不能复原者,可以用植入物注射、人工括约肌或男性尿道吊带手术治疗。

(2)膀胱颈狭窄:膀胱颈狭窄会引致再出现排尿困难及尿流细弱情况。要用膀胱镜检查确诊。确诊后要以经尿道切开膀胱颈舒缓梗阻。

(3)膜部尿道狭窄:切除增生腺体后,膜部尿道的括约肌成为唯一控尿机制。如膜部尿道因手术影响而狭窄,不可以尿道切开方法处理,否则会造成尿失禁。球囊扩张术是扩张尿道而保存括约肌功能的最好方法。

(4)逆行射精:剜除前列腺增生腺体后,膀胱颈开阔,逆行射精是预计后果。在术前应向患者说明这一后果及其对生育机会的影响,以免患者误以为这情况是并发症。患者如有需要在术后再生育,可在排空膀胱后再射精,精液从膀胱用导管取出,再以辅助生育方法使女方受孕。

(5)勃起功能障碍:术前有勃起功能的患者术后可能出现勃起功能障碍,在手术复原后可给予适当治疗。

(6)前列腺增生复发:术前应向患者说明手术并非移除全个前列腺,而长期随访时可能见到前列腺增生复发,而需要进一步治疗。

(7)前列腺癌风险:剜除前列腺增生腺体后,仍留下前列腺的外周带,要告知患者,他手术后仍像其他年长男性一样,有患上前列腺癌的风险。

第三节 前列腺电汽化术

一、术前准备

前列腺电汽化术(TUVP)的术前检查与 TURP 术基本相同,包括一般检查如血尿常规、心肺、肝肾功能、直肠指检(DRE)、血清 PSA 及一些特殊检查如尿流率测定、尿动力学检查、前列腺 B 超、膀胱镜检等。TUVP 相对 TURP 手术安全性较高,前列腺体积较大者也多能安全度过手术。因此,有人认为前列腺体积过大不是 TVP 的禁忌证。严重心肺疾病无法耐受麻醉、急性泌尿系感染、出血性疾病,严重糖尿病等患者属于手术禁忌人群,应予积极纠正后方可酌情实施手术。尿路感染者可用敏感抗生素控制感染后再行 TUVP。术前已保留导尿患者可以给予定期交替夹闭开放尿管使膀胱保持良好舒缩功能。

二、手术步骤与并发症预防

(一)手术步骤

1. 进操作镜 麻醉起效后患者取膀胱截石位,常规消毒铺巾。尿道及电切镜外鞘充分润滑后连接闭孔器或者直视下缓慢将外鞘自尿道外口插入膀胱。进镜时感到困难或尿道稍感紧窄时宜先行尿道扩张术。

2. 观察评估 检查膀胱,识别输尿管口、输尿管间嵴、膀胱颈、精阜、外括约肌等解剖标志。了解前列腺增生形式(两侧叶或者三叶增生)及膀胱内有无炎症、结石、憩室或者肿瘤等。

3. 主体手术 开始前列腺汽化,可采取区域节段性切除和逆行剜除两种操作策略。

(1)区域节段性切除:这是最常用的汽化电切方法,过程大体分为如下几步

1)膀胱颈汽化一周。

2)汽化切除隆起的增生腺体直至包膜。

3)汽化修切精阜两侧组织。术者在操作过程中应将整个腺体按中叶、侧叶、联合部等区域以及前列腺中部、尖部等节段进行顺序切除。具体方法有经典 Nohit 法、Siller 法及一些改良的方法。这些方法过程虽然稍有不同,但是基本原则相同:①膀胱颈部,前列腺中部及尖部增生组织都必须汽化平坦并深达包膜。②必须有顺序并分段切除增生各叶。③严密止血,严防切穿外科包膜。④汽化临近结束前,整个创面会有高低不平的残留或者焦化组织,可利用普通电切环进行细致的修切。⑤前列腺三叶汽化完毕后有时会有增生超过精阜近端的少许残留腺体,可给予点状汽化或者修切。修切时注意电切环应当沿尖部腔道自然弧度行走,切勿伤及外括约肌,也可以利用逆行推切的方法切除残留腺体,要注意电切袢推行方向避免推穿包膜。

(2)逆行剜除法:同前面不同,该法分为两个步骤

1)先自精阜近端 6 点处开始以汽化切割环向前向下点切小心寻找出增生腺体同外科包膜之间的间隙,再用电切环沿该间隙继续向前及向两侧机械结合汽化方式将增生中叶及侧叶组织向膀胱颈逆行剥离。也可以利用镜鞘钝性剥离腺体,剥离面出血和纤维粘连利用电

凝或者电切。

2)游离至膀胱颈纤维环处停止剥离改由浅入深切除同肌纤维"藕断丝连"的腺体。该方法前列腺尖部无须修整,只需将整个剥离面妥善止血即可。

逆行剜除法同顺行切除法相比对操作者水平要求较高,在熟练掌握电凝,电切及机械剥离技术后才可以做到快速,完整的剜除全部增生腺体。笔者认为初学者应从顺行切除开始慢慢学习 TVP,等到能熟练进行顺、逆切操作及辨认外科包膜后再尝试逆行剜除法。

4.最后修整　汽化和修切后的组织碎块积聚在膀胱底部,必须用 ElUk 等工具吸出膀胱。如果液体颜色鲜红且浓度较高怀疑有较大血管出血时应再次置入电切镜在直视下妥善止血。确认组织碎片基本吸尽并无明显出血后膀胱内存留少量液体,拔除镜鞘插入 20F～22F 三腔 Foley 尿管,气囊注入生理盐水 50～60mL 适度牵拉固定在大腿内侧。观察尿液颜色无异常方可结束手术,如果尿液颜色较深可给予持续膀胱冲洗。

(二)并发症预防

进镜过程中常见并发症是尿道损伤,预防的重点在于小心进镜,笔者使用的顺康电切镜闭孔器头可弯曲,进镜时较直头者安全。初学者宜采用直视下进镜法,这样可以最大限度地避免尿道损伤。对于尿道稍细或仅有轻微尿道狭窄者需要先行扩张时不可粗暴,F27 号电切镜操作时扩张器扩至稍粗的 F28 即可,利用过粗扩张器反而增加术后尿道狭窄的风险。

术中常见并发症有出血、前列腺包膜穿孔及继发尿道电切综合征(TURS)。TUVP 相对 TURP 止血效果较好,预防穿孔需要小心辨认前列腺包膜,近包膜时精细薄层切割。术中必须实时监测血压、心率等生命体征及生化电解质,糖、血气分析等生化指标以预防 TURS 的发生。

三、术中并发症及处理

(一)尿道损伤

1.临床表现及诊断　尿道损伤多由于尿道外口狭窄、尿道口径小或存在炎症,插入电切镜用力不当或手法不正确造成。

(1)前尿道损伤:多因患者尿道较细,加之电切镜插入时较为粗暴所致。如阴茎水肿提示尿道全层裂伤。带有闭孔器的电切镜鞘可穿破尿道球部,形成一进入会阴部的假道,此时镜下一片血红,即使增加进水压力也窥视不到尿道黏膜。

(2)后尿道损伤:常由于前列腺两侧叶不对称增大,致使前列腺部尿道弯曲、变形、狭窄,或者中叶增生过大,带有闭孔器的切除镜鞘通过膜部尿道后,穿入前列腺侧叶或中叶腺体内。镜下没有完整的黏膜可见,有时可见高低不平的黄白色组织。如电切镜穿越了前列腺组织而进入了膀胱则有尿液流出,但往外退镜看不到正常的膀胱颈形态及尿道黏膜。

(3)膀胱三角区下方损伤:放置电切镜过程中遇到前列腺中叶增生或膀胱颈后唇显著抬高,过度使用暴力致使电切镜鞘穿过中叶或抬高的膀胱颈后唇,进入膀胱三角区下方,镜下看不到正常的尿路黏膜与膀胱腔,只见蛛网状细纤维及黄色海绵泡沫样脂肪组织。这种穿孔性损伤使膀胱三角区解剖结构遭到破坏。

电切镜鞘进入尿道过程中,若发现镜下出血,窥视不到尿道黏膜或发现假道表明尿道损伤。当电切镜鞘进入后尿道部位,若镜下看不到正常的尿路黏膜与膀胱腔,只见蛛网状细纤维及黄色海绵泡沫样脂肪组织,表明膀胱三角区下方损伤。

2.治疗 尿道轻度损伤,若术中能在直视下将电切镜再次插入膀胱,则可继续完成手术,术后留置导尿时间应适当延长,术后密切随访,一旦发现尿道狭窄,早期处理多数可以治愈。如为前列腺部尿道的假道性损伤,只要能辨别清楚和正常尿道的解剖关系,在切除相应的前列腺组织后,即可恢复尿道正常解剖。如尿道进镜失败,只能留置尿管或做膀胱造瘘,至少2周后待假道闭合,再酌情处理尿道损伤或择期电切手术。

(二)术中出血

1.临床表现及诊断 虽然汽化电极在汽化同时可形成1~3mm深的凝固层从而有效减少术中出血,但是对于严重高血压,血管硬化,腺体体积巨大或者严重充血水肿及血液系统疾病患者术中也可能发生较为严重的出血。导致视野不清的术中出血主要来自动脉,静脉窦切破后因冲洗液压力高于静脉压而多数不影响视野,往往发生水中毒或术毕冲洗前列腺碎片时才发现。

2.治疗 术中遇到严重出血时勿因急躁而在视野不清的情况下盲目电凝止血,应先仔细寻找并辨认出血血管为动脉或者静脉及出血点的位置。镜头贴近创面缓慢移动能使视野得到改善。小动、静脉出血经过电凝处理很容易止住,遇到较粗动脉的出血则可稍许延长电凝时间,使血管残端彻底凝固。如果为包膜上的静脉窦破裂出血,电凝往往无法达到满意止血而需要迅速结束手术并行导尿管牵拉止血。

(三)穿孔

1.临床表现及诊断 TVP造成前列腺包膜穿孔主要原因如下。

(1)术者对前列腺包膜解剖标志辨认不清或者对电切祥切割深度控制不良导致组织切割过深。

(2)组织焦化难以识别包膜。

(3)反复汽化某一固定位置。

(4)前列腺炎症或者局部癌变使得腺体和包膜间的正常间隙消失。穿孔部位多见于前列腺包膜和膀胱前列腺交界处。依穿孔程度可分为先兆、部分、完全和三角区下穿孔。先兆和部分穿孔往往面积较小,表面由包膜外层纤维网和脂肪覆盖,液体外渗不会很多。完全穿孔面积较大,覆盖脂肪组织张力较小导致短时间内液体大量外渗。三角区下穿孔多发生在前列腺包膜同膀胱颈交界处,穿孔面积多较大,孔内可见膀胱肌纤维和脂肪组织,穿孔后也会引起大量冲洗液外渗。

2.治疗 先兆或者部分穿孔面积较小时可以适度降低冲洗液灌注压力并尽可能快速完成手术。完全或者三角区下穿孔面积较大时液体外渗速度较快,应尽快结束手术后牵拉尿管压迫膀胱颈减少液体外渗,静脉推注呋塞米加速已吸收液体的排出。三角区下穿孔往往形成"门槛"导致尿管无法进入膀胱,可用电切镜鞘将斑马导丝置入膀胱后再引导尿管顺利进入,保留导尿时间可以适度延长。如果术中液体外渗严重,患者会有耻骨上区的疼痛和胀满感甚至下腹部明显隆起,这时应当机立断进行引流。在耻骨上区做小切口,切开腹直肌前鞘,钝性分开膀胱前间隙后放置多孔引流管。

(四)TURS

1.临床表现及诊断 TURS发生率在TUVP中大大降低,但是初学者或者操作粗暴仍然可以发生。冲洗液进入血液循环的途径同 TURP,主要是静脉窦、包膜或膀胱颈穿孔处及电切创面。冲洗液压力过高或者手术时间过长也会增加 TURS 发生的危险性。TURS 通常在手术切破前列腺包膜外静脉窦后迅速发生,也有报道 TURS 最快发生在手术开始后 20 分钟。主要表现为全身血容量增加引起的相关症状,包括血压升高、颈静脉怒张、中心静脉压(CVP)升高,心率加快,多脏器如肺、脑水肿及少尿、无尿等。未得到及时纠正则病程后期会出现血压下降,心动过缓等循环衰竭表现,所及时诊断 TURS 非常重要。术中加强监测,当患者出现上述症状时立即行血气分析了解电解质浓度及血浆渗透压是否明显降低。如血清钠水平显著降低则有助于诊断。当血清钠下降至 120mmol/L 时,临床症状如烦躁、肌肉震颤、肢体运动不协调、神态恍惚等可能已很明显。当血清钠低于 110mmol/L 时,可发生抽搐、知觉丧失、昏迷、休克,甚至心脏骤停而死亡。

2. 治疗　早期发现 TURS 并采取积极有效的处理是治疗的关键。发现 TURS 应立即排出吸收液体并保护各脏器特别是循环系统的功能。合理实施利尿,保持水、电解质平衡,吸氧抗感染等措施后大多数患者会顺利恢复。对于病情较重者,立即结束手术后送 SICU 进一步治疗。

四、术后并发症及处理

(一)拔管后尿潴留

患者拔除尿管数次小便后便无法自解,多见于:

(1)精阜两侧残留较多腺体形成“关门”效应。

(2)前列腺窝未修切光整,甚至存在未切断的组织形成活瓣堵塞尿道。

(3)前列腺尿道创面炎症,水肿。

(4)长期梗阻导致逼尿肌收缩乏力或膀胱逼尿肌,括约肌不协调。

上述诊断不明时可再行留置尿管数日,多数患者拔管后可自行排尿。仍无法排尿者行膀胱镜或者尿动力学检查进一步明确原因后给予相应治疗。

(二)尿路感染及附睾,睾丸炎

手术前、后保留导尿,前列腺窝内汽化凝固组织坏死导致局部抗菌能力下降,患者全身情况较差或者合并有糖尿病等都是术后尿路感染的诱因。感染还可以继发出血、急性附睾炎、甚至远期尿道狭窄。尿路或者附睾、睾丸炎症按常规治疗。

(三)术后出血

1. 术后当日出血

(1)临床表现及诊断:常发生在患者送回病房不久或数小时之内,主要的原因是术中止血不完善、搬运过程中牵拉固定的导尿管松动移位。表现为导尿管引流出较浓之血性液体,如血凝块堵塞导尿管使得膀胱膨胀,患者下腹胀痛,可触摸到膨隆的膀胱。出血量较多则出现心率加快、面色苍白、出冷汗、血压下降等失血性休克症状。术后导尿管引流较鲜红血性液体,提示存在活动性出血,若出现休克症状提示大量出血。

(2)治疗:彻底冲尽膀胱内血凝块,重新固定牵引导尿管并接膀胱持续冲洗。如仍存在引流液呈阵发性较浓的血性液体,可增加导尿管气囊容量并密切观察直到导尿管引出液淡红。经上述处理后尿管持续引流出较浓血尿应当机立断急诊手术,电切镜下吸尽血块,仔细寻找出血点逐一止血,重新留置导尿管持续冲洗。全身止血药物的使用应视患者具体情况而定。对于有脑梗史、行动不便的患者应谨慎使用。

2. 术后继发性出血

(1)临床表现及诊断:一般在术后 1~4 周发生。出血原因可能是搬重物、便秘等增加腹压的动作使创面焦痂脱落,前列腺窝感染,凝血功能障碍等。出血量较多可形成血块使排尿困难,最终导致膀胱不能很好收缩,引起更严重的出血。

(2)治疗:用三腔导尿管或者金属导尿管反复冲净膀胱内血凝块,血块清除干净后三腔气囊管牵引持续冲洗膀胱。若止血效果差,宜于电切镜下清除膀胱内血块,电凝止血。若残留腺体过多,必要时可汽化切除残留腺体。

(四)尿失禁

1. 临床表现及诊断　TUVP 术中出血一般较少,视野清晰,损伤外括约肌导致真性永久尿失禁的可能性较 TURP 低。但术后可发生暂时性尿失禁,原因可能有:

(1)术后前列腺窝局部炎性水肿,刺激外括约肌麻痹,关闭机制失灵。

(2)术前存在不稳定性膀胱或膀胱顺应性降低。

(3)增生腺体长期压迫,使外括约肌处于过度伸长状态。

(4)电切尖部组织时,高频电流对外括约肌造成轻度损伤。暂时性尿失禁表现为拔除导尿管后出现尿频、尿急及轻度尿失禁,站立时尿液不自主滴出,平卧没有漏尿发生,数天至数周内症状逐渐缓解,恢复正常排尿。

2. 治疗　暂时性尿失禁通过积极盆底肌锻炼,应用麻黄碱或者丙咪嗪等药物,3 个月内多能痊愈。重度或永久性尿失禁随访 1 年无好转,尿动力分析证实外括约肌张力低下者可行外括约肌处高分子物质注射,球海绵体肌折叠或者人工括约肌植入等手术治疗。

(五)尿道狭窄

1. 临床表现及诊断　术后尿道狭窄的发生率为 2.5%~4%,通常在术后 1~3 个月出现尿线变细及排尿困难,并且程度逐渐加重。术后尿道狭窄包括前尿道狭窄和后尿道狭窄,二者的病因不完全相同。

前尿道狭窄多发生在尿道外口,通常因患者的尿道外口较小,电切镜相对较粗所致。引起后尿道狭窄的原因较多,包括:

(1)患者的自身特点:如后尿道管径较小,尿道黏膜破损后的修复状况,是否易形成瘢痕组织等。

(2)术中电切镜对尿道的机械性损伤。

(3)电切环与外鞘短路导致尿道黏膜的电损伤。

(4)反复电凝及电凝电流强度过大,灼伤尿道。

(5)术前术后尿路感染是否得到有效的控制。

(6)导尿管的粗细及留置尿管的时间长短。后尿道狭窄部位以膜部尿道远端最为常见,通常系由于在电切前列腺尖部时,电切镜外鞘前端的网孔损伤膜部尿道所致。前列腺尖部狭窄多由于电凝过度或电流短路所致,造成局部瘢痕组织增生。

2. 治疗　术中如遇尿道外口小,建议行尿道外口切开,电切镜外鞘涂足润滑剂,缓慢地插入尿道。如遇舟状窝近端较小者,先行尿道口扩张再插入电切镜,避免尿道黏膜大面积损伤,可以降低前尿道狭窄的发生率。术前检查电切环绝缘鞘是否完整,术中避免过度电凝。对于后尿道较细的患者,在切除精阜周围组织时,要提高切割效率,尽可能减少镜鞘移动等措施可以降低后尿道狭窄的发生率。一旦发生尿道狭窄,尽早处理非常关键。因为早期组织纤维化程度不严重,定期尿道扩张通常能使狭窄消除。但如果发现较晚,已形成严重纤维瘢痕组织,导致管腔极小甚至闭锁,尿道扩张无法成功,可以行尿道内切开术,必要时可以在丝状探条引导下进行。以后再定期尿道扩张。因此,术后随访极其重要,如果发现有患者尿线逐渐变细,尽早行尿道扩张术。

(六)膀胱颈部挛缩

术后颈部纤维增生所致,较易发生在小前列腺、慢性炎症伴纤维化的病例。表现为术后1~3个月出现渐进性排尿困难,尿道造影或尿道镜检查提示梗阻在膀胱颈部。对于膀胱颈部挛缩,尿道扩张不能解决根本问题。膀胱镜检查可以发现颈部质硬无弹性。单纯切除颈部瘢痕效果不佳,术后2~3月会再次形成瘢痕。术中除切除瘢痕外,还需于膀胱颈部5点、7点处完全切开前列腺包膜,使之不再形成一个完整的环状结构,即使再发生纤维化也不至于导致颈口缩小。建议对上述可能术后导致膀胱颈部挛缩的病例,术中同时行前列腺切开术。

(七)性功能障碍

1.临床表现及诊断　发生在TURP术后的性功能障碍主要包括逆向射精、勃起功能障碍(ED)、射精管梗阻或性欲低下等改变。TUVP后由于尿道内括约肌及膀胱颈关闭不严,射精时精液逆流进入膀胱,不能正常射出体外,表现为性高潮后精液未从尿道外口射出。术中损伤精阜射精管可造成射精管梗阻而引起不射精。经直肠超声或精道造影有助于射精管梗阻导致的不射精诊断。手术造成部分患者精神创伤,术中过度电灼或切穿前列腺侧壁包膜导致尿外渗进一步损伤两侧血管神经束均可导致术后性欲低下、ED。

2.治疗　逆向射精治疗可以行经尿道精阜电切术,但疗效不确定,麻黄碱和丙咪嗪也可以治愈部分患者。射精管梗阻可以行经尿道射精管切开术。术后性欲低下、ED的患者除了心理治疗,适当的药物应用将会有意想不到的效果。

第四节　腹腔镜根治性前列腺切除手术

腹腔镜手术的问世和发展是外科手术史上的一次革新,把外科手术推向一个新的高潮。腹腔镜前列腺癌根治手术始于20世纪90年代,人们用腹腔镜行盆腔淋巴结切除对前列腺癌进行分期。到1996年Price DT进行了腹腔镜前列腺切除手术动物试验,阐明了腹腔镜前列腺切除的可行性。于1997年Schuesslerww首次报道了腹腔镜前列腺癌根治手术的初步结果。此后,腹腔镜前列腺根治手术的报道如雨后春笋,充分显示了腹腔镜前列腺癌根治手术的优势。与开放前列腺癌根治手术比较,腹腔镜手术有创伤小,手术出血少,恢复快,术后并发症少等优势。目前在许多医院和医疗中心,腹腔镜前列腺根治手术已逐渐取代开放手术。腹腔镜前列腺癌手术有经腹腔和腹膜外耻骨后两种途径,手术时间短、术后恢复时间、总的治疗效果和术后并发症发生率二者无明显差异。Gmlonneau等比较了经腹腔和经腹膜外两个途径各100例,结果手术时间、出血量和围手术期并发症等两组无差异。因此,采用哪种途径应该根据术者的习惯和患者具体的情况选择。

(一)适应证

腹腔镜根治性前列腺切除术的适应证与开放手术相同。

(1)局限前列腺癌:$T_{1\sim2}N_0M_0$ 患者,$T_{3a}N_0M_0$ 期前列腺癌如果患者年龄和身体条件符合根治性手术也可选择手术,可给予新辅助或辅助内分泌治疗。

(2)预期寿命>10 年。

(3)是否选择保留神经血管束(NVB)手术:前列腺尖部触及结节和 MRI 可疑 NVB 受侵犯不能选择保留 NVB 手术;PSA>20ng/mL,Gleason 评分>8 的患者慎重选择保留 NVB 手术。选择保留 NVB 手术还要根据患者意愿。

(二)禁忌证

同开放手术。

(三)术前准备

术前常规检查血尿常规、心、脑、肝、肾等重要器官功能,血生化、血电解质。服用抗凝药物如阿司匹林等应该停药 7~10 天,术前 1 天进无渣饮食、肠道准备。其他如同开放手术。

(四)腹腔镜器械准备

腹腔镜手术设备和器械的准备是保证手术成功的关键。成功的气腹制作和清晰的视野是保证腹腔镜手术顺利进行的关键,而这些均有赖于设备的完好无损。

腹腔镜前列腺癌根治术所需的主要设备和器械包括:气腹机、超声刀器械和主机、冲洗/吸引器、气腹针、5mm 和 10mm 或 12mm 套管针、0°或 30°腹腔镜、双极电凝、剪刀、抓钳/分离钳及所需的消耗品包括钛夹、Hem-o-Lock、血管闭合器(Endo-GIA)、可吸收线等。因反复消毒和使用容易损坏上述器械,尤其是腹腔镜、套管针等,应该及时更换。

(五)手术步骤

腹腔镜根治性前列腺癌切除术的手术与开放耻骨后前列腺癌根治术的前列腺切除和后尿道膀胱颈吻合步骤大致一样,不同的是手术入路和操作方式。腹腔镜是术者通过下腹部 5~6 个穿刺孔,在腹腔镜监视器监视下操纵器械完成的,并不直接接触手术部位。因此,手术难度最大,学习曲线长。初学者应该遵循先体外操作、动物试验、最后进行人体手术操作的学习程序。以下是经腹腔途径手术步骤。

1. 体位 患者取仰卧位,两腿分开,臀部抬高,调节手术床呈 30°头低脚高位。消毒后留置 F20 导尿管。

2. 置入套管针和腹腔镜 在脐下缘弧形切开皮肤 1.5cm,将气腹针刺入腹腔,注入 CO_2 至腹腔使压力达 13~15mmHg。拔出气腹针,经此孔穿入 10mm 套管针(Trocar)。首先探察有无腹腔内器官损伤,然后在腹腔镜直视下分别穿入另 4 个 Trocar。位置分别为脐下 2cm 处水平,两侧腹直肌外缘各一个 10mm Trocar 和两侧髂前上棘上方各一个 5mm Trocar。通过 Trocar 分别置入不同的操作器械。

3. 游离膀胱顶和前壁 盆腔探察了解有无异常,如损伤出血、粘连、畸形等。于膀胱顶前部打开腹膜,进入膀胱前与腹壁间隙,充分游离此间隙。

4. 盆腔淋巴结清扫 包括髂内、髂外、闭孔、骶前淋巴结等。

5. 切开两侧盆内筋膜 充分游离前列腺两侧和暴露耻骨前列腺韧带,切断两侧耻骨前列腺韧带,充分暴露阴茎背深静脉丛(DVC)。

6. 解剖前列腺尖部 注意避开前列腺尖两侧缘后方的神经血管束。

7. 结扎 DVC 用 1-0 可吸收线缝扎 DVC,缝针应该从 DVC 与尿道之间穿过,避免损伤尿道和 DVC。切断 DVC,或此时不切断 DVC,等处理前列腺尖部时切断。

8. 确定膀胱颈的位置 由于无法用手直接触摸,术中可用腹腔镜器械探及前列腺和膀胱交界处寻找膀胱颈,也可牵拉 Foley 尿管观察水囊位置协助判断。

9. 切开膀胱颈 用超声刀沿膀胱前列腺交界处切割直达膀胱尿道黏膜。切开膀胱尿道黏膜,继续向膀胱后壁分离。

10. 游离输精管和精囊 切断膀胱颈后壁黏膜,分离逼尿肌与前列腺包膜,沿膀胱后继续分离暴露输精管壶腹,充分游离后切断。充分暴露精囊并完整分离切除双侧精囊。

11. 切开 Denovillier 筋膜游离神经血管束(NVB) 向上牵拉切断的输精管和精囊,同时向下压直肠显露狄氏筋膜,在前列腺基底部精囊下方 0.5cm 处切开 Denovillier 筋膜,沿前列腺与直肠之间继续分离直至前列腺尖部。处理两侧前列腺侧韧带时注意止血,游离保护两侧 NVB(必要时)。

12. 切断 DVC,切断前列腺尖部尿道 切断 DVC 后充分游离前列腺尖部尿道。此时应该保留足够长尿道以保证不损伤尿道括约肌,保证术后控尿功能。

13. 重建膀胱颈 如果膀胱颈口过大,可在后壁间断缝合膀胱颈。经尿道在膀胱内置入 Foley 尿管,冲起气囊,间断或连续缝合膀胱颈和尿道,直至完成膀胱尿道重建。

14. 取出切除的前列腺 缝合伤口。

(六)手术并发症

腹腔镜前列腺癌根治手术的并发症与开放手术并发症大多相似。不同的是因为腹腔镜使用 CO_2 气体建立手术空间,CO_2 可能引起并发症。

1. CO_2 可能引起并发症

(1)皮下气肿。

(2)气腹针及套管针穿刺损伤腹腔内脏器和大血管。

(3)肺气体栓塞。

(4)CO_2 在血中转换为碳酸,致高碳酸血症和酸中毒。

(5)气腹使膈肌抬高,胸腔压力增高,造成限制性通气障碍,回心血流量减少。

2. 出血 根据大多数报道腹腔镜手术的出血量少于开放手术。一个熟练的腹腔镜术者行前列腺癌根治手术一般不需要输血。SimforooshN 比较了开放手术与腹腔镜前列腺癌根治手术,开放手术的出血量明显高于腹腔镜手术,开放组 19.7%需要术中输血,而腹腔镜组 9.6%需要术中输血。出血量与术者的经验、肿瘤分期、手术难度、患者胖瘦、有无手术史、有无伴随疾病及身体状况等有关。前列腺癌根治手术的主要出血在处理背深静脉,切断膀胱颈、处理前列腺侧韧带、前列腺尖部和游离精囊等。术中应该做到解剖清楚,操作细致,止血彻底。在穿刺气腹针和套管针 Trocar 时应小心,有刺入 Trocar 时损伤下腔静脉和髂血管等大血管引起大出血的案例,尤其是腹腔镜手术新手。超声刀和双极电凝在术中止血效果较好。

3. 脏器损伤 最常见的有直肠损伤,输尿管损伤,膀胱损伤等。在穿刺气腹针和套管针

Trocar时容易损伤小肠,手术分离时容易损伤直肠和输尿管,尤其是有手术史或其他原因造成的粘连。对于术前分期过低,术中发现有肿瘤外侵造成粘连的更容易损伤直肠。直肠损伤可术中行修补,如果修补失败可行结肠造瘘。

4. 尿失禁 尿失禁是前列腺癌根治术后最常见的并发症。无论是开放手术,腹腔镜或机器人辅助腹腔镜手术均不可避免。不同手术方法的尿失禁发生率有所不同,如 Greco F(2010年)等比较了开放手术与腹腔镜前列腺癌根治术后并发症发生率,术后1年腹腔镜组97%控尿率,开放组91%控尿率。Matsukawa Y(2009年)报道了术后腹腔镜组82%控尿率,开放组78%控尿率,进一步分析尿动力学发现开放组的膀胱顺应性明显低于腹腔镜组,膀胱过度活动症(OAB)的发生率明显高于腹腔镜组。腹腔镜手术尿失禁发生率低与其手术视野和解剖层次清晰有关。也有报道开放手术与腹腔镜手术的并发症相似,如美国波士顿的Dahl DM(2009年)报道了手术后1年随访资料,在尿控率、阴茎勃起功能、身体恢复情况和肿瘤控制率等方面腹腔镜与开放组无差异。尿失禁的发生率因不同术者,不同患者情况而差别很大。以下几个因素可能与尿失禁的发生有关。

(1)术者的熟练程度:术者的经验,细致操作是避免尿失禁发生的主要因素。

(2)肿瘤情况:临床分期,病理分级以及肿瘤有无侵犯前列腺尖部,与手术的具体操作和切除范围有关,与术后尿失禁发生相关。

(3)患者的情况:患者胖瘦、有无腹腔和盆腔手术史等因素与手术难度密切相关。

避免尿失禁发生,除了术前准确分期、细致操作外,术者经验十分重要:在分离前列腺尖部时注意充分保留足够尿道以确保不损伤尿道括约肌;另一个重要环节是尽可能保留控尿神经。

5. 阳痿 阳痿是前列腺癌根治手术的常见并发症,如不采用保留神经血管束(NVB)的术式,术后大多数会发生阴茎勃起功能障碍。阳痿的发生与年龄、患者术前的基础性功能状态等密切相关。随着人们生活水平的提高,不断对物质生活和精神生活的追求,越来越多的人要求保留性功能。随着科技的不断发展,腹腔镜和机器人的问世,近年来解剖性手术的进一步发展,保留性神经的手术越来越普遍,越来越精细。近年来,大量文献报道了保留性神经的手术效果。Greco F 等(2010年)对腹腔镜与开放手术的术后性功能做了比较,术后1年有66%腹腔镜组和51%开放手术组患者可过正常性生活。

手术中是否行保留 NVB 还要视情况而定:对于 T_{2c} 和 T_{3a} 的患者要慎重选用,因为往往有临床分期过低现象存在;对于怀疑有神经血管束侵犯的患者应禁忌选用;对于高龄、术前无性功能的或不要求保留 NVB 的患者可不行保留 NVB 手术,因为保留 NVB 延长了手术时间,增加出血量和对患者的打击,尤其是临床 T_{2c} 和 T_{3a} 患者增加切缘阳性率。

第十四章 脊柱微创外科解剖

第一节 脊柱概述

脊柱位于背部正中,上端接颅骨,下端达尾骨尖,分颈、胸、腰、骶及尾 5 段,由 24 个椎骨、骶骨和尾骨借椎间盘、椎间关节及许多韧带连接成一个整体,既坚固又柔韧。脊柱的长度,持续站立后因为椎间盘重力挤压作用,椎间盘发生轻度压缩形变,直立比卧位时稍短。从前面看,脊柱的椎体从上至下逐渐增大,至骶骨又迅速变小,这是椎体的负荷由小到大,又经骶骨耳状面将负荷传至下肢的反映,是人体直立所造成的不同于四足动物的一种表现。脊柱的后面可见成排的棘突和横突,棘突旁有许多背部肌肉,可牵动棘突、横突做各种动作。脊柱的这一结构既是脊柱自身稳定的结构,也是持续受力劳损最终发生退变的解剖学基础。背部的棘突,可以从第 7 颈椎开始触摸计数,是常用的定位标志。棘突的方向,在颈、腰段较平,在胸部较斜,临床上常在腰段进行穿刺。从侧面看,各椎骨的体、横突和棘突均清晰可见,还可看到椎弓根及其间的椎间孔和骶管侧面的耳状关节面。脊柱整体的侧面观,可见 4 个弯曲。颈曲和腰曲凸弯向前,椎间盘较厚,其前部尤甚,胸曲和骶曲凸弯向后,椎间盘变薄。脊柱内的椎管,上通颅腔,下达骶管裂孔,周围除椎间孔外均为韧带所封闭。椎管内容纳脊髓,上连脑,两侧发出脊神经根,形成 31 对脊神经,从椎间孔和骶前、后孔穿出。椎管的颈下段和胸下段较宽阔,与脊髓的颈、腰膨大相适应。腰段最宽阔,容纳脊髓圆锥和众多的神经根丝。脊柱除支持和保护功能外,有灵活的运动功能。虽然在相邻两椎间运动范围很小,但多数椎骨间的运动累计在一起,就可进行比较大幅度的运动,其运动方式包括屈伸、侧屈、旋转和环转等。脊柱各段的运动度不同,这与椎间盘的厚度、椎间关节的方向等制约因素有关。骶部完全不动,胸部运动很少,颈部和腰部则比较灵活。人在立正姿势时,通过身体所引的垂直重力线经过颈椎体的后方,在第 7 颈椎和第 1 胸椎处通过椎体,经胸椎之前下降,再于胸腰结合部越过椎体,经腰椎后方并穿过第 4 腰椎至骶骨岬再经骶骨前方、骶髂关节而传至下肢。脊柱的弯曲,特别是颈曲与腰曲,随重力的变化而改变其曲度。

椎间盘是椎体与椎体之间的软骨连接。椎间盘中心为胶状的髓核,周围是多层纤维软骨组成的纤维环,它将相邻椎骨的椎体牢固地连接起来,并限制髓核向外膨出。椎间盘有一定的弹性,可缓冲震动、允许脊柱做弯曲和旋转运动。颈部和腰部动度较大,椎间盘也较厚。在病理情况下,髓核可从纤维环的薄弱或损伤处突出,常见的为后外方向的髓核脱出,可以造成压迫神经根的症状。

椎间关节是关节突之间的连接,椎间关节为平面关节,可做微小的运动。在颈部由于关节近于水平方向,其运动较自由;胸部关节面近冠状方向,可允许胸椎做少量回旋运动;腰椎的矢状关节面则限制回旋而允许脊柱屈伸和侧屈。椎间关节的运动和椎间盘的活动互相配合、互相制约,共同保证了脊柱的稳定和灵活。

椎间短韧带很多。在相邻椎骨的椎弓之间的叫椎弓间韧带,由弹性结缔组织构成,呈黄色,故又称黄韧带。黄韧带有很大的弹性,连接着相邻的椎板,协助椎板保护椎管内的脊髓,并限制脊柱的过度前屈。此外,在各棘突之间、各横突之间,分别生有棘间韧带和横突间韧带。

脊柱的长韧带主要有3条:在椎骨前面的是前纵韧带,上连枕骨大孔前缘,下达骶骨前面,紧贴椎体和椎间盘前面,厚实而坚韧,对脊柱稳定有重要作用。椎体后面的后纵韧带长度与前纵韧带相当,与椎体相贴部分比较狭细,但在椎间盘处比较宽,后纵韧带具有限制脊柱过分前屈及防止椎间盘向后脱出的作用。在棘突尖上还有一条上下连续的棘上韧带,在胸、腰、骶部紧贴棘突末端,至颈部则呈板片状,将两侧肌肉分开,且由弹性结缔组织构成,故名之为项韧带。

供应脊柱的动脉主要来自节段性动脉。颈段来自椎动脉,胸段来自肋间后动脉,腰段来自腰动脉,骶段来自骶外侧动脉和骶中动脉。腰椎的血运来自起于腹主动脉的第4对腰动脉和来自骶正中动脉的第5对腰动脉。腰动脉在绕行椎体前及侧面时,发出中心支入椎体,并发出升支及降支形成网状,在接近骶板处穿骨入椎体。腰动脉在椎间孔处发出3组分支:前支为腹壁支,沿神经干至腹壁肌;后支向后入骶棘肌,在临近椎弓处分支入骨,供给椎板及棘突的血运;中间支为椎管支,又称脊椎动脉,经椎间孔入椎管。脊椎动脉在后纵韧带处分为前侧支、背侧支和中间支。主要供应腰5、椎弓根、横突、椎板、棘突、关节突及脊髓等的血运。

第二节　脊柱各骨的实用解剖

椎骨共24个,可分为颈椎(7个)、胸椎(12个)和腰椎(5个)。它们都具有类似的形态和功能,但又有各自的特殊之处。

一、椎骨的一般形态

一般椎骨都有一个椎体和一个椎弓,椎弓上有7个突。椎体约呈短圆柱状,内部为骨松质,外为薄层骨密。上、下椎体以软骨连成柱状,支持体重。椎弓在椎体后方,与椎体相连的部分叫椎弓根,稍细,上、下各有一切迹,下切迹较明显。相邻椎骨之间在椎弓根处形成椎间孔。椎弓的后部呈板状,叫椎板。左右椎板相连形成完整的椎弓。椎体和椎弓共同围成椎孔,24个椎骨的椎孔连成贯穿脊柱的椎管以容纳保护脊髓。椎弓上有七个突:向后方伸出的一个叫棘突,多数可在背部正中线摸到;左右各伸出一个横突,棘突和横突都有韧带及肌肉附着;椎弓上下各有一对突起,叫上、下关节突,相邻椎骨的上、下关节突相对,以关节面组成关节。

二、颈椎、胸椎、腰椎的主要特征

(一)颈椎

颈椎由7块颈椎骨、6个椎间盘(其中包括第7颈椎骨和第1胸椎骨之间的椎间盘,而第1、第2颈椎骨之间无椎间盘)和所属的韧带构成。一般颈椎的椎体较小,近似长方形,其上面的左右两端上翘,与上位椎骨椎体侧缘构成关节,有病变时可致椎间孔狭窄压迫脊神经,产生症状。颈椎椎孔较大。横突生有横突孔,是颈椎最显著的特点。横突孔内有椎动、静脉走行。横突末端可分前后2个结节,特别是第6颈椎,前结节肥大,又叫颈动脉结节,颈总动脉在其前方经过。颈椎关节突不明显,关节面近于水平位。颈椎棘突一般短而平,末端分叉。第 7 颈椎棘突不分叉但在颈椎中最长,在颈部皮下容易扪到,故又名隆椎。

环椎是第 1 颈椎,呈环形。分前弓、后弓和左右侧块。前弓较短,内面有关节面叫齿突凹。侧块上面有椭圆形关节凹,与枕骨髁构成环枕关节,下有圆形关节面与第 2 颈椎连接。上关节凹后方有椎动脉沟,椎动脉出横突孔经此沟而入枕骨大孔。后弓长,中点略向后方突起,叫作后结节。环椎无椎体、棘突和关节突。枢椎为第 2 颈椎。椎体上方有齿突,与环椎齿突凹形成关节。在发生学上齿突来自第 1 颈椎椎体。枢椎其余形态同一般颈椎。第 1、第 2 颈椎骨比较特殊,分别称为寰椎和枢椎,其形状也与其他 5 个椎骨不一样。第 1 颈椎位于脊柱的最上端,上面与头颅的枕骨相连接。由于第 1 颈椎呈不规则的环形,因而又称为寰椎。寰椎没有一般的脊椎骨所具有的椎体和棘突等组成部分;其前后两部分分别呈半环形的弓形,称作前弓及后弓;两侧的部分稍大一些,称为侧块。前弓、后弓及两侧的侧块围起来呈一完整的环状,形成寰椎。寰椎与枕骨之间的关节,称为寰枕关节,左右各有 1 个,主要起颈部屈伸的作用,即点头与仰头的作用。寰枕关节是控制颈部屈伸活动,即点头与仰头动作的主要关节,颈部点头与仰头动作的一半由寰枕关节完成,另一半则由其他的几个椎骨间的关节共同完成。

第 2 颈椎又名枢椎,是颈椎骨中最坚固者,在其椎体上方有一手指样的突起,称为齿突。齿突前面的卵圆形关节面与寰椎前弓的关节面构成关节,称为寰枢关节,主要起颈部左右旋转的作用,也就是向两侧转头的作用。寰枢关节是控制颈部旋转活动也就是向两侧转头活动的主要关节,颈部旋转活动的一半由寰枢关节完成,是颈部旋转活动的枢纽所在,而齿突则是这个旋转枢纽的旋转轴,所以第 2 颈椎又称为枢椎。颈部旋转活动的另一半是由其他的几个椎骨间的关节共同完成的。

枢椎的棘突长而粗大,末端分叉,因此,它是 X 线拍片检查、手术及临床查体时重要的定位解剖标志。用手指在自己的颈后部摸一摸,后发际附近最上面、最大的骨突起就是枢椎的棘突。医生在对患者进行临床查体的时候,用同样的方法,找到了枢椎的棘突,也就可以往下按顺序找出其他各颈椎的棘突了。由于寰椎和枢椎的特殊结构,决定了其稳定性比颈椎的其他部分要差一些,若有外伤很容易造成寰枢关节脱位或半脱位。枕骨、寰椎与枢椎之间常存在先天畸形,称为枕骨大孔区畸形,包括齿突缺如、齿突发育不全、齿突不连、寰枕融合、颅底凹陷及扁平颅底等。这些先天性畸形或发育异常容易导致脊髓刺激或受压,从而引起四肢麻木无力等脊髓损害症状,容易与脊髓型颈椎病相混淆。

第 3~第 7 颈椎的结构特点如下。

1. 椎体　一般较小,呈横椭圆形,上面的左右径约为 2.41cm,下面约为 2.28cm,均大于前后径。椎体中部略细,上、下两端膨大,高约 1.47cm,上面在左右径上凹陷,下面在前后径上凹陷。上、下椎体之间形成了马鞍状的对合,以便保持颈部脊柱在运动中的相对稳定。椎体上面的后缘两侧有向上的脊状突起,称为钩突,它们与上位椎体下面的后缘两侧呈斜坡形对应部分相对合,形成所谓钩椎关节,即 Lusehka 关节。颈椎 4~6 水平的 Lusehka 关节是骨赘的好发部位。

2. 椎弓　椎弓向前与椎体相连处较细,称为椎弓根。上、下椎弓根之间合成椎间孔。椎间孔的前内侧壁为椎间盘,上下为椎弓根,后外侧壁为关节突关节及其关节囊,脊神经也在此合成并由此孔穿出。神经根的营养动脉也经此孔进入椎管。椎弓根向后是板状部分,称为椎板,上、下椎板之间有黄韧带连接。

3.突起 棘突位于椎弓的正中,呈前后位,突向后下方,棘突的末端一般都是分叉的,而第7颈椎分叉率只有4%。横突呈额状位突向外方,略短而宽,上面有一深沟称为脊神经沟,有脊神经通过。横突的末端分裂成前、后2个结节,围成横突孔。关节突呈短柱状,位于横突之后,上下关节突之间的部分称为峡部,颈椎关节突的排列便利前屈和后伸运动;关节面平滑,呈卵圆形,覆有关节软骨,关节面朝向下前方,可以在下一个颈椎的上关节突上向前滑动。

颈椎椎管从横断面看是以椎体后缘作底边的三角形,椎管左右横径大,而且侧壁为不活动的椎弓根,因此,脊髓和神经根不易受到来自侧方的压迫;而椎管的前后径就要小得多了,因此,各种原因导致椎管前后径的狭窄是造成颈脊髓受刺激或压迫的重要因素,具有非常重要的临床意义。这些原因包括先天性或发育性颈椎椎管狭窄、颈椎间盘突出、颈椎椎体后缘骨刺形成、颈椎后纵韧带骨化及黄韧带肥厚或骨化等。根据测量,颈4、5处的椎管最窄,颈2处的椎管最宽。由于颈椎的退变最早出现在颈5、6两个节段,所以,颈椎退变后出现的颈椎椎管狭窄一般在颈4、5、6三个节段较为多见。在颈椎屈伸活动时,颈椎椎管的长度也有所改变。

前屈时,椎管被拉长,其内的脊髓也被牵长变细而紧张。后伸时,椎管变短,脊髓松弛而变粗,则易于受到挤压。颈椎椎管由于先天性狭窄或发育性狭窄及椎管内有占位病变时,脊髓更容易受到挤压。这可以解释为什么许多脊髓型颈椎病的患者,在头颈部极度后仰时可以出现四肢及全身的放电样串麻的感觉。椎弓呈弓形,由左右各一对椎弓根,左右各一对椎板,上下两对关节突,左右各一对横突和一个棘突构成。椎弓根的上下缘各有一凹陷,使相邻椎骨的椎弓根围成一孔,称为椎间孔。椎间孔实际上是一个短的管道,有颈脊神经根、脊神经节及其被膜通过。由于颈椎的椎弓根又细又短,因此,颈椎椎间孔的前后径和上、下径均较小,在钩椎关节退变出现骨刺时使椎间孔的前后径更小。当椎间盘退变而变薄时,椎间隙变窄,椎体间不稳,使椎间孔的上下径及前后径也可变得更为窄小,这样就容易刺激或压迫颈神经根。与胸椎和腰椎相比,颈椎的横突较小,且短而宽,这种结构有利于颈椎的灵活运动。颈椎横突发自椎体和椎弓根的侧方。在颈椎两侧横突的根部各有一个圆孔,称为横突孔,多数人的颈7椎骨没有横突孔。在颈2~6椎骨的横突孔中有颈动脉、静脉和交感神经通过。椎动脉为两侧锁骨下动脉的分支,一般由颈6横突孔进入,在寰枕关节处入颅腔,在颅内合成椎基底动脉营养小脑及内耳。横突孔的位置及横突的长短与椎动脉型颈椎病的发生及症状的轻重有密切关系。椎动脉型颈椎病的发生有个体间解剖差异的影响,在颈椎活动时,横突孔的四壁能使其内部的组织结构受到牵拉或挤压,特别是在椎间不稳定时,更容易影响椎动脉与其周围的交感神经。

(二)胸椎

胸椎共12个。从上向下椎体逐渐增大,横截面近似三角形。椎体的后外侧上下缘处有与肋骨头相接的半关节面叫肋凹。横突的前面也有横突肋凹,与肋结节形成关节。棘突长,伸向后下方,邻位椎骨的棘突依次掩叠。关节突明显,其关节面位于冠状方向。

第1胸椎体的肋凹有一个圆形的全肋凹和一个半圆形的下肋凹;第10胸椎只有一个上肋凹;第11、第12胸椎各有一个全肋凹,横突无肋凹。

(三)腰椎

腰椎共 5 个。腰椎位于身体的中段,上连颈、胸椎,下连骶椎。腰椎的椎体较颈椎和胸椎大而厚,主要由松质骨组成,外层的密质骨较薄。椎体呈横肾形,上下面平坦,周缘有环形的骺环,环中骨面粗糙,为骺软骨板的附着处;前面较后面略凹陷。椎弓根粗大,椎骨上切迹较浅,椎骨下切迹宽而深,椎弓板较胸椎宽短而厚。椎体的后面和椎弓共同组成椎孔,全部椎骨的椎孔借韧带共同连成椎管。椎孔呈三角形、椭圆形、近似三叶草形或三叶草形。棘突为长方形的扁骨板,水平伸向后,上下缘略肥厚,后缘钝圆呈梨形,有时下角分叉。关节突呈矢状位,上关节突的关节面凹陷,向后内方。下关节突的关节面凸隆,向前外方。

正常站立时,躯干、双上肢和头部的重量可经椎间盘均匀传到椎体各部位。姿势不正时,如腰椎前凸增加,则重力后移到关节突关节,可引起关节退变,而胸椎后凸增加时,则易引起韧带慢性劳损。坐位时腰椎的负荷比站立时大,此时骨盆后倾,腰椎前凸消失,身体重心移向脊柱前方,椎间盘受压大。直坐时骨盆前倾,腰椎前凸,腰椎负荷较上述小,但仍比直立时大,当坐有腰托的坐椅时,腰椎前凸接近直立位置,负荷也较小。仰卧时脊柱减少了上身的重量,因而负荷最小。伸髋仰卧位时腰大肌紧张,增加了对脊柱的压力。屈髋仰卧位时腰部肌肉放松,椎间盘负荷减少。俯卧时,腰椎前凸增加,因肌肉牵拉而增加了腰椎间盘的负荷。

人体在背、抬、搬、推、提重物等活动时,腰椎所承受的外力则更大,尤其是腰椎下部受力更大,而且除所搬物体的重量外,还与物体的大小、搬物方式及腰椎弯曲等有关,因此,不正确的劳动姿势,是造成腰肌劳损和产生腰背疼痛的常见原因。

腰椎后关节由几部分构成:

(1)上一椎体的下关节突。

(2)下一椎体的上关节突。

(3)关节囊、关节突位于椎管的后外方出发,扩大呈圆形、斜向后外呈乳头状,下关节突由椎板外下方出发较小,被下一个椎骨的上关节突抱拢着,腰椎后关节有滑膜及少量关节滑液,腰椎后关节为微动关节,因此,该关节易扭伤,引起腰痛。

腰椎椎板位于上关节突与棘突之间构成椎孔顶部,上、下椎板有一空隙,叫椎管间隙。在此空隙内由黄韧带将椎板相连,椎板向后下方呈斜坡状,椎板厚度平均腰 1 为 6.32mm,腰 2 为 6.21mm,腰 3 为 6.07mm,腰 4 为 5.80mm,腰 5 为 5.67mm。

棘突由两侧椎板在中线处汇合向后,其末端膨大,下方如梨状,腰椎棘突具有杠杆作用,肌肉韧带附着其上增加脊柱的坚固性和稳定性。腰椎的棘突宽并且垂直向后,在尾部有棘上韧带附着,有一半的正常人 X 线片可出现棘突偏歪,它的下缘常扭曲 10°～20°,棘突连线作为脊柱肌肉受力平衡线的标志,当脊柱长期劳损或受力不当,因棘突两旁肌肉受力不均常常于受力大的一侧出现劳损而引起腰痛。

腰椎横突由肋骨残余遗迹与横突合成,也叫肋样突,位于椎弓根与椎板之间向两侧突出,第 3 腰椎和第 5 腰椎较特殊,前者为腰椎的 5 对横突中最长者,弯度大、活动多,杠杆作用最大,受到的拉应力也越大,其上附着的筋膜、腱膜、韧带、肌肉承受的拉力较大,损伤机会也较多,急性损伤处理不当,或慢性劳损均可引起横突周围瘢痕粘连,筋膜增厚和肌腱挛缩,使神经血管束受到卡压,引起腰、臀部疼痛,此即为腰 3 横突综合征,腰椎第 5 横突较厚而大,常可一侧或两侧增大,与髂骨形成假关节,引起腰痛。

腰椎椎孔由椎体后方和椎弓围绕构成,各腰椎椎孔相连成腰椎管,自腰 1~腰 2 以下包含有马尾神经,是重要的神经通道,椎孔有两个径:椎孔矢径自椎体后缘至两椎板联合最突出处;椎孔横径为两侧椎弓根向外突出内缘间最宽的距离。椎管两个径中,以矢径最为重要,一般认为如果矢径<13mm,横径<18mm,即可定为椎管狭窄症,如<10mm 则绝对狭窄。在各椎孔矢径中,以腰 3 最小。在有病理改变的情况下,如腰椎间盘突出症、腰椎椎管狭窄症,可以腰 4 为最小。

侧隐窝位于侧椎管。其前面为椎体后缘,后面为上关节突前面与椎板和椎弓根联结处,外面为椎弓根的内面。内侧入口相当于上关节突前缘。侧隐窝为椎体孔两侧向外陷入部分,向外下方形成脊神经根通道,与椎间孔相续。侧隐窝是椎管最狭窄部分,为神经根的通道,其矢径越小,横径越大,表示侧隐窝越窄越深。侧隐窝狭窄卡压神经根是腰腿痛的原因之一。

腰 5 椎间孔最易引起侧隐窝狭窄,原因如下。

(1)椎间孔多呈三叶形。

(2)侧隐窝明显,矢径可小至 2~3mm。

(3)上关节突增生变形较多。

腰椎椎间孔为腰神经根出椎管处,呈上宽下窄的耳状形,椎间孔是节段性脊神经出椎管以及供应椎管内软组织和骨结构血运的血管及神经分支进入椎管的门户。上下界为椎弓根,前界为椎体和椎间盘的后外侧面,后界为椎间关节的关节囊,黄韧带外侧缘也构成部分椎间孔后界。正常情况下,椎间孔要比通过它的所有神经血管宽大,剩余空隙被疏松的结缔组织和脂肪填充,以适应这些结构的轻度相对运动。

腰椎椎管内容物为硬脊膜、蛛网膜、脑脊液、脊髓圆锥和马尾神经,硬脊膜和椎管壁间以疏松结缔组织及脂肪间隔,硬膜外的空隙内有动静脉和神经分支,这些动脉来自起源于腹主动脉的腰动脉和骶中动脉,供应腰椎的血液,静脉通过椎管内外的丰富静脉丛回流至腔静脉,这部分静脉丛没有静脉瓣,故手术时损伤椎管内静脉不易止血。

腰椎的联结除依靠椎间盘组织外,腰椎的韧带发挥重要的作用,腰椎主要的韧带有 9 条,分别为前纵韧带、后纵韧带、椎体侧方韧带、黄韧带、关节囊韧带、横突间韧带、棘上韧带、棘间韧带、髂腰韧带。前纵韧带位于椎体前面,上起于枕骨底部和环椎前结节,下至骶骨上半部,韧带的宽窄厚薄各部有所不同,前纵韧带内层纤维与椎间盘外层纤维和椎体的骺环相连,但并不进入椎体,前纵韧带整个看来是一条长而宽的纤维带,非常坚固,在尸体上试验,在 600~700 磅压力下并不致折裂,它的功能是限制脊椎过伸。

后纵韧带位于椎管内椎体的后方,上起枢椎向下延伸到骶椎;较前纵韧带狭窄,含深浅两层纤维,浅层跨越了 3 个或 4 个椎体,深层呈"八"字跨越一个椎间盘,连于相邻两椎体间,"八"字弧形边缘部分紧靠椎弓根部,有椎体血管通过,后纵韧带在椎体后面较松弛,与椎间盘的纤维环及椎体的骺环附着紧密,与椎间盘纤维环外层不能区分,此韧带的中央部较厚,而向两侧延展部的韧带宽而薄,故椎间盘突出症向外后方突出者较多,后纵韧带具有限制脊柱过屈作用。

黄韧带又称弓间韧带,行走于相邻椎板之间,主要由坚韧的黄色弹力纤维构成;其上面附于上一椎板前面,向外至下关节突面构成椎间关节囊的一部分,再向外附于横突的根部,黄韧带下面附于下一椎板的上缘,并向外延伸到此椎体上关节突前上侧,并参加椎间关节囊的组成,黄韧带的外侧游离,构成椎间孔的后界。在中线两侧黄韧带之间有少许脂肪,在韧带的正中部有一裂隙,其中有静脉穿过,黄韧带占据椎管背侧约 3/4 面积,此韧带由上而下增强,以腰部韧带为最厚,约 2.3mm,此韧带具有限制脊柱过屈的作用。由于外伤或其他原因,黄韧带失去其正常柔软和能折起的特性,变为坚厚的纤维组织,甚至厚可达 8~16mm,连续的外伤是引起黄韧带肥厚的主要原因,这种过度肥厚可引起椎管狭窄症及神经根的压迫症状,通常易发生在腰 4~腰 5 椎板之间,使马尾神经受到压迫,同时相邻的椎板也往往增厚,腰 5 椎间孔因较小而神经根较粗大,如黄韧带也过度肥厚,易产生椎管狭窄,神经根极易受到压迫。黄韧带肥厚的发病率可占坐骨神经痛手术探查病例的 14%。

棘上韧带起于颈 7 棘突,向下止于骶中嵴,在颈部也叫项韧带,棘上韧带在腰部是一条较为表浅的纤维束状腱性组织,其深部纤维与棘突相连,浅部纤维跨越 3~4 节段与棘间韧带和起自棘突的骶棘肌腱性纤维相连,浅部纤维具有较好的弹性,棘上韧带具有限制脊柱前屈的作用。

髂腰韧带将靠下的 2 个腰椎与髂骨相连。此韧带为 2 部分,即上束和下束。上束起于腰 4 横突尖,纤维斜向外下方,向后止于髂嵴,为薄的筋膜层。下束起于腰 5 横突尖,纤维斜向外下方,向后止于髂嵴的上束止点前内方,为腱弓样组织,有时下束又分为 2 股,分别止于骶髂关节前面及骶骨翼的外侧部分。腰椎的关节囊韧带含有黄色和白色的弹性纤维,其中有一部分黄韧带纤维参与。关节囊韧带包绕在相邻椎体椎间关节的关节囊外面,此韧带比较松弛,便于脊柱运动。腰椎的血液供应来自腰动脉,由腹主动脉的后壁发出,沿椎体的中部向后外侧行走,沿途发出一些垂直小支进入椎体前方,以营养椎体。腰动脉至椎间孔前缘先后分为脊椎前支、横突前支及背侧支,形成椎管外内两组血管网,以横突为界。椎管外血管网又分前组和后组。前组由横突前支(横突前动脉)形成,此支比较粗大,沿途在横突前方尚发出许多肌支,其位置较深,破裂时可产生巨大腹膜后血肿,随后可发生顽固性肠麻痹,后组由背侧支的关节间动脉及上、下关节动脉组成,关节间动脉绕过椎弓根峡部向后方延伸,行走于椎板与肌筋膜之间,然后向中线行走,沿途发出许多肌支,最后分布于椎板间韧带及棘突。

椎管内血管网包括脊前、后支(椎间孔前、后动脉)。脊前支先分出一个小支供应神经根,然后经椎间孔的前缘进入椎管内,即分为升、降支,由升支再分出横支,在中线汇合,经椎体后面的静脉窦孔进入椎体,相邻节段脊前支的升降支彼此吻合,形成纵向的血管网,动脉分支神经支与椎管内窦神经沿脊椎上、下伴行,脊后支较前支细,呈网状分布于椎板和黄韧带内侧,然后穿入椎板,以微细小支在硬膜外脂肪中走行,与硬脊膜动脉丛相连。腰椎椎体的营养动脉中央支数目较少而恒定,由椎体前外侧而进入的有 1~3 支,由背面进入的有 1~2 支,为椎体中心的主要营养动脉。椎弓关节突、横突及棘突,由胸主动脉与腹主动脉发出成对节段动脉的后支供应。因此,结核菌同样能经血流途径侵犯椎弓等处,腰椎前部椎体的背正中面有一个主要的动脉进入,在两侧还有小的左、右前外侧动脉,在节段动脉自主动脉发出不远处进入椎体侧面,这 3 个动脉最后均终止于发育中的椎体松质骨中心,形成不规则的血管管道,其周围软骨区可看到弥散的薄壁道管,有极小的血管穿入软骨板,另有纤维的毛细血管进入纤维环。腰椎的静脉系统,由 3 个互相交通的无瓣的静脉网构成。腰椎椎骨(内)静脉从椎体周围静脉注入椎体中央管道,然后在后纵韧带及骨膜的深面经椎体后部滋养孔汇入静脉窦内,与椎管内静脉相交通。

腰椎椎(管)内静脉分为3组。

(1)椎管内后静脉离椎间盘较远。

(2)椎管内前静脉在椎管横突冠状线之前,沿椎管前面有两个纵向静脉系统,此静脉在椎弓根部向内,在椎间盘部弯行向外。在椎弓根内侧,这个静脉在滋养孔与椎骨内静脉相交通。椎管内前静脉紧贴椎间盘后面,位于硬脊膜及与马尾神经之前。

(3)根静脉为节段静脉,对每一个腰椎成对静脉,分别在两侧椎弓根的上下,下对静脉与神经根密切相关。根静脉经椎间孔穿出。腰椎管外静脉,主要有椎体两侧的腰升静脉,在椎体横突及椎弓根交界处形成的沟内纵向向上,在远侧,此静脉与髂总静脉相交通。在近侧,左腰升静脉注入半奇静脉,右侧的一般较小,可以在腰4~腰5椎间隙为一个根静脉,向上又与其他根静脉重新组成,最后汇入奇静脉。

腰椎静脉没有瓣膜,血流呈双向性,一般进入下腔静脉,硬脊膜外静脉丛位于疏松网状脂肪组织内。由于胸腹压增高,血流向相反方向流动,使硬脊膜外静脉压增高,再加某些诱因,如咳嗽、翻身、弯腰等,静脉压可急剧增加,若静脉壁发育异常即可导致静脉壁破裂而引起硬膜外血肿。腰椎间盘突出症手术时俯卧位,可使下腔静脉压力升高,所以手术时宜架空腹部,防止静脉血逆流至椎管内使手术出血过多。由于横突前动脉位于横突前,且较粗,在进行腰部手术时,不宜扩大至横突前方,以防止大量出血,在做全椎板切除时,为了充分减压,特别对神经根管进行减压时,因为神经根管为骨性管道,上、下各有椎间静脉通过,其前内侧有椎内静脉丛,外侧有腰升静脉,出口为椎间孔,充满网状的静脉丛,只有后方为安全区。根据椎内静脉前丛与椎间盘关系,加压下腔静脉,自股静脉注入造影剂,可使椎静脉系显影或经腰升静脉或骶升静脉做选择性腰骶部硬膜外静脉造影,如椎内静脉前丛有移位或中断,可诊断为腰椎间盘突出。腰椎间盘由透明软骨(也叫软骨终板)、纤维环和髓核3部分构成,纤维环由坚硬的密胶质纤维形成,围以髓核。

透明软骨板即椎体的上、下软骨面,在解剖上属于椎体各部分,但临床上与椎间盘病变密切,可视为椎间盘的一部分。透明软骨板作为髓核的上、下界,与相邻椎体分开。在椎骨发生过程中,椎体的上、下面各有一次级骨化中心,其周围虽然成骨,形成骺环,但其中心仍一直保留为软骨,5岁以前椎体上下的骨骺和骨体相融合,软骨板的大小和形状与上下相连的椎体相当,椎体上下无血管的软骨板如同膝髋关节的关节软骨,可以承受压力保护椎体,防止椎骨遭受压力,只要软骨板保持完整,椎体就不会因压力而发生吸收现象,软骨板还可视作半渗透膜,在渗透压下,水分可以扩散至无血液的椎间盘。

纤维环是在上下透明软骨板周围的一圈坚强的纤维组织,由胶原纤维及纤维软骨组成,成为纤维环,是椎间盘的最主要维持负重的组织,与上、下软骨板和脊柱前、后纵韧带紧密相连,纤维环作同心层排列,各纤维的方向彼此交错,犹如肋间内外肌排列一样。相邻两层之间借黏合剂样物质相连,纤维环的前部及外侧部较后部约宽1倍,后部各层较窄,层次少,相邻层的纤维接近平行,连接的物质较少,最内层的纤维与髓核的细胞间基质相融合,无明显界限,成人纤维环由一系列板层构成,形成不完全的环,每个板层的纤维在2个椎体间斜行,并形成一定角度(30°~60°),越过邻近板层的纤维,有的甚至垂直。

纤维环相邻纤维层的交叉排列,可能与髓核对其所施内部压力有关,短纤维较长纤维更易遭受巨大的压力,不利于两椎骨间的运动,可引起放射状撕裂,纤维环连接相邻两椎体,使脊柱在运动时作为一个整体,纤维环甚为坚固,紧密附着于软骨终板上,保持脊柱的稳定性,脊柱外伤时,必须有巨大力量,使纤维环广泛撕裂,才能引起椎体间脱位,纤维环的特殊排列方向,使相邻椎体可以有轻度活动,但运动到一定限度时,纤维环紧张,又起节制的作用,限制旋转运动。髓核在出生时比较大而软,位于椎间盘的中央,不接触椎体。

在生长发育过程中,髓核位置有变化,椎体后面的发育较前面为快,因此至成年时髓核位于椎间盘偏后。髓核是一种富有弹韧性半液体的胶状物质,约占椎间盘切面的50%~60%,髓核由软骨样细胞组成,分散于细胞间基质,其中有分化较差、不太致密的胶原纤维网覆以多糖蛋白质复合物,这个多糖硫酸软骨素由于其羟基能使髓核与水分结合,细胞间基质形成三维乳胶体系统。髓核含有85%的水分及退化的脊索残余,髓核一般位于纤维环的中部,较偏后,并不绝对中心。髓核随外界的压力而改变其位置及形状,其位置在不同椎有所不同,如在颈椎即靠前。髓核的形成由周围的纤维环及上、下软骨板所固定,它为同质的基质,原纤维结构无一定排列。

腰椎间盘与颈段、胸段椎间盘的功能基本相似,在介入脊柱承受躯干重量,联系肢体,保持整个身体正常的生理姿势,进行躯干的各种运动时,腰椎间盘发挥着特殊的功能,具体的功能如下。

(1)保持脊柱的高度,维持身高,随椎体的发育,椎间盘增长,以此增加了脊柱的长度。

(2)联结椎间盘上下2椎体,并使椎体间有一定活动度。

(3)使椎体表面承受相同的力,即使椎体间仍然有一定的倾斜度,但通过髓核半液状的成分使整个椎间盘承受相同的应力。

(4)缓冲作用:其一,由于弹性结构特别是髓核具有可塑性,在压力下可变扁平,使加于其上的力可以平均向纤维环及软骨板各方向传递;其二,它是脊柱吸收震荡的主要结构,起着弹性垫的作用,使由高处坠落或肩、背、腰部突然负荷时,起着力传导的缓冲作用,起到保护脊髓及脑部重要神经作用。

(5)维持侧方关节突一定的距离和高度。

(6)保持椎间孔的大小,正常情况下椎间孔的大小是神经根直径的3~10倍。

(7)维持脊柱的曲度,不同部位的椎间盘厚度不一,在同一腰椎间盘其前方厚,后方薄,使腰椎出现生理性前凸曲线。

儿童的椎间盘富有弹性和极大的压缩性,其少发生椎体骨折,年老者因椎间盘失去水分而变形,加之椎间盘本身缺乏血供或因长期反复应力过度屈伸运动,生理曲度改变,椎间盘不稳定,椎体畸形变异而发生退行性变,使脊柱正常曲度消失,活动变为不灵活。腰椎间盘随着年龄增长而发生脱水和纤维性变,引起萎缩,失去固有的弹韧性。椎间盘退行性变表现为椎间隙狭窄,椎体边缘不稳和骨质密度增高,髓核后移,椎间盘进一步退变,向周围膨出,在椎体边缘掀起前纵韧带,在其下方小三角形空隙内逐渐骨化。

椎间盘外圈的纤维环和内圈的髓核中所含的水分,随着人的年龄的增长而日益减少。同时,纤维环逐渐加厚,而髓核则缩向中心部。其中,髓核中所含的蛋白多糖在30岁后日益减少,使髓核失去弹性,趋向胶原化。纤维环各层成45°与软骨板附着,两层间以30°交叉。这种结构加强了纤维环的弹性和韧性,但是随着年龄的增长则因磨损部分产生网状变性和玻璃变性,失去原来的清楚层次及韧性,成为纤维环上的薄弱之处。软骨板也随着年龄增长而变薄,产生了软骨细胞坏死,纤维环的附着点也松弛。脱水和重复损伤,使得退变椎间盘的薄弱处出现了裂隙,且多在纤维环后部,裂隙可涉及纤维环的不同深度,也可出现在软骨板,变成髓核突出的通道。

同腰椎间盘一样,其邻近组织也发生了不同程度的退行性变,只是这些退变较椎间盘的退变稍晚一些而已,其中包括:

1)脊柱的退变:实际上这是一泛称,它通常是指体前、侧边缘发生的多发性骨赘或韧带骨化。

2)椎间小关节的退变:其退变过程同全身其他滑膜关节的退变是相同的。早期出现滑膜炎,进而导致滑膜分泌功能逐渐丧失,关节面软骨失去营养,而逐渐变薄,甚至出现软骨下松质骨骨折,最后,导致软骨下松质骨有效吸收应力的生理功能完全丧失。同时,椎间小关节的关节囊也由于不断地损伤、不断地纤维化,形成僵硬。

3)肌肉:韧带附着点的退变:肌肉、韧带是人体的动力基础,其末梢部分也是应力集中或应力交汇之处,极易遭受损伤。这类组织的损伤无论轻重,均会造成损伤反应、炎症、愈合这个相当复杂的病理生理过程,最终结果是导致疼痛反应加剧。

腰椎软骨终板,也叫透明软骨,有 2 个功能,一是因在上下椎体面覆有软骨盘,在椎体边缘部分有软骨成分的骺环,这种无血管组织的最重要功能之一是保护椎骨在承受压力下免于或减轻发生压迫性骨萎缩;二是椎体与椎间盘之间的液体、营养代谢物质的交换,是通过软骨终板进行。

髓核有 3 个功能。

(1)水压功能:在纤维环密闭状态下,髓核如同密闭状态下的千斤顶,产生流体静压作用,在脊柱承压状态下,髓核水分由椎间盘纤维环的密封而产生压强,内部压强大小相等,在极限内压力作用下,由于周围纤维环的轻微形变产生巨大的缓冲而起到吸收震荡的作用。

(2)在脊柱运动时髓核作为运动的支柱,在一般情况下不能压缩,在脊柱做前屈、后伸和旋转运动时起着类似轴承的作用。

(3)应力的平衡,在承受力量时,髓核向各方向均匀地传递力量,这样避免了椎间盘某一方向过多的承受力量而造成纤维环的破裂,软骨终板的骨折,甚至椎体的压力性骨吸收。

纤维环是一个围绕髓核的纤维弹性环,像围墙一样构成软骨终板外围的部分,纤维环的纤维紧密地分层排列,共有 3 种主要功能如下。

(1)密封作用:纤维环的密封使得含水量丰富的髓核产生流体静压功能,这是脊柱所有力学发生的核心与解剖学基础,对脊柱产生缓冲作用;椎间盘纤维环因为运动劳损发生撕裂、破坏,使得椎间盘流体静压功能减弱和消失,椎间盘髓核流体静压性能破坏而失水,髓核受力挤压顺着破坏撕裂的纤维环突(脱)出,出现临床椎间盘–神经症状。

(2)连接功能:纤维环的强度及纤维环在骺环和软骨盘的附着点的坚实性,使上下两椎体互相连接,保持脊柱在运动时的稳定性。

(3)运动功能:由于纤维环的少许弹性和纤维环纤维的特殊分层排列方向,使每个脊柱间有一定的活动度,并限制了脊柱的前屈、后伸、侧倾和旋转运动。

脊髓的背根神经纤维和腹根神经纤维,在背根神经节的远端处组合在一起,成为混合神经干,经椎间孔出椎管,腰椎椎管较长,腰神经根自马尾神经发出,经椎间孔出椎管,在椎管内行走一定距离,神经根在椎间孔处最易受压。当腰椎间盘突出或小关节突滑膜肿胀,骨性增生,均可使椎间孔狭窄,小于神经根的直径,从而压迫腰骶神经根引起腰骶神经受压症状。

据解剖研究,腰 3 椎间孔发出水平,自腰 3 椎弓根水平,不经椎间盘出腰 3 椎间孔。腰 4 神经根发出水平自腰 4 椎体上缘至椎弓根下缘,不经椎间盘出腰 4 椎间孔,腰 5 神经根发出水平,自腰 4 椎体下缘至腰 5 椎弓根中上 2/3 交界处,跨腰 4~5 椎间盘出腰 5 椎间孔。骶 1 神经根发出水平自腰 5 椎弓根下缘至腰 5 椎体下缘,跨腰 5、骶 1 椎间盘,出骶 1 骶孔。一般情况下,即腰 3~4 椎间盘突出,压迫腰 4 神经根,腰 4~5 椎间盘突出,压迫腰 5 神经根。腰 5~骶 1 椎间盘突出,压迫骶 1 神经根,若腰椎间盘突出较大,并且偏于椎管中央部分则不表现为单根腰或骶神经根受压症状,而是大部马尾神经受压。腰椎椎体和椎间盘的前面是后腹壁的中央部分,前纵韧带由上而下逐渐增宽,附着和覆盖在椎体及椎间盘的前方,膈肌脚右侧起自腰 1~3 椎体及椎间盘侧方,左侧起自腰 1~2 椎体及椎间盘侧方,椎间盘前侧最重要的结构是中线附近的大动、静脉,腹主动脉与腰 1~3 椎间盘相接触,腹主动脉在腰 4 椎体下缘分叉为髂总动脉,左侧髂总动脉在中线偏左与腰 4 椎间盘接触,髂总动脉汇合成下腔静脉位于腹主动脉的右侧,也与腰 1~4 椎间盘接触,腰 5 椎间盘不与上述大动脉贴近,但前面有骶中动、静脉通过,并有骶前血管丛位于它的前方。

椎间盘侧方与起于腰椎横突的腰大肌相邻,在腰大肌内缘有输尿管,紧贴腰椎侧方的有交感神经链,因此从前路或侧前方入路做腰椎间盘手术应注意这些结构。腰椎间盘的后方结构与椎体一并构成椎管的前壁,椎间盘纤维环后侧中央部分与后纵韧带相连,两侧则无后纵韧带加强,故椎间盘突出多发生在一侧,后侧椎间盘与椎管结构有密切的关系,当腰椎间盘突出时,可以影响到椎管内有脊椎动、静脉的循环和神经纤维的传导功能。了解腰椎间盘与邻近重要结构关系,其意义在于手术时不要误伤这些结构,引起严重后果。

腰椎间盘的高度,一是影响脊柱的继发弧度构成;二是关系到脊柱腰段的长度,腰椎间盘和颈椎间盘一样都是前厚后薄,这就构成了人体脊柱在颈腰二段的生理前凸,脊柱腰段的长度占骶椎以上脊柱长度的 1/3,而其中腰椎间盘又占脊柱腰段长度的 30%~36%,腰椎间盘的这种形态不仅关系到脊柱的继发弧度也直接影响到人体坐、立位的姿态和功能运动。

人体躯干骨骼类似多个倒立的三角形,胸腰三角最大,由于尖部向下,故灵活有余,稳定不足,其中受力最大的部位是腰 4~5 及腰 5~骶 1。但为适应这种情况,肌肉则以相反的方向互相交叉排列,既能使腰椎稳定负重压力,又可利用最小的力获得最大的效应,颇似帆船上的桅绳。这样保持腰 4~5,腰 5~骶 1 在正常情况下不受损伤。腰部的肌肉是腰椎活动的动力结构,借各肌的相互配合作用,使脊柱腰段产生屈、伸、侧、弯、旋转及回旋运动,在直立时各肌肉的张力可协助韧带维持脊柱腰段处于精确平衡状态,在脊柱腰段处于某一体位时,如弯腰工作时,则可以协助韧带维持腰部稳定于此一特定状态,因而,不论静止或运动肌肉的运动都是不可缺少的。

与腰部活动有关的肌肉可分为 2 组:一是直接作用于腰脊柱的肌肉:①背肌:浅层为背阔肌、后下锯肌;深层为骶棘肌、横突棘肌、横突间肌、棘突间肌。②腰肌:腰方肌、腰大肌。二是间接作用于腰脊柱的肌肉:①腹前外侧壁肌:腹直肌、腹内斜肌、腹外斜肌、腹横肌。②臀肌:臀大肌。③股后肌:股二头肌、半腱肌、半膜肌。上述肌肉可分为背伸肌、前屈肌、侧屈肌及旋肌。但在不同的收缩组合时,各肌肉又产生不同的功能。另外,腰背部尚有强大的筋膜,作为肌肉的起点和保护装置,腰部的筋膜同时又是协助肌肉产生动力的结构。成人椎间盘是人体最大的无血管组织,其本身的营养及代谢产物的处理是通过椎间盘以外的血管进行,椎间盘 3 个组成部分,即纤维环、软骨盘和髓核的营养供应有所不同:①纤维环的营养供应:纤维环外、中层的营养供应依靠椎体周围脊椎动脉的小血管。②软骨盘的营养供应:软骨盘依靠与椎体松质骨骨髓的直接接触而得到营养。

任何对椎间盘周围毛细血管网产生的干扰,都是对椎间盘营养供应的潜在危险因素,椎间盘的许多功能可影响流变学系统,影响椎间盘细胞的运转和代谢。其因素有:①运动:可改变椎间盘的营养,在另一些情况下,过度持续运动则有损害作用,在外部持续承载下,椎间盘通过肿胀和液体丢失变形,当椎间盘周边的循环改变代谢物质达到椎间盘的速率,实验证明,中等强度的运动是有益于椎间盘的营养的。②腰椎间盘节段融合:如先天畸形、手术后感染、外伤引起椎间盘节段的融合,制动相邻的椎间盘节段,改变机械压力,影响了融合的和相邻的椎间盘的构成,使椎间盘转运乳酸的速率降低,部分关闭了溶质运动逸出软骨终板外的一个重要通路,使代谢产物堆积,影响椎间盘的营养。③震动:脊椎和椎间盘系统过度承载方式或特殊运动,将对椎间盘的结构、细胞和大分子产生不利的影响,从而降低了椎间盘营养代谢。④吸烟:毛细血管中溶质传递效率,溶质弥散,细胞摄取率对椎间盘的营养供应甚为重要,吸烟可使毛细血管阻断、狭窄,并进而影响血液循环。

因此,长期吸烟可影响椎间盘外的循环系统和椎间盘内细胞摄取速率与代谢产物的产生及废物排出,出现椎间盘营养不足。

(四)骶骨

在发生过程中,骶骨由 5 个骶椎合并而成。全骨上大下小,前凹后凸。上面为底,下端为尖。中央部为 5 个椎体连成的骶骨体,两侧为骶骨翼,后面椎板融合围成中空的骶管。骶骨体上面前缘突出,叫岬,前面有椎体融合遗留的 4 条横线,横线两端有 4 对骶前孔。骶管上口两侧可见上关节突,骶骨后面正中线上可见棘突痕迹称骶中嵴,两侧有 4 对骶后孔。再向两侧有粗糙不平的骶骨粗隆及与髂骨连接的关节面,叫耳状面。骶管后下端敞开叫骶管裂孔。其两侧有骶骨角,是下关节突遗迹。

(五)尾骨

尾骨由 4~5 节尾椎退化合成。

第三节 脊髓概述

脊髓系中枢神经的一部分。脊髓两旁发出许多成对的神经,称为脊神经,分布到全身皮肤、肌肉和内脏器官。脊髓是周围神经与脑之间的通路,也是许多简单反射活动的低级中枢。脊柱外伤时,常合并脊髓损伤。严重者脊髓损伤可引起下肢瘫痪、大小便失禁等。

一、脊髓的外部形态

脊髓位于椎管内,呈圆柱形,前后稍偏,外包被膜,它与脊柱的弯曲一致。脊髓的上端在平齐枕骨大孔处与延髓相连,下端平齐第 1 腰椎下缘,长 40~45cm。脊髓的末端变细,称为脊髓圆柱。自脊髓圆柱向下延为细长的终丝,它已是无神经组织的细丛,在第 3 骶椎水平为硬脊膜包裹,向下止于尾骨的背面。脊髓的全长粗细不等,有 2 个膨大部,自颈髓第 4 节到胸髓第 1 节,称颈膨大;自腰髓第 2 节至骶髓第 3 节,称腰膨大。脊髓的表面由前后 2 条正中纵沟分为对称的两半。前面的前正中裂较深,后面的后正中沟较浅。此外还有两对外侧沟,即前外侧沟和后外侧沟。前根向前外侧沟走出,由运动神经纤维组成;后根经后外侧沟进入脊髓,由脊神经感觉神经元的中枢突所组成。每条后根在与前根汇合前,有膨大的脊神经节。腰、骶、尾部的前后根在通过相应的椎间孔之前,围绕终丝在椎管内向下行走一段较长距离,它们共同形成马尾。在成人(男性)一般第1腰椎以下已无脊髓,只有马尾。

二、脊髓的内部结构

脊髓的横切面,显有位于中央部的灰质和位于周围部的白质;脊髓的颈部,灰质和白质都很发达。灰质,呈蝴蝶形或"H"状,其中心有中央管,中央管前后的横条灰质,称灰联合,将左右两半灰质联在一起。灰质的每一半由前角和后角组成。前角内含有大型运动细胞,其轴突贯穿白质,经前外侧沟走出脊髓,组成前根。颈部脊髓的前角特别发达,这里的前角细胞发出纤维支配上肢肌肉。后角内的感觉细胞,有痛觉和温度觉的第二级神经元细胞,并在后角底部有小脑本体感觉径路的第二级神经元细胞体(背核)。灰质周缘部和其联合细胞以其附近含有纤维的白质构成所谓的脊髓的固有基束,贯穿于脊髓的各节段,并在相当程度上保证完成各种复杂的脊髓反射性活动。脊髓的白质主要由上行(感觉)和下行(运动)有髓鞘神经纤维组成,分为前索、侧索和后索三部分。前索位于前外侧沟的内侧,主要为下行纤维束,如皮质脊髓(锥体)前束、顶盖脊髓束(视听反射)、内侧纵束(联络眼肌诸神经核和项肌神经核以达成肌肉共济活动)和前庭脊髓束(参与身体平衡反射),两侧前索以白质前联合相互结合。侧索位于脊髓的侧方前外侧沟和后侧沟之间,有上行和下行传导束,上行传导束有脊髓丘脑束(痛觉、温度觉和粗的触觉纤维所组成)和脊髓小脑束(本体感受性冲动和无意识性协调运动),下行传导束有皮质脊髓侧束也称锥体束(随意运动)和红核脊髓束(姿势调节)。后索位于后外侧沟的内侧,主要为上行传导束(本体感觉和一部分精细触觉)。颈部脊髓的后索分为内侧的薄束和外侧的楔束。

三、脊髓的功能

脊髓是神经系统的重要组成部分,其活动受脑的控制。来自四肢和躯干的各种感觉冲动,通过脊髓的上行纤维束,包括传导浅感觉,即传导面部以外的痛觉、温度觉和粗触觉的脊髓丘脑束、传导本体感觉和精细触觉的薄束及楔束等以及脊髓小脑束的小脑本体感觉径路。这些传导径路将各种感觉冲动传达到脑,进行高级综合分析。脑的活动通过脊髓的下行纤维束,包括执行传导随意运动的皮质脊髓束及调整锥体系统的活动并调整肌张力、协调肌肉活动、维持姿势和习惯性动作,使动作协调、准确、免除震动和不必要附带动作的锥体外系统,通过锥体系统和锥体外系统,调整脊髓神经元的活动。脊髓本身能完成许多反射活动,但也受脑活动的影响。

脊髓发生急性横断损伤时,病灶节段水平以下呈现弛缓性瘫痪、感觉消失和肌张力消失,不能维持正常体温,大便滞留,膀胱不能排空及血压下降等,总称为脊髓休克。损伤1周至数周后,脊髓反射始见恢复,如肌力增强和深反射亢进,对皮肤的损害性刺激可出现有保护性屈反射。数月后,比较复杂的肌反射逐渐恢复,内脏反射活动,如血压上升,发汗,排便和排尿反射也能部分恢复。膀胱功能障碍一般分为3个阶段,脊髓横断后,由于膀胱逼尿肌瘫痪而使膀胱括约肌痉挛,出现尿潴留;2~3周以后,由于逼尿肌日益肥厚,膀胱内压胜过外括约肌的阻力,出现溢出性尿失禁;到第三阶段可能因腹壁肌挛缩,增加膀胱外压而出而自动排尿。

脊髓半侧切断综合征表现为病灶水平以下,同侧以上运动神经元麻痹,关节肌肉的振动觉缺失,对侧痛觉和温度觉消失;在病灶侧与病灶节段相当,有节段性下运动神经元麻痹和感觉障碍。由于切断后索,病灶节段以下,同侧的本体感觉和两点辨别觉消失。由于切断锥体束,病灶节段水平以下,同侧出现上运动神经元瘫痪;由于锥体外系统的抑制作用被阻断,而脊髓后根传入冲动的作用明显,因而肌张力增强,深反射亢进。由于切断脊髓丘脑束,在对侧,相当于病灶节段以下一脊髓或二脊髓节段水平以下,痛觉和温度觉消失。由于切断节段的后根受累,同侧出现节段性感觉消失;而由于对上位节段产生刺激,于感觉消失区的上方,有节段性感觉过敏。由于侧角受累,可以出现交感神经症状,如在颈8节段受损害,同侧颜面、头颈部皮肤可有血管运动失调征象和霍纳综合征(瞳孔缩小、眼裂狭小和眼球内陷)。

临床上做腰椎穿刺或腰椎麻醉时,多在第3~第4腰椎或第4~第5腰椎之间进行,因为在此处穿刺不会损伤脊髓。

第四节 韧 带

人体脊柱主要有前纵韧带、后纵韧带、黄韧带、项韧带、棘上韧带、棘间韧带、横突间韧带等,它们共同连接椎骨,保持脊柱的稳定性。脊柱的韧带结构是稳定脊柱的解剖学基础,同时韧带组织也是受力的主要承担者,在颈椎和腰椎的退变中,韧带起到第一防线的作用,同时也是最早的损伤与病变部位。在颈肩疼痛中,绝大多数因颈椎姿势不当产生固定颈椎的对应韧带损伤产生的肌筋膜炎、颈椎变形、椎体间骨赘增生、椎间盘退变突出、黄韧带增生肥厚,进而可能压迫神经产生一系列临床症状。

一、前纵韧带

前纵韧带是人体中最长的韧带,位于椎体和椎间盘前方,宽而坚韧,上方起自枕骨的咽结节,向下经寰椎前结节及各椎体的前面,与胸椎的前纵韧带相接,最后止于第1骶椎或第2骶椎体的前面。韧带的宽窄与厚薄各部不同,于颈、腰两部和椎间盘前面的部分均较宽而略薄,于胸椎各椎体前面的部分则相反。前纵韧带由3层并列的纵向纤维构成,浅层纤维可跨越3~4个椎体;中层的跨越2~3个椎体;而深层纤维仅连接相邻的2个椎体。前纵韧带与椎间盘及椎体的上、下缘紧密相连,但与椎体前面之间则连接疏松,仅为1层较阔而薄的纤维带,较后纵韧带为弱。此韧带张力和弹性较大,可维持椎体前方的稳定性,有限制脊柱过度后伸的作用,这在腰部特别重要,它能帮助防止因体重作用而增加腰部弯曲的趋势。前纵韧带还能防止椎间盘向前突出。颈部的前纵韧带骨化后除影响运动外,并可向前压迫食管。

二、后纵韧带

后纵韧带细长而坚韧,位于椎体后面、椎管的前壁。起自枢椎(第2颈椎),是由覆膜向下至枢椎椎体的后面移行为后纵韧带,并继续沿各颈椎椎体后面下行,然后再向下沿各椎体的后面至骶管,与骶尾后深韧带相移行。韧带的宽窄与厚薄各部也不同,腰椎、下部胸椎的部分较窄,尤其在腰椎椎体中部几乎成为一细索,但在腰椎间盘附着处较宽阔且与椎间盘纤维环紧密相连;而颈椎、上部胸椎及其椎间盘的部分则较宽阔而坚韧。增宽的后纵韧带中部较厚而向两侧延展部较薄,故椎间盘向后外突出者较多。后纵韧带含浅、深2层纤维,其浅层纤维可跨越3~4个椎体,而深层的只连接相邻的2个椎体之间。它与椎体的上、下缘和椎间盘纤维环之间附着坚固紧密,甚至与椎间盘纤维环外层不能区分,可以防止椎间盘内容物向后突出。后纵韧带与椎体则连接较松,中部有间隙,为椎体的静脉通过。后纵韧带有限制脊柱过度前屈的作用,是脊椎稳定的重要结构。腰椎间盘突出多发生于后纵韧带外,也可向后突破后纵韧带进入椎管,成为游离型椎间盘突出。由于后纵韧带在腰部椎间盘附着处较薄弱,而且在此处髓核又居中央偏后位,所以髓核常向后外侧突出。

颈部钩椎关节的关节囊即起自后纵韧带深层及椎体,斜向外下附着于钩突上。若后纵韧带肥厚、骨化可向后压迫脊髓。颈椎间盘反复多次的慢性损伤,可使椎管前静脉丛出血、机化,最后钙化形成后纵韧带骨化,严重者引起脊髓压迫症状。本病男性与女性之比为2∶1,年龄多为50~60岁,以颈5最多,其次为颈4、颈6,累及椎体数目平均为3个(2~5个)。

三、黄韧带

黄韧带又名弓间韧带,呈膜状,主要由黄色弹性纤维构成,位于相邻的2个椎板之间。其向上附着于上位椎板下缘的前面,向下附着于下位椎板上缘的后面及上关节突前上缘的关节囊,向外至同一椎骨的下关节突的根部,薄而较宽,犹如屋瓦互相叠盖。在中线,两侧黄韧带在中央部的相连处较薄为一凹陷,之间留一缝隙,有静脉通过,连接椎骨后静脉丛与椎管内静脉丛,并有少许脂肪填充。在外侧与椎间关节的关节囊相融合,并参与椎间关节囊前部的构成,它的侧缘成为椎间孔的软性后壁。因此,除椎间孔和后方正中线的小裂隙外,黄韧带几乎充满整个椎弓间隙。其厚薄与宽窄各部不同,上颈椎部薄而较宽,胸椎部的窄而略厚,以腰椎部的最厚。腰部黄韧带的厚度从上向下逐渐增大,至腰4~5最厚,中线处为4mm,侧方为2mm。外侧部较内则部稍薄。腰3~4内、外侧部两者相等,腰5、骶1内侧部较厚。

当颈椎前屈或身体前屈时,黄韧带紧张,变薄,产生较高的张应力,以限制脊柱的过度前屈;后伸时,黄韧带松弛,弹性回缩变厚。正常情况下黄韧带不会发生皱褶突入椎管内,但若该韧带变性肥厚,失去正常弹性,则后伸时,黄韧带可发生皱褶而突入椎管,这是造成椎管狭窄的原因之一。同时黄韧带也有维持身体直立姿势的作用。当脊柱处于最大屈曲位时,黄韧带可比中立位延长35%~45%,最大伸展位时则缩短10%并增厚,由此可引起椎管容积的显著变化。由于外伤和其他原因,黄韧带可失去正常柔软并能折叠的特性,变为坚厚而无弹性的纤维组织,有的甚至可厚达8~16mm。腰椎的退行性变,常伴有黄韧带肥厚。连续的外伤是引起黄韧带肥厚的主要原因。这种过度肥厚可引起椎管狭窄及神经根的压迫症状,通常易发生在腰4~5椎板之间,同时毗邻的椎板也增厚。肥厚的黄韧带向前突入椎管,压迫硬膜囊、神经根或马尾神经,可产生症状,这在腰伸直时明显,前屈时减轻。腰5椎间孔较小而通过的神经根较粗大,当黄韧带过度增厚时,该神经根极易受到压迫。黄韧带也可发生骨化,且好发于下胸椎,骨化的黄韧带压迫脊髓和(或)神经根,引起典型的胸椎管狭窄。

四、项韧带

项韧带是从颈7棘突向上,由棘上韧带移行而成。项韧带为三角形弹力纤维膜,基底部在上方,附着于颅骨的枕外隆嵴和枕外嵴上;尖向下,附着于寰椎后结节及颈2~7棘突的尖部;后缘游离而肥厚,斜方肌附着其上,作为两侧颈肌的纤维隔,具有参与支持头颅的功能。人类项韧带的弹性远较四足动物为小,属于退化结构,支持颈部肌肉的作用较小。项韧带主要由弹性纤维组成,含有少量的纤维软骨小结,X线片显示项韧带内有致密体,女性占3.

5%,男性占 11.3%,年龄越大含量越多。项韧带内钙化纤维软骨小结,可变成籽骨、骨化性肌炎或小骨,一般不引起症状,有时自感不适。项韧带钙化可呈结节、棒状、条状或小斑点状,其粗细、长短不等,最长可达 3~4cm,多发生于退变椎间盘后方 1~2cm 处,且常在颈 5~6 棘突后方。项韧带钙化是颈椎病临床标志之一。

五、棘上韧带

棘上韧带细长而坚韧,上起自颈 7 棘突尖部,并移行于项韧带,向下与胸椎的棘上韧带相继,并继续向下沿各椎骨的棘突尖部,止于骶中嵴。外侧与背部的腱膜相延续;前方与棘间韧带愈合。各部的宽窄与厚薄不同,腰椎的棘上韧带较发达,于中线相接而附着于棘突末端的后方及两侧,能限制该部脊柱过度前屈;胸 3~5 的较为薄弱。韧带的浅层纤维可跨越 3~4 个椎骨的棘突;中层跨越 2~3 个;而深层纤维只连接相邻的 2 个棘突之间。棘上韧带损伤多见于上胸部,是引起胸背痛的原因之一。在脊柱后路显微手术时,寻找棘上韧带并在其正中纵性切开,向两侧剥离椎旁肌,既减少出血,又容易闭合创口。

六、棘间韧带

棘间韧带较薄,不如棘上韧带坚韧,沿棘突根部至尖部,连接相邻 2 个棘突之间,前方与黄韧带融合,后方移向棘上韧带。颈椎棘间韧带往往发育不好。棘间韧带主要由致密排列的胶原纤维构成,杂以少量弹性纤维,分 3 层排列,两侧浅层纤维由上一棘突下缘斜向后下,附着于下一棘突上缘和黄韧带,中层纤维由后上向前下。这种交叉结构虽可以防止腰屈曲时椎骨前移和腰伸直时椎骨后移,但本身却要受到挤压和牵拉。

棘间韧带的厚度由下胸部至下腰部逐渐增加,在腰部发育最好,其纤维方向可与直立时肌肉过度收缩相对抗,在下腰部,棘间韧带有稳定腰椎的作用。从造影片上测得棘间韧带的厚度:腰 1~2 为 6mm(5~7mm),腰 2~3 为 8mm(6~11mm),腰 3~4 为 10mm(4~15mm),腰 4~5 为 11.7mm(4~18mm)。这些数值较实际厚度(2~3mm)要大得多。20 岁以后,棘间韧带的腱性组织发生不同程度的退变或出现空腔,有 21% 的棘间韧带出现破裂,绝大部分发生于最下面的间隙,此处也是最容易发生椎间盘突出的位置。

七、横突间韧带

横突间韧带连接相邻的 2 个横突之间,颈椎部常缺如,胸椎部呈细索状,腰椎部发育较好,该韧带分内、外 2 部分。在上腰椎横突间隙,外侧部发育不良,仅为薄的筋膜层,在下 2 个腰椎横突间隙,参与构成髂腰韧带,内侧部作腱弓排列,保护脊神经后支及血管,其厚度由上向下逐渐增厚,在腰 5、骶 1 之间,横突间韧带即髂腰韧带的腰骶部。

第十五章　脊柱微创外科

第一节　内镜微创颈椎外科技术

脊柱内镜有近一个世纪的发展历史。早在 20 世纪 30 年代 Burman 等首先介绍了可直接观察椎管的脊髓内镜,随后 Pool 等在 Burman 工作的基础上,报道了脊髓内镜检查马尾神经背根。Pool 等利用硬管大口胫的脊髓内镜行椎管检查 400 余例,并介绍了鞘内内镜概念。经过一段时间的努力和技术的提高,脊髓内镜被认为是椎间盘、鞘内肿瘤和蛛网膜炎等疾病最好的检查方法。由于大口胫硬管内镜插入神经腔隙内所导致严重并发症,随后脊髓内镜被放弃。

从 20 世纪 70 年代开始脊髓内镜系统得到不断地发展。Kambin 和 Hijika 等改进经皮髓核摘除术的器械,通过套管系统插入针、光源、手动椎间盘切削器,经腰椎后外侧入路,在腰椎的出口根和走行根组成的安全三角区,行椎间盘组织观察和切除。这种有配套器械的硬管内镜技术,不但创伤小,能直接观察病变组织,而且能进行微创手术操作,这是脊柱内镜技术的重大进步。

Srhreihen 和 Leu 等在 Hijikata 的器械基础上进行改进。在 20 世纪 80 年代初推出了经皮椎间盘内镜,采用双通道后外侧入路在直视观察下椎间盘切除。随后 Onik 等又改进了经皮椎间盘切除的器械,采用有吸引孔的电动刨削器,从而使手术切削器变为电动切削器,大大提高了手术效率。Mathews 等报道了脊柱内镜下使用激光行椎间盘减压术,从而使手术更加微创化。

在此期间随着脊柱内镜系统的发展,柔软的纤维光导技术在脊柱微创技术领域也得到充分发展。

1993 年,Mathews 和 Stoll 等完善了柔软可调脊柱内镜技术并应用于观察解剖、病理和可能受累结构及证实和记录术后情况。Mathewsh 和 Stoll 等不断改进内镜系统,Mathews 报道椎间孔内镜辅助入路技术,针对极外侧或游走的椎间盘突出采用椎间孔入路的内镜技术取得非常好的临床效果。

1997 年 Foley 和 Smith 研制并首次报道后路显微内镜腰椎间盘手术系统,MED 手术系统将传统开放手术方法与现代微创内镜技术完美相结合。通过内镜放大,在监视屏幕上清晰显示手术区域各组织解剖结构,显著降低手术对各种组织机构的损伤和脊柱稳定性的影响。

1999 年 Horgan 等在两具尸体上尝试将内镜引入进行前路螺钉内固定治疗齿突骨折。Hashizume 试用 10mL 聚乙烯塑料注射器作外套管内镜辅助下前路齿突螺钉内固定操作。2003 年国内吕国华运用内镜辅助经颈动脉三角前路松解后路内固定融合治疗难复性寰枢椎关节脱位 12 例。2004 年池永龙采用经皮穿刺内镜辅助下咽后颈前松解、复位,经皮侧块关节螺钉固定植骨治疗难复性寰枢关节脱位 4 例。两位作者均取得较满意的治疗效果,认为上颈椎内镜微创技术方法可行,组织创伤小、出血少、入路安全、术野清楚、精确度高、效果显著。本章介绍内镜颈椎微创技术仅为抛砖引玉,供广大读者参考。

一、经皮内镜下颈前路 $C_{1,2}$ 微创技术

自从 1999 年 Horgan 等在尸体上尝试内镜引入进行前路螺钉内固定齿突以来,上颈椎内镜下手术仍处于初始阶段。其原因在于上颈椎局部解剖结构复杂,内镜显示局部结构需要一定压力的液体或气体维持,常规肉眼直视手术与镜下放大操作有较大的视觉差异,还有镜下操作需手与眼配合熟练等,均使临床工作者面临挑战。因此,上颈椎内镜辅助下手术既要求术者具有丰富的上颈椎前路手术的经验,又要求熟练掌握内镜手术操作技巧。2003 年国内吕国华采用开放入路将内镜导入进行上颈椎松解减压,并做后路固定植骨融合,取得良好临床效果。2004 年池永龙运用经皮内镜辅助下咽后颈前路松解复位与经皮穿刺 $C_{1,2}$ 侧块螺钉固定植骨融合技术治疗难复性 $C_{1,2}$ 骨折脱位,均取得良好效果。此种方法虽然操作难度高、风险大,但其操作方法可行、组织创伤小、出血少、术野清晰、精确度高,为治疗上颈椎疾病提供一种新的手术方式。虽然技术仍不成熟,但作者认为此法仍有介绍之必要,供广大读者参考,望斧正。

(一)应用解剖

1. 颈部重要标志 颈部最重要的标志为胸锁乳突肌,头后仰并旋转时显得非常突出,在该肌和颈前部之间有一深沟,向上达下颌后窝,在沟的深处可扪到颈部大血管。胸锁乳突肌为颈部前路手术的体表主要标志。

甲状软骨坚硬且有抵抗力,是喉部主要的保护组织,其两侧板联合的角可以摸到。在甲状软骨上缘 2.5cm 处为舌骨体,头后仰时,舌骨下部的轮廓明显可见,舌骨大角约位于乳突和甲状软骨间的中央。

舌骨是喉气管的主要支持物,说话、咀嚼和吞咽时向上、下和前方运动。舌骨形成一个稳定而能屈曲的固定中心,下附着于喉部,上系于颞骨茎突、下颌骨和舌。附着于舌骨的肌肉有颏舌骨肌、舌骨舌肌、下颌舌骨肌、胸骨舌骨肌、二腹肌和肩胛舌骨肌。在环状软骨平面压迫胸锁乳突肌前缘、颈总动脉压于颈6椎横突的前结节上,这个摸到的突起称为颈动脉结节。如自胸锁关节向上画一线至耳垂,在甲状软骨上缘平面之下一段代表颈总动脉的行程,其上一段代表颈外动脉的行程。

2. 颈部分区 颈部分区有两种方法。一种分区将颈分为前部、侧部和后部,前部包括两侧胸锁乳突肌间的组织,再以舌骨分为舌骨上、下两部,在舌骨上部又分为颏下及颌下三角,舌骨下部又分为舌骨下浅部、喉气管、甲状腺、食管颈段和椎前区。侧部分为胸锁乳突肌部和锁骨上部。后部指颈后侧,包括颈后诸肌。颈胸交界处尚有颈根区。

另一种分区以胸锁乳突肌为界,将颈部分为颈前三角区和颈后三角区。颈前三角可分为颈动脉三角、颌下部和肌三角。颈动脉三角尤为重要,它的后下界为胸锁乳突肌,上界为二腹肌后腹和茎突舌骨肌,下界为肩胛舌骨肌前腹,三角内有颈总动脉上段及其分支、颈内静脉、迷走神经和舌下神经。每侧的颌下部分为颌下三角和半个颏下三角。两侧颏下三角共同形成一个完整的颏三角。颈后三角前部为胸锁乳突肌的后缘,后为斜方肌的前缘,下为锁骨中 1/3,三角之顶为颈深筋膜,底为数肌所成。颈后三角又被肩胛舌骨肌后腹分为上、下两部,上部大名为枕三角,下部小名锁骨下三角。

3. 颈部筋膜

（1）颈部浅筋膜：颈部浅筋膜内含有浅部血管、神经和颈阔肌。颈部皮神经全为颈丛的分支，均由胸锁乳突肌后缘中上 1/3 和中点穿出。重要分支有枕小神经（支配枕部外侧皮肤）、耳大神经（支配耳附近皮肤）、颈皮神经（支配颈前外侧和舌骨周围皮肤）和锁骨上神经（支配锁骨上之皮肤）。

颈部浅静脉主要为颈外静脉。颈外静脉在下颌骨下后方，由耳后静脉和面后静脉合成。还有颈前静脉和颈浅静脉，通常在颈部手术时多需结扎。

（2）颈深筋膜：颈深筋膜包裹并支持颈部肌肉、咽、气管、食管、淋巴结及大血管和神经。颈深筋膜浅层包绕胸锁乳突肌。颈深筋膜中层包绕肩胛舌骨肌、胸骨舌骨肌、胸骨甲状腺和甲状舌骨肌及包绕脏层筋膜气管、食管和喉返神经。颈深筋膜深层，它又分两层：连接两侧颈动脉鞘的翼状筋膜在颈中线融合为颈筋膜；覆盖颈长肌和斜角肌的椎前筋膜。

颈深筋膜恰好将颈部分为 3 个间隙。

1）脏器间隙：位于椎前筋膜和气管筋膜之间，内含喉、气管、咽下部、食管颈段、甲状腺和大血管，在它们周围有疏松的蜂窝组织。

2）舌骨上间隙：在颈深膜封套层和覆盖下颌舌骨肌之筋膜之间。

3）椎前间隙：位于椎体和椎前筋膜之间，筋膜间隙与炎症的扩散甚有关系。

4. 颈前部肌肉

（1）胸锁乳突肌：胸锁乳突肌为颈部重要标志，是颈前、后三角的分界线，颈前、后三角均有甚多的重要组织由三角区通过。

（2）斜角肌：斜角肌分前、中、后三斜角肌，全部位于胸锁乳突肌深面。前斜角肌起于 $C_{3\sim6}$ 横突前结节，止于第一肋骨内侧缘和斜角肌结节。中斜角肌起于 C_1 或 C_2 至 C_6 横突后结节，止于第一肋骨上、锁骨下动脉沟之后。后斜角肌起于 C_1 或 C_2 至 C_6 横突后结节，止于第二肋骨。以上三肌均由 $C_{4\sim6}$ 颈神经支配。三斜角肌中，以前斜角肌最为重要，是颈部重要标志，该肌浅面有膈神经自外上向内下从外侧缘穿出。上有臂丛，下有锁骨下动脉第三段，下部浅面有锁骨下静脉横过，左侧有胸导管横过。前斜角肌过度发育，可造成前斜角肌综合征和胸廓出门综合征。

（3）舌骨上、下肌群：舌骨虽然很小，但其上附着众多肌肉，对吞咽动作、下颌骨运动和喉的支持有很大作用。

1）舌骨下肌群：包括肩胛舌骨肌、胸骨舌骨肌、胸骨甲状肌和甲状舌骨肌：各肌的主要作用是降舌骨，为吞咽时不可缺少的动作，还有降喉的功能。

2）舌骨上肌群：也有 4 肌，即二腹肌、茎突舌骨肌、下颌舌骨肌和颏舌骨肌。舌骨上肌群主要作用为提舌骨、降下颌骨，与吞咽作用有很大关系。

5. 颈部动、静脉

（1）颈总动脉：在胸锁乳突肌前缘的覆被下向上后行，全长与颈内静脉和迷走神经同居于颈血管鞘内，静脉在动脉外，神经介于两者之间。颈血管鞘前臂上段有舌下神经降支和舌下神经袢，颈总动脉的后壁和颈交感神经节链、椎前筋膜、椎前肌和颈椎横突前面相贴邻。颈总动脉上 2/3 在前方和颈部蜂窝组织相邻，下 1/3 在前方与气管前筋膜相邻。颈总动脉上行至甲状软骨上缘分为颈内动脉和颈外动脉，局部膨大为颈动脉窦。

（2）颈外动脉：颈外动脉主要供血给颈上部和头部颅外软组织。颈外动脉有 6 个分支，即甲状腺上动脉、舌动脉、面动脉、咽升动脉、枕动脉和耳后动脉。

（3）颈内动脉：颈内动脉可以认为是颈总动脉的续行段，位于颈外动脉后外，向上即转为颈外动脉内侧，贴咽侧壁走行，最后上行经颞骨岩部之颈动脉管入颅。颈内动脉供应脑的血运约 3/5。颈内动脉全程均与颈内静脉伴行，在颈部无分支。

（4）椎动脉：椎动脉起于锁骨下动脉的后上部，上行进入颈$_6$横突孔，椎动脉至颈$_2$椎体水平有 3 个弯曲，分别位于 $C_{2,3}$ 横突间，寰枢侧关节和寰椎侧块之后。椎动脉在 $C_{2,3}$ 横突间向外至寰椎横突孔，显锐角向后并围绕寰枢上关节面的后外侧向内，经寰椎侧块后方进入椎管经枕骨大孔入颅。椎动脉主要供应颈髓和脑后部血运。

（5）颈静脉：自颅底颈静脉孔穿出，和颅内的横窦相续，下行略向前，全程在胸锁乳突肌之覆被下，上段接近颈前三角，下段接近颈后三角，至颈根与锁骨下静脉相汇合成头臂静脉。颈内静脉接受支有岩下窦、面总静脉、舌静脉、甲状腺上静脉、甲状腺中静脉。颈内静脉在呼气时注满，而吸气时排空。颈内静脉损伤时，吸气时空气可以经静脉壁裂隙吸入静脉可造成肺气栓引发严重呼吸困难，过多空气进入心脏，可致死亡。

6. 颈部神经　颈部神经包括脑神经和脊神经。颈部可以看到 4 对脑神经，即舌咽神经、迷走神经、副神经和舌下神经；脊神经形成颈丛神经和臂丛神经。舌咽神经损伤可出现吞咽困难、舌后同侧味觉障碍。迷走神经损伤可以出现吞咽困难、声音嘶哑、说话不清、有鼻音，还有心动过速。副神经损伤时不能旋转头颈和耸肩，舌下神经损伤时可出现舌肌瘫痪和萎缩，伸舌时舌尖偏向患侧。

（二）器械结构

1. 内镜器械

（1）5mm 30°镜头。

（2）成像监视系统。

（3）超声电凝、电切系统。

（4）特制内镜下刮匙、髓核钳和咬骨钳。

（5）抽吸灌洗设备、专用高速磨钻。

2. 经皮器

（1）中空穿刺管。

（2）中空扩大管。

（3）中空保护套管。

（4）中空螺钉。

（5）多种特制刮匙。

（三）手术适应证

（1）$C_{1,2}$ 类风湿关节炎。

（2）先天性颅颈部畸形。

（3）颅底凹陷症。

（4）$C_{1,2}$ 骨折脱位。

（5）寰枢椎原发肿瘤。

（6）寰枢椎结核。

(四)手术禁忌证

(1)活动性感染灶存在。

(2)后部结构压迫脊髓。

(3)脊髓病变。

(4)不能耐受手术者。

(五)手术方法

1. 术前准备

(1)肝、肺、心、肾功能检测:术前必须做肝功能、肺功能和肾功能检测。如有肝、肺、心、肾功能不全,应在术前给予治疗,达到正常的检验值,方可确定手术。

(2)气管推移训练:由于此手术需将气管推移,因此,术前必须做气管推移训练。由于气管移位可以引起呼吸通气功能障碍,或气管受刺激导致呛咳,或长时间牵拉气管可以引起喉部急性水肿等。为使患者术后出现最小的反应和损害,术前气管推移训练显得十分必要。通常每天做 3 次,每次 15 分钟至半小时,气管均需推过中线,维持训练 4~7 天。

(3)术前抗生素应用:常规术前一天应用广谱抗生素,术中带抗生素在麻醉生效后滴注,严格控制以保证围手术期用药的安全性和抗耐药性。

(4)脊髓功能监测:上颈椎手术的风险大,操作难度高,术中减压易导致脊髓神经的损伤,术中必须做脊髓诱发电位监测,以保证手术的安全性。

(5)C 形臂 X 线机定位:麻醉生效后固定头部位置,设定 C 形臂 X 线机的投照角度、球管距离和照射剂量,术前应得到良好的 $C_{1,2}$ 张口位和侧位 X 线片,确定手术的位置所在及螺钉固定的位置。术中不能随意改变 C 形臂 X 线机位置及角度,以免妨碍手术操作质量导致手术失败。

(6)手术器械准备:术前要认真检查和调试内镜的各个部件。检查经皮内固定的各种器械。调试光源系统和摄影监视系统,以保证手术顺利实施。

2. 麻醉　经鼻或口腔气管插管麻醉。上、下磨牙或门牙间填入牙垫,使口腔处于张口位,得到良好的 $C_{1,2}$ 正位像。

3. 体位　头颅牵引下仰卧位。头部中立、颈后垫枕,稍后伸,布胶固定头部,防止术中操作时头颅移动,导致操作意外失误。床头降低 10°,利于 $C_{1,2}$ 的显露和操作。

4. 步骤

(1)左侧 $C_{2,3}$,水平胸锁乳突肌内侧缘做横行切口 10mm,切开浅筋膜后,用直止血钳经颈动脉三角沿血管鞘内缘做钝性分离,C 形臂 X 线透视确定下直达 $C_{2,3}$ 左侧椎前。

(2)退出止血钳,插入内腔可通过 5mm 的内镜的 Troca,置于 $C_{2,3}$ 水平椎前位置后,将 Troca 向 $C_{1,2}$ 处深入。操作过程中,用超声电刀或双极电凝分离,止血周围组织,注意切勿损伤咽后组织。然后注入 0.9% 生理盐水在咽后壁形成一空腔。

(3)导入 5mm 直胫 30°内镜,可以清楚观看 G_2 周围解剖结构。

(4)右侧 $C_{2,3}$ 水平胸锁乳突肌内侧缘同样步骤置入 Troca,导入操作器械,左右两侧相通,在内镜下进行操作。

(5)切开椎前筋膜,暴露颈前肌,认定寰椎前弓、枢椎椎体及 $C_{2,3}$ 椎间盘。用电凝或超声刀切断附着在 C_1 前结节的颈长肌并将其剥离,暴露寰枢椎前弓,左右各约 1.5 cm 以及 C_2

椎体。

（6）确定中线位置并作好标记，切开寰枢椎前关节囊，用超声刀或电凝钩、角度刮匙、高速磨钻彻底清除瘢痕组织、异常骨化组织，暴露 $C_{1,2}$ 侧块关节及齿突畸形骨面。

（7）根据需要，用高速磨头切除寰椎前弓，注意两侧不得超过 1.5cm，磨除齿突尖部或枢椎椎体后缘。

（8）当松解或切除 $C_{1,2}$ 前方组织后，$C_{1,2}$ 间有移动空间，此时在 $C_{4,5}$ 水平右侧经皮插入 2.5min，头部带螺纹的克氏针，在内镜观察和 C 形臂 X 线机监视下，将此针于正中沿齿突轴心线钻入齿突。将克氏针尾部向下牵压，可以使 $C_{1,2}$ 得到满意解剖复位。

（9）经皮或经两侧 Troca 在内镜和 C 形臂 X 线机正、侧位监视下，置入 3.5mm 或 4.0mm 中空螺钉做 $C_{1,2}$ 侧块关节固定。

（10）继续做 $C_{1,2}$ 前方操作直至脊髓彻底减压。然后做前方植骨融合。

（六）术后处理

（1）麻醉清醒后，应持续监测肺通气功能、血氧饱和度，重复监测脊髓诱发电位和神经学检查。

（2）气管插管可以根据肺通气功能和血氧饱和度情况保留 24~48 小时，如果 72 小时内不能拔管可以做气管切开术。

（3）维持颅骨牵引或佩戴颈围或 Halo-vest 架固定。

（4）术后严密观察引流量、色，如有脑脊液漏必须及时处理。

（5）术后严密观察有否咽喉急性水肿迹象，一旦发生应及时处理。

（6）积极选用广谱抗生素治疗并做早期功能练习。

（七）操作注意事项

（1）皮肤穿刺点切口不能过高或过低，穿刺点切口过高被上颌骨阻挡，操作困难；过低操作角度与椎体夹角过大，不能彻底减压脊髓。

（2）操作过程中不能漏水，应及时更换循环水，保持循环水清晰度以避免影响成像质量和操作。

（3）处理椎前组织时，应注意勿用单极电刀或电凝，尤其对咽后壁组织电凝或电切时，严防损伤穿孔。认定两侧颈长肌会合点为中线，向中线两侧剥离不得超过 1.5cm。

（4）寰枢关节前间隙组织松解或切除后，$C_{1,2}$ 有不稳定存在，切勿加压或随意推拉枢椎椎体，以免脊髓或脑干损伤。

（5）切除寰椎前弓或齿突尖部时，菲薄骨壳切勿下压，应用神经钩钩住骨壳，缓慢去除，否则损伤脊髓神经。

（6）寰枢侧块关节螺钉固定时，应严格按照标准角度进行，向外 20°~25°，向上 35°~40°。

（八）并发症防治

1.急性咽喉水肿　全身麻醉插管损伤咽喉黏膜，或术中咽喉壁、气管、食管及周围组织受到长时间牵拉压迫或分离时电凝止血和局部刺激，术后可导致咽喉部剧烈水肿，造成咽喉部通气受阻，甚至窒息。术后一旦发生咽喉急性水肿，应即刻做气管插管或气管切开，保证呼吸道通畅,尽早应用类固醇减轻水肿,严密观察血氧饱和度及肺通气功能。

2. 颈深部血肿　颈部血管密布,术中对颈动静脉的分支进行电凝或结扎后,由于结痂脱落,结扎线滑脱及术后血压回升,创面渗血及引流阻塞,可以形成颈深部血肿。颈深部血肿可以压迫气管造成呼吸困难,口唇发绀,严重者导致窒息死亡。一旦出现颈部血肿,应急诊处理,清除血肿,重新止血。

3. 咽喉壁损伤　咽喉壁组织较薄、较脆,任何强力牵拉或长时间压迫可以产生局部水肿。不正当操作更易损伤咽喉壁。一旦咽喉壁损伤,应该认真探查和修补,即刻由麻醉医师插入一根鼻饲管,术中应用抗厌氧菌抗生素。

4. 食管损伤　经皮做 $C_{1,2}$ 侧块螺钉固定,穿刺针过急滑向中线,使食管皱折而被穿刺针刺伤,或术中钝性钩或电凝损伤食管。术中怀疑有食管损伤,可请麻醉医师将亚甲蓝注入食管帮助辨认有否漏出。术中发现后应及时修补,术后禁食,抗感染治疗。术中未被发现和处理,术后发现食管损伤均为继发感染,应及时酌情进行切开排脓,禁食,抗感染治疗。

5. 霍纳综合征　霍纳综合征是术中对颈长肌分离牵拉时,对外侧颈交感神经干过度牵拉和压迫或电凝止血高热量灼烧交感神经干,术后出现上睑下垂、瞳孔缩小及面部无汗三联征,称为霍纳综合征。一旦发生均为暂时性,术后 $1\sim3$ 周逐渐恢复,术后应用恢复神经药物和类固醇。

二、内镜下经颈动脉三角前路 $C_{1,2}$ 微创技术

由外伤、炎症或先天畸形等因素造成的难复性寰枢关节脱位是上颈椎不稳的外科治疗之难题。经口咽入路松解结合后路内固定融合或前路 Hams 钢板内固定融合均取得良好临床效果,但手术入路的相关问题也同样引人关注。例如经口咽手术感染率高达 31.6%,容易合并颅内感染和败血症,神经损伤,甚至出现瘫痪或呼吸衰竭。常规经颈动脉三角入路,难以达到寰枢椎的广泛暴露及彻底手术。而内镜下经颈动脉前路手术,可避免经口咽入路的诸多并发症,不必广泛组织分离或切断,镜下操作视野广阔、清晰、精确度高、安全性强、操作有的放矢。

(一)器械结构

(1)METRX 镜和专用通道扩张器及连接器。

(2)成像监视系统。

(3)电凝系统。

(4)特制镜下刮匙,髓核钳和枪状咬骨钳。

(5)抽吸灌洗设备,专用高速磨钻。

(二)手术适应证

(1)上颈椎类风湿关节炎。

(2)颅底凹陷症。

(3)颅颈部先天性畸形。

(4)上颈椎骨折、脱位不稳。

(5)寰枢椎原发性肿瘤。

(6)寰枢椎结核伴脊髓受压。

(三)手术禁忌证

(1)明显后部结构压迫脊髓。

(2)活动性感染性病灶存在。

(3)硬膜内病变。

(4)不能耐受手术者。

(四)手术方法

1. 术前准备

(1)术前呼吸功能的检测和训练:术前必须做肺功能测定,检测肺功能对于手术安全性的评估价值尚有争议,但对于患者肺功能状态的筛选性检查是简单、实用的。多数学者认为用力呼气第一秒率(FEV_1)应大于1500mL,最大通气量(MVV)应大于35%,才有手术指征。颈前路手术均需对气管的牵拉,气管移位可以引起呼吸通气受阻、呛咳,长时期压迫可以引起喉头急性水肿等。所以术前必须做气管推移训练,使患者术后出现最小的反应。

(2)围手术期抗生素应用:术前一天开始应用广谱抗生素。术中在麻醉生效后静脉滴注抗生素,严格控制以保证围手术期用药的安全性和抗耐药性。

(3)诱发电位监测脊髓功能:$C_{1,2}$手术操作难度大,术中减压可对脊髓压迫而引发神经损伤症状,因此风险大,术中必须做脊髓诱发电位监测以保证脊髓与脑干处于生理状态,从而保证手术安全性。

(4)C形臂X线机定位:麻醉生效后,必须做C形臂X线机定位,$C_{1,2}$侧位和张口位投照,并设定C形臂X线机的投照角度、球管距离和照射剂量,得到良好$C_{1,2}$张口位和侧位像后,术中不得随意改变标准,以避免妨碍术中的操作,影响手术质量,引起并发症发生。

(5)内镜准备:术前要检查和调试内镜光亮度、清晰度及各部件匹配情况,认真检查各项器械准备情况,以保证手术操作顺利实施。

2. 麻醉　经鼻或经口腔气管插管麻醉。

3. 体位　头颅牵引下仰卧位,头部中立,颈部轻度后伸,胶布固定头部,以防术中活动头部影响手术操作,C形臂X线机投照。床头降低$10°$,利于$C_{1,2}$的显露和操作。

4. 步骤

(1)右侧或左侧甲状软骨上角水平做16~20mm横切口。

(2)切开皮肤、浅筋膜和颈阔肌。

(3)沿胸锁乳突肌前缘切开颈深筋膜,暴露颈动脉鞘。

(4)在颈动脉鞘内侧与脏筋膜、喉与咽的前外侧分离、解剖,到达椎前筋膜。

(5)通过手术切口将内镜专用通道扩张器导入,逐级扩大后,置入内镜工作套管,固定工作套管。在内镜引导下,观察与认定寰椎前弓、枢椎椎体及$C_{2,3}$椎间盘。

(6)用电凝切断附着在C_1前结节的颈长肌并将其剥离,充分暴露寰椎前弓及枢椎椎体(图15-1)。

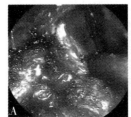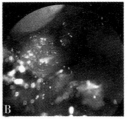

图 15-1 电灼剥离暴露 C$_{1,2}$

A. 切断 C$_1$ 前结节颈长肌；B. 暴露寰椎前弓与枢椎椎体

（7）切开寰枢关节囊，用电凝钩、角度刮匙、高速磨头彻底地清除寰枢椎间的瘢痕组织、异常骨化组织，显露齿突畸形骨面。

（8）用高速磨钻磨除寰椎前弓，注意两侧不得超过 1.5cm，磨除齿突尖部或压向脊髓的枢椎椎体，充分减压脊髓。

（9）恢复 C$_0$、C$_{1,2}$ 的生理解剖位置，然后经皮做 C$_{1,2}$ 侧块关节前路螺钉固定或二期做颈后路固定。根据手术需要，用作进一步减压或前路 C$_{1,2}$ 间植骨融合，最后闭合切口。

（五）术后处理

（1）麻醉清醒后，应持续监测肺通气功能、血氧饱和度。重复测试脊髓诱发电位和神经学检查。

（2）维持颅骨牵引，佩戴颈围或头颅胸支具或 Halo-vest 架固定。

（3）气管插管可以根据肺通气情况保留 24~48 小时，如果 72 小时内不能拔管可以做气管切开术。

（4）严密观察引流量、色，如果有脑脊液漏发生，必须及时处理。

（5）积极选用广谱的敏感的抗生素治疗。

（六）操作注意事项

（1）分离深筋膜后，应仔细保护面神经的下颌支，此支损伤可以导致面瘫，应正规施行逐级扩张操作。

（2）当置入工作套管后，必须在 C 形臂 X 线机监视下，将工作套管口置于 C$_{1,2}$ 关节前方，套管后方与连接杆固定。

（3）内镜下应熟悉镜下解剖和镜下操作技巧。认定两颈长肌会合点为正中线，中线向外剥离不得超过 1.5cm，以避免损伤椎动脉。

（4）高速磨钻切除 C$_1$ 前结节和齿突尖时，切勿下压，以防脊髓和脑干损伤。

（5）C$_{1,2}$ 前侧软组织和骨性组织切除松解后，此时对 C$_{1,2}$ 解剖复位应严格按照操作程序，严密观察脊髓或脑干神经监测之波形，复位应在 C 形臂连续透视下观察施行。一旦解剖复位即刻稳定 C$_{1,2}$，做前路侧块螺钉固定。

（七）并发症防治

1. 颈部血肿 C$_{1,2}$ 解剖位置高而深，颈动脉三角区和 C$_{1,2}$ 周围血管神经密布，暴露切口，常需结扎舌动静脉、面动静脉、舌下动静脉、下颌动静脉及喉上动静脉。由于操作时缝合线不坚固,电凝结痂不坚实,或因电灼面积过广,常因术后强烈咳嗽,局部组织水肿及血压回升,导致缝扎线滑脱,结痂脱落造成急性颈部出血,血肿形成,严重者可以导致气管和咽喉部受压窒息,甚至死亡。一旦出现颈部血肿,应急诊施行探查,清除血肿,寻找出血点,重新止血。

2. 神经损伤 颈动脉三角区入路最常见的神经损伤是面神经下颌支受到长时间牵拉或压迫导致面瘫。术后一旦发现面瘫,应尽早应用神经营养药,激素冲击治疗或物理治疗。一般面瘫于 3~6 个月恢复,也有永久性瘫痪者。其次是喉上神经损伤,主要症状是声门感觉迟钝而造成误吸。其他神经损伤较为少见,也偶尔发生舌下神经、交感神经、膈神经和迷走神经损伤。

3. 咽喉壁损伤 咽喉壁是厌氧菌高度污染区域,组织较薄,长时间手术操作,牵拉或受压可以产生局部水肿,当手术医师操作不慎极易损伤咽喉壁。一旦打开了咽喉壁,应认真探查和修补损伤裂口,由麻醉医师插入一根鼻饲管,术后常规应用抗厌氧菌的抗生素。

4. 急性咽喉水肿 咽喉壁、气管、食管及周围组织手术时受牵拉、压迫和局部刺激,术后咽喉部水肿剧烈,容易导致通气障碍,甚至窒息。术后应严密观察血氧饱和度及呼吸道通畅,尽早应用类固醇以减轻水肿。应尽量减轻和减少咽后壁刺激。一旦出现急性咽喉水肿导致窒息应即刻做气管切开或延长插管留置时间,待水肿消退后再拔管或封闭气管套管。

5. 脊髓神经损伤 手术操作粗暴或解剖不熟悉,可以导致脊髓损伤。当高速磨钻磨除 C_1 前弓和 C_2 椎体时,应掌握磨除深度和磨钻速度,齿突尖部或椎体后缘磨除后,菲薄的骨壳不得下压,以免脊髓受压损伤。当 $C_{1,2}$ 关节面瘢痕组织切除后或 C_1 前弓或齿突切除后,C_2 椎体即有明显移动感,过度过多整复可以损伤脊髓。一旦脊髓神经损伤,术中立即应用甲泼尼龙冲击疗法,术后继续应用神经营养药物。

6. 脑脊液 漏未留意之神经根袖或硬膜撕裂伤均可导致脑脊液漏。术中发现后应给予修复。术后切口有渗出者,应采用局部加密缝合外加沙袋压迫,仍有渗漏者,采用腰部穿刺留置管引流脑脊液,以 10~15mL/h 的速度引出,待颈部脑脊液痊愈后一周,将腰椎留置管拔除。如果仍不能控制,须做腰-腹腔分流术。

7. 感染 浅表感染较易控制,深部感染较为严重,大多需要切开引流冲洗,波及蛛网膜下隙炎症,应按化脓性脑膜炎给予处理。

三、显微内镜下颈前路减压植骨内固定术

Metrx 是一种经后路椎板间隙腰椎内镜手术系统,在显微内镜(MED)辅助下,通过 1.5cm 的工作通道完成全部手术操作,被誉为微创与腔镜脊柱外科密切结合。借助此项技术应用到颈椎前路减压植骨融合内固定,这是近年来颈椎外科工作者的一项新的创举。为此有不少学者努力探索采用显微镜下经颈椎前路手术取得了非常好的手术效果。Roh 和 Buke 等 2000 年在 4 具尸体同一颈椎节段的两侧,分别采用 MED 技术和传统开放式手术,对颈椎板咬除的程度、神经根减压范围及小关节突切除进行比较,实验结果证明 MED 技术可行,可适用颈神经孔狭窄和极外型颈椎间盘突出。Adamson 等 2001 年将 MED 后路颈神经孔减压成形术用于单侧神经孔狭窄或外侧颈椎间盘突出以致神经根性疼痛患者,临床应用结果令人满意。Pimenta 等对接受 METRX 颈椎手术的 65 例患者的技术可行性、融合情况、再次手术率和手术结果进行前瞻性评估。结果表明,后路 METRX 椎间孔切开减压术(36

例)明显减少组织损伤和术后疼痛,患者所需强力止痛药和消炎药显著减少,康复时间相对缩短。前路 METRX 颈椎手术(29 例)无融合器松动、沉降,损伤小,效果肯定。国内周跃于2001 年、刘忠军于 2003 年、郑燕平于 2004 年等分别应用 Metrx 技术做单节段颈椎前路减压植骨融合内固定术,取得良好临床效果。

(一)手术器械

(1)显示监视系统由镜头、显示器、冷光源、摄像机和录像机组成。

(2)1.5cm 内腔的圆形手术通道。

(3)专用配套手术器械包括各种型号枪钳、髓核钳、刮匙、剥离器、神经拉钩及吸引管等。

(二)手术适应证

(1)$C_3 \sim C_6$ 退行性颈椎疾病伴节段性颈椎不稳者。

(2)单间隙的颈椎间盘突出压迫脊髓伴同节段的颈椎不稳者。

(3)创伤性颈椎半脱位或全脱位经闭合复位后需行颈椎稳定重建者。

(4)创伤性单节段颈椎间盘突出压迫脊髓,需手术减压或稳定性重建者。

(三)手术禁忌证

(1)需行双节段颈椎间盘减压者。

(2)C_2、C_3 节段颈椎间盘突出或不稳者。

(3)需行颈椎体次全切除跨节段颈椎钢板内固定者。

(4)颈椎后纵韧带钙化或严重颈椎间盘钙化者。

(5)长期服用镇痛药物、凝血功能较差者。

(6)颈椎间隙严重狭窄而头颅牵引难以牵开者。

(7)常规颈前路手术的禁忌证。

(四)术前准备

1. 气管推移训练 Metrx 颈前路手术的术前准备与常规颈前路手术基本一致。尽管 Metrx 颈前路手术切口小,手术工作通道比较固定,对气管、食管牵拉少,但是术中因诸多原因而需转换手术方式,所以气管推移训练还是必需的。因此而减少术后咽喉疼痛和吞咽困难,防止急性咽喉水肿和气管痉挛所致的呼吸困难。

2. 术前 C 形臂 X 线机定位 精确的手术定位监视是保证手术安全成功的关键。为确保手术安全,术前头颅牵引并在 C 形臂 X 线机下确定牵开程度,调整颈椎正常解剖序列和生理前曲度,并用布胶带固定好头部。Metrx 颈前路手术许多关键操作步骤都需在动态监控下进行和完成,术前应正确标定手术节段,确定工作通道位置是否得当(工作通道口与颈前缘影像正好相接)。

3. 认真选择内置物 Metrx 颈前路手术对内置物要求较高,术前应根据影像学资料,认真选择内置物,应充分准备各种型号规格、形态和不同材料的内置物,使术中有足够的选择余地,以便手术成功。

4. 主刀与助手默契配合 Metrx 颈前路手术视野小,操作空间狭窄和手眼分离的操作方式,要求手术者应具有丰富的颈前路手术操作经验和解剖知识,且应有较好的内镜手术经验。助手应认真掌握内镜下特殊手术设备和器械,确切做好镜下配合,这对完成 Metrx 手术最为关键。

(五)手术步骤

(1)麻醉气管插管麻醉或局部神经阻滞麻醉。

(2)体仰卧位。

(3)操作步骤

1)头部固定:头颅牵引下,肩部垫薄垫,头稍后伸,术前以 C 形臂 X 线机监测定位。

2)取右侧胸锁乳突肌前缘横切口 1.5cm,切开皮肤、皮下组织、颈阔肌、双极电凝止血。沿胸锁乳突肌前缘钝性分离,将胸锁乳突肌和颈动脉压向外侧,气管、食管推向内侧,直至颈椎前面。

3)将导针插入颈椎间隙 C 形臂 X 线机定位。确定间隙后,沿导针逐级扩张套管,固定工作通道。连接显示及摄像系统,调整焦距及视野位置。长柄手术刀和剥离器剥离椎前软组织及前纵韧带,双极电凝止血,显露颈纤维环。

4)用髓核钳咬除大部分颈椎间盘,用小咬骨钳或长柄小骨凿凿去上位椎体下缘唇状骨质以扩大病变间隙,用多种型号刮匙去除残余的椎间盘组织直至椎体后缘(图 15-2)。用刮匙刮除相邻椎体软骨终板后,采用椎间融合器融合或固定。但注意保留软骨下骨性终板。

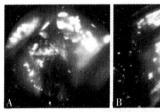

图 15-2 切开颈椎间盘

A.摘除颈椎间盘;B.刮除上下终板软骨

5)适度增加头颅牵引重量或采用微型撑开器扩大病变椎间隙。用微型咬骨钳去除椎体后缘骨赘和压迫物,必要时切除后纵韧带,彻底减压脊髓神经。

6)C 形臂 X 线机透视下测量和确定椎间隙高度,选择合适自体髂骨块做椎间植骨。

7)椎间植骨完成后,选用合适长度的钢板,7 号缝线从钢板一侧螺孔贯穿,以防钢板滑脱。垂直将钢板送入操作套管内。钢板覆盖在椎间植骨处,C 形臂 X 线机透视下,钢板居中,然后将螺钉拧入,完成钢板螺钉固定。

8)冲洗切口,退出工作套管,放置引流管,缝合创口。

(六)操作注意事项

(1)术前定位:C 形臂 X 线机术前作正位、侧位投照,准确定位手术节段,并给予标志。

(2)工作通道的位置应避开颈动脉,在颈动脉鞘内侧上、下划动,到达颈椎体后,逐渐向中线移,这样可以避免食管和气管的损伤。

(3)C 形臂 X 线机监控下确定工作通道口位于颈椎正前方,不得偏移,以防操作时损伤椎动脉,或内置物偏移。

(4)用刮匙和髓核钳清除椎间盘和上下软骨终板时,注意不能破坏骨性终板,不能失手下压以免损伤脊髓神经。采用高速磨钻时,不能干磨,以免产生高温灼烧脊髓以及时用水冲洗降温。

(5)当切除后纵韧带时,注意分离与硬膜间的粘连,动作不得粗暴,以免撕破硬膜或损伤脊髓如果粘连严重,不必强行剥离,仅做后纵韧带切开。

(6)脊椎内有非常丰富的血管网,手术时常有出血,影响视野,必须采用双极电凝止血,严禁使用单极电凝。必要时用蛋白吸收性明胶海绵止血或"速凝纱"止血。

(7)颈前路钢板固定时,应注意钢板置入居中,长度合适螺钉角度正确,这些操作必须在C形臂 X 线机监控下进行,不得疏忽。

(七)术后处理

(1)常规观察生命体征。

(2)注意呼吸通畅,如血氧饱和度监测,必要时吸痰给氧。维持氧饱和度在96%以上。

(3)颈椎佩戴颈围制动,鼓励术后深呼吸,在床上功能锻炼。

(4)术后 2~3 周,佩戴颈围下地活动。

(八)并发症防治

1. 颈动脉穿刺伤　穿刺针误伤颈动脉,即刻退出穿刺针,手指压迫颈动脉数分钟,见无出血,再行穿刺。

2. 食管穿刺伤　穿刺针偏中线,易损伤食管,虽然我们没有遇到,但必须引起重视。

3. 椎动脉损伤　摘除颈椎间隙偏向侧方,髓核钳夹太深太偏外,以致损伤椎动脉。一旦发生椎动脉损伤,必须立即停止手术,采取应急措施,压迫椎侧椎动脉,填塞吸收性明胶海绵及出血纱布或结扎椎动脉。

4. 脊髓损伤　由于操作失误下压,或切除后纵韧带时致伤,或螺钉过长,或过度牵拉撑开椎间隙,均可损伤脊髓神经。术前、术中应实行脊髓诱发电位监测脊髓。一旦发生波形改变,立即停止手术。明确的脊髓损伤,术后应行脊髓损伤常规治疗。

四、内镜下颈后路微创技术

传统的颈后路颈椎手术由于切口大,软组织剥离多,出血多,术后导致颈部疼痛和颈肌痉挛现象已有报道。后路广泛切除椎板,术后易引起"鹅颈样"畸形。为避免大切口和术后并发症,微创开窗椎板或椎间孔切开治疗一侧椎间盘突出或椎间孔处骨赘压迫神经根已广泛应用。Williams 于 1983 年开始在手术显微镜下做椎间孔切开术。Aldrich 和 Hudgins 分别于 1990 年在手术显微镜下做椎间盘切除术。Smith 于 1997 年研制并首次报道后路显微内镜(MED)进行腰椎间盘摘除手术,完美地将传统开放手术方法与现代微创内镜技术相结合。Sung 于 2000 年首先采用后路椎间盘镜技术在尸体研究经颈后路的可行性和优越性。2001 年 Adamson 报道了临床应用结果。Burk 与其同事于 2002 年更加明确地提出了颈后路内镜技术的适应证和操作技术要点。池永龙于 2003 年在内镜下做颈后路手术取得了满意疗效。

(一)应用解剖

颈椎的后方骨结构与胸腰椎不同,椎弓根短而细,与椎体后外缘呈 45° 相连接,上、下缘各有一较窄的凹陷称为颈椎上切迹和下切迹。相邻两个椎骨上、下切迹形成椎间孔,有脊神经和伴行动脉通过。颈椎椎板窄长而薄。上位椎板下缘向后翘起,有覆盖下位椎板的趋势,其前面有黄韧带附着,当黄韧带肥厚或松弛时,可突向椎管压迫脊髓,尤其是颈部后伸时更为明显。

颈椎横突短而宽,较小,中央部有椭圆形横突孔,5mm×5.5mm,内有椎动脉通过。横突孔横胫与椎动脉有明显相关。

关节突分为上关节突和下关节突,左右各一,呈短柱状。关节面较平坦,表面有透明软骨覆盖,向上约呈45°倾斜。关节突前方直接与神经根相贴,因此该处增生、水肿、松动与脱位时,神经根很易受累。

颈椎椎管前壁为椎体、椎间盘和后纵韧带,后壁为椎板和黄韧带,侧壁为椎弓根。横断面为三角形,内纳脊髓。颈$_1$管腔最大,约3cm,其中脊髓占1/3,齿突占1/3,另1/3为空间缓冲间隙。颈$_3$管腔最小,自此向下管腔逐渐增大。椎孔矢胫约(15.47±1.11)mm,横胫为(22.58±1.22)mm。颈$_{12}$横胫小于16～19mm为颈椎椎管狭窄。

当颈轻微弯曲时,从中线上脊柱棘突较易触摸,其棘突特征为:颈$_2$比颈$_{3,4}$长而大。颈$_{2～5}$棘突通常是分叉的。颈$_6$棘突通常也是分叉的,但比C$_5$相对短和细。颈$_7$不分叉但较胸$_1$突出。

颈椎的静脉较为丰富,分为椎管内和椎管外两个静脉丛,两者有广泛的吻合支和交通支。椎管内的静脉丛由4条纵向静脉组成,两条在硬膜外胫前外侧,称为前纵窦,两条在硬膜外腔后外侧,称椎静脉网。椎管外静脉丛绕于椎体周围,通过椎静脉与椎内静脉丛彼此相互吻合。

脊神经位于脊髓两侧,颈脊髓段共8对,脊神经的前根和后根在椎管内向椎间孔延伸,并在椎间孔处合为颈髓神经。上4对脊神经根较细小,下4对较粗大。神经根均较短,近水平方向行走。在颈髓神经根由脊髓发出至穿出椎间孔的行程中,任何解剖结构的变化均可使其受到压迫或刺激。脊神经穿出椎间孔后即分3支:前支、后支和脊膜支。脊膜支在脊神经分为前支和后支之前发出,逆行经椎间孔进入椎管,称为窦椎神经。

(二)手术适应证

(1)侧方椎间盘突出压迫神经根产生相应的根性症状和体征者。

(2)骨赘压迫神经根产生相应的根性症状和体征者。

(3)椎间盘或骨赘压迫椎间孔处神经根,产生相应根性症状和体征,经保守治疗无效者。

(三)手术步骤

1. 麻醉　经口或鼻气管内插管麻醉,或局部神经阻滞麻醉。

2. 体位

(1)俯卧位:应具备严格的可调节的颈椎固定架,使颈椎处于轻度屈曲以更加充分暴露椎板间隙,同时要防止眼睛及其他敏感面部器官的压力过大,且减少腹部的压迫,保持足够的通气量。

(2)侧卧位:若病态肥胖或伴有通气量减少的患者可以采用侧卧位,使颈椎保持轻度屈曲位,头颅牵引一直保持颈椎稳定。下方肢体应在腋部垫高,以防肢体血流受阻。

3. 手术操作

（1）以 C_2 或 C_7 棘突为定位骨性标志,计算上下椎体节段,再以 C 形臂 X 线机正确定位。以目标椎间隙为中心做纵向正中切口 1.6~2cm。

（2）中线切开浅筋膜至颈部韧带—斜方肌、菱形肌和肩胛提肌的脊柱附着点。防止棘上韧带和棘间韧带复合体的损伤。

（3）沿中线边缘分离深层筋膜一般不会导致出血,首先插入最细套管,逐级扩大,并插入最后一根套管,最后沿扩大管插入工作套管。以自由臂坚强固定工作套管,连接显示及摄像系统,调节焦距及视野位置,再次透视确定手术间隙。

（4）小心分离,避免穿透黄韧带损伤脊髓,继续向侧面分离直至暴露同侧关节突关节。此时,因在椎板间隙、关节突关节及关节突关节囊周围软组织附近有较多血管,易出血,电凝止血时应注意不要破坏关节突关节的关节囊。

（5）在内镜下,利用高速磨钻（M8）在椎板的外侧和关节突关节内侧缘之间切除部分椎板和关节突关节内侧 1/3~1/2,形成一个卵圆形或圆形的开窗。

（6）首先去除上节椎板后外侧部分及下关节突的内侧部分,再去除上关节突的内侧部分及下椎板侧角连带椎弓根的内侧面。神经根恰位于椎弓根的正上方和上关节突的下方。

（7）在黄韧带的侧缘正下方的疏松组织中有硬膜外静脉,应仔细切开黄韧带,可以安全暴露脊髓硬膜的外侧部分。常以硬膜外侧缘做解剖标志,进一步沿神经根入椎间孔处进行分离。

（8）分离暴露椎弓根内侧面和椎管底部,分清硬膜外侧和椎体后外侧之间的硬膜外间隙,向上分离,从而暴露椎间盘。为了避免对神经根的机械性压迫,去除椎间孔后壁,进一步切开下关节突,从而可直视上、下椎弓根和触及椎间孔外侧长约 5mm 的神经根。

（9）致密的根袖神经旁的粘连是造成神经根在椎间孔位卡压的常见原因,必须仔细应用双极电凝将神经根从骨性椎管中游离出来。此时可确定突出的椎间盘及其下方骨赘的位置。

（10）椎间盘碎块常通过纤维环和后纵韧带突出压迫硬膜囊或神经根,将神经根向上或向下牵开,用小型颈椎髓核钳及其他器械将突出的椎间盘切除。突出的椎间盘碎块通常是多个,位于神经根的前上或前下或神经根腋部,位于神经根头侧比尾侧常见。切记该入路不宜进入到椎间盘间隙中,否则将引起脊髓或神经根的损伤。

（11）当充分减压后,神经根袖中会充入脑脊液,神经根袖随脑脊液的搏动而扩张。

（12）用双极电凝或吸收性明胶海绵彻底止血冲洗创口后,用一片湿润的吸收性明胶海绵或脂肪组织填塞手术区消灭无效腔,镜下仔细止血后,缝合创口,留置引流管。

（四）术后处理

（1）术后严密观察创口局部引流量、颜色。如出现引流血量突然增加,或出现新鲜血液或出现局部组织肿胀,应视为有活动性出血存在以及时探查创口。若引流液澄清、量多,为脑脊液漏存在,必须早日拔除引流管,局部加强缝合或用加压沙袋。

（2）保证麻醉复苏后呼吸道通畅,术后至 72 小时内应严密观察咽喉部有否水肿、多痰及呼吸急促、窒迫等现象,一旦发现应及时处理。

（3）术后应立刻佩戴颈围 3~4 周。

（4）术后使用足量抗生素以防感染,应用适量类固醇以减轻水肿。

(5)应尽早做术后功能锻炼,防止肺炎、泌尿系统感染、深静脉血栓等形成。

(五)操作注意事项

(1)暴露和分离椎板间隙时,尽量避免损伤棘上韧带、棘间韧带复合体,尤其在深层避免进入椎管损伤脊髓。

(2)切开椎板-椎间孔时,在任何情况下不能切除关节面的 50%以上。

(3)暴露硬膜、脊髓、神经根时,位于椎间孔内神经根周围的神经旁静脉丛或椎管外侧的硬膜外静脉丛,禁用单极电凝止血,电凝止血时千万小心,因为热和电对神经根或脊髓外膜的损伤会导致术后肢体麻木、感觉障碍、疼痛或轻瘫。所以电凝的电流量控制最低位,一般出血可以用吸收性明胶海绵或蛋白吸收性明胶海绵和棉片敷贴压迫止血。

(4)暴露神经根后,用小神经剥离器牵拉拨动神经根,如果出现相应支配肌肉的即刻收缩,这种"诱发反应"可作为术中运动神经根损伤的先兆,提醒手术医师应避免损伤神经根。

(5)突出椎间盘大多位于神经根前方,有时位于前下方或腋部,不能强行牵拉挑拨神经根以免损伤。切除突出椎间盘时,不要从椎间孔入路进入到椎间隙,因为此入路不适宜进入椎间隙,极易损伤脊髓和神经根。

(6)从椎间孔前侧突入的椎体上的骨赘常常伴有致密的神经周围纤维组织粘连,以至于使神经根粘连于骨性椎管的侧壁。在去除骨赘前,应用小的钝性神经剥离器仔细分离粘连,在此区域内去除骨赘应在直视下进行。若骨赘确实为前侧看不到,则仅限于后路减压。对于沿椎间隙硬膜囊前方的较硬骨赘,不建议手术去除。

(六)并发症防治

1. 脊髓损伤　手术按操作程序进行,企图切除椎间盘或位于椎管和神经根前侧的骨赘,可导致脊髓损伤造成四肢瘫。手术时术者不慎将器械穿透黄韧带进入椎管可造成脊髓损伤,或在椎板切开去除骨组织,分离粘连组织,强行在椎管内伸入器械从而易造成脊髓损伤。所以镜下手术操作必须主刀和助手密切配合,动作轻柔,手-眼轴配合默契,避免过大过猛的操作动作。一旦有脊髓损伤,术后应用甲泼尼龙 30mg/kg 冲击治疗,休息 45 分钟,后以 5.4mg/(kg·h)维持 23 小时。并辅助神经营养药物治疗。

2. 神经根损伤　切除椎间盘或骨赘时,过度牵拉神经根而损伤之,或因电凝止血的热和电流损伤神经根,或因分离粘连组织而导致神经根撕裂最为严重的是误切神经根。一旦发现神经根断裂,必须做神经根修复。术后应用恢复和营养神经药物辅助治疗,并严密观察神经功能恢复情况。

3. 脑脊液漏　由于未留意之神经根袖或硬膜撕裂或不正确硬膜或神经袖的分离或修补而导致脑脊液漏。严重渗漏不愈者,应采用腰部穿刺留导管引流脑脊液,待颈部脑脊液漏痊愈后一周,再将腰部穿刺留置导管拔除。

4. 椎动脉损伤　椎板-椎间孔切开,过于偏外,而损伤椎动脉。一旦损伤椎动脉,需及时填塞棉片、吸收性明胶海绵压迫,暂时性止血,同时扩大创口,解剖暴露椎动脉,给予结扎。

5. 硬膜外血肿　老年患者动脉硬化,严重椎管狭窄,常遇到难以控制的硬膜外静脉丛出血。术中止血不充分,而导致硬膜外血肿。一旦诊断明确,需做急诊清除血肿。

6. 感染　表层切口感染,可以排脓换药,加强抗生素应用,深部椎旁或硬膜外切口感染,必须敞开切口引流,选用敏感抗生素,足量应用。

第二节 内镜下颈胸段微创技术

颈胸段的疾病诊断较为困难,容易漏诊和误诊,有时直到疾病进展到晚期才被发现。Evans 报道 14 例颈胸段脱位,2/3 患者在入院时没有及时诊断,因为普通 X 线片在颈胸段的投照较为困难,图像显示不清晰。近年来随着 CT 三维重建和 MRI 在临床上广泛应用,颈胸段疾病发现率有所提高,颈胸段手术开展也随之增加。

临床上引起脊髓压迫的绝大部分病变如肿瘤、感染及退变性疾病都来自脊髓前方,手术方式逐渐从后方或侧后方转向为前方,直接减压植骨内固定。由于颈胸段前方有胸骨柄、锁骨和肋骨遮挡,颈胸段脊柱生理曲度从前凸转向后凸之衍行处,椎体前方毗邻主动脉弓及其他大血管、喉返神经、胸导管、交感神经链及气管和食管,造成颈胸段暴露困难,手术危险性大,手术难度增加,颈胸段手术显露是脊柱外科的难点之一。

尽管颈胸段解剖复杂,学者们提出许多颈胸段的手术入路,尽早解除各种原因导致脊髓压迫及脊柱后凸畸形,并重建颈胸段脊柱稳定性。年 Robinson 和 Smith 首次提出颈前方做颈椎间盘切除,1976 年 Fielding 等提出低位下颈椎前方入路,Bailey 和 Badgley 等认为右侧入路可以避免损伤胸导管,术中可以暴露右侧喉返神经从而发现各种变异并避免损伤;Southwirk 和 Rohinson 等学者倡议左侧入路,避免暴露喉返神经从而减少损伤机会。此手术入路损伤小,恢复快,不影响肩关节功能。缺点是下位椎体暴露有时比较困难,多数情况下只能暴露到 T_1 和 T_2,偶尔可以到 T_3 椎体,术野窄而深,还有喉返神经、胸导管和食管损伤的危险。1957 年 Caurhoix 和 Binet 首先采用全胸骨劈开入路治疗胸椎结核,对 $T_{3\sim5}$ 暴露较好。此术式创伤大,易损伤血管神经,许多学者提出改良手术入路,从劈开全胸骨改为劈开胸骨柄,其中劈开胸骨柄的方法各家不一。1982 年 Johnson 等提出锁骨上入路,Standefer 等报道经正中劈胸骨,离断锁骨内侧半,暴露颈胸段,1984 年 Sundaresan 等经 T 形劈开胸骨和锁骨技术。1986 年 Lesoin 等对 Sundaresan 的手术入路又进行改进,保留胸锁乳突肌在胸骨柄和锁骨上的附着点。切除双侧锁骨和胸骨柄的上部,暴露其后方结构,切口由 T 形改为斜形,保留呼吸肌。1991 年 Kurz 等对此切口又做改进,不切开胸骨柄,但切除锁骨内 1/3,即可暴露颈胸段。1999 年 Sar 等提出一种保留胸锁关节的胸骨柄和锁骨切开术。还有许多学者,经胸腔入路(经右侧肩胛骨下)。Rosenthal(1994)在显微镜下摘除胸椎间盘手术,19% 年又报道胸腔镜下做胸椎转移性肿瘤切除术。Dirkman(1996)报道 $T_4 \sim T_{12}$ 之间胸腔镜下技术。2001 年 Huer 等采用了经内镜进行颈胸段手术,利用 Srriith-Rohinson 方法治疗两例脊柱转移性肿瘤患者,钝性分离胸骨柄的后缘,将内镜置于 10mm 的套管中,一个在胸骨柄之上,另一个穿过第二肋间隙。暴露上纵隔,从左侧分离,在食管和气管的内侧,在无名静脉和头臂静脉的远侧,颈总动脉和颈内静脉的侧方进入。均可通过此入路暴露,且轻松完成 T_1 和 T_2 椎体切除,继而暴露后纵韧带,脊髓得到充分减压,局部植骨。国内学者信效堂等均报道了颈胸结合部疾病解剖学的研究和临床应用。

脊柱颈胸段的前路手术入路已有许多学者进行了探索,并已取得可资借鉴的经验。采用颈椎左侧斜切口入路,结合改良的劈开胸骨柄的手术入路能基本完成对 T_3 和 T_4 椎体的暴露。对颈段长瘦者,可不劈胸骨柄入路。内镜入路手术,当操作技术熟练时,正确选择适应证,无疑是一大创举。

一、应用解剖

颈胸段上端为骨性胸廓的上口。上口由后向前倾斜,横胫为 10rm,矢状胫为 4.5～5.0cm,后界为第一胸椎椎体,前界为胸骨上缘,两侧是由后斜往前下之第一肋弓,后界较前界高出约 4cm。上口较窄且坚固,虽然参与胸、颈和上肢间的重要组织能予以保护,但面积较窄,一旦有病变时,无充分余地。

颈胸段为颈椎前凸与胸椎后凸的衍行之处,解剖结构复杂。胸廓上出口从前向后有:锁骨下静脉、颈内静脉、膈静脉、迷走神经、锁骨下动脉、颈总动脉、喉返神经、颈$_8$胸$_1$神经、交感神经链、星状神经节和胸导管。

脊柱颈胸段解剖复杂,显露困难,藤红林等通过术前 MRI 检查提出颈胸手术角的概念。利用 95 套 MRI 片,男 52 例,女 43 例,平均年龄 46 岁,采用 Sim 工作站,AW3.1 版本软件测量胸骨上切迹向后水平延长至相应椎体前缘的距离(AO)和对应的椎体或椎间隙。AO 线即代表在不进入胸廓入口的情况下最尾端能够到达胸椎椎体的位置。另外,将 C$_7$、T$_1$ 椎间盘前缘中点与胸骨上切迹做一连线(BO 线),以胸骨上切迹为中心,测量其角度大小及 BO 线距离。此角称为颈胸角(CTA)。95 例脊柱颈胸段 MRI 测量,还测量了胸骨角平面向后水平对应的胸椎椎体。

从胸骨上切迹至后方脊柱的水平距离(AO 线)男、女之间有统计学意义,男性大于女性的胸廓入口前后胫。AB 线男性平均为(43.61±8.36)mm,女性为(38.62±10.11)mm,男、女之间有显著性差异。AB 线的长度结合病灶的范围和采用内固定的方式,判断术中所需钢板可能长度,AB 线长度男性大于女性。CTA 角平均为 47.64°,两性之间无统计学意义。AO 线相对应的椎体水平位置在 T$_3$,其次是 T$_{3,4}$ 间隙。胸骨角所对应的水平以凡为最常见,其次是 T$_4$ 和 T$_{4,5}$ 间隙。藤红林提出:术前借助于影像学检查,结合患者的颈胸角和病灶之间的相互关系,如果病灶位于颈胸角之上,可采用低位下颈椎手术入路;如果在颈胸角之下,同时又在胸骨角平面之上,可采用低位颈椎手术入路结合劈胸骨柄手术入路;病灶在胸骨角之下,可采用高位胸肩胛下的手术入路。

二、内镜与专用器械

(1)5mm 30°显微内镜。

(2)成像监视系统。

(3)电凝系统。

(4)特制镜下刮匙、髓核钳、枪状咬骨钳、各种剥离器和神经拉钩。

(5)抽取灌洗设备和电动钻、锯等。

(6)XTUB 专用通道扩张器及连接器。

三、手术适应证

(1)颈$_7$～胸$_3$ 骨折伴不全性脊髓损伤。

(2)颈$_7$～胸$_3$ 骨肿瘤(良性、恶性或单发骨转移瘤)。

(3)颈$_7$～胸$_3$ 骨感染(结核病灶破坏后凸畸形伴脊髓受压)。

(4)颈$_7$～胸$_3$ 椎间盘突出症。

四、手术方法

(一)术前准备

1. 影像学检查　术前 X 线摄像 CT 扫描和 MRI 检查是必需的。X 线片正位投照,可以显示颈胸段椎体的病变。CT 断层扫描,根据特定位,可以了解胸廓出口形态、大小、胸骨柄至椎体间距离及胸椎椎体、椎弓根椎管形态。同时还可以观察病灶及周围组织的变化。MRI 扫描了解脊髓神经及矢状面上胸骨上切迹至椎体间距离,颈胸角及胸骨角水平至椎体的距离等。这些数据可以提供手术入路和内固定方式的临床选择,制定手术治疗方案。

2. 手术器械准备　术前必须仔细检查各种手术器械的操作性能和完整性。尤其对内镜系统的检查更为重要,选择各种规格的镜下操作器械与普通胸腔操作器械及各种内固定器材。

3. 术前告知患者知情同意　由于颈胸段周围解剖结构复杂,操作风险大,难度高,颈胸结合部位置特殊,重要血管、神经密布,有可能术中出现不可预料并发症,所以要如实将此技术的安全性、科学性、实用性和相关并发症及预后告知患者及患者家属,取得患方同意和支持,才能安全开展此项手术,避免术后医疗纠纷和法律纠纷。

4. 术前定位　颈胸结合部位置特殊,由颈前曲衍行为胸后曲,位置深,X 线透视被肩关节遮挡,难以得到良好的侧位图像,所以术前应多方位透视。正确、准确的定位,是手术成功、避免定位错误的关键。术前设定 X 线投照的角度、高度、照射强度及有关改变的各种参数,术前必须做好记录和标志。术前安装脊髓诱发电位监测,是维持脊髓神经的生理状态、提高手术质量和防止并发症发生的重要保证。术前仔细、正确测量 CT 及 MRI 显示的胸骨上切迹至胸椎的距离、颈胸角度等,选择准确的入路。

(二)麻醉

经鼻或口腔气管内插管麻醉。

(三)体位

仰卧位,肩胛部垫以薄型海绵垫使两肩部稍提高,颈部稍伸展,布胶带固定头部,防止头部在术中改变位置而影响定位和操作。两肩部用布胶带向下牵引而固定,使两肩下垂后伸位。在体表上绘出胸骨上切迹、两侧锁骨头及胸骨柄的位置。

(四)步骤

(1)在胸骨上切迹向左上稍偏斜作 4cm 切口,切开皮下组织和颈阔肌,于胸锁乳突肌内侧缘与气管、食管之间分离至脊柱。若甲状腺下动脉阻挡予以结扎,同时注意保护胸导管。

(2)钝性分离胸骨柄后缘并向外分离至第二肋间隙,在第二肋间隙胸骨柄旁做一 10mm 皮肤切口,经切口插入内镜套管,注意勿伤胸廓内动静脉。在肺尖及上纵隔之前于食管、气管与颈总动静脉鞘之间分离解剖,达到 $T_3 \sim C_7$ 部位。

(3)同样方法在对侧第二肋间隙置入内镜套管和显微内镜。

(4)在胸骨柄上方胸锁乳突肌内侧面之切口,逐级置入扩大套管,最后插入工作套管,将工作套管口对准手术椎体,自由臂连接工作套管并固定,然后扩张 XTUB 工作套管,连接光源。

(5)第二肋间二个套管均可任意放置内镜、吸引器或操作钳。通过 XTUB 工作套管,主刀可以直视或观看监视器进行手术操作,可以清晰暴露椎体、椎间盘及深面的纵韧带。

（6）在内镜监视下或直视下，可以安全地做椎间盘摘除、椎体切除，彻底减压脊髓。

（7）充分减压后，可以做上胸椎椎体重建，可以大块髂骨块或肋骨条或钛网或人工椎体支撑也可以前路钢板螺钉内固定（图15-3）。

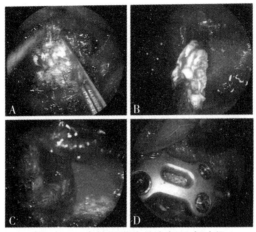

图15-3　内镜下颈胸结合部手术过程

A.内镜下切开纤维环；B.摘除髓核；C.切除上、下终板和软骨；D.椎间植骨钢板螺钉内固定

（8）原第二肋间隙切口可以放置负压引流管。

五、术后处理

（1）术后严密观察颈胸部有否水肿、血肿及气肿。注意血氧饱和度是否正常，保证术后48小时内呼吸通畅。

（2）严密观察切口引流量、颜色，如出现引流量突然增加，周围组织突然肿胀或引流管有新鲜血液出现，应视为创口有活动性出血，应及时探查创口。若引流液澄清、量多，可视为脑脊液漏存在，必须早日拔除引流管，局部加强缝合或加压沙袋，持续观察。

（3）注意两肺呼吸音，如发现一侧肺有呼吸音减弱，应及时摄胸片检查，除外肺尖损伤，胸膜损伤所致气胸或血胸。一旦发现气胸和血胸应及时处理。

（4）应用足量抗生素以防感染，适量类固醇应用以减轻水肿。

（5）尽早做功能练习，防止肺炎、泌尿系统感染、深部静脉血栓形成。

六、操作注意事项

（1）切口选择正确与否至关重要，3个切口应形成一个"△"，第二肋间两个切口可以任意换位，以保证充分暴露 $C_7 \sim T_3$ 范围。

（2）左侧胸锁乳突肌内侧缘入路，应充分注意保护喉返神经、胸导管。同时应避免损伤肺尖胸膜。经胸廓入口由上而下看到后胸壁、星状神经节和上胸椎椎体。

（3）经肋间隙入路，由下而上，应避免损伤锁骨下动、静脉，颈总动、静脉及肺尖胸膜可以看到后胸壁、上胸椎椎体和下颈椎。由于上胸段后凸，经肋间隙由下而上手术操作，恰好与上胸椎椎体相垂直，对切除胸椎间盘、椎体及重建固定均很顺手。

（4）当暴露胸骨上切迹切口后，在胸骨后仔细分离胸腺组织和胸骨后脂肪，紧贴胸骨柄后方分离，逐渐向外下分离，到达第二肋间隙，然后将胸腔镜导入，应将肺尖胸膜及肺脏向下压并牵开,以免损伤胸膜顶。

七、并发症防治

(一)神经血管损伤

颈胸交界处有重要神经、血管分布,粗暴分离或盲目分离均易损伤神经血管,分离胸锁乳突肌时必须保护颈内静脉、锁骨下静脉和颈总静脉,分开胸锁乳突肌后,打开其下的筋膜,将肩胛舌骨肌从滑车上分离下来,必须认清锁骨下动脉及其分支,包括甲状颈干动脉、肩胛上动脉和颈横动脉,必要时予以结扎。

(二)胸膜顶损伤

肺尖和膈神经与前斜角肌非常接近,分开前斜角肌 Sibson 筋膜覆盖在肺尖部,当胸腔镜从第二肋间隙进入时,极其容易损伤肺尖胸膜顶部。一旦发生胸膜顶损伤,术毕应将肺增压充气,仔细检查并给予修补。

(三)喉返神经损伤

暴露下颈椎时,尤其是右侧入路,牵拉气管、食管时应注意喉返神经。当椎前出血时,切勿用电凝盲目止血,应该以"花生拭子"压迫止血,认清出血点,以双极电凝止血,以免损伤椎前交感神经链和喉返神经。牵拉引起喉返神经损伤,术后数周可以逐渐恢复。

(四)胸导管损伤

胸导管在第一肋骨、前斜角肌、食管和颈长肌之间的 Waldeyer 三角内,暴露 $T_{1,2}$ 椎体时,易损伤胸导管,一旦损伤胸导管即有乳白色乳糜溢出,但有时很难及时发现,术后有多量乳糜引流出才发现胸导管损伤。如在术中及时发现,应仔细暴露并予以结扎。如术后发现损伤,应禁食,延长引流时间,积极补充液体量。待乳糜引出量减少至 100mL/d 或终止,再拔除引流管。饮食可以逐渐进食后改半流质。

第三节　内镜下胸腰段骨折微创手术

一、微创后路椎弓根钉技术治疗胸腰椎骨折

椎弓根螺钉技术应用于脊柱胸腰椎骨折的治疗以来,因其安全性、有效性而在临床广泛应用。但传统开放手术需要广泛组织切开及术中长时间牵拉周围组织,手术创伤大,明显影响患者术后恢复。因此采用微创技术进行胸腰椎椎弓根螺钉内固定逐渐发展起来。最早描述经皮穿刺腰椎外固定术的是 Magerl,当时主要用于腰椎临时外固定,随后 Dirk 将该技术改进,大大促进了经皮内固定技术的发展。近年来随着微创脊柱外科技术的发展,使经皮椎弓根螺钉技术结合计算机辅助外科技术(CAS)和内镜技术被更广泛应用于脊柱骨折。建立在计算机辅助外科技术、内镜技术、经皮椎弓根螺钉脊柱内固定技术等基础上的微创脊柱外科技术具有诱人的应用前景。

(一)微创椎弓根钉技术治疗胸腰椎舞折的基础研究

1. 椎弓根定位、入钉点定位的解剖学研究　椎弓根定位一般分为体表定位、内镜下定位、定位器定位。体表定位通常以 C 形臂 X 线机透视,用两根克氏针首先标定两条纵向线,然后放置克氏针标定两条横线,克氏针通过椎弓根中心点与外侧点的交点即为椎弓根穿刺点,通常在棘突旁开 2cm。内镜下定位,可清楚直观地看到骨性标志,这是植入椎弓根螺钉的最佳定位方法。在工作通道中充分显露上关节突与横突相交处,脊柱内镜监视下定位椎弓根,精确定位进针点,同时在 C 形臂 X 线机辅助下确定进钉的方向和角度。定位器械定位包括椎弓根立体定位针、椎弓根钉导向器以及依据生物组织电阻抗存在显著差异的原理研制的椎弓根导向仪等。利用导航系统可以动态观察进针位置,提高置入椎弓根螺钉的准确性和安全性,手术不用暴露识别周围的解剖结构,降低了手术的难度。导航的应用大大提高了上述手术的安全性,尤其对于解剖标记发生变异的患者,导航系统不仅体现其精确的优势,还使患者和医师大大减少了 X 线的辐射。

进钉点定位,Magerl 最早描述经皮椎弓根螺钉技术。Dick 定位法主张进钉点在小关节突下缘连线与距小关节突中线外侧 3mm 垂线的交点。他主张钻孔点稍偏外侧,向内倾斜度稍大,内倾斜技术产生交锁效应,防止斜钉效应。Roy-Camille 提出进针点在上关节突中点的垂直线与横突中点连线之交点,垂直进针技术与终板平行。Weinstein 推荐的进钉点为上关节突的外下角,并称其为上关节突的颈部。Krag 进钉点较 Magerl 更靠外,其水平线为横突上 2/3 与下 1/3 交界线。AO 推荐的腰椎椎弓根定位点为上关节突外缘的切线与横突中轴线的交点,该交点位于上关节突与横突基底之间的交角处。国内单云官的十字定位法,在 $L_{1\sim4}$ 上关节突的乳突后缘中点划垂直线,在横突的副突上方划水平线,两线的交点为进针点。杜心如通过在 100 套成人腰椎标本上观测得出入字嵴顶点位于或接近椎弓根中心,具有存在率高、较恒定的解剖学特征,因此提出以人字嵴顶点作为进针点。池永龙主张在上位椎体的下关节突尖部做垂线,其与横突上缘水平连线的交点即为进针点。

2. 骨折椎的复位原理　颈椎、胸椎中上段椎弓根横胫小,解剖复杂且多变异,毗邻重要血管神经和脊髓,手术难度大,风险高。胸腰椎椎弓根横胫宽大,解剖标志多恒定,为微创椎弓根螺钉固定提供了有利条件。后纵韧带在椎体后中央水平最厚,在椎间盘与椎骨相连处

向两侧逐渐变薄,其宽度在椎间盘水平宽于椎体水平,后纵韧带的宽度 $L_{1~3}$ 宽于 L_4、L_5 和胸段,因此下腰椎产生的间接复位作用不如胸腰段间接复位作用效果佳。除后纵韧带外,还发现能使椎体后壁骨折间接复位的另一途径是位于后纵韧带深部下面的椎体后壁与椎间盘的连接,其作用可能较后纵韧带更重要。因此利用后纵韧带、椎间关节软骨及椎间盘轴向撑开力使椎管内占位小骨块有限闭合复位回纳原理,经皮椎弓根螺钉结合皮下隧道和垂直安装原理,达到使伤椎恢复椎体和椎间隙正常高度的目的,进而恢复脊柱的正常生理曲度,维护节段完整性和稳定性。

3. 结合伤椎内固定的后路　内固定总结国内外文献报道,经骨折椎内固定的 6 钉内固定较跨骨折椎的 4 钉内固定具有更高的生物力学稳定性,有助于椎体高度恢复的保持和复位,伤椎置钉比传统 4 枚螺钉固定的内力有所减少,螺钉所承受的应力相应减少,由于螺钉向腹侧加压,可以克服骨折产生的后凸应力,防止椎体高度的丢失及骨折椎后移,再次压迫椎管。4 钉固定与 6 钉固定两组的前屈和后伸、左右侧弯、左右轴向扭转的运动范围、刚度值均无显著性差异。近年来也有学者提出,脊柱骨折后通过韧带轴向复位,虽可使与韧带相连的骨块重新排列复位并最大限度恢复伤椎外形,但复位后椎体呈蛋壳样改变,伤椎及其上下间隙并不具备负重能力,载荷主要通过内固定传导。因此,在伤椎置入椎弓根螺钉并不能有效增加脊柱轴向承载能力及初期稳定性,也就不能降低术后矫正丢失及内固定失败率。26 例胸腰椎骨折应用椎弓根钉棒系统后路伤椎一侧椎弓根螺钉固定,对侧经椎弓根通道采用自体髂骨或人工骨行椎体内植骨,结果所有患者椎弓根钉棒系统无松动,无断钉、断棒,伤椎高度及外形基本恢复正常,植骨愈合良好。Korovessis 等人通过临床随访 18 例新鲜胸腰椎骨折,行伤椎内固定附加伤椎内球囊扩张骨水泥成形术,患者平均 22 个月的随访,后凸成角由术前 16° 恢复至术后 2°,椎体前缘高度由术前 0.57 恢复至术后 0.87,伤椎后缘高度由术前 0.93 恢复至术后 0.98($P<0.05$),骨水泥泄露 4 例均未出现任何并发症,有 3 个患者椎弓根螺钉位置欠佳,但无神经受损及相关并发症出现,随访期间无内固定失败、矫正度及椎体高度丢失。椎弓根螺钉仅在骨折早期起支撑、固定作用,脊柱的长期稳定有赖于椎体本身的生物力学稳定的建立,经椎弓根植骨或骨水泥注入椎体成形结合经椎弓根内固定不仅可以使椎体复位,而且可以重建椎体高度,间接脊髓神经减压,防止后期内固定松动和矫正度丢失及内固定取出术后矫正度数的丢失,是一种良好的手术方法。

(二)脊柱骨折微创后路内固定的手术适应证及禁忌证

国外 Mathews 和 Lowery 最早应用经皮穿刺椎弓根螺钉内固定术治疗胸腰椎骨折,此技术有明显的创新性,具有切口小、创伤小、出血少、对腰背肌肉损伤小等优势。随着脊柱内镜及影像技术的不断发展,微创下椎弓根螺钉内固定已由先前的单纯经皮椎弓根螺钉内固定,逐渐发展到椎间盘镜辅助、X 线三维导航监视下椎间融合、椎弓根螺钉内固定等,如目前逐渐被应用的 Sextant、X-tube、Quadrant 及新型的 Sextant-R、第二代椎间盘镜 METRx 系统等均应用该项技术。

1. 手术适应证　微创 Sextant 椎弓根螺钉内固定术适应证。

(1)神经症状较轻的以前柱压缩为主,骨折的胸腰椎椎体压缩<1/2 伴脊柱不稳定者。

(2)脊柱生理曲线丧失,后凸畸形<30°,但无损伤平面以下的神经功能损害的患者,均无须进行椎板减压。

（3）椎管内占位<1/3 矢状胫的胸腰段脊柱骨折。

（4）椎体骨折无脊髓损伤，或脊髓受损症状较轻，ASIA 与 IMSOP 分级：GradeD 级与 E 级；Gaines 评分<6 分。

2. 手术禁忌证　微创 Sextant 椎弓根螺钉内固定术禁忌证。

（1）伴有两个以上椎体压缩骨折。

（2）伤椎至相邻椎的椎弓根有骨折者。

（3）如脊柱骨折严重，同时伴有损伤平面以下的神经功能损害，需要进行彻底的椎管减压，则不能采用该微创技术。

（4）对于骨折粉碎严重、解剖关系紊乱、骨折脱位者伴后方结构严重破坏者。

（三）胸腰椎骨折微创椎弓根螺钉技术的优点与不足

1. 优点

（1）典型的微创方式，切口均在 1.5cm 左右，术后瘢痕小，而开放切口为 15~20cm。

（2）利用逐步扩张的工作通道，将椎旁肌等逐渐向两侧缓慢撑开，肌肉为钝性分开，出血少，椎旁肌及其支配神经不易造成损伤，有效预防术后远期椎旁肌失神经支配发生严重瘢痕化、晚期功能障碍等。

（3）Sextant 特有的装棒系统装棒准确，手术时间短，减少了患者及术者 X 线辐射时间，较其他经皮内固定装棒简单，无须弯棒，对软组织剥离更少，小关节损伤更小，拆除内固定后，腰椎活动功能不会丢失。

（4）Sextent 固定把纵向固定杆置于肌肉深层，同时经皮操作完成经椎弓根椎体内和椎体间植骨，使骨折治疗更为完善。

（5）Sextant 采用的是预弯好的 CD-HORIZON 棒，具有更坚强的生物力学稳定性，同时新型的 Sextant-R 系统重新设计和配置了可调的具有提拉复位与畸形矫正的提拉杆，通过提拉杆的提拉复位、撑开或加压作用，从而使 Sextant-R 系统具有畸形矫正作用。

2. 不足

（1）经皮微创 Sextant 系统定位进针点时，主要靠脊柱 PAK 针经皮探测关节突关节和横突的关系来确定，带有一定的盲目性，需要术者具有丰富的手术操作经验及技巧，不然容易出现置钉失败，手术操作时间太长，X 线片透视次数增多给患者及手术人员造成较大的射线损伤。

（2）在微创经皮 Sextant 椎弓根螺钉手术中，由于放置横连杆需要多做切口且放置困难，基本无法行横连杆的连接，因此对于脊柱三柱损伤，其固定效果不够理想。

（3）Sextant 系统的预弯棒具有较大的弧度，不能用于胸椎骨折。

（4）三维导航系统指引下经皮微创 Sextant 内固定虽准确性提高，但昂贵的价格限制其推广。

（5）微创 Sextant 椎弓根螺钉系统应用于临床时间不长，其长期的固定效果有待临床评估。

（四）胸腰椎骨折后路开放与微创内固定的相关研究

开放手术需要广泛地剥离肌肉和软组织，显露骨性标志及植骨床，术中出血量大，并可导致术后疼痛、康复时间延长、脊柱功能损害等。相关临床研究证实椎旁肌的永久损害是腰椎术后预后不佳的主要原因。腰椎外科手术中肌肉损伤的组织学、酶学、影像学证据已经有很多叙述。针对上述问题，微创手术已经逐渐发展起来成为一种非常有潜力的解决方法。

1. 手术创伤的相关基础与临床研究　Gejo 等测量 80 名曾做过腰椎手术患者的 MRI 及躯干肌的长度后指出，腰背部肌肉的损伤与手术中牵拉时间呈正相关，下腰痛在手术中长时间牵拉患者中的发生率明显增高。很多学者通过动物实验，证实用牵开器牵拉椎旁肌能够减少局部血供，导致组织间隙水肿、肌肉及神经纤维的坏死。既往有研究者指出椎旁肌的剥离及牵引能够导致肌肉的去神经化及萎缩，进而导致术后腰背痛症状不能缓解的风险。Kawaguchi 等在脊柱手术过程中分析了牵开器作用于椎旁肌的压力，指出血清骨骼型肌酸激酶（CK-MM）与牵开的力量及持续时间有相关性。传统开放手术广泛的组织及肌肉剥离导致小关节囊的失神经化以及其他一些支持结构的破坏导致腰椎术后的功能恢复不能达到最佳状态，导致术后长期疼痛与不适。国内杨雷、李家顺等通过解剖胸腰椎后部结构，发现开放手术极易损伤椎旁肌及脊神经后支，导致腰背部深层肌肉的失神经营养。Lehmann 等指出出血量和 CK-MM 的分布作为肌肉损伤的标志，在微创经皮内固定组能够明显减少。Starkweather 等通过对 35 位腰椎不稳手术患者的随访观察，TLIF 手术与 PLF 手术患者相比，在术后 6 周能够表达更高的 CD_8 细胞、更高的 IL-6。Grass 等通过针刺肌电图检测到开放手术组具有较大的出血量，神经电生理信号显示更大的肌肉损伤。最近的研究表明，通过检测肌酸激酶（CK）来判断肌肉组织受损情况，开放腰椎融合术与其他微创手术相比具有较大的肌肉损伤。Kim 等报道，微创手术后反映肌肉受损的肌酸激酶和醛羧酶水平明显低于开放手术。StevensKJ 等分别用微型压力测定器及磁共振测量微创腰椎融合术对椎旁肌的损伤，结果证明了微创比传统开放手术对患者的手术创伤小。

2. 手术疗效与并发症　WildMH 等对没有神经症状的单纯胸腰椎骨折微创后路手术 5 年的随访研究表明，采用微创手术的患者出血量明显低于开放手术患者，手术时间、X 线的曝光时间、矫正度的丢失在两组的差异无统计学意义。国内池永龙等对经皮微创椎弓根内固定和传统后路开放内固定患者各 50 例进行比较，结果显示经皮微创组与传统切开组手术时间的差异无显著性意义（$P>0.05$），但切口长度、椎旁肌肉的损伤、术中出血量、术后引流量、术后疼痛、住院时间等差异有显著性统计学意义（$P<0.05$），经皮微创组明显低于传统切开手术组。传统切开组需剥离双侧椎旁肌，术后需留置镇痛泵；经皮微创组不需要或只需轻度剥离单侧椎旁肌，术后不需留置镇痛泵。KimDY 等研究证明在开放手术组，多裂肌横断面积有明显减少；与之对比经皮椎弓根内固定术组，术前和术后磁共振随访则没有统计学差别。研究还证明了经皮椎弓根固定能导致更少的出血量，术后需要口服镇痛药的比例也明显低于开放手术组。表明经皮椎弓根螺钉内固定术能减少椎旁肌损害及对术后躯干肌功能的影响。最近许多文献报道微创腰椎手术的优点，包括减少出血量，减少软组织创伤，减少术后疼痛，可以早期下床活动，住院日缩短，早期恢复工作。

（五）发展前景

21 世纪的微创外科具有诱人的前景，微创外科作为有创手术和无创手术发展的桥梁，将外科学带入一个全新的境界。现代外科的重要发展趋势是手术的有创化、微创化、替代化和智能化。微创椎弓根内固定治疗胸腰椎骨折大大减少手术创伤，提高手术效果，大大减轻患者痛苦，促进患者康复。随着微创技术的进一步发展及计算机导航系统的完善，微创脊柱外科内固定将在损伤小、并发症少、置钉准确方面取得进步,进一步发展将走向由外科医师指挥机器人来完成的极微创或无创时代。

二、腔镜辅助下经膈肌入路治疗胸腰段骨折

大多脊柱损伤会累及胸腰段骨折(TU)并导致严重的前柱骨折损伤,而前柱承受了脊柱的压力性负荷。大多胸腰段骨折存在神经功能障碍和明显的神经组织前方压迫。为恢复神经功能和生物力学稳定,理想的治疗方法是对脊柱前柱进行减压和重建,迅速恢复前柱的负重并为骨愈合提供良好的生物学环境。

然而,常规开胸、开腹手术有较多并发症,而限制了在胸腰椎前路手术中的应用。超过50%的脊柱骨折会累及胸腰段,这些骨折常常需要采用胸腹联合切口、膈肌剥离,手术治疗常带来一系列的并发症,如:开胸术后综合征,肋间神经痛以及脏器经膈肌疝出胸腔。这些切开常需要广泛的剥离显露,切口常大于20cm,并影响伤口美观,这些开放手术的大多并发症并不是手术显露本身导致的,而是源于胸壁腹壁的损伤。近年来,开发出了使用特殊拉钩的微创开放式显微手术入路,能将手术切口缩短为6~10cm。这种"小切口入路"尤其适合于上胸、中胸段的脊柱手术。但是,胸腰段骨折的"小切口入路"需要置入横膈拉钩、肺的扇形拉钩,并需要足够的手术空间进行手术。这样有限的操作空间会阻挡显微镜下视野,导致器械操作困难。胸腔镜辅助下,只需使用4个胸壁通道就能同开放手术一样有效地进行胸腰段骨折手术,因为观察距离近,比显微镜手术能提供更好的手术视野,而不同于开放手术,医师的手和手术器械不会阻挡手术野。这样,胸腔镜下的胸腰段骨折手术比"小切口"手术更为实用,具有生物力学的优势,同时,不会带来前路开放手术的高并发症率。

胸腔镜手术的安全性和有效性已在一些报道中提及,但很少有人关注到胸腰段下的胸腰段骨折手术,胸腰段骨折扩大了胸腔镜的手术适应证,使之适用于各种胸腰段病变。目前大多数胸腰段骨折的内镜手术报道都局限于小样本量的早期临床经验报道。通过小样本量的研究还无法确定该技术的安全有效性和最终的治疗原则。

(一)术前准备

术前明确和正确选择最佳手术适应证非常重要。告知患者手术方式、手术的优缺点、手术面临的主要并发症特别是强调如镜下操作困难需转换手术方式,医患双方在手术同意书上签字。

(二)手术步骤

1.横膈的解剖　　内镜辅助下经膈肌入路治疗胸腰段骨折技术给外科医师带来几个挑战,需要医师清楚掌握横膈、胸腔、腹膜后的解剖。下面我们将讨论一些胸腔镜下剥离横膈显露胸腰段的相关的解剖问题。

解剖上,膈肌起源于3个部位,即胸骨部分、肋骨部分和腰椎部分。膈肌腰椎部分发起于左脚、右脚和内侧、外侧弓状韧带,膈肌的胸骨部分起于剑突背侧的两个肌瓣,而肋骨部分起于下6肋的肋软骨和邻近骨质。右脚起于L_1~L_3的,左脚起于L_1~L_2的侧面,内侧弓形韧带覆盖了腰大肌的上部,跨于第1、第2腰椎体侧面与第1、第2腰椎横突之间,外侧弓形韧带覆于腰方肌表面,跨于第1腰椎横突与第12肋下界之间。这样所有的膈脚和弓形韧带都位于椎间盘以下,故所有T_{12}~L_1间隙以上的病变都可通过胸腔镜企及而不需剥离膈肌。而

该间隙以下的脊柱节段被膈脚、弓形韧带和腰大肌所包绕,而该处的损伤常需膈肌剥离才能充分显露。胸腔镜下少量膈肌剥离就可以实现整个胸腰段的显露,这可能源于胸腔和膈肌特有的解剖特点,膈肌的最低点即肋膈隐窝,垂直折返于第二腰椎上,这样,在膈肌上做一6~10cm 的开口,就可以显露全部第二腰椎,比起常规开放手术来要小得多。

2. 麻醉前考虑　因为许多患者都是多发伤,应等大的损伤稳定后才进行手术。胸腔镜手术与以下情况是矛盾的,如既往心肺疾病史伴有心肺功能障碍、急性创伤后肺衰竭、严重胸膜粘连,和(或)严重的病情的不稳定。常规肠道准备可降低腹内压,使膈肌更易下降。详细的手术同意书签字,详细告知手术风险:脏器或血管损伤,出血,固定失败,融合失败,可能转为开放手术等。

3. 麻醉　患者取仰卧位,双腔气管插管,内镜下检查双腔气管插管的位置,插入 Foley 管进行连续血压监护。

4. 体位　采用4点支撑法:耻骨联合、骶骨、肩胛骨和上臂固定,将患者置入稳定的右侧卧位。左侧入路更容易牵开膈肌,因为右侧因肝的存在导致右半膈比左半膈高。上方的手臂抬起90°置入手臂支撑台上以免干扰内镜操作。在手术开始前,体位可随意倾斜便于 C 形臂检查。

无菌铺巾范围:前方至胸骨中部,后方至脊突,上至腋窝,下至髂嵴以远 8cm。监视器放于手术台较低一边的对侧以保证术者和助手能清楚观察。术者和把持摄像系统的第一助手在患者背后,而 C 形臂和第二助手在对侧。

5. 通道的定位和置入　在直接透视导引下,将骨折椎体投射对应皮肤,在皮肤上标出椎体的边界。工作通道(10mm)以受累椎体为中心,光学通道则高(头侧)2~3 个肋间隙,冲洗/吸引、拉钩通道则比工作和光学通道偏前 5~10cm。

为避免损伤肺、膈肌和膈肌以下的脏器,先采用小切口开胸置入最头侧的通道。在肋间隙上作 1.5cm 切口,按肌肉走向 Z 形切开胸壁肌肉,使用 Langenbeck 钩逐渐扩大切口,采用单肺通气肺塌陷后,直视下胸膜穿孔置入第一个套管,转动内镜使图像上的脊柱平行于显示器的下缘。头–尾的轴线调整使主刀医师能将自己动作和监视器图像协调。

6. 椎前分离和膈肌剥离　通过前方通道置入一个扇形拉钩协助椎体显露。扇形拉钩有双重功能:压住膈肌和显露膈肌在脊柱上的起始部。显露 L_1 以下的脊柱部分常需要剥离膈肌,内镜手术下显露整个胸腰段,可以将开放手术所要剥离的膈肌的量降低到最少。使用钝性的探子,辨认脊柱的前部、膈肌的止点和主动脉的行腔。辨认膈肌的切开线然后用单极电凝或是超声刀做标记。平行于膈肌止点沿脊柱和肋骨做一半弧形切口,在剥离边界残留 1~2cm 便于闭合,而该处膈肌比邻近止点处薄,这样使后面的缝合更为容易。避免在膈肌上作放射状的切口,因为会增加膈疝的风险。在闭合内镜的观察下,可以轻易地使用内镜剪刀进行膈肌的各层的分辨、分离、剪切。

膈肌打开后,将扇形拉钩置入膈肌开口内。显露腹膜后囊和腹膜后脂肪,并沿腰大肌由前至后的方向上向后推开,避免损伤腰骶丛。从椎体上小心切开腰大肌的腱性止点,并避免损伤隐藏在下方的节段动脉。4cm 长的切口就足够进行第一腰椎的固定,但要进行第二腰椎的固定就必须延长到 10cm。第三腰椎的固定也可以通过胸腔镜入路实现,但常常需要广泛的劈裂膈肌并需要额外的膈下通道。

7. 椎体切除和椎管减压　根据预定的椎体切除范围用骨凿修整。创伤会使解剖标注模

311

糊不清。这样在切除椎体和椎间盘的时候要额外地小心,不要损伤节段动脉。必须后备一些吸引器、止血海绵和双极电凝,用于血管出血的填塞和电凝。切除椎间盘后,椎体骨折块用咬骨钳小心切除,不要进一步切除没有骨折的椎体部分。使用高速磨钻切除邻近椎管的骨折块。如果需要进行椎管减压,先用钝性钩识别椎弓根的下缘。从头侧方向用枪式咬骨钳切除椎弓根基部。分辨硬膜囊,最后才取出椎管内占位的骨折片。

8. 植骨和放置 通过彻底切除椎间盘软组织和用角状椎间盘刮刀刮除椎间盘上下软骨终板直至触及上下椎体骨性终板,准备植骨床。植骨块/椎间融合器的长度和深度需要用测深器来测量,而一般采用自体髂崤植骨替代骨折椎体也可使用可撑开椎间融合器。装载了植骨的椎间融合器通过通道切口置入。比较长的植骨块(大于 2cm)沿长轴从切口放入,然后在胸腔内装载到持骨器上。最好在撑开的情况下置入植骨块,或是可撑开椎间融合器,通过可撑开椎间融合器在植骨处高度的增加可获得进一步的复位。

9. 固定 可使用 Z-plate(sofamorDanek 公司)。而 MACS-TL 系统因为这是专为内镜下使用而设计,大大方便了固定。

10. 闭合 膈肌的开口使用内镜下专用缝线或订书机关闭。4cm 以下的切口不需要减张缝合。在修补膈肌的时候,小心不要让膈肌刺到肺,这可能导致支气管胸膜瘘。冲洗胸腔去除血凝块。将一根胸腔管置入肋膈隐窝。去除套管后缝合或订书机关闭伤口。

11. 术后处理 术后进行手术区前后位和侧位的 X 线摄片。尽管大部分患者术毕即可拔管,高龄患者和术前存在心肺疾病患者需要继续通气支持 24 小时。低剂量的低分子肝素用于预防血栓形成。术后第一天即可拔除胸腔管,并可以开始行动和通气的训练。术后第二天可以开始物理治疗(1 小时/天),并在术后 1 周后逐渐增加强度。术后 2 天、9 周、6 个月及 1 年随访摄片,术后 12~16 周后患者即可恢复工作。

(三)腔镜辅助下经膈肌入路手术在临床的应用

Jacobaeus 于 1922 年首次报道了使用胸腔镜入路切除结核病变。在 20 世纪 90 年代早期,内镜技术的发展进一步改良了胸腔镜并扩展了它的适应证,Mark 等首次使用腔镜治疗脊柱疾患。Mark 等同时也首次报道了使用腔镜进行 TTA 肾上腺活检,这样腔镜技术逐渐被不同学者用于肾上腺切除、肾切除、肝肿瘤微波热凝治疗,在 1990 年,其中的两个学者(RB 和 MP)首次将内镜技术用于胸腰椎骨折的治疗。腔镜治疗胸腰段骨折,由 Beisse 和 Potulski 报道。

1. 胸腰段骨折的内镜入路 胸腰段骨折的内镜入路共有 5 类报道。第一个报道是胸腔镜入路不进行膈肌剥离,适用于 T_{12}、L_1 的病变。为改善胸腰段骨折的显露,膈肌适用传统的海绵钳下压,并需要另一通道进行膈肌牵引。如果要放置内置物,则通常要进行膈肌剥离,因为内置物通常要涉及 L_1。

为达到满意显露常常导致内置物位置不佳。这样,胸腔镜的应用能容易地进行最低达 L_2 的植骨和固定。通过胸腔镜也可实现对 L_3 的操作,但常常需要广泛地劈裂膈肌和额外的膈下通道,因而是相对适应证,只适用于需要胸腔镜操作的长节段内固定系统。否则,建议开腹或腹膜后内镜入路。采用胸腔镜对该位点操作的话角度很陡峭,器械操作困难。

第三种技术,是 Regan 和 Ben-Yishay 报道的,将胸腔镜和腹腔镜技术结合起来,用于 $L_{1~2}$ 的椎间盘切除或 L_1 椎体切除。Burgos 等将该技术与膈肌剥离相结合,可以对胸腰段进行安全且满意的显露。该技术除了常规胸腔镜通道外,还需要 3 个腹腔镜通道。该技术对于需要延长到。的长节段内固定尤其有效。但该技术的缺陷是,同时进行胸腔镜和腹腔镜操作增加手术时间,腹膜后空间的脊柱操作也增加腹膜内容物损伤的危险。

第四种技术是腹腔镜技术抵达胸腰段,最初是用于交感干切除术,随着泌尿手术的球囊导引的腹膜后分离技术的发展,该技术逐渐推广。Olinger 等报道了首次成功使用内镜下腹膜后入路对累及胸腰段的脊柱骨折进行治疗。

该技术中,患者取右侧卧位,使用球囊技术进行腹膜后分离,并需要建立 4 个通道。与泌尿手术相比,这不需要打开肾包膜。CO_2 充气后,轻轻用海绵钳向内推开左肾和肾周脂肪。为防止不慎进入腹腔,在膈肌区域向前推腹膜时必须小心操作。如需要对 T_{12} 椎体进行固定则需劈裂膈肌。

该手术最大的优势是不需进入胸腔而避免了各种肺的并发症。也不需要进行胸腔管引流。该技术最大的缺陷是在膈肌开口、腹膜后分离和套管置入的时候可能导致腹膜和(或)胸膜损伤。当套针置入进行充气的时候也存在肾损伤的风险。因为下部肋骨向下向前成角覆盖胸腰段,因此操作只能在肋骨笼以下进行导致操作受限。腹膜后的空间狭小限制了置入通道的数目和操作的角度。最后,该手术也适用于既往腹部手术史患者,因为可能存在广泛的腹膜后粘连。尽管该技术充满希望,但仍需大宗病例检验证实其有效性。

最后一种是胸膜后-腹膜后内镜协助手术。近期 Hovorka 等报道使用胸膜后-腹膜后内镜协助手术治疗了 11 例胸腰段损伤患者。这种微创开放式手术需要进行肋骨剥离。通过膈上胸膜后途径可以抵达 L_1 椎体上部,更多显露则需要游离膈肌止点。该手术最大的优势是不需打开胸膜并避免了相关并发症。尽管是内镜下手术,切口也小,仍具有开放手术的相关并发症,只是切口小一些而已。

2. 内镜手术的优势　内镜手术治疗胸腰段骨折与常规开放手术比较有如下优势:疼痛减轻,更为美观,目标区良好的直视视野,手术并发症少,早期恢复正常工作。

(1)疼痛减轻:因为胸腔镜手术使用多个小切口而不是大量的肌肉分离、肋骨切除、牵开等,手术时间可大大缩短。同时也显著减轻了手术疼痛,减少镇痛药物的剂量和缩短使用时间。Kim DH 早期的 30 例内镜手术患者和 30 例开放手术患者相对比,能观察到疼痛的减轻。内镜组与开放组相比,镇痛药物的使用时间缩短了剂量降低了 42%。

众所周知的是,胸腔手术中,术后急性疼痛的强度和术后慢性疼痛的发生率高度相关。而术后慢性疼痛发生率的报道,在开放组中是 7%~55%,而在微创组是 4%~35%。

(2)更为美观的切口:像开胸术一样,腔镜手术能提供整个脊柱前柱、脊髓前部、同侧椎弓根的良好直视视野,也一样能进行多节段病变的治疗。胸腔镜图像的良好放大更是优于开放手术的视野。因为观察距离近,也比后外侧入路清晰。

(3)围手术期并发症更低:伤口疼痛减轻,早期拔管,手术时间缩短,出血减少,这些因素有助于减少围手术期并发症。Kim DH 的手术时间比开放手术要短。肺部并发症和通气支持的时间在开放组是内镜组的 3 倍。

(4)早期恢复正常工作:疼痛减轻和围手术期并发症缩短住院时间,更快恢复正常活动。Kim DH 内镜治疗组的患者 80% 能恢复原来的工作岗位,而开胸组仅有 60%。

3. 腔镜手术的缺陷与手术并发症　腔镜手术的缺陷是轻度增加术前准备和麻醉的难度,因为需要进行双腔插管。而且掌握之前需要相当多的培训和操作。因为内镜图像是二维的,初期的时候需要适应图像的这种转换而且腔镜需要经通道长距离地对工作区进行操作,需要有新的认知、新的精力和新的手术技巧来掌握该技术。尽管困难且充满挑战,但通过经验积累能逐渐掌握,并最终缩短手术时间。

腔镜手术能成功用于累及胸腰段骨折的治疗,且并发症少,失败率低,能对整个胸腰段骨折提供良好的显露,能进行满意的脊柱减压、重建和固定。利用内镜特殊器械可以安全有效地修复膈肌开口它不需要腹膜后腔镜的协助,也不需要胸腹联合切口,避免了相关并发症。

第十六章　齿突骨折前路经皮穿刺螺钉内固定术

枢椎齿突骨折是一种常见的颈椎损伤,在成人颈椎骨折脱位中占 10%~15%,由于损伤部位比较隐蔽,部分患者伤后临床症状不典型,至今仍不时有首诊漏诊的报道。

枢椎齿突骨折是影响寰枢椎间稳定性的主要损伤。寰枢椎间的稳定依赖于寰椎前弓、齿突和横韧带的完整性,齿突骨折后,可能引起急性脊髓损伤或隐匿性脊髓压迫的危险,严重时可危及生命,临床可见 5%~20% 的齿突骨折并发脊髓损伤。骨折晚期骨不连的发病率比较高,因此早期诊断与治疗显得尤为重要。

治疗方法的选择需根据骨折类型、是否伴有移位、复位情况及年龄等因素综合考虑,大体分为非手术治疗和手术治疗 2 种,Anderson-D'Alonzo 分型中的 Ⅱ 型骨折的手术治疗方法,一直是争论的热点。早期手术多采取外固定架或后路寰枢椎融合术,部分病例需要进行枕颈融合术,目的在于稳定上颈椎。这种方法的最大局限在于牺牲了寰枢椎间的活动度,而且对高龄和高危患者,具有较高的致残率和致死率,骨折愈合率也很低,对向后方移位的齿突骨折,更有加重其移位的风险。

Bohler 于 20 世纪 80 年代初较早报道经前路齿突螺丝钉治疗 Anderson-D'Alonzo Ⅱ 型骨折。从理论上讲,这是更加符合脊柱生物力学特点的治疗方法,保留了寰枢椎间的正常活动,骨折愈合率也大大提高。尽管手术技术难度大,对手术设备要求较高,这种手术方法仍然得到广泛的推广。各种前路螺丝钉内固定术方法基本相似,均是从枢椎椎体的前下方向齿突顶部钻洞,普通皮质拉力螺丝钉用 2.5mm 的长钻头,中空螺丝钉用 1.2mm 克氏针,到达齿突顶部的后半部皮质,然后攻丝,最后置入合适长度的螺丝钉。对这种方法争论的焦点:主要在螺丝钉的选用及放置的数量上,尽管从理论上讲,2 枚螺丝钉的抗旋转能力强于 1 枚,但 Graziaro 等在 8 具尸体标本上进行 1 枚和 2 枚 3.5mm 螺丝钉固定齿突骨折的比较,认为 1 枚和 2 枚螺丝钉内固定在抗弯曲及抗扭转强度上相差不显著。在国内,由于国人的解剖特点,目前手术者多采用 1 枚螺丝钉。

鉴于切开手术存在创伤大,软组织剥离多,出血较多,容易损伤局部血管神经等并发症,20 世纪 90 年代末逐渐有人尝试经皮进行齿突骨折螺丝钉内固定术,随着病例的积累,手术经验逐渐丰富,技术趋于成熟。在国内也有不少单位开展了这项工作。

第一节　外科解剖

一、齿突的正常解剖结构

枢椎齿突呈圆锥状,从胚胎发生学上来讲,原本属于寰椎的椎体,后来与第二颈椎融合,成为颈 C_1、C_2 椎体间旋转运动的枢纽。从枢椎椎体向上测量,齿突长度为 14~16mm,这一数据存在性别和种族差异。纵径稍大于横径,纵径约为 11mm,横径 10mm 左右。但根部较细,前后各有一卵圆形关节面,分别与寰椎前弓的齿突关节面和寰椎横韧带相连。齿突尖端为齿尖韧带附着,两侧各有一条翼状韧带附着。横韧带和翼状韧带的作用是维持齿突的稳定性并限制齿突的活动范围。齿突的血供来源主要有 3 个动脉系统:前升动脉、后升动脉和裂孔支。齿突骨折可以引起动脉的损伤,但是实验证实,骨折不愈合的主要原因并非缺血,而是骨折复位不佳和骨折断端的异常活动。因此,对骨折的良好复位和有效固定,是治疗齿突骨折的根本所在。

(一)齿突骨折的病理解剖和骨折分型

根据对病理解剖和病理机制的不同认识,齿突骨折的分类方法很多。Schatzker 等按照骨折线位于副韧带的上方或下方而分为高和低 2 类。Althoff 将齿突骨折分为 A、B、C、D 4 型,A 型骨折的骨折线通过齿突的峡部,其余 3 型骨折的骨折线定位于更低解剖位置。

在临床上目前最为常用的是 Anderson-D'Alonzo 分类方法:将齿突骨折分为Ⅰ、Ⅱ、Ⅲ 3 型。Ⅰ型骨折又称为齿尖骨折,为齿突尖韧带和一侧的翼状韧带附着部的斜形骨折,约占 4%;Ⅱ型骨折又称基底部骨折,为齿突与枢椎体连接处的骨折,最为常见,约占 65%;Ⅲ型骨折为枢椎体部骨折,骨折端下方有一大的骨松质基底,骨折线常涉及一侧或两侧的枢椎上关节面,约占 31%。

多数学者认为这种分类方法对临床有指导意义。以其为基础,再结合骨折的移位程度和方向以及患者的年龄等因素,能够借以选择有效的治疗方案并判断骨折的预后。为了进一步指导临床治疗,对其中Ⅱ型齿突骨折,有学者提出几种亚型:Hadly 等提出ⅡA 型齿突骨折,定义为:齿突基底部骨折、骨折端后下方有一较大的游离骨块,为固有的不稳定骨折。Pederson 和 Kostuil 提出ⅡB 和Ⅱc 型骨折,ⅡB 型骨折即 Anderson-D'Alonzo 分类的Ⅱ型骨折和 Althoff 分类的 B 型骨折;Ⅱc 型骨折的定义是骨折线至少一侧或两侧均位于副韧带的上方,相当于 Althoff 分类的 A 型骨折。

随着Ⅱ型齿突骨折螺丝钉固定技术的开展,为了进一步选择手术适应证,根据侧位平片上骨折线的方向,又可以将Ⅱ型骨折分为横行、前上至后下的斜行和前下至后上的斜行骨折。

此外,齿突骨折还有一特殊类型:骨骺分离。枢椎齿突大约 2 岁时在其顶端又发生一个继发骨化中心,至 12 岁后与枢椎齿突的主要部分融合,而齿突本身在 4 岁时开始与枢椎椎体融合,大多数可在 7 岁左右完成融合。故在 7 岁以前,齿突骨折是以骨骺分离为特征的。另有罕见的齿突垂直骨折的报道,迄今,在英文文献上仅有 2 例个案报道:1 例由 Johnuson 等于 1986 年报道,另 1 例是由 Bergenheim 等于 1991 年报道,不能被归入以上的分类。

生物力学研究表明,齿突骨折涉及了多种不同的损伤机制。Althoff 对尸体颈椎标本进行生物力学研究,分别对寰枢关节施加过屈、过伸及水平剪切等载荷,均未造成齿突骨折,因此他认为前后水平方向的外力主要引起韧带结构的破坏,不引起齿突的骨折;进一步的实验研究发现,造成齿突骨折不同类型的载荷从小到大依次为:水平剪切+轴向压缩、与矢状面呈 45°的前或后侧方的打击、侧方打击,因此提出水平剪切+轴向压缩的共同作用是造成齿突骨折的主要机制,而侧方的打击是引起齿突 A 型(Ⅱc 型)骨折的必须外力。

Doheny 等通过生物力学实验认为侧方或斜侧方载荷导致Ⅱ型齿突骨折,而过伸暴力导致Ⅲ型齿突骨折。但在临床上,有些患者所描述的受伤机制与此不尽相同。Pederson 报道 1 例 77 岁男性患者,额颞部承受了一个从前向后的暴力,导致一个Ⅱc 型齿突骨折,骨折端向后移位达 20mm。此患者的受伤机制可以假设为一个过伸暴力通过寰椎前弓传递到齿突,造成骨折、移位,其中一个直接的暴力矢量是从前向后的矢量,通过头颅传递给寰椎前弓,再传递到齿突,形成一个水平的剪切暴力。

齿突骨折也可发生在屈曲型损伤,而产生向前移位,在这个类似铡刀的机制中,一个完整的横韧带足以传递足够的能量,引起齿突骨折和向前移位。在多种暴力的联合作用中,扭转暴力的存在将使齿突易于发生骨折,其机制有以下 3 点。

(1)在旋转时,翼状韧带已经被最大限度伸展。

(2)在旋转时,韧带和肌肉均处于紧张状态,小关节突关节咬合紧密,其他平面的损伤被减到最小。

(3)寰枢关节占颈部旋转活动的 50%,受旋转暴力时,该部位所承受的载荷也最大。总之,齿突骨折的机制复杂,屈曲、伸展、侧屈及旋转暴力都涉及其中,在一个患者身上,分析骨折类型、骨折移位及头面部附属伤之间的关系,常可推断出其损伤机制。

在临床上见到任何外伤后出现颈部持续疼痛和僵硬,不管伴或不伴神经压迫症状的患者,都要考虑到这种损伤的可能。应当反复进行 X 线检查,包括 CT 检查,以免造成遗漏。另外详尽、准确的受伤史和体格检查,常常对诊断具有重要的指导意义。齿突骨折的常见原因是交通事故和高处坠落,前者主要见于摩托车事故,这是年轻人群中齿突骨折的常见原因。老年人群的齿突骨折多是由后者引起。枢椎齿突骨折伴后脱位是比伴前脱位更加严重的损伤,出现神经症状的概率也更大,在老年人群中更为常见。

X 线检查是诊断齿突骨折的主要依据和手段。当对诊断有怀疑时,应反复拍片,加摄断层片或行 CT 检查。在横切面上,齿突和脊髓各占椎管矢状径的 1/3,其余 1/3 为缓冲间隙。成人寰椎前弓后缘与齿突之间距离(AO 间距)为 2~3mm,儿童略大,为 3~4mm,超出这一范围即应考虑有齿突骨折和(或)韧带结构断裂。开口位片上齿突两侧不对称,也应怀疑该部位的损伤。清晰的开口位片可以显示齿突骨折及骨折类型。侧位片可显示骨折类型及前或后的移位和是否有寰枢椎脱位。另需注意有无合并颈枕部其他部位的畸形和骨折。三维重建 CT 扫描对齿突骨折的诊断具有特殊意义,可以发现有些薄层扫描漏诊的骨折,还可以直观的显示骨折线的大小和方向,齿突的移位程度及与周围组织的毗邻关系,在有条件的地方应列为常规检查。对伴有神经症状的患者,MRI 检查是必要的,可以进一步了解骨折对脊髓的影响,提供脊髓损伤的程度和类型。

第二节　手术原理

前路螺丝钉固定齿突骨折通过特制的拉力螺丝钉,直接将骨折后游离的齿突与枢椎椎体牢固地结合在一起,对骨折断端进行加压,在影像设备的辅助下,使骨折达到或者接近100%的复位,并通过拉力螺钉的加压效果,使骨折远近端靠近贴紧,从而降低了对外固定的依赖,增加了融合率。解决了齿突骨折复位和固定 2 大主要课题。随着微创脊柱外科技术的发展和相关器械设备的开发,使得经皮进行齿突骨折前路螺丝钉内固定技术成为可能,Kazan S 等(1999 年)报道了在尸体上进行经皮齿突螺钉内固定技术的尝试,认为在影像学设备的监控下,采用特制的器械进行经皮齿突骨折内固定技术较开放手术更为安全经济,减少了开放手术需要广泛剥离软组织的弊端和可能存在的喉部、咽部、气管、食管及神经根、脊髓和交感神经的损伤。

第三节 适应证和禁忌证

一、适应证

经皮前路齿突螺丝钉内固定治疗齿突骨折的适应证,包括以下几种。

(1)Ⅱ型齿突横行骨折或骨折线由前上向后下走行的短斜行骨折。对骨折线由前下向后上走行的Ⅱ型齿突骨折,由于骨折线和螺丝钉的方向接近平行,螺丝钉无法对其进行加压固定,因此应该选用其他治疗方法。

(2)Ⅲ型齿突骨折,特别是对合并颅脑外伤及胸部创伤、多发伤,不适用外固定架治疗的患者以及具有明显不愈合倾向的患者(如年龄>40岁,骨折移位>4mm,成角>10°)。

(3)齿突骨折不愈合。对经皮穿刺螺丝钉技术治疗陈旧性齿突骨折,仍存在一些争议。一般认为,由于陈旧性骨折存在复位困难,骨折端之间存在纤维连接等原因,应用螺丝钉内固定会增加不愈合的概率,所以有人主张在前路内固定的同时,进行后路寰枢椎融合以获得三点稳定,也有人在操作时行齿突前方骨松质植骨,以增大融合概率。经皮前路齿突螺丝钉内固定技术治疗齿突骨折是一项技术难度很高而且对仪器设备要求较高的技术,因此具有一些明显的手术禁忌证,但是在具体运用时,由于手术者的经验和技术差异,不同的医生又有不尽相同的见解,总体上来说,对螺丝钉固定困难、骨折复位困难和手术显露、操作困难的患者,应用此项技术时应该慎重。

二、禁忌证

一般而言,该技术的禁忌证,包括以下几项内容。

(1)齿突粉碎骨折。

(2)伴有枢椎椎体骨折。

(3)骨折线由前下向后上走行的Ⅱ型齿突骨折。

(4)严重骨质疏松者。

(5)齿突骨折伴一侧或双侧寰枢关节骨折,伴有横韧带断裂,导致寰枢椎之间不稳定。

(6)齿突骨折伴不稳定的Jefferson骨折。

(7)术中和术后无法复位的齿突骨折。

(8)病理性骨折。

(9)短颈畸形或者较为肥胖颈部较短者。

(10)颈反曲畸形者。

第四节 手术操作

一、术前准备

术前根据病情行常规颅骨牵引,重量3~5kg,定时拍摄床边平片,了解复位情况,随时调整牵引重量及角度,复位后改用3kg左右维持牵引,同时积极治疗合并伤,待可以耐受手术时尽快手术治疗。在平片和三维 CT 上,准确测量出枢椎椎体的高度,齿突的长度,骨折线到齿突尖的距离,齿突基底的冠状径和矢状径的大小,并模拟螺丝钉内固定时的后倾角,测量枢椎可供固定的实际长度,在手术前选择好合适的内固定材料,并对患者的全身情况进行评估,以期尽量减少围手术期的风险。

二、器械准备

可以根据操作习惯自行设计应用一些有助于显露和保护周围组织的器械,如国内池水龙常常采用以下器械。

（1）中空穿刺针,内径 1.2mm,长 120mm,外径 1.4mm,穿刺针尾部连接注射器。

（2）中空扩大管,内径 1.2mm,长 110mm,外径 6mm。

（3）中空保护套管,用于保护周围软组织。内径 6.1mm,长 100mm,外径 7mm。

（4）中空钻头,用于在齿突上钻孔,内径 1.2mm,长 150mm,外径 3mm。

（5）内径 1.2mm 中空六角起子。

（6）AO 专用中空螺丝钉,或相应规格的国产中空螺丝钉。

（7）必须具备术中透视设备。

三、麻醉方法

选择经鼻气管插管麻醉或局部神经阻滞麻醉。

四、手术体位

仰卧位,双肩垫以软枕,颈后部放置沙袋,头颈自然后仰,头部两侧各放置小沙袋,保持头部正中。将一团纱布球塞入患者口中,使嘴巴张大,便于术中透视。在 C 臂 X 线机正侧位透视下观察齿突复位情况,达到理想复位后,维持颅骨牵引,将头部固定。

五、手术步骤

取颈前右侧切口,在胸锁乳突肌内缘,相当于甲状软骨上缘高度,用尖刀片切开皮肤,切口长 1~3cm,切开皮肤全层和颈阔肌,仔细止血,用直止血钳钝性分离深部组织,沿颈动脉鞘内侧直达 C_4、C_5 椎体前外侧缘。此时可以用手指轻轻推开软组织,直到触摸到椎体前方,在这一过程中,须小心勿损伤喉上神经。

在 C 臂 X 线机监测下,将连接 10mm 针筒的中空穿刺针沿颈动脉内侧间隙插入,边插边回抽针筒,如未见回血,则去掉针筒。通过穿刺针内孔送入直径为 1.2mm 的克氏针,退出穿刺针。沿定位克氏针送入中空扩大管,在 C 臂 X 线机监测下到达枢椎下缘,使其正位居中、侧位居齿突轴心线上。用电钻或手摇钻将定位克氏针打入齿突。理想的进针角度是:冠状位居于齿突正中,矢状位向后 15°。反复透视,确认进针角度和深度,使克氏针贯穿齿突尖部,在这个过程中,也可以根据骨折情况,在透视下用克氏针进行撬拨,辅助复位。在复位和克氏针到达满意位置后,沿扩大管送入中空保护套管,退出扩大管。用外径 3mm 的中空钻头扩大螺钉钉道后,在保护套管内将直径 3.5mm 的中空骨松质加压螺钉通过定位克氏针拧入齿突。经正侧位 X 线透视或摄片确认螺钉位置良好后,退出定位克氏针。创口缝合 1 针或以创口敷贴粘贴,一般不需要放置引流。

六、术后处理

术后禁食 1d,预防感染,保持呼吸道通畅,2d 后可以在床上活动或离床行走。颈围须固定至术后 12 周左右。

七、注意事项

（1）术前必须进行详细的影像学检查，包括张口正侧位片，上颈椎 CT 扫描，并进行三维重建，以确定各个解剖数据，选择合适的内固定器材。防止因为器材规格问题导致手术困难或手术失败。

（2）术前良好的复位是手术成功的关键所在。

（3）从生物力学来看，齿突前路螺丝钉固定以后所获得的稳定性只有正常生理状态下的一半，应用 2 枚螺丝钉固定，更为牢固，但是国人的齿突直径较小，无法容纳 2 枚螺丝钉，因此多主张用 1 枚。从实验和临床来看，与 2 枚螺丝钉在稳定性和骨愈合率方面没有差异。

（4）在穿刺导针和螺丝钉的过程中，要时刻注意骨折断端的接触情况，避免间隙的存在，防止骨折不愈合。

（5）枢椎椎体下方的进针点和进针角度要选择正确，一定要在透视下选择好最佳角度后才可以进针，实际上，如果第一次进针时的位置不满意，以后的调整就会很困难，甚至会造成针道松动或枢椎椎体劈裂。

参考文献

［1］杨玻,宋飞.实用外科诊疗新进展［M］.北京:金盾出版社,2015.

［2］张青.普外科常见急危重症诊疗［M］.西安:西安交通大学出版社,2014.

［3］吴祥德,耿翠芝.乳腺外科手术学［M］.北京:人民卫生出版社,2009.

［4］江学庆,陆涤宇.实用甲状腺癌诊疗［M］.北京:人民卫生出版社,2015.

［5］王新刚.现代临床普通外科手术学［M］.西安:西安交通大学出版社,2014.

［6］张洪义.肝胆外科腹腔镜手术并发症预防与处理策略［M］.北京:人民卫生出版社,2015.

［7］杨春明.实用普通外科手术学［M］.北京:人民卫生出版社,2014.

［8］刘秋亮,杨永宏,孙剑伟.临床骨科诊治及其进展［M］.上海:上海交通大学出版社,2015.

［9］任高宏.临床骨科诊断与治疗［M］.北京:化学工业出版社,2015.

［10］姜淮芜.胃癌外科新技术［M］.成都:四川科学技术出版社,2013.

［11］秦新裕,姚礼庆,陆维祺.现代胃肠道肿瘤诊疗学［M］.上海:复旦大学出版社,2011.

［12］樊友本,郑起.甲状腺和甲状旁腺内镜手术学［M］.上海:上海科学技术出版社,2014.

［13］潘凯.腹部外科急症学［M］.北京:人民卫生出版社,2013.

［14］(美)莱万多夫斯基,(韩)李尚镐,(荷)艾彼尔伯格.脊柱内镜外科学［M］.上海:上海科学技术出版社,2014.

［15］(美)KernSingh.微创脊柱外科手术决策与技巧［M］.济南:山东科学技术出版社,2016.

［16］金建光,张有福,韩亚升,等.现代微创技术与临床［M］.北京:科学技术文献出版社,2013.

［17］朱天健.实用临床外科诊疗学［M］.西安:西安交通大学出版社,2015.

读书笔记